STILLEBEN

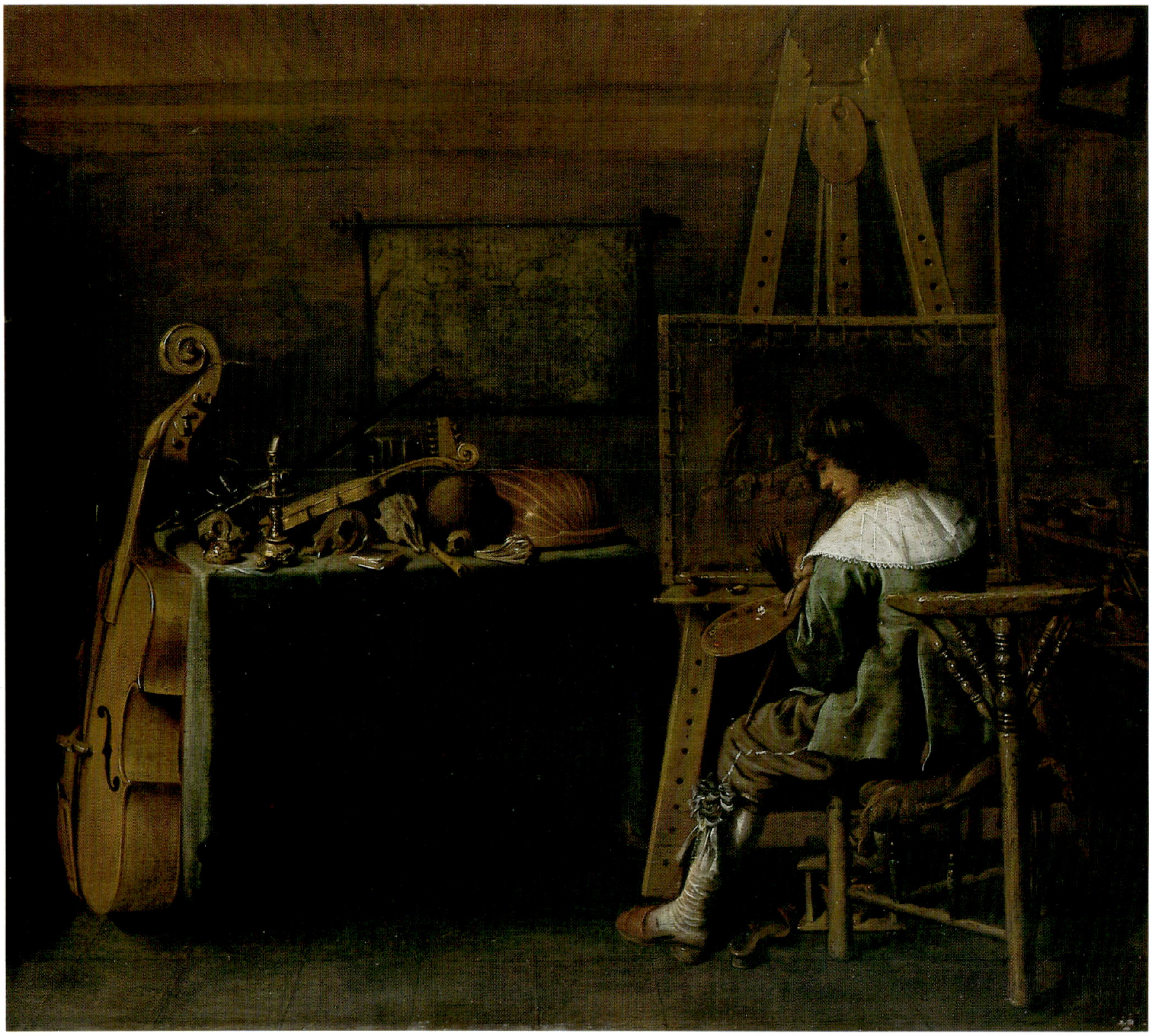

Norbert Schneider

STILLEBEN

Realität und Symbolik der Dinge

Die Stillebenmalerei der frühen Neuzeit

Benedikt Taschen Verlag

FÜR JUTTA

ABBILDUNG SEITE 1:
Hendrick Pot
Der Maler in seinem Atelier, um 1650 (?)
Öl auf Holz; 42 x 48 cm
Den Haag, Haags Gemeentemuseum, Slg. Bredius

Originalausgabe

Hohenzollernring 53, D-5000 Köln 1

Redaktion und Produktion: Rolf Taschen, Köln
Lektorat: Marianne Faust, Ratingen
Umschlaggestaltung: Peter Feierabend, Berlin
Satz: Bredenbeck Fotosatz, Dortmund
Farbreproduktionen: ReproColor, Bocholt
Schwarzweißreproduktionen: Ceynowa, Köln
Korrekturen: Thomas Paffen, Düsseldorf;
Claudia Koppert, Ottersberg
Montagen: Artcolor, Hamm
Herstellung: Druckerei Uhl, Radolfzell
Printed in Germany
ISBN 3-8228-0398-7

Inhalt

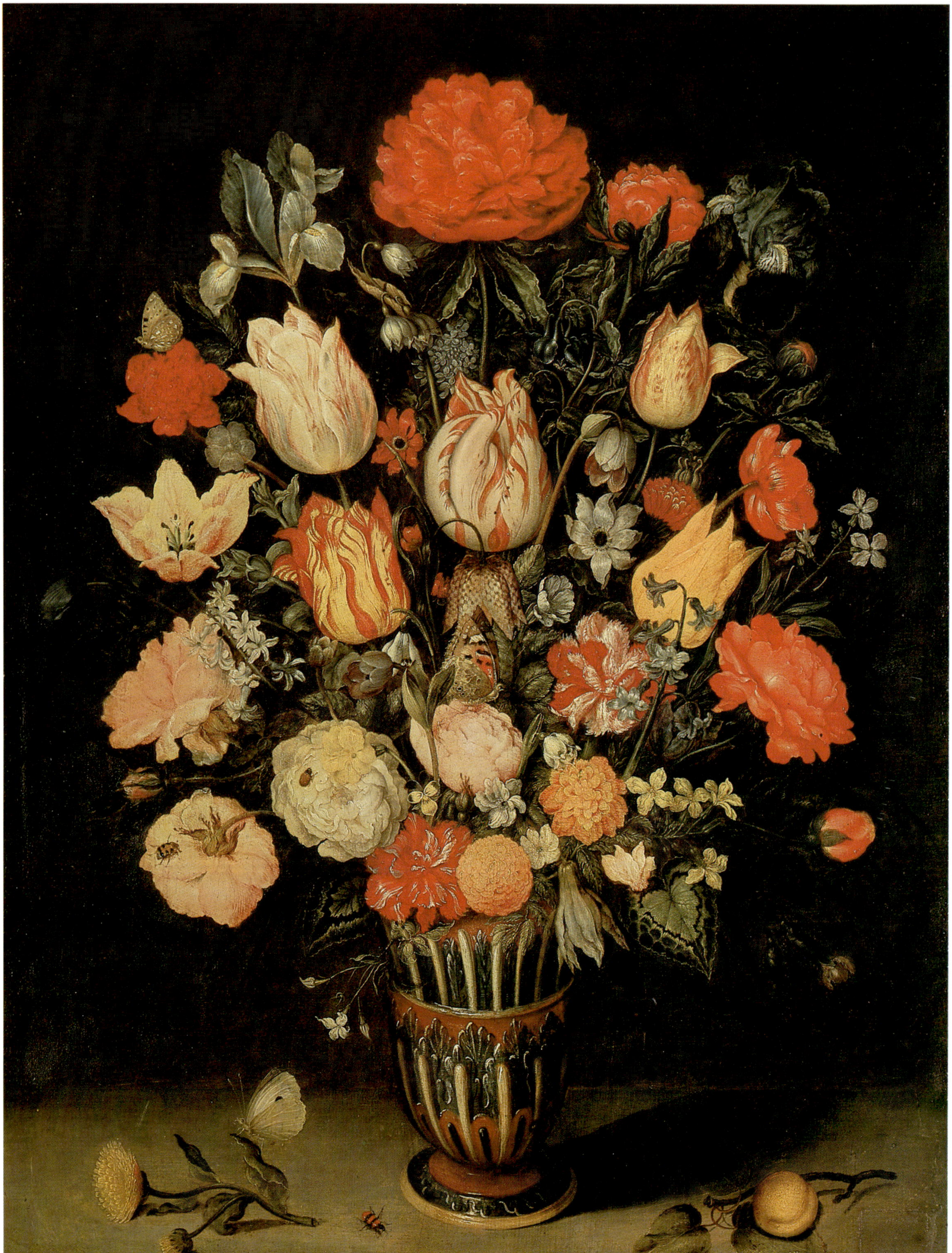

1 Einleitung

»Stilleben« – Begriff und Theorie

In der Geschichte der Kunst kommt es nicht selten vor, daß sich für Fakten und Sachverhalte, die von der ästhetischen Praxis bereits längst geschaffen wurden, klassifizierende Begriffe und Theorien erst sehr spät einstellen. Die Reflexion, häufig eigenen Normen und Gesetzen gehorchend, hinkt oft hinter der Entwicklung her, die die alltagsnähere künstlerische Gestaltung schon lange genommen hat. So ist es auch dem Stilleben ergangen, das, nachdem es sich bereits geraume Zeit als formal und inhaltlich unterscheidbare Sonderform der Malerei ausgebildet hatte, erst einen Gattungsnamen erhielt, als der erste Höhepunkt seiner Entfaltung schon überschritten war.

Der Begriff »Stilleben« taucht nicht vor der Mitte des 17. Jahrhunderts auf. Man begegnet ihm erstmals um 1650 in holländischen Inventaren. Aber er steht dort durchaus noch in Konkurrenz zu anderen, zuvor ausschließlich üblichen Bezeichnungen für spezielle Varianten des Stillebens wie »fruytagie« (Früchtestück), »bancket« oder »ontbijt« (Bankett-, Frühstücksbild). Der aus dem Holländischen entlehnte Terminus »stilleven« meinte ursprünglich nichts anderes als »regloses Modell«, »unbewegte Natur« (»leven« = »Modell«). Der deutsche Künstler und Kunstschriftsteller Joachim von Sandrart (1606–1688) sprach 1675 in seiner »Teutschen Academie der Edlen Bau-, Bild- und Mahlerey-Künste« von »stillstehenden Sachen«.[1] In Frankreich wurde ein Jahrhundert danach der Begriff »nature morte« geprägt. Für Du Pont de Nemours (1779) schien er noch neu zu sein, da er ihn in einem Brief an die Markgräfin Caroline-Louise von Baden mit dem Hinweis auf die »unbelebten Dinge« (»les choses inanimées«) meinte definieren zu müssen, so wie auch Jean-Baptiste Descamps 1780 »nature morte« als Darstellung von »unbeweglichen Gegenständen« (»objets immobiles«) erklärte.[2]

Als sich im 17. Jahrhundert nach dem Vorbild der von Charles Lebrun gegründeten Pariser Kunstakademie in den meisten europäischen Zentren die ersten, von den Höfen protegierten Kunstschulen zu konstituieren begannen,[3] wurden auch Statuten und Doktrinen festgelegt, die den Kanon der an ihnen gelehrten Malereigattungen hierarchisch staffelten. Dem Stilleben wurde dabei der unterste Rang zugewiesen, da die bloße Wiedergabe unbewegter Gegenstände wie Blumen in einer Vase, auf dem Tisch liegende Reste einer Mahlzeit oder scheinbar achtlos abgelegte Bücher, Dokumente und Malerpaletten nicht den Vorstellungen einer Würdeordnung entsprach, die im Sinne absolutistischer Etikette als Maßstab der Kunst das Kriterium des Erhabenen verkündete. Danach kam der Historienmalerei – als Darstellung von biblischen oder mythologischen Szenen und von »Haupt- und Staatsaktionen« achtunggebietender Potentaten – der höchste Rang zu, gefolgt von der Bildnismalerei. Tierstück, Landschafts-

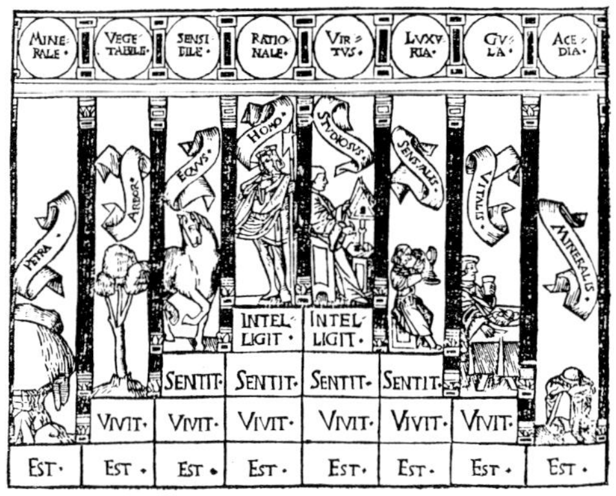

Bovillus (= Charles de Bouelles)
Liber de intellectu. Paris 1509, fol. 119 v
(Die Reiche der Natur und des Menschen).

Ambrosius Bosschaert (1573–1621)
Blumenstilleben, undatiert
Öl auf Holz; 66 x 51 cm
München, Alte Pinakothek

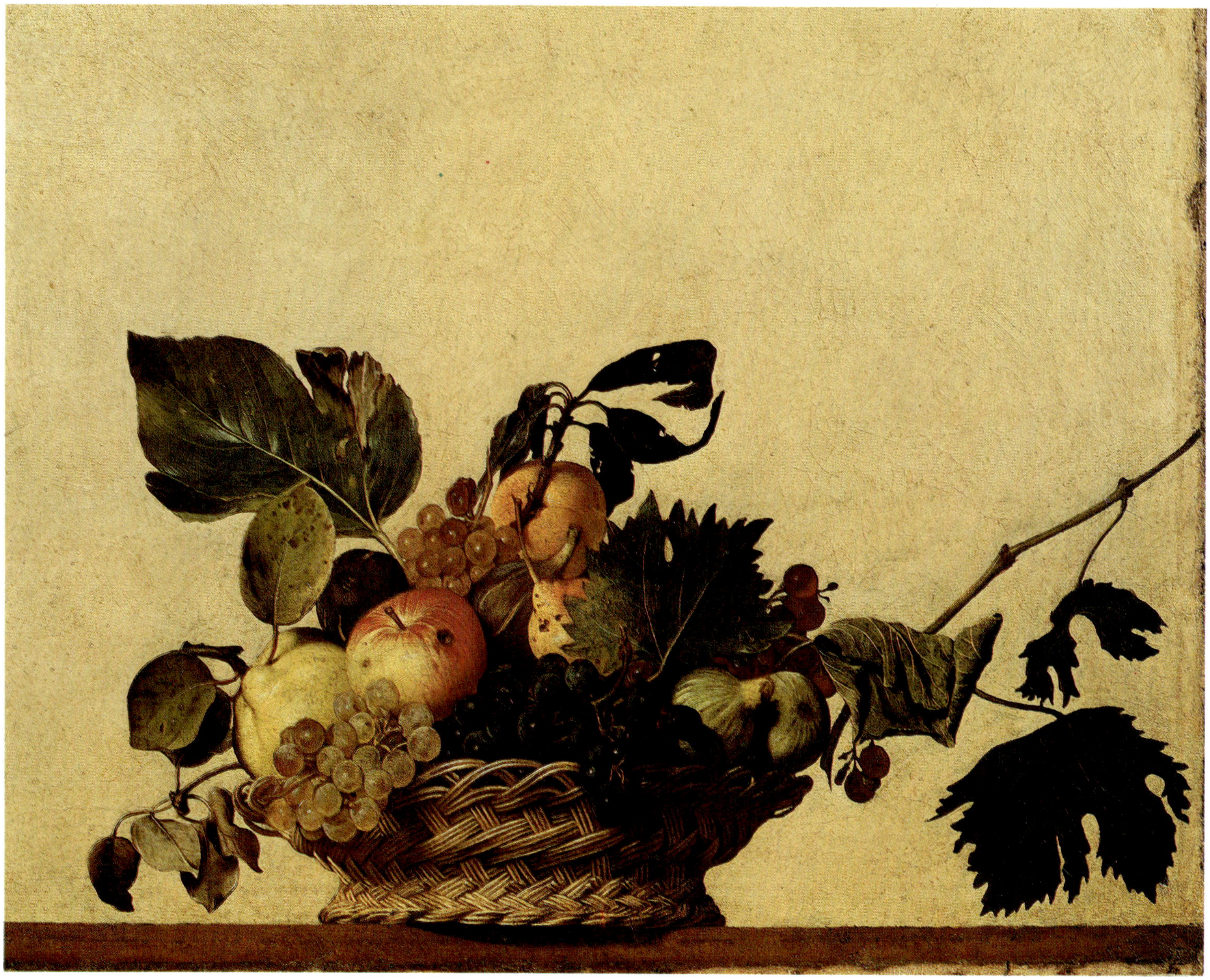

Michelangelo da Caravaggio
Früchtekorb, um 1596
Öl auf Leinwand; 46 x 64 cm
Mailand, Pinacoteca Ambrosiana

malerei und Stilleben nahmen die unteren Plätze in der Gattungsskala ein, da sie es mit niederen Lebewesen oder gar nur mit der unbelebten Natur zu tun hatten.

Diese im wesentlichen außerästhetischen Normen entsprechende Rangordnung folgte letztlich dem philosophischen Schema des »Porphyrischen Baums«[4] (Abb. S. 7), wonach sich die Wirklichkeit vom Unbelebten als bloß Unkörperlichem oder Körperlichem über das Belebte, Beseelte bis hinauf zum Menschen als Krone der Schöpfung, der eine unsterbliche Seele besitze, aufbaut. Es war kein Zufall, daß der normative Gattungskanon der Akademien festgeschrieben wurde, als auch im Zuge der langsamen Auflösung der feudalen Gesellschaft die frühneuzeitliche Ständeordnung etabliert wurde. Diese stellte einen Versuch der gesellschaftlichen Eliten dar, der neuen sozialen Dynamik, die die herkömmlichen Privilegiensysteme durchbrach, durch eine jeder sozialen Gruppe und Schicht ihren Platz anweisende Gesellschaftsgliederung Einhalt zu gebieten.[5]

Die hierarchische Fixierung solcher Ordnungssysteme war also keinesfalls, wie man denken könnte, ein mittelalterlich-feudales Organisations- und Kategorienmodell; sie war vielmehr kennzeichnend für den Übergang von der feudalen Produktionsweise zur bürgerlich-handelskapitalistischen Gesellschaftsform, der sich im politischen Zeichen des Absolutismus vollzog, welcher die traditionelle Herrschaftsform rationalisierte. Daß der akademische Gattungskanon der

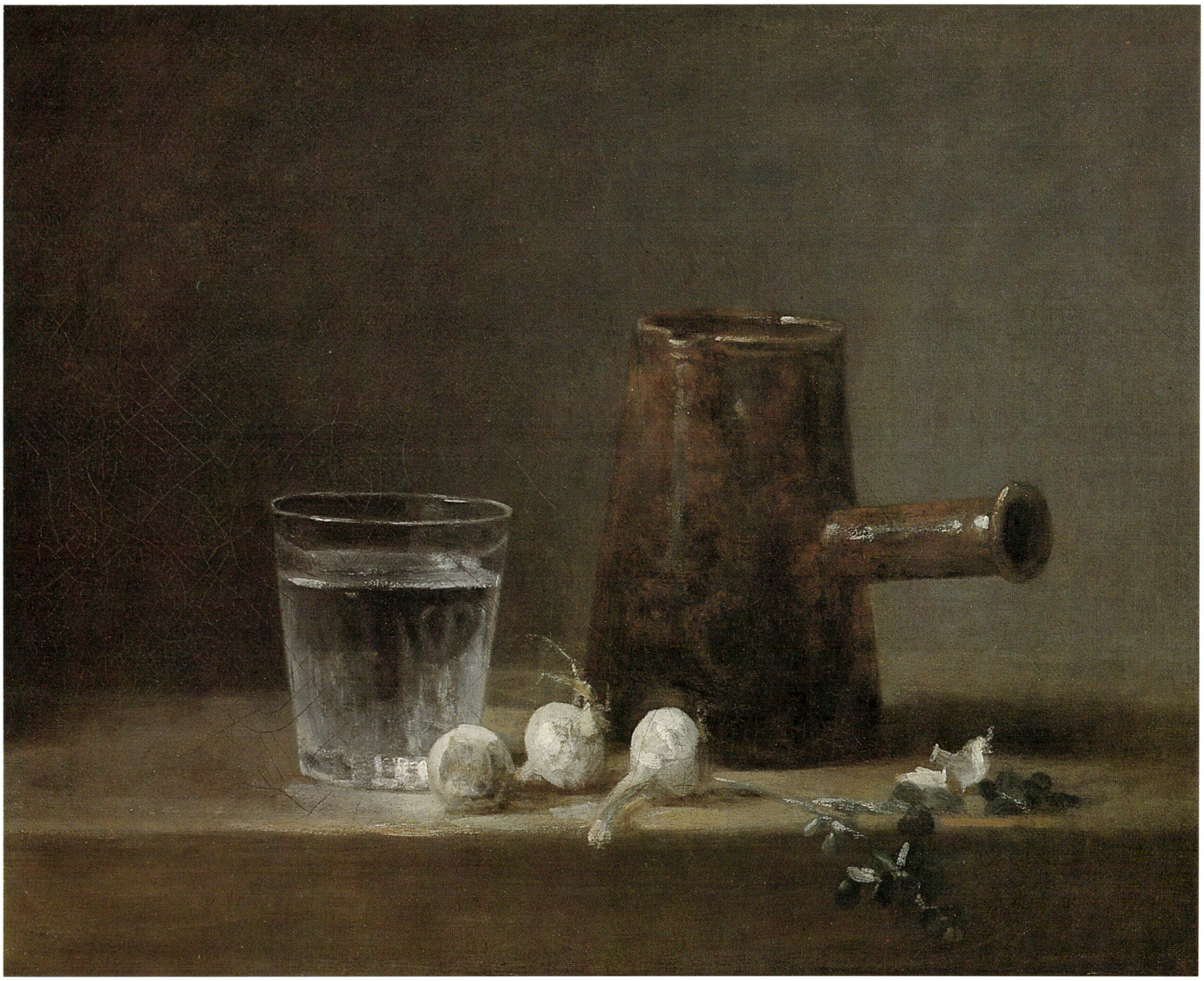

Jean-Baptiste Siméon Chardin
Wasserglas und Kanne, um 1760
Öl auf Leinwand; 32,5 x 41 cm
Pittsburgh (PA), Museum of Art,
Carnegie Institute

künstlerischen Erfahrung und Praxis nur bedingt entsprach – immerhin ist einzuräumen, daß ein meist großformatiges Historienbild in der Regel konzeptionell, kompositorisch und hinsichtlich seines Arbeitsaufwands größere Anforderungen stellte als ein Stilleben –, wird aus überlieferten Äußerungen von Malern aus der Zeit vor seiner Festschreibung deutlich. So berichtet Vincenzo Giustiniani, Caravaggio, von dem der nachmals vielbewunderte *Früchtekorb* (um 1596) stammt (Abb. S. 8; vgl. auch Kap. 9), habe gesagt, daß es genauso schwer sei, ein gutes Gemälde mit Früchten zu malen wie eines mit menschlichen Figuren.[6] Aus einer solchen Äußerung spricht das Wahrnehmungsinteresse und Selbstverständnis eines Künstlers, das sich mit den Vorstellungen der öffentliche Ansprüche vertretenden Kunsttheoretiker nur teilweise deckte. Es war ein langer Weg, bis auch sie, nun als Fürsprecher des Publikums, zu akzeptieren bereit waren, was viele Künstler immer wieder in ihre Selbstkommentare einfließen ließen: daß es nämlich in ästhetischer und technischer Hinsicht prinzipiell unbedeutend sei, welchen Gegenstand man male – einen erhabenen oder einen trivialen –, da die künstlerische Leistung im Grunde in beiden Fällen die gleiche sei. So bemerkte Denis Diderot, der anfangs in seinen Salonbesprechungen noch das hierarchische Gattungssystem unbefragt akzeptierte, in seinen späten Kritiken zu Jean-Baptiste Chardins Stilleben (Abb. S. 9) an diesen fast nur noch ästhe-

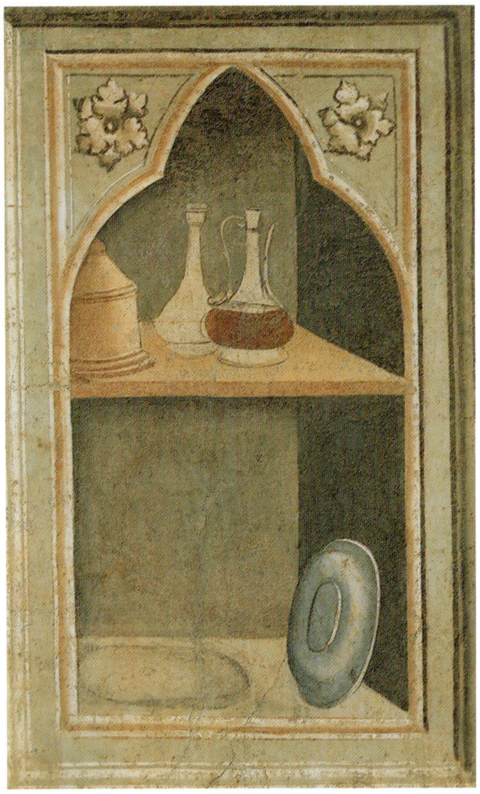

Taddeo Gaddi
Nische mit Patene, Pyxis und Ampullen, Fresko, 1337–1338
Florenz, Santa Croce

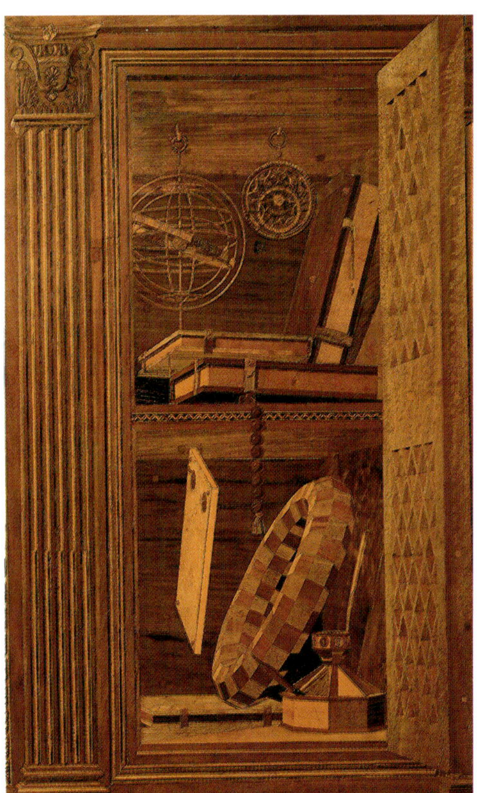

Francesco di Giorgio Martini und *Baccio Pontelli*
Intarsien im Studiolo des Herzogs von Urbino
Urbino, Palazzo Ducale

tische Qualitäten. Chardin, dessen Bilder »immer Natur und Wahrheit« seien, sei so vollkommen und »überaus wahr«,[7] daß er sich neben Historienmalern mühelos zu behaupten vermöge.

Im Gegensatz zur akademischen Doktrin und den ihr lange Zeit folgenden Maßstäben des frühneuzeitlichen Kunstmarkts haben Kenner und Liebhaber die künstlerischen Leistungen von Stillebenmalern gelegentlich durchaus finanziell zu honorieren gewußt. So ist überliefert, daß Ambrosius Bosschaert für eines seiner Blumenstücke die für seine Zeit außerordentliche Summe von 1000 Gulden erhielt. Jacques de Gheyn konnte für ein Blumenstück ebenfalls einen hohen Betrag – 600 Gulden – verlangen.[8] Zum Vergleich sei erwähnt, daß auf dem holländischen Kunstmarkt ein gutes Porträt im allgemeinen nur 60 Gulden kostete.[9] Manchem Künstler und manchem »Amateur« mochten das Stilleben oder stillebenhafte Elemente als ästhetischer Praxis besonders angemessen erscheinen, handelte es sich bei den Motiven dieser Gattung doch um Gegenstände, deren konsequent realistische Wiedergabe eine maximale Verfeinerung der künstlerischen Methode, etwa die Entdeckung chromatischer und tonaler Valeurs, ermöglichte. In dem Maße, wie von den Stillebenmalern der Gegenstand – die »Natur«, wie es in der Kunsttheorie hieß – durch genaueste Beobachtung gleichsam wissenschaftlich erforscht wurde, entwickelten sie auch eine Sensibilität für die ästhetischen Mittel seiner Reproduktion.

Die Trauben des Zeuxis – Illusionismus als künstlerisches Prinzip der frühen Stilleben

Das Stilleben war von Beginn an die Malereigattung, in der die *illusionistische* Gestaltungsweise am radikalsten zur Geltung kam. Mit Vorliebe berief man sich auf das Vorbild des von Plinius d. Ä. in seiner »Naturgeschichte« gerühmten antiken Malers Zeuxis, der Trauben so wirklichkeitsgetreu gemalt habe, daß Vögel, dadurch genarrt, auf sie flogen, um von ihnen zu picken. Zeuxis selbst habe sich noch durch den von seinem Rivalen Parrhasios gemalten Vorhang, den er zur Seite hatte ziehen wollen, täuschen lassen.[10] Solche Augentäuscheffekte (»Trompe-l'œil«) wurden bereits im 14. Jahrhundert beliebt: So malte Giotto 1305 eine Kapellennische, einen sogenannten *Coretto* (Abb. S. 11), auf die Wand des Triumphbogens in der Cappella degli Scrovegni in Padua. Man blickt in einen die Wand auflösenden illusionistischen Raum mit Kreuzrippengewölbe, von dem ein vogelbauerähnlicher Leuchter herabhängt, einem vorgetäuschten gotischen Lanzettfenster und Fresken an den scheinbar vorhandenen Wänden. Andere berühmte Beispiele sind Taddeo Gaddis Nischen (Abb. S. 10) mit einem Zwischenregalboden hinter einem Rahmen mit rosettengefüllten Bogenzwickeln.[11] In der einen Nische sind scheinbar eine hochgestellte Patene (Hostienteller) und darüber eine Pyxis (Hostienbehälter) sowie zwei bauchige, am Flaschenhals sich verjüngende Ampullen untergebracht; in der anderen ein Kandelaber sowie ein Buch (wahrscheinlich ein Lektionar für die Messe). Es handelt sich also im wesentlichen um liturgische Gegenstände. Indem diese nur vorgetäuscht werden, fallen sie unversehens einer Entsakralisierung anheim, werden sie gleichsam ihrer magischen Qualitäten beraubt, die ihnen in der Gottesdienstpraxis als real gebräuchlichen Geräten zugesprochen wurde.

Seit den sechziger Jahren des 15. Jahrhunderts wurden neben solchen illusionistischen Wandmalereien auch Trompe-l'œil-Effekte in der Intarsienkunst[12] geschätzt, und zwar finden sich Beispiele dieser Einlegearbeiten sowohl im sakralen Bereich – auch hier die Vortäuschung von Schränken oder Nischen zur Aufbewahrung liturgischer Geräte – als auch in der höfischen Sphäre. So statte-

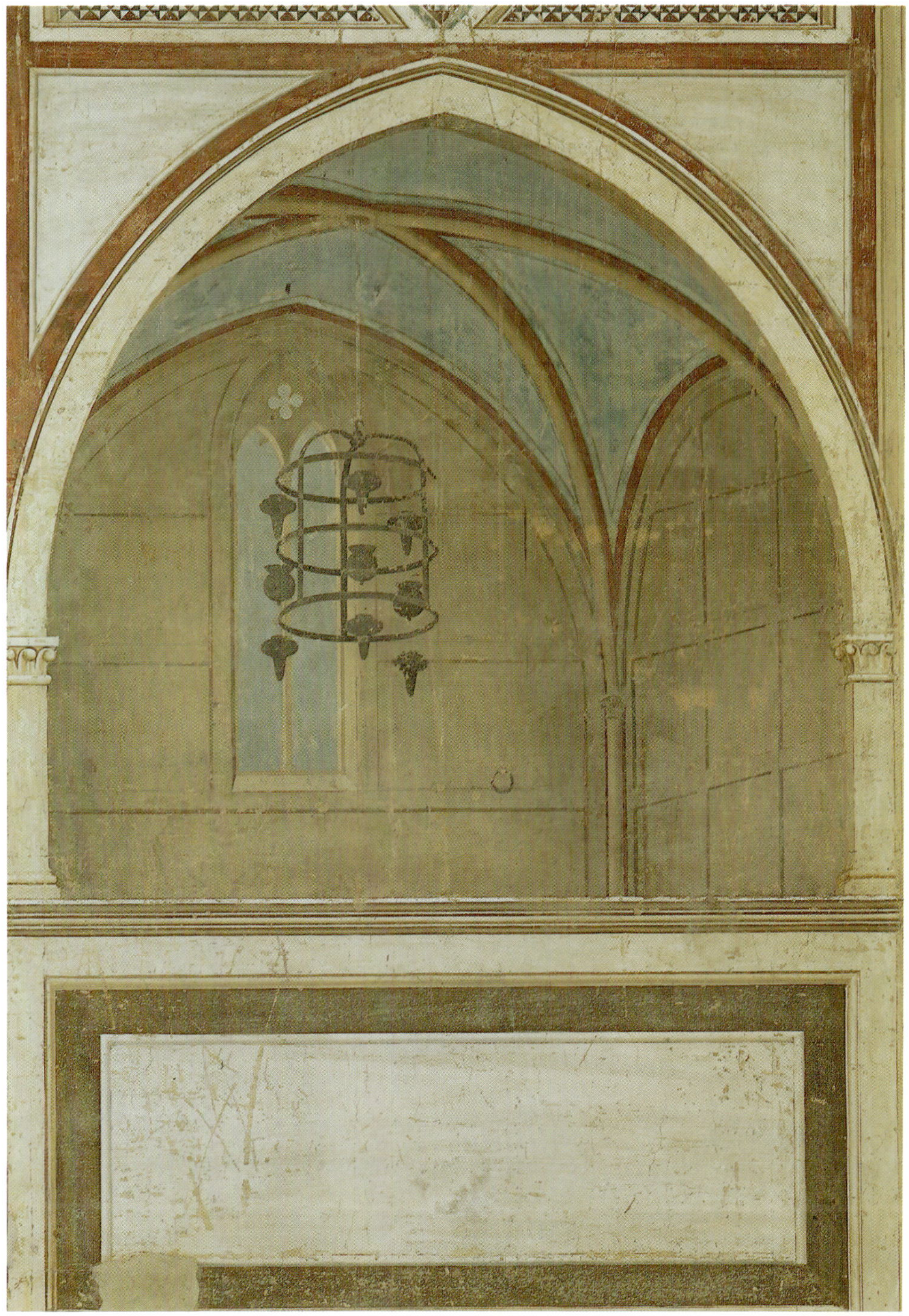

Giotto di Bondone
Coretto, 1305
Fresko
Padua, Cappella degli Scrovegni

ten Francesco di Giorgio Martini und Baccio Pontelli die Studios des Herzogs von Urbino, Federigo de Montefeltre, in seinen Palästen in Gubbio und Urbino aus (Abb. S. 10).[13] Das Gestaltungsprinzip ist dabei durchweg so, daß unter Ausnutzung der Gesetze der Zentralperspektive (der »Perspectiva artificialis«) rautengitterartig durchbrochene Türen in unterschiedlichen Winkeln geöffnet erscheinen, so daß der Eindruck des Zufälligen und Zeitbedingten entsteht. Diese sogenannten Marketerien (Intarsien-, Einlegearbeiten) lassen bereits einen hohen Abstraktionsgrad erkennen, da auf eine farbige Gestaltung zugunsten einer »monochromen« Struktur verzichtet wurde, die sich nur auf wenige natürliche oder durch Tränkung mit Schwefelöl beziehungsweise arsenhaltigem Wasser geringfügig gefärbte Holzarten beschränkt. Eine »echte«, den Betrachter irritierende Täuschung liegt angesichts dieser Isolierung der bloßen Licht-Schatten-Verhältnisse nicht mehr vor.

In der Malerei indessen wurde dieser Täuschungseffekt weiterhin immer wieder gesucht. Das berühmte frühe *Stilleben mit Rebhuhn, Eisenhandschuhen und Armbrustbolzen* (1504) (Abb. S. 12) des venezianischen Malers Jacopo de' Barbari, der 1503/04 Hofmaler des Kurfürsten Friedrich III. des Weisen von Sachsen war, ist ein solches, den unvorbereiteten Betrachter irreführendes Bild, das mit seiner Imitation einer Wand, an der diese Gegenstände hängen, wahrscheinlich geschickt in den Raum eines Jagdschlosses integriert war und die Jagdgesellschaft belustigen sollte. Heute würden wir uns durch diese Malweise schwerlich täuschen lassen. Sie war aber damals unerhört neu und rechnete mit Wahrnehmungsgewohnheiten, die an weniger illusionistisch gemalten Bildern geschult waren. Barbaris Stilleben steht miniaturhaft-präzisen Naturstudien zeitgenössischer deutscher Künstler, zum Beispiel Dürers und Lucas Cranachs d. Ä., nahe. Man vermutet daher, der italienische Künstler sei von Dürer beeinflußt worden. Cranach, der das Rebhuhn-Motiv häufig darstellte, wurde von Zeitgenossen, so von dem deutschen Humanisten Dr. Scheurl, als zweiter Zeuxis gerühmt (»Zu Coburg hast du einen Hirsch gemalt, den fremde Hunde anbellen, sooft sie ihn erblicken«).[14]

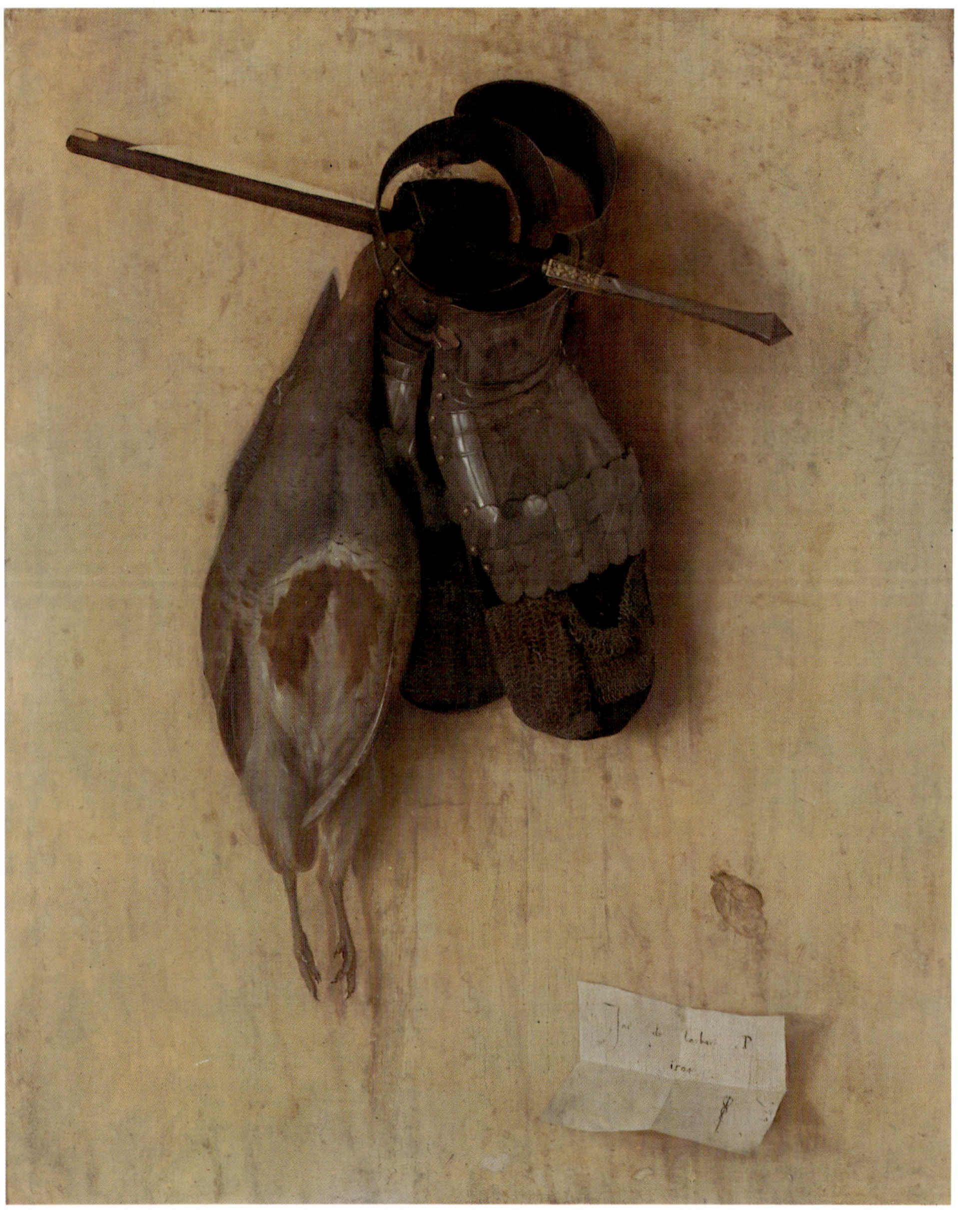

Jacopo de' Barbari
Stilleben mit Rebhuhn, Eisenhandschuhen und Armbrustbolzen, 1504
Öl auf Holz; 49 x 42 cm
München, Alte Pinakothek

Meister der Verkündigung von Aix
Stilleben (Lünette des Propheten Jesaja),
2. Viertel 15. Jh.
Öl auf Holz; 101,5 x 68 cm
Amsterdam, Rijksmuseum

Ähnliche Effekte strebten auch einige holländische Stillebenmaler des 17. Jahrhunderts mit ihren »Gemälden von Gemälden«[15] an, bei denen ein zur Seite geschobener Vorhang vor einem Gemälde zu hängen scheint (so etwa bei Gerrit Houckgeest oder Adriaen van der Spelt; Abb. S. 16). Als »betriegertje« – wie diese Stillebengattung genannt wurde – pflegten holländische Maler auch das sogenannte »Quodlibet« (»Allerlei«). Das vorliegende Bildbeispiel von Samuel van Hoogstraaten (Abb. S. 14/15) zeigt quer über einen Holzrahmen gespannte und mit Nägeln befestigte Lederriemen, die als Halterung für dahinter geklemmte diverse Alltagsgegenstände dienen: Schreibutensilien wie aufgerollte Papierbögen, Schreibfeder, Brieföffner, Siegelwachs; Dinge zur täglichen Körperpflege wie Seife, Rasierpinsel, Rasiermesser, Kamm – und anderes mehr.

Dieser im späten Mittelalter aufgekommene, für die Geschichte des Stillebens als Gestaltungsprinzip bedeutsam gewordene Illusionismus, der es auf eine Falschdeutung von Sinneseindrücken, auf eine Verwechslung von Realität und zweidimensional künstlerisch Imitiertem anlegte, hatte eine intensive Beschäftigung mit Gesetzen der Optik zur Voraussetzung. Der Illusionismus war eine radikale Variante des im 15. Jahrhundert sich anbahnenden neuen Empirismus in der Kunst, der, im Gegensatz zu der zuvor praktizierten Orientierung an Musterbüchern, zunehmend der unmittelbaren Erfahrung und Beobachtung ihr Recht einräumte. »Nachahmung der Natur« hieß das Losungswort, das in fast allen Malereitraktaten der Renaissance immer wieder auftaucht. »Wenn die Malerei darauf ausgeht, sichtbare Dinge darzustellen, so haben wir zuerst zu merken, *wie* man die Dinge sieht«, schreibt Leon Battista Alberti im 2. Buch seiner Abhandlung »Über die Malerei« (1437).[16] Und Leonardo da Vinci verlangt in seinem »Buch von der Malerei«: »Der Geist des Malers hat dem Spiegel zu gleichen, der sich stets in die Farbe des Gegenstandes wandelt, den er zum Gegenüber hat.« An anderer Stelle heißt es bei ihm: »Ich sage zu den Malern, dass nie Einer die Manier eines Anderen nachahmen soll, denn er wird, was die Kunst betrifft, nicht ein Sohn, sondern ein Enkel der Natur genannt werden. Weil nämlich die natürlichen Dinge in so grosser Fülle vorhanden sind, so will und soll man sich viel eher an sie wenden, als zu den Meistern seine Zuflucht nehmen, die von ihr gelernt haben.«[17]

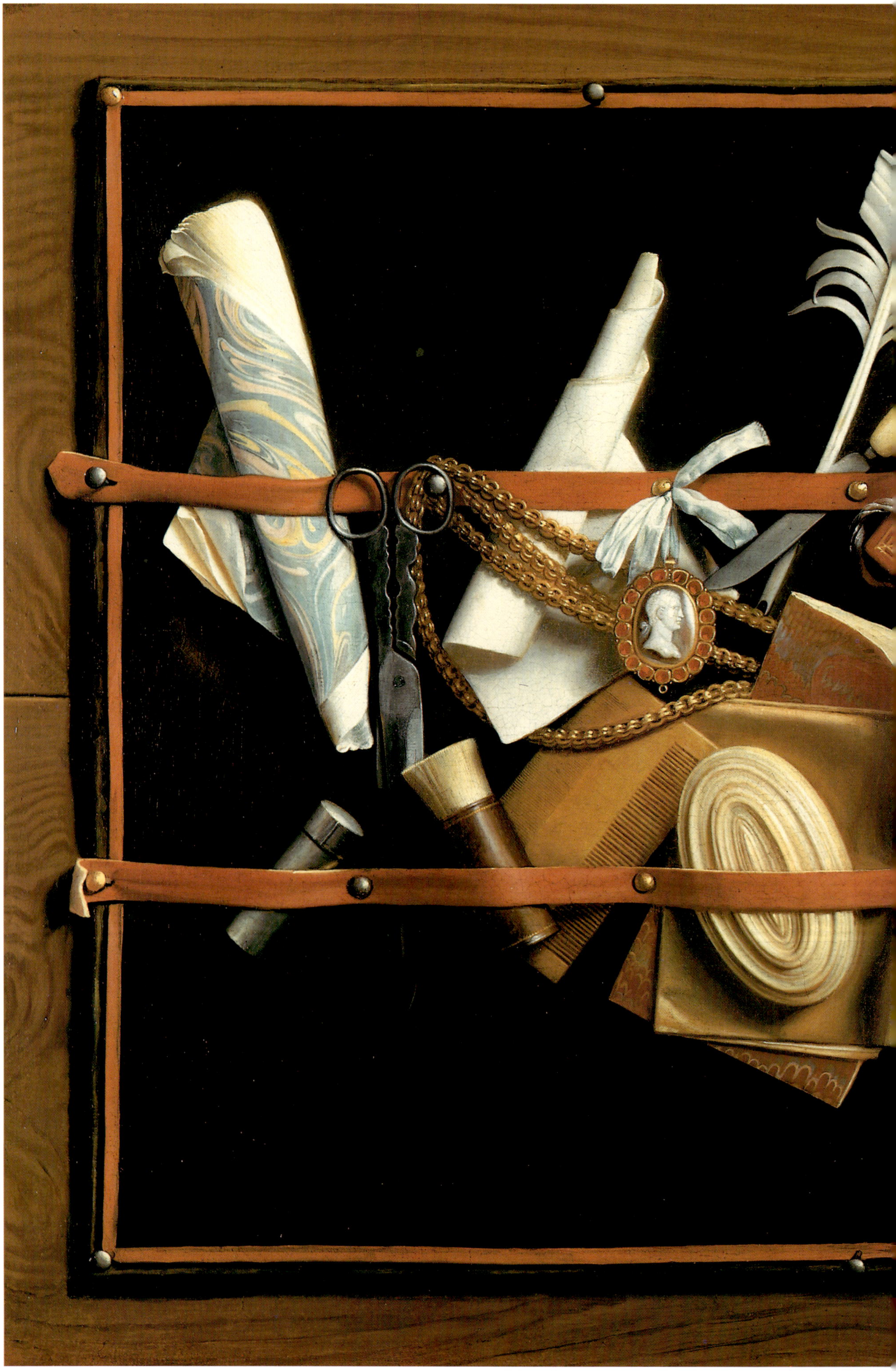

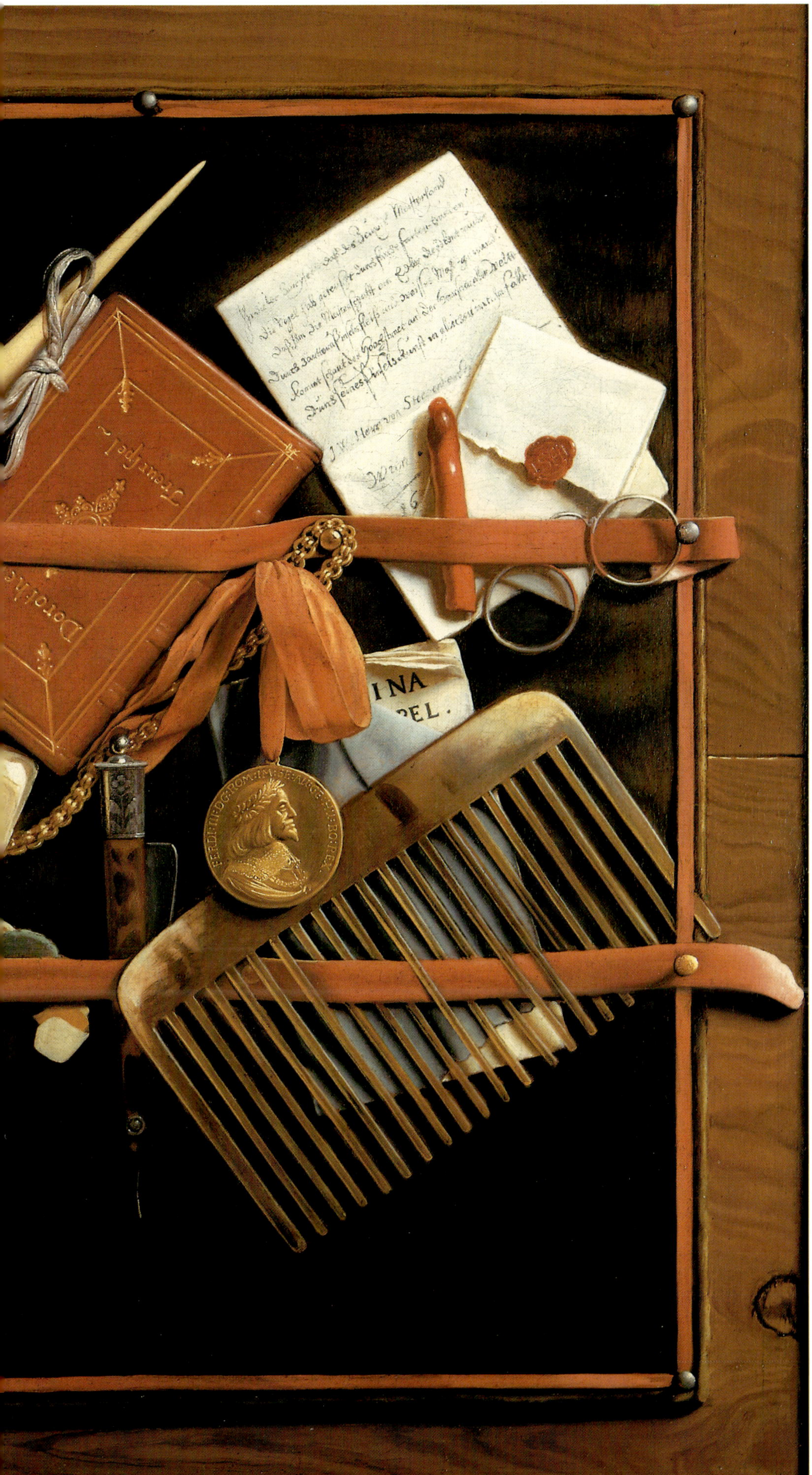

Samuel van Hoogstraten
Trompe-l'œil (Steckbrett), 1666–78 (?)
Öl auf Leinwand; 63 x 79 cm
Karlsruhe, Staatliche Kunsthalle

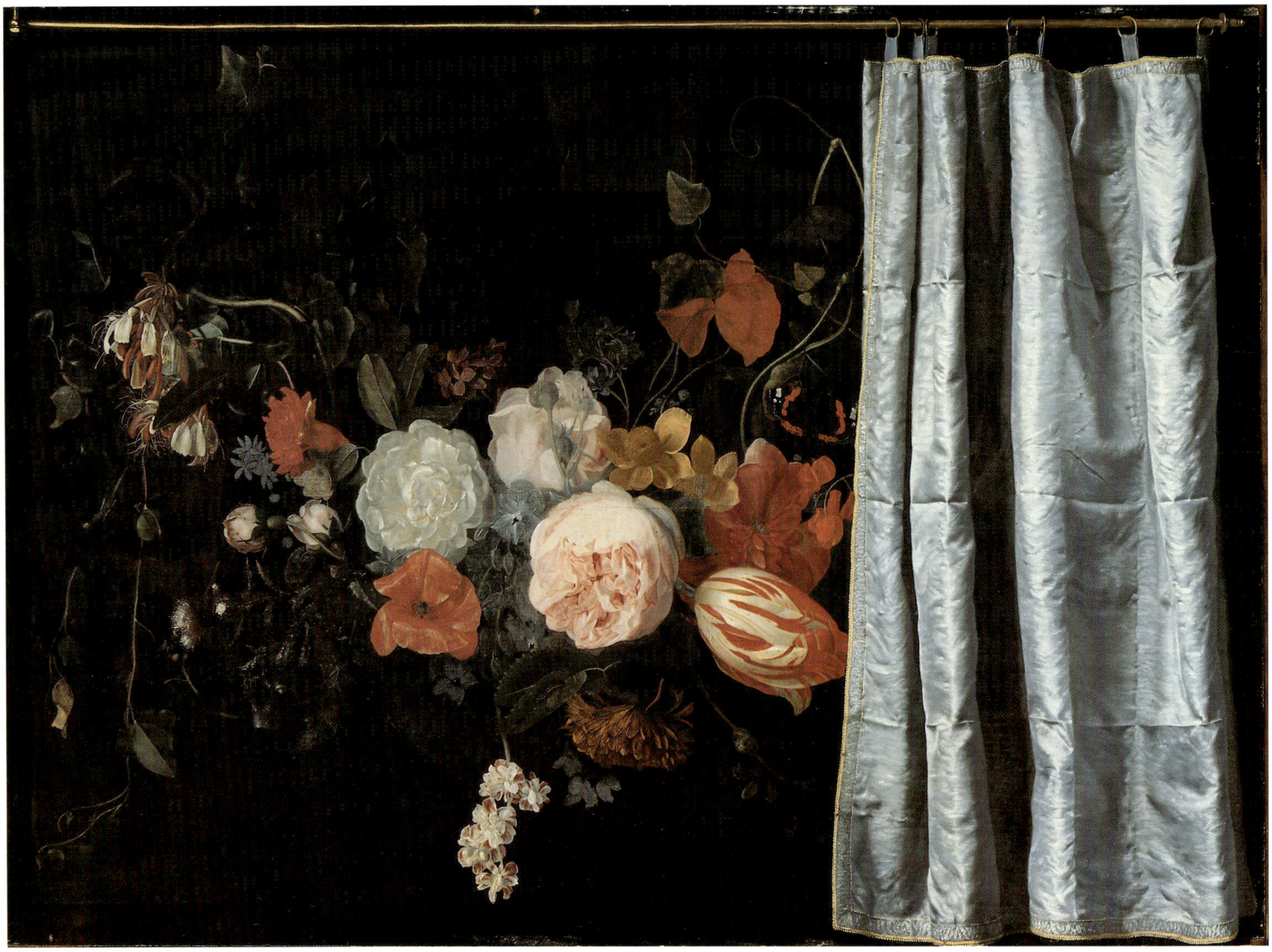

Adrian van der Spelt
Blumenstilleben mit Vorhang, 1658
Öl auf Holz; 46,5 x 63,9 cm
Chicago (IL), The Art Institute of Chicago

Dinge minutiös wiederzugeben und dabei auf das Wie des Sehens zu achten ist ein Merkmal der niederländischen und französischen Malerei des 15. Jahrhunderts, die denn auch schon erste stillebenhafte Elemente bringt, welche freilich noch als untergeordnetes Beiwerk in den biblisch motivierten Kontext eingebunden sind. Bei Jan van Eyck, Robert Campin und dem Meister der Verkündigung von Aix lassen sich bereits solche Stillebenarrangements durch Wahl eines Ausschnitts isolieren. So könnte man die von letzterem über den Propheten Jesaja und Jeremia[18] gemalten rundbogigen Nischen, die mit ungeordneten Lagen von teilweise fächerartig sich öffnenden Büchern, von Spanschachteln, Kästchen oder Tontöpfchen kompositorisch bewußt das Zufallsprinzip beschwören, bereits als »reine« Stilleben ansprechen, würden sie nicht einen erkennbaren Bezug zu den darunter auf einem Podest stehenden biblischen Gestalten haben (Abb. S. 13). Von einer Autonomie, einer gattungsmäßigen Selbständigkeit des Stillebens kann hier also noch keine Rede sein. Das gilt auch für die mitunter auf den Rückseiten von Stifterbildnissen dargestellten Blumenvasen (Hans Memling) oder Totenköpfe (Barthel Bruyn; Abb. S. 22 und Jan Gossaert; Abb. S. 77),[19] die in einem symbolisch-gedanklichen Zusammenhang zur Vorderseite zu sehen sind und davon nicht losgelöst betrachtet werden dürfen.

Was an diesen frühen Bildern auffällt, ist das geradezu obsessive Studium der Dinge und ihrer stofflichen Beschaffenheit, die manchmal überprägnant wiedergegeben wird. Die Beobachtung der Künstler konzentrierte sich besonders auf die Licht- und Farbverhältnisse der Gegenstände, die je nach Tageszeit ihren Charakter verändern. Zeitlichkeit, Veränderlichkeit, Zufall waren also Erfahrungs- und Erlebnisinhalte, die in diese Bilder und in der Folgezeit in die Gattung des Stillebens überhaupt eingingen. Nicht von ungefähr betonen diese Bilder immer wieder den Aspekt der Vanitas, der Vergänglichkeit der Dinge (vgl. Kap. 6).[20]

Die Darstellungsform des »Naturalismus« in Verbindung mit dem Illusionismus findet ihre Parallele in der spätmittelalterlichen Philosophie des Nominalismus[21], der die Welt nur aus individuellen Einzeldingen (»singularia«) bestehen läßt. Nach dieser Lehre sind die Dinge selbst in ihrem Wesen, als solche, kaum erkennbar, lediglich ihre sinnlich wahrnehmbare Außenhaut verweist als »Schein« auf ihre Existenz.

Versteckte Symbolik

Das auf den ersten Blick Merkwürdige ist nun, daß dieser radikale Empirismus sich durchaus mit einer theologischen Interpretation der Dinge als Zeichen für heilsgeschichtliche Tatsachen verbinden ließ. In dem Maße, wie das Wesen der Dinge philosophisch und künstlerisch-ästhetisch für unerkennbar erklärt wurde, weil ausschließlich die Erscheinung dem menschlichen Verstand und seinen Sinnen zugänglich sei, konnte die Theologie des 15. und 16. Jahrhunderts, mehr noch als die des Früh- und Hochmittelalters, das hier entstandene erkenntnistheoretische Vakuum mit einer nicht selten exzessiv auf die Spitze getriebenen Symbolspekulation füllen.

Nach der Lehrmeinung der mittelalterlichen Hermeneutik haben die Dinge neben ihrer »buchstäblichen« Alltagsbedeutung (»sensus litteralis«) noch einen dreifach gestaffelten, sich auf Bibelstellen berufenden religiösen Sinn (»sensus mysticus« oder »sensus spiritualis«),[22] nämlich 1. einen auf den Glauben bezogenen allegorischen, 2. einen Fragen christlicher Moral berührenden tropologischen und 3. einen auf die »letzten Dinge« verweisenden anagogischen Sinn. Während der Litteralsinn als eindeutig betrachtet wurde, es hier also kaum Meinungsverschiedenheiten gab, waren beim Spiritualsinn, je nach dem ideologischen Standort des Theologen, der Mehrdeutigkeit Tür und Tor geöffnet. So kommt es, daß nicht immer leicht zu rekonstruieren ist, aus welchem besonderen theologischen Symbolsystem die Künstler des Spätmittelalters und der Renaissance die Anregungen für ihre der Erbauung der Gläubigen dienenden Motive entliehen.

Erwin Panofsky hat in diesem Zusammenhang von einem »versteckten Symbolismus« gesprochen,[23] von einer unter der »Hülle« der Erscheinungen verborgenen religiösen Tiefenstruktur. So können, um nur wenige willkürlich herausgegriffene Beispiele anzuführen, Spanschachteln auf Stilleben (Abb. S. 20) in Bewahrung des Sinngehalts, den sie auf Marienbildern des 15. und 16. Jahrhunderts hatten, den Schrein bezeichnen, in dem die Gottheit verborgen liege. Obststilleben mit Trauben, Birnen und Äpfeln enthielten in positiver Interpretation Anspielungen auf das Blut Christi, die Süße der Menschwerdung Christi und die Liebe Christi zur Kirche. Bei einer geöffneten Walnuß, an der eine Maus (als Sinnbild des Bösen) nagt, bezeichnet die Schale das Holz des Kreuzes und der süße Kern die lebensspendende Natur Christi (Abb. S. 91).[24]

Im Übergang vom 16. zum 17. Jahrhundert wurden die religiösen Spekulationen von einer humanistischen Gelehrsamkeit verdrängt, die in sogenannten Emblemen[25] Sinnbilder für hintergründige geistige Gehalte, meist moralischer Art, erklügelte. Die Embleme bestanden in der Regel aus drei Teilen: einem kurzen Motto, einem Bild (Pictura) und darunter einem das Bild erläuternden Text in Versform (Subscriptio). Durch zahlreiche Forschungen ist hinreichend belegt, daß Stilleben, aber auch sogenannte Genrebilder, aus denen die Stilleben sich oft wie Detailausschnitte herausgelöst haben, ihre versteckte Symbolik zumindest teilweise aus solchen Emblemen schöpften. Die Gemälde konnten also zum einen ausschließlich in ihrer ästhetischen Erscheinung betrachtet und genossen werden. Humanistisch Gebildete, denen sich übrigens die um ihren Prestigezuwachs kämpfenden Künstler gerade durch diese Verschlüsselung anzugleichen suchten, konnten darin zusätzlich noch moralische Reflexionen, politische Anspielungen oder religiöse Lehrmeinungen entdecken. Diese Doppelstruktur entsprach dem Horazischen Grundsatz des Erfreuens und Nützens,[26] den ein Kunstwerk zu erfüllen hatte.

Die emblematischen Sinnkonstruktionen wurden oft von konkreten politischen, wirtschaftlichen oder gesellschaftlich-kulturellen Ereignissen beeinflußt. Ein Emblem wie das von Roemer Visscher (1614; Abb. S. 135): »Een dwaes en zijn gelt/zijn haest gheschejden« (»Ein Narr und sein Geld werden schnell voneinander geschieden«) spielte eindeutig auf das damals in den Niederlanden grassierende »Tulpenfieber« an, das heißt auf die hektischen Börsenspekulationen holländischer Bürger mit Tulpen (vgl. Kap. 10).

Stilleben als Dokumente der Kultur- und Mentalitätsgeschichte

Für das Verständnis der in diesem Buch besprochenen Stilleben wird es gelegentlich notwendig sein, auf solche Symbolzusammenhänge oder emblematischen Anspielungen hinzuweisen. Dennoch genügt es nicht, die Bilder nur in ihrer religiösen Dimension zu begreifen. Mindestens ebenso wichtig, wenn nicht noch wesentlicher ist aber, was diese Bilder unmittelbar auf der Erscheinungsebene an kulturellen und wirtschaftlichen Interessen, Bedürfnissen, Wertvorstellungen und Präferenzen des Publikums verraten, für das die Künstler, auftragsgebunden oder über den Kunstmarkt vermittelt, malten. Bei holländischen Stilleben des 17. Jahrhunderts kann man mitunter schon am Sujet ablesen, für welchen Personenkreis in welchem Ort sie gemalt wurden.

Fischstilleben lassen auf Den Haag mit seinem reichen Markt schließen, das wohlhabende Haarlem war besonders aufgeschlossen für eine verfeinerte Geschmackskultur demonstrierende Frühstücksstilleben in der Art eines Willem Claesz Heda oder eines Pieter Claesz (Abb. S. 21), während Utrecht, das Flüchtlingen aus den südlichen Niederlanden Asyl bot, die flämische Tradition des Blumenstillebens bevorzugte.[27]

Zu fragen ist, welche Ideen und Ideale über die für bildwürdig befundenen Dinge des Alltags künstlerisch mitformuliert wurden. Denn Stilleben sind über die vordergründige kulturgeschichtliche Funktion der dargestellten Gegenstände hinaus auch Zeugnisse eines Bewußtseins- und Mentalitätswandels. Sie belehren uns manchmal sehr direkt, manchmal unaufdringlich-verschwiegen über historische Veränderungen in der Einstellung zu dem, was die menschliche Sinnlichkeit leistet (Kap. 5), über Transformationen des Todesbewußtseins (Kap. 6) oder über das langsame Eindringen neuer naturwissenschaftlicher Erkenntnisse in das aus dem Mittelalter überkommene Modell der Wirklichkeitssicht (Kap. 12 und 16).

In fünfzehn Kapiteln sollen jeweils an wenigen repräsentativen Beispielen motivgeschichtlich die Besonderheiten des Stillebens als einer Malereigattung vorgestellt werden, die diesen Wandel von Gesellschaft und Kultur am Anfang der Moderne bildlich kommentierend begleitet hat.

Jan Brueghel der Ältere
Blumenstrauß in Tonvase (Wiener Irisstrauß), um 1599 oder um 1607
Öl auf Holz; 51 x 40 cm
Wien, Kunsthistorisches Museum

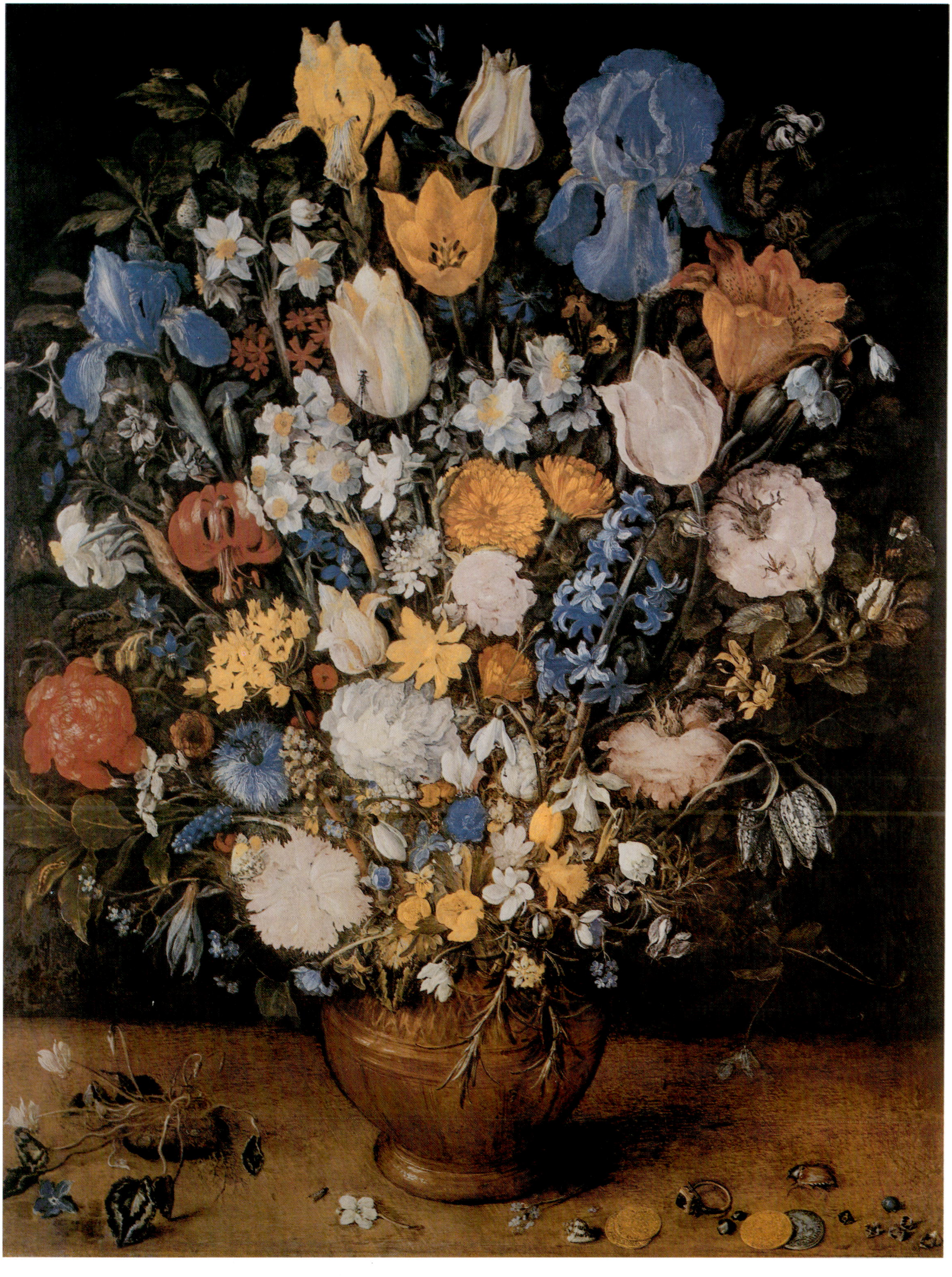

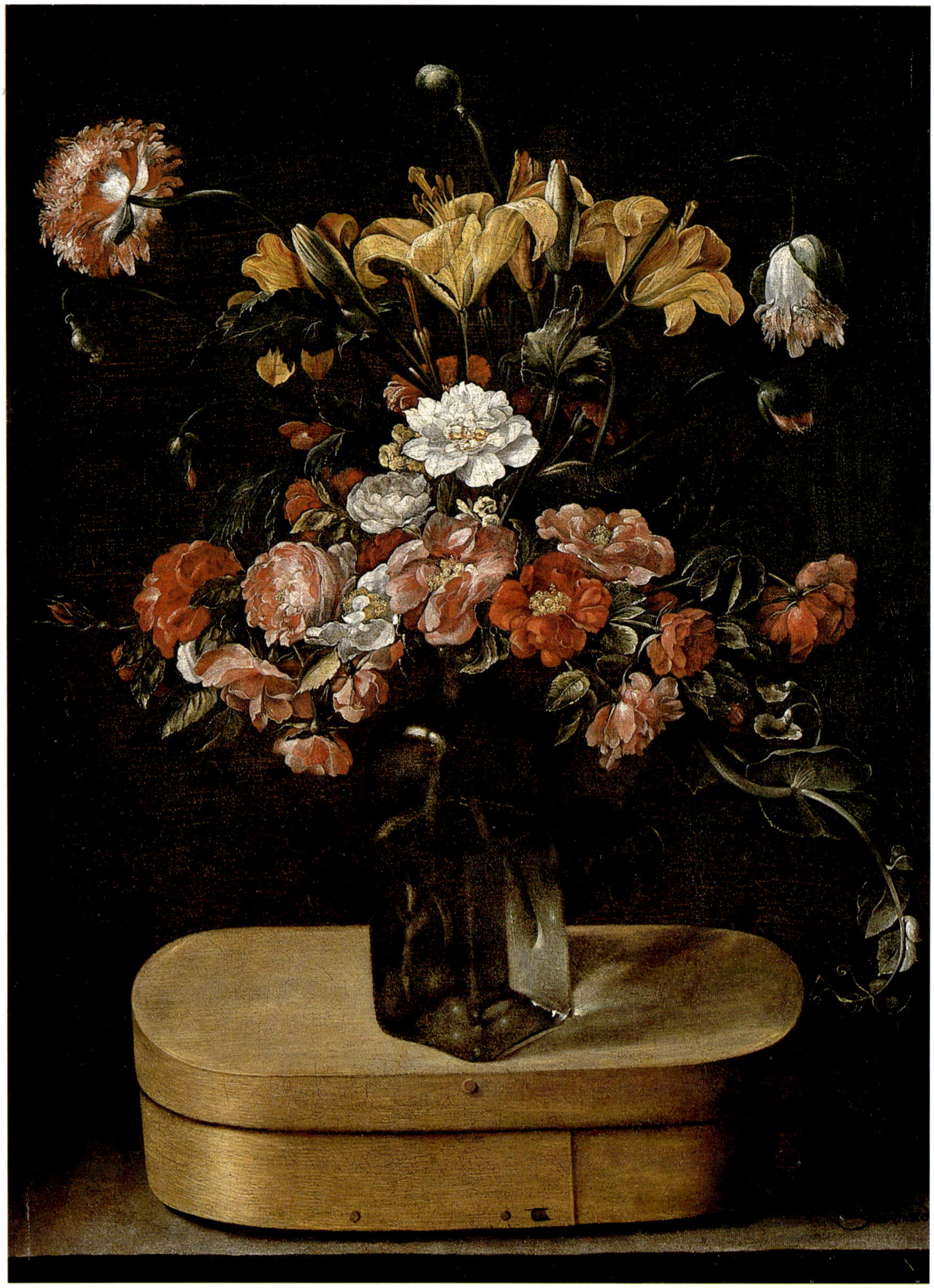

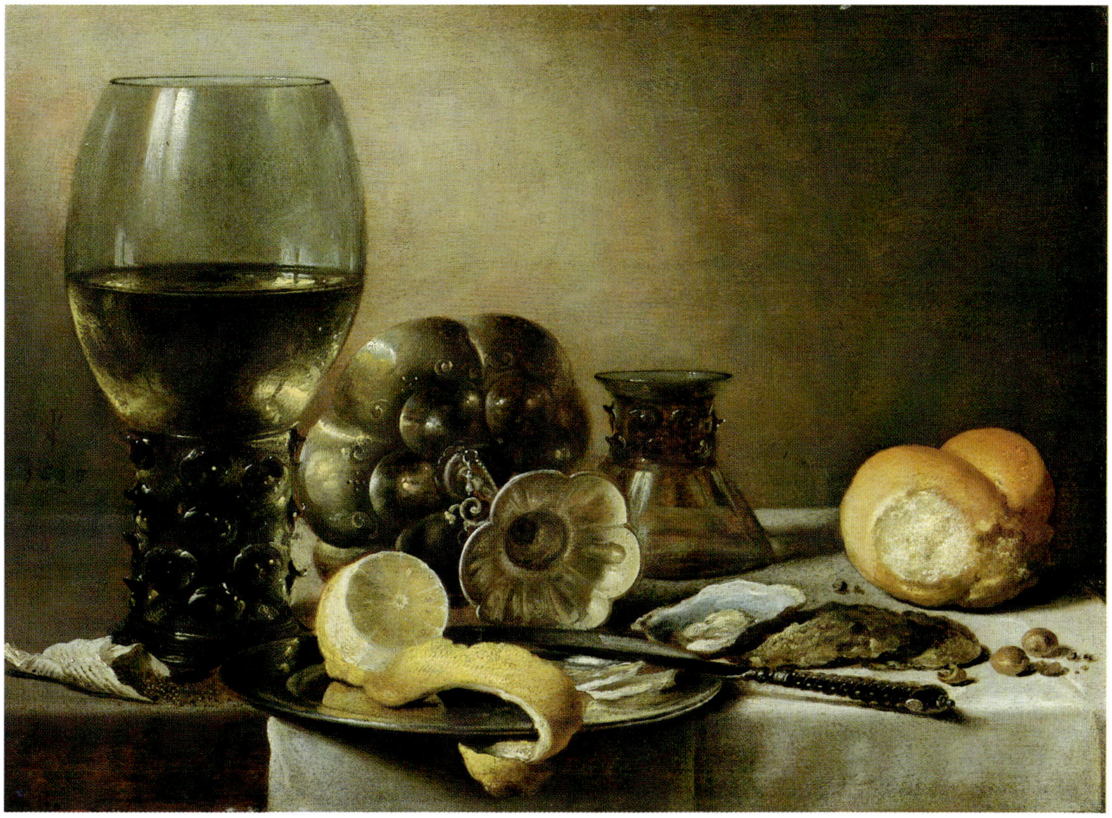

Pieter Claesz
Stilleben, 1633
Öl auf Eichenholz; 38 x 53 cm
Kassel, Staatliche Kunstsammlungen, Schloß Wilhelmshöhe

ABBILDUNG GEGENÜBER:
Jacques Linard
Blumenstrauß auf einer Spanschachtel, um 1640
Öl auf Leinwand; 57 x 42 cm
Karlsruhe, Staatliche Kunsthalle

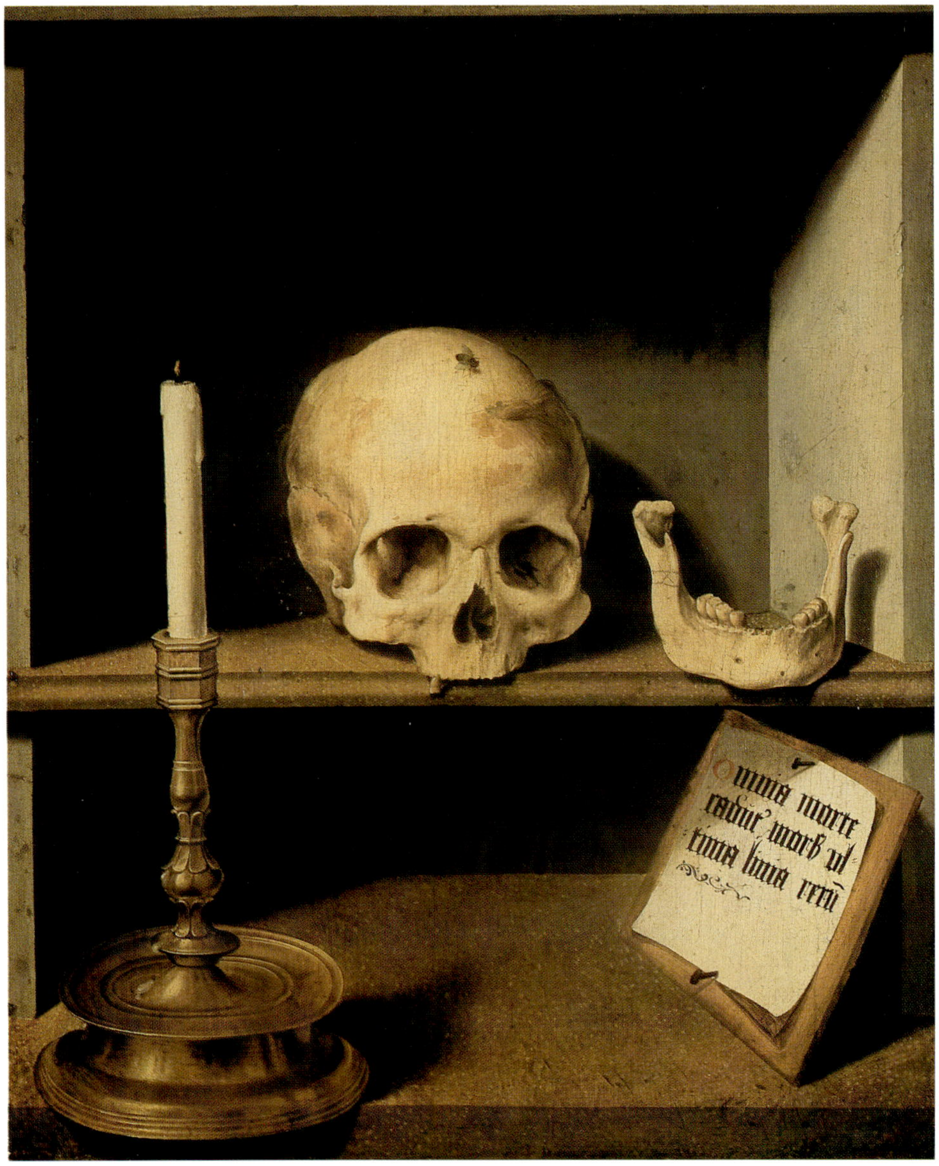

Barthel Bruyn der Ältere (1493–1555)
Vanitas-Stilleben auf der Rückseite des Porträts
der Jane-Loyse Tissier
Öl auf Holz, 61 x 51 cm
Otterlo, Rijksmuseum Kröller-Müller

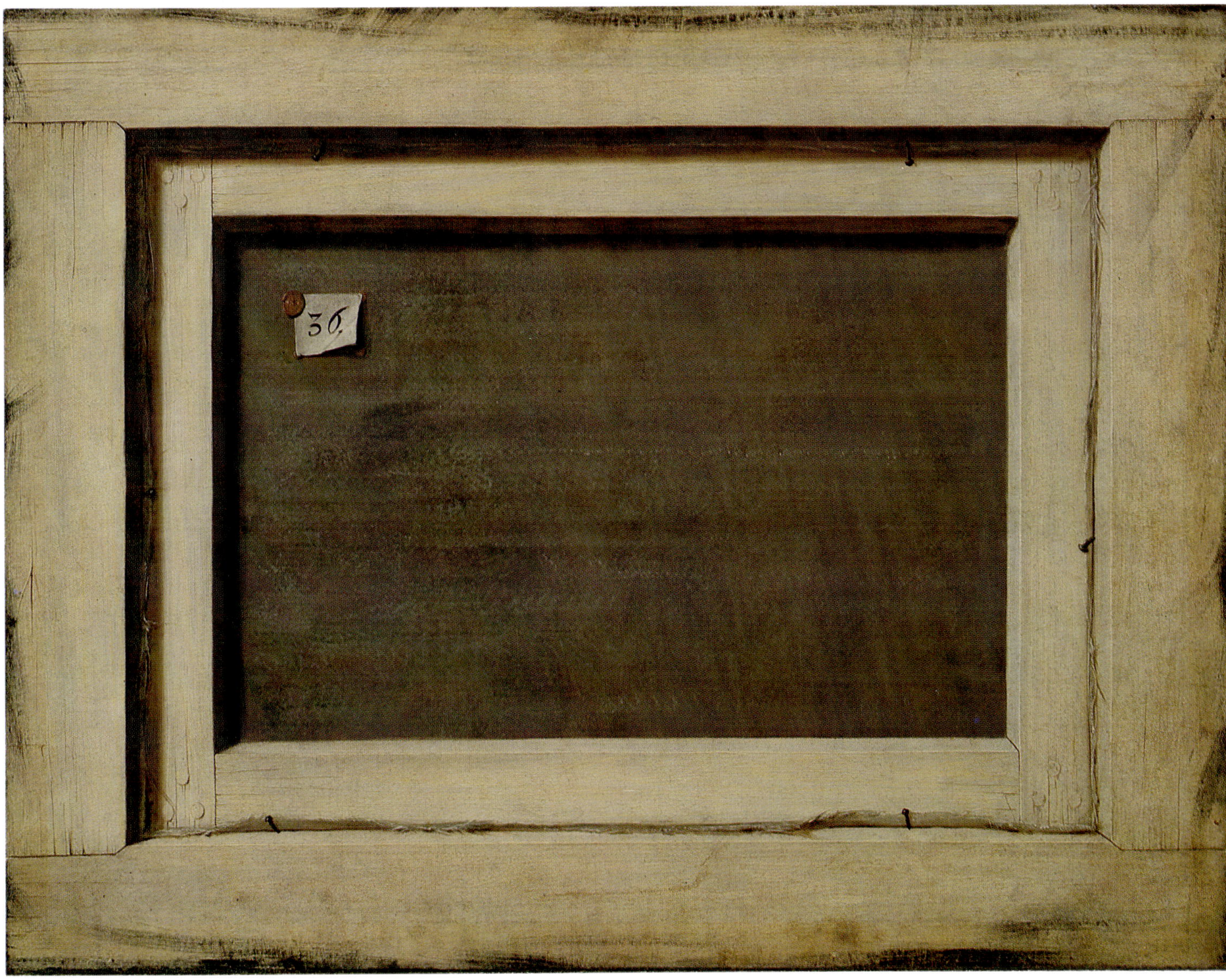

Cornelis Norbertus Gijsbrechts
Rückseite eines Gemäldes, 1670
Öl auf Leinwand; 66,6 x 86,5 cm
Kopenhagen, Statens Museum for Kunst

Gijsbrechts »betriegertje« will den Betrachter irreführen, ihn veranlassen, das vermeintlich falsch aufgehängte Bild umzudrehen. Der kleine angeheftete Zettel mit der Nummer 36 weist das illusionistisch vorgetäuschte Bild als für den Verkauf bestimmtes Gemälde aus; das Stilleben dürfte daher ursprünglich in einer Verkaufsausstellung als scherzhaftes Capriccio aufgehängt worden sein. Mit dem assoziierten Warencharakter des Bildes hängt wohl auch seine »Abstraktheit« zusammen. Das Bild wirkt für den heutigen Betrachter auf den ersten Blick sehr »modern«; es ist aber kein gegenstandsloses Gemälde, etwa in der Art von Malewitschs suprematistisch-flächigen Farbfigurationen. Wie die sorgfältige Wiedergabe der Spannrahmenleisten und der Leinwand zeigt, ist die ihm zugrundeliegende Intention eine ganz andere: Es soll, plastische Momente betonend, als Realitätsersatz fungieren.

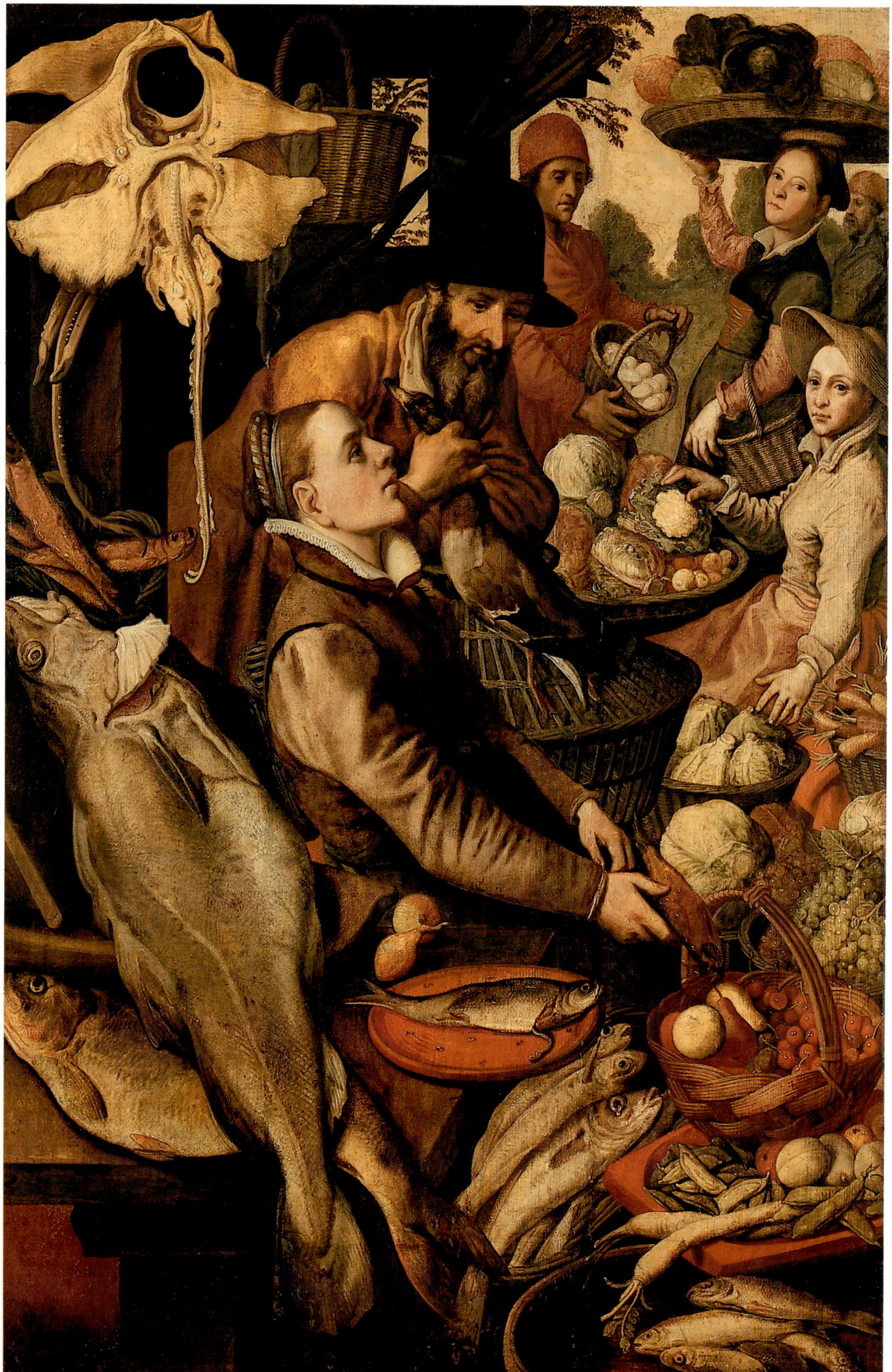

2 Vorstufen und Anfänge des Stillebens

Wirtschaftliche Voraussetzungen

Die Frühformen der neuzeitlichen Stillebenmalerei haben sich in einer Epoche herausgebildet, die durch ökonomische Umwälzungen, durch Ansätze einer in Teilbereichen sich bereits vollziehenden Auflösung feudaler Strukturen gekennzeichnet war. Die Motivik dieser vorwiegend Markt- und Küchensituationen thematisierenden Bilder darf durchaus als Indikator für die veränderten wirtschaftlichen und sozialen Verhältnisse gewertet werden, zeigt sie doch ein gewandeltes Wertbewußtsein an, ein Interesse an den unter den neuen Produktionsbedingungen hergestellten Gütern. Die europäische Region, in der sich dieser Zerfall der naturalwirtschaftlichen Verhältnisse auf der Grundlage der Aneignung von Produktenrenten durch die Feudalherren und die Einführung eines geldwirtschaftlich orientierten Systems am sichtbarsten vollzog, waren die Niederlande. Formal gehörten sie zum riesigen Habsburgerreich Karls V. (1515–1555), doch aufgrund des hohen wirtschaftlichen Entwicklungsstandards nahmen sie darin eine Autonomiebestrebungen begünstigende Sonderstellung ein. Bereits im 13. Jahrhundert waren die Provinzen Flandern und Brabant mit den städtischen Zentren Gent, Brügge, Ypern, Löwen und Brüssel Mittelpunkte des Zunfthandwerks. Im 14. Jahrhundert entstanden hier die ersten Manufakturen. Als effektiver produzierende Konkurrenz ruinierten sie allmählich das Zunfthandwerk, da sie in der Lage waren, den Markt mit einer ständig wachsenden Menge von Produkten zu beliefern. Im 16. Jahrhundert stieg Antwerpen, der größte Hafen Brabants, zum bedeutendsten Handels- und Kreditzentrum Europas auf, in dem alle namhaften Handelshäuser – genannt seien nur die Fugger, Welser und Grimaldi – ihre Hauptkontore unterhielten. Im Hafen von Antwerpen, der Platz für bis zu 2000 ankernde Schiffe bot, wurden täglich riesige Frachten aus Übersee gelöscht. Auch gab es im Umland dieser Stadt eine ausgedehnte Weiterverarbeitungsindustrie in Form der Heimarbeit für die Bearbeitung von englischen Tuchen, von Glaserzeugnissen, Seife, Zucker und anderen Waren.[28]

Aber nicht nur im gewerblichen Bereich vollzogen sich einschneidende Veränderungen; geradezu ebenso »revolutionär« war auch der Wandel der Agrarverhältnisse. Viele reiche Stadtbürger hatten von verarmten Adligen, die unproduktiv nur die Einziehung der Geldrente betrieben, deren Wert infolge der Preisrevolution, das heißt der Geldinflation im Zusammenhang mit dem Einströmen großer Gold- und Silbermengen aus Übersee, ständig sank, Ländereien aufgekauft, die sie nach neuen Produktionsmethoden von Tagelöhnern bearbeiten ließen. Infolge der Bevölkerungszunahme zu Beginn des 16. Jahrhunderts wuchs die Nachfrage nach Lebensmitteln; sie mußte durch einen Ausbau der nicht mehr nur für die Selbstversorgung, sondern auch für den Markt produzierenden

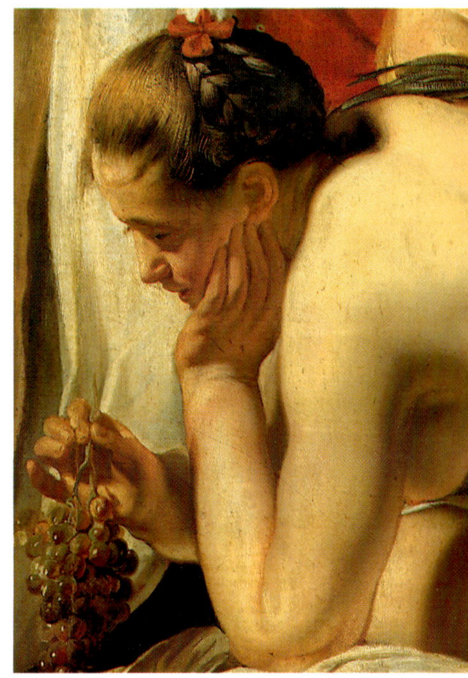

Detail aus Abbildung Seite 30/31

Pieter Aertsen (1508–1575)
Marktszene, undatiert
Öl auf Eichenholz; 127 x 85 cm
Köln, Wallraf-Richartz-Museum

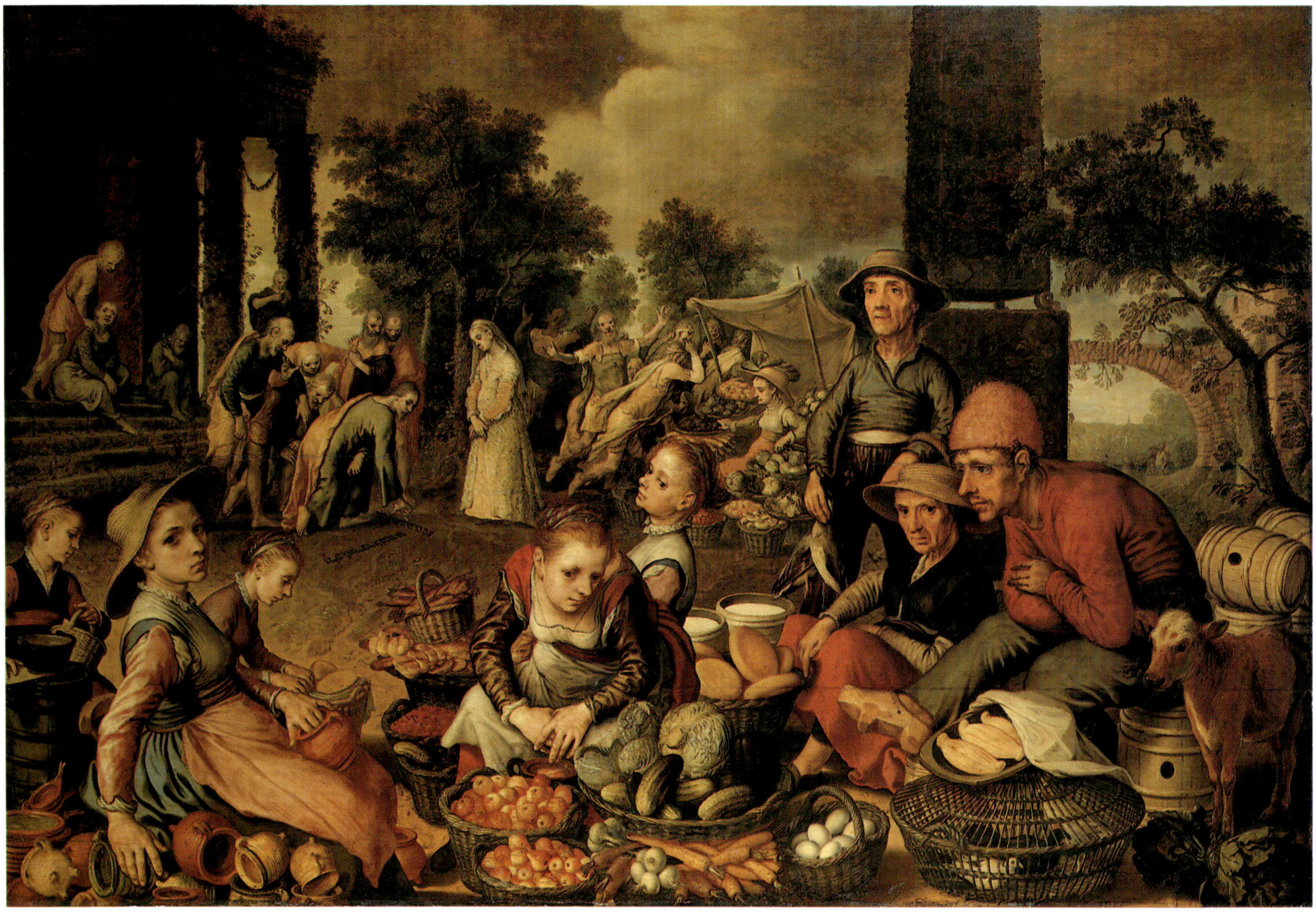

Pieter Aertsen
Christus und die Ehebrecherin, 1559
Öl auf Holz; 122 x 177 cm
Frankfurt, Städelsches Kunstinstitut

Landwirtschaft befriedigt werden. In diesem Bedarf erkannten reiche Patrizier die Chance einer beträchtlichen Gewinnvermehrung. An die Stelle des mittelalterlichen Dreifeldersystems trat nun die Fruchtwechselwirtschaft, bei der der Boden systematischer und intensiver ausgenutzt wurde, was Überschüsse in der Landwirtschaft zeitigte. Theoretisch untermauert wurde diese Produktionssteigerung durch wissenschaftliches Schrifttum, die sogenannte »Hausväterliteratur«, die teilweise unter Rückgriff auf antike Autoren oder auf mittelalterliche Schriften wie die »Ruralium commodorum libri XII« des Bologneser Patriziers Petrus de Crescentiis (1230–1310) verfaßt wurde, welche 1493 als erstes landwirtschaftliches Handbuch im Druck erschienen waren. Neben diesen vorwärtsweisenden innovativen Ansätzen in der Landwirtschaft gab es indessen nach wie vor noch das Festhalten an feudalen und halbfeudalen Produktionsmethoden auch bei Stadtbürgern, die Grundbesitz aufgekauft hatten.[29]

Marktbilder

Im allgemeinen Bewußtsein stellte die durch die veränderten Produktionsmethoden ermöglichte Expansion landwirtschaftlicher Nahrungsgüter eine von den voraufgegangenen Verhältnissen der Unterversorgung der Bevölkerung sich positiv abhebende Erfahrung dar, die geradezu nach einer Visualisierung verlangte. In einer den neuen Reichtum fast pathetisch feiernden Weise gestaltete der aus Amsterdam stammende Maler Pieter Aertsen, der sich 1555/56 in Antwerpen aufhielt, Marktszenen, die nach traditioneller Bildauffassung im Kon-

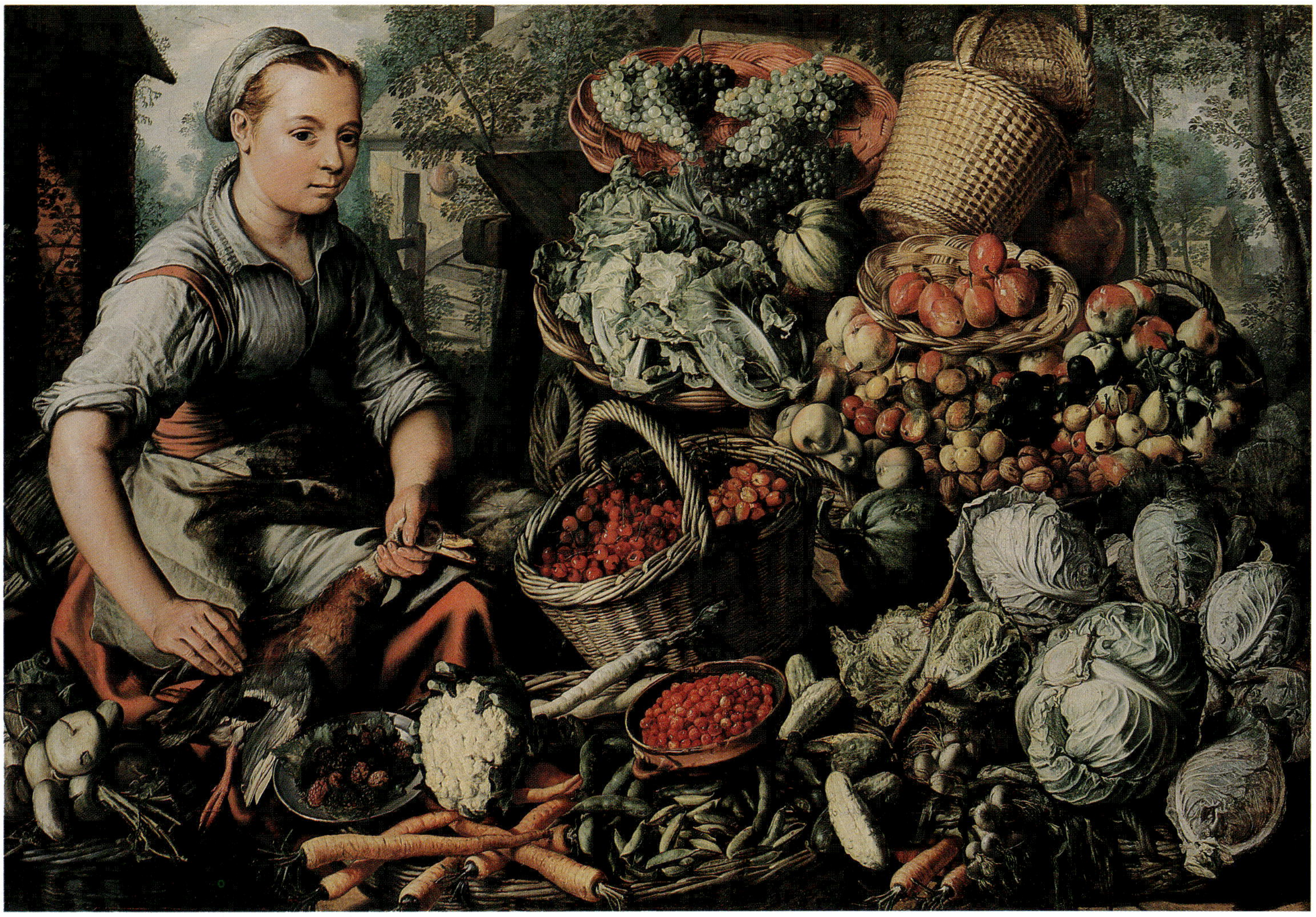

Joachim Beuckelaer
Marktfrau mit Obst, Gemüse und Geflügel, 1564
Öl auf Eichenholz; 118 x 170,5 cm
Kassel, Staatliche Kunstsammlungen, Schloß Wilhelmshöhe

text der zu illustrierenden biblischen Geschichten eigentlich nur eine Nebenrolle hätten spielen dürfen, bei ihm jedoch eine das sakrale Motiv buchstäblich in den Hintergrund drängende Dominanz erlangen (Abb. S. 26). Bei seinem Frankfurter Bild *Christus und die Ehebrecherin* (1559)[30] ist die biblische Handlung links in die Tiefe des Raumes verlegt, während vorn das Marktgeschehen mit Bauern, die irdenes Geschirr, Obst in Körben, Gemüse wie Zwiebeln, Möhren, Gurken und Kohl, daneben Eier, Brotfladen, Milch in großen Behältern anbieten, ganz die Aufmerksamkeit des Betrachters auf sich zieht. Eigenartig ist die Mischung der Zeitebenen: Biblisches Szenarium (mit antiken Kostümen) und aktuelle Marktsituation (mit zeitgenössischen Bauern) sind miteinander verquickt, wie an den römischen Soldaten zu ersehen, die am Marktstand vorbeistürzen. Dasselbe Prinzip findet sich auf Aertsens Ecce-homo-Fragment (Abb. S. 29) in München[31]: Man kann auf dem stark beschnittenen Bild im Hintergrund gerade noch die Tribüne mit dem »Barabbas« schreienden Volk erkennen (vgl. Joh. 19, 4–6); davor ist auch hier wieder der parabelförmig angeordneten Sequenz von Karren und Marktständen der optische Vorrang eingeräumt. Für Aertsen ist diese Umkehrung der Bedeutungsverhältnisse typisch.[32] Sie findet sich auch auf zahlreichen anderen seiner Bilder. Man glaubte, die Umpolung der Signifikanzen mit dem Stiletikett des Manierismus hinreichend erklären zu können, das jedoch gerade selbst einer Erklärung bedarf. Denn die Dominanz des trivial Gegenständlichen über die erhabenen, bedeutungsbeladenen Motive kann nur im Zusammenhang der skizzierten sozialen und ökonomischen Umwälzung begriffen werden. Arnold Hauser hat in seinem Buch über den Manierismus bei dieser Stilrichtung zu Recht das Moment der Entfremdung hervorgehoben. Man kann noch einen Schritt weiter gehen und – mit Georg Lukács – von »Verdinglichung« sprechen, womit gemeint ist, daß die »Beziehung zwischen Personen den Charakter einer Dinghaftigkeit« (Lukács) annimmt, daß die Dinge, sprich: die Waren, fetischhaft den »Stoffwechsel« der Gesellschaft, alle ihre Lebensäußerungen und Bewußtseinsformen bestimmen.[33] In dem Maße, in dem in der okzidentalen Gesellschaft zum ersten Mal tendenziell eine »Entzauberung« (Max Weber)[34] der Religion stattfand, erhielten die Waren eine besondere Ausstrahlung, wurden sie zu fast (und manchmal auch tatsächlich) libidinös besetzten Fetischen, von denen eine magische Wirkung auszugehen schien.

Einfacher als Aertsens Gemälde, manchmal bereits auf das biblische Szenarium verzichtend, dafür die Marktsituation in geradezu exzessiver Überbordung verselbständigend, sind die Bilder seines Neffen Joachim Beuckelaer, so etwa jenes einer *Marktfrau mit Obst, Gemüse und Geflügel* (Abb. S. 27). Hier wird die Frau – vermutlich eine Bäuerin – fast zum Beiwerk der in Überfülle bis zum oberen Bildrand aufgetürmten Körbe und Schalen mit den unterschiedlichsten Obst- und Gemüsesorten. Beuckelaer ist darum bemüht, die quantitativen Ergebnisse der neuen Anbaumethoden eindrucksvoll vor Augen zu führen. Die grünlich-violett changierenden Kohlköpfe mit der bizarr-krausen, knittrig-strudeligen Form ihrer Blätter sind Zeugnisse einer verbesserten Düngung, wie überhaupt die Fülle der Sorten die Vielfalt der Fruchtveredelungen und Kreuzungen dartun soll. Nicht viel anders verhält es sich auf Aertsens hochformatiger *Marktszene* (Abb. S. 24), auf der die am Bildrand gleichsam hochrankenden, in einem Rochen gipfelnden Meeresfrüchte links den Früchten des Feldes und des Gartens rechts gegenübergestellt sind. Zwischen diesem überquellenden Warenangebot erscheinen die Bauern und Bäuerinnen anhängselhaft eingezwängt, ihre Aufgabe ist es nur, die Viktualien dem Betrachter mit stummen Gesten des Vorzeigens und Hinweisens anzupreisen.[35] Der ostentativ aufgetürmte Reichtum an Obst- und Gemüsesorten kann zu der Annahme verleiten, die Bevölkerung müsse damals mit Nahrungsmitteln bestens versorgt gewesen sein. Tatsächlich wurde zwar die Marktquote erheblich vermehrt, sie konnte aber

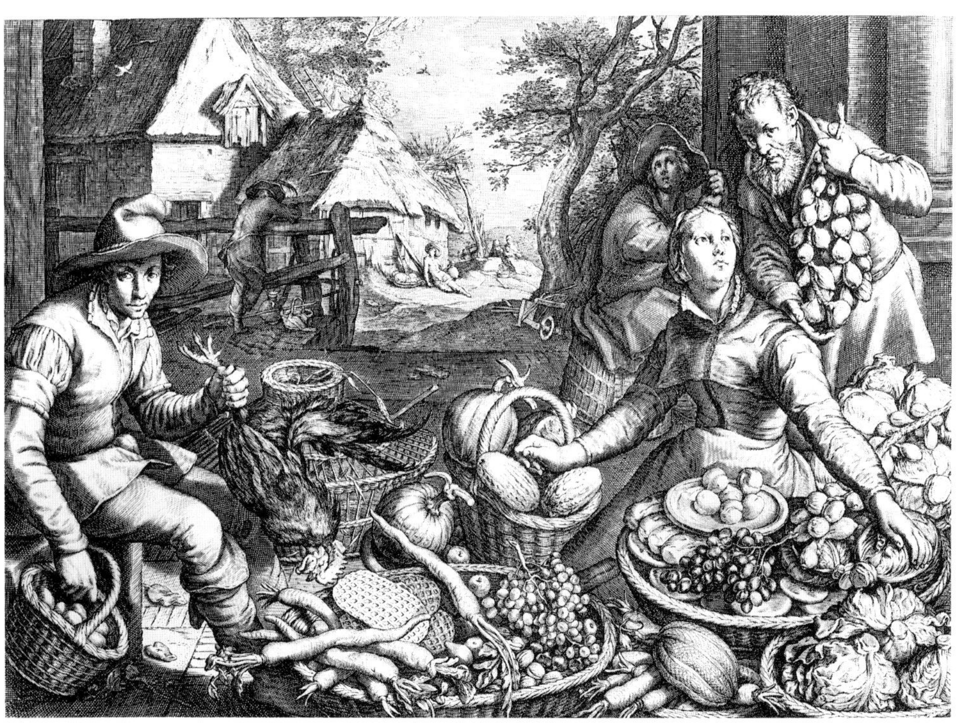

Jacob Matham nach Pieter Aertsen
Marktszene, 1603
Stich; 24 x 32 cm

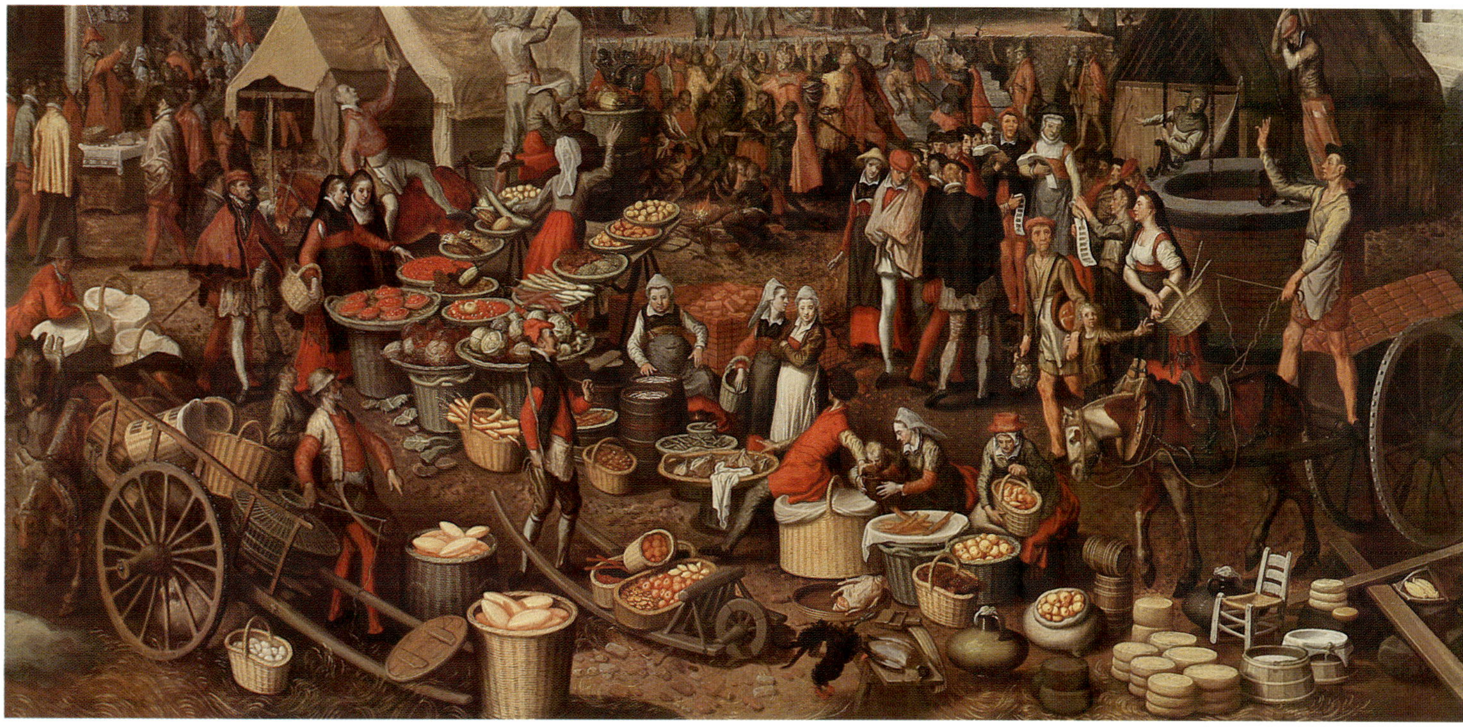

Pieter Aertsen
Marktszene (Ecce-Homo-Fragment), um 1550
Öl auf Eichenholz; 59,5 x 122,5 cm
München, Alte Pinakothek

die Nachfrage der städtischen Bevölkerung, die im Verhältnis zu ihrem Einkommen für die landwirtschaftlichen Produkte überhöhte Preise zahlen mußte, nicht decken.[36] So entspricht also das Füllhorn-Motiv dieser Marktbilder mehr der Wahrnehmung der Bezieher von Agrareinkommen, also der neureichen Farmer. Es stellt die Inszenierung einer Warenästhetik der auf ihren Ländereien und in ihren Gärten erzeugten Agrarprodukte dar, die – wenn auch nicht im Sinne heutiger Verkaufswerbung – Kaufwünsche wecken will. Das schließt nicht aus, daß den Bildern oft eine ambivalente Argumentation zugrunde liegt. Sie stimulieren Begierden und Bedürfnisse, gleichzeitig aber wird – besonders auf Aertsens noch biblisch motivierten Bildern – unterschwellig Kritik an solchem, den guten Werken (»Fasten«) widerstreitenden Konsumverhalten geübt. War bei Aertsen die Kritik noch deutlicher, so scheint sie bei Beuckelaer bereits verschwunden zu sein.

Allegorien der Fruchtbarkeit

Der neue Reichtum, den die Anwendung neuer Produktionsmethoden in der Landwirtschaft bewirkt hatte, zog in seiner ästhetischen Reflektierung, in der bildenden Kunst, eine mythologische Überhöhung der Leistungen des Bodens nach sich. Wie später in der Wirtschaftstheorie der Physiokraten wurde in der flämischen Malerei des 16. Jahrhunderts bereits bildlich die Auffassung vertreten, der Boden bringe Wohlstand und Glücksgüter naturwüchsig, von selbst hervor, als bedürfe es nicht menschlicher Arbeitskraft zu deren Gewinnung. Jacob Jordaens hat in seiner *Allegorie der Fruchtbarkeit* (Abb. S. 30/31) – das Bild stellt möglicherweise die »Huldigung an die Nymphe Pomona« dar – Satyrn und andere bacchantische Gottheiten des Feldes und des Waldes versammelt, die auf ihren Schultern gewaltige Gestecke von Feldfrüchten herantragen oder der nackten Göttin in der Bildmitte Trauben überreichen. Unter die Schar der halbanimalischen – aber kaum mehr (wie etwa noch bei Tizian) orgiastischen – Satyrn hat sich auch eine vornehme Frau gemischt; sie dürfte die Bestellerin des Bildes sein, die in ihm die Produktionssteigerung auf ihrem grundherrschaftlichen Besitz mit den Pathosformeln antiker Mythologie feiern läßt.[37]

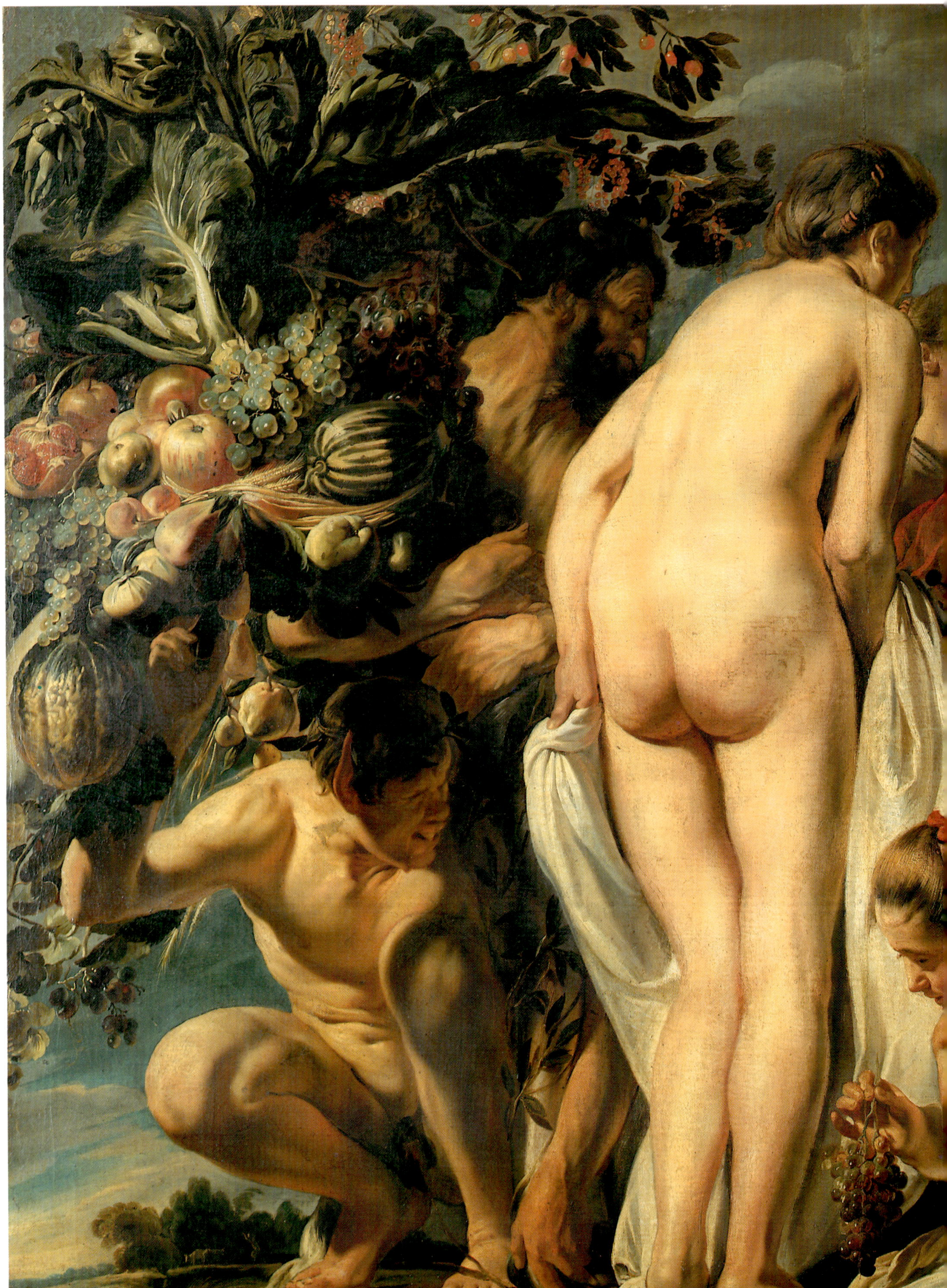

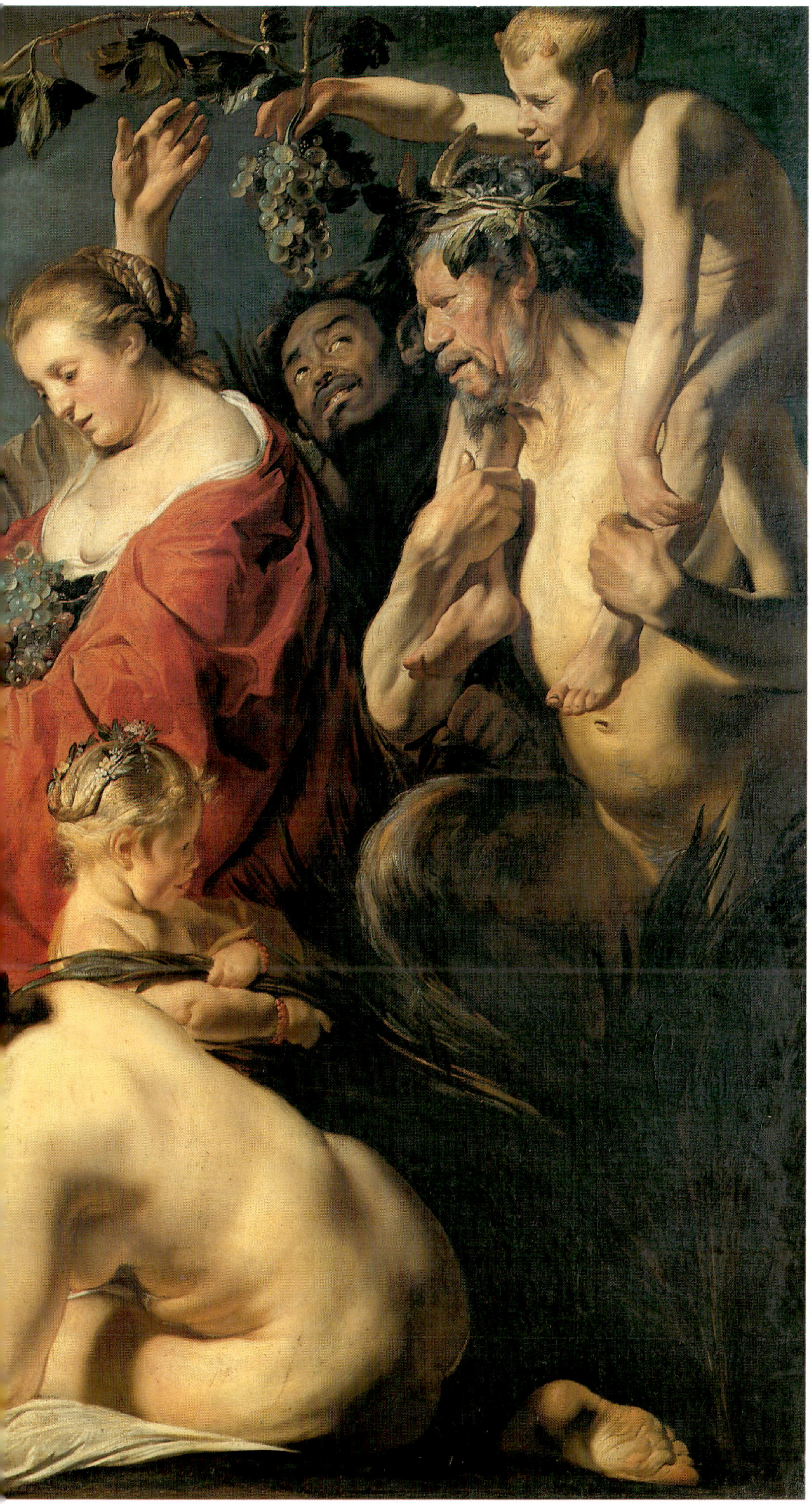

Jacob Jordaens
Allegorie der Fruchtbarkeit (Huldigung an Pomona), um 1622
Öl auf Leinwand; 180 x 241 cm
Brüssel, Musées Royaux des Beaux-Arts de Belgique

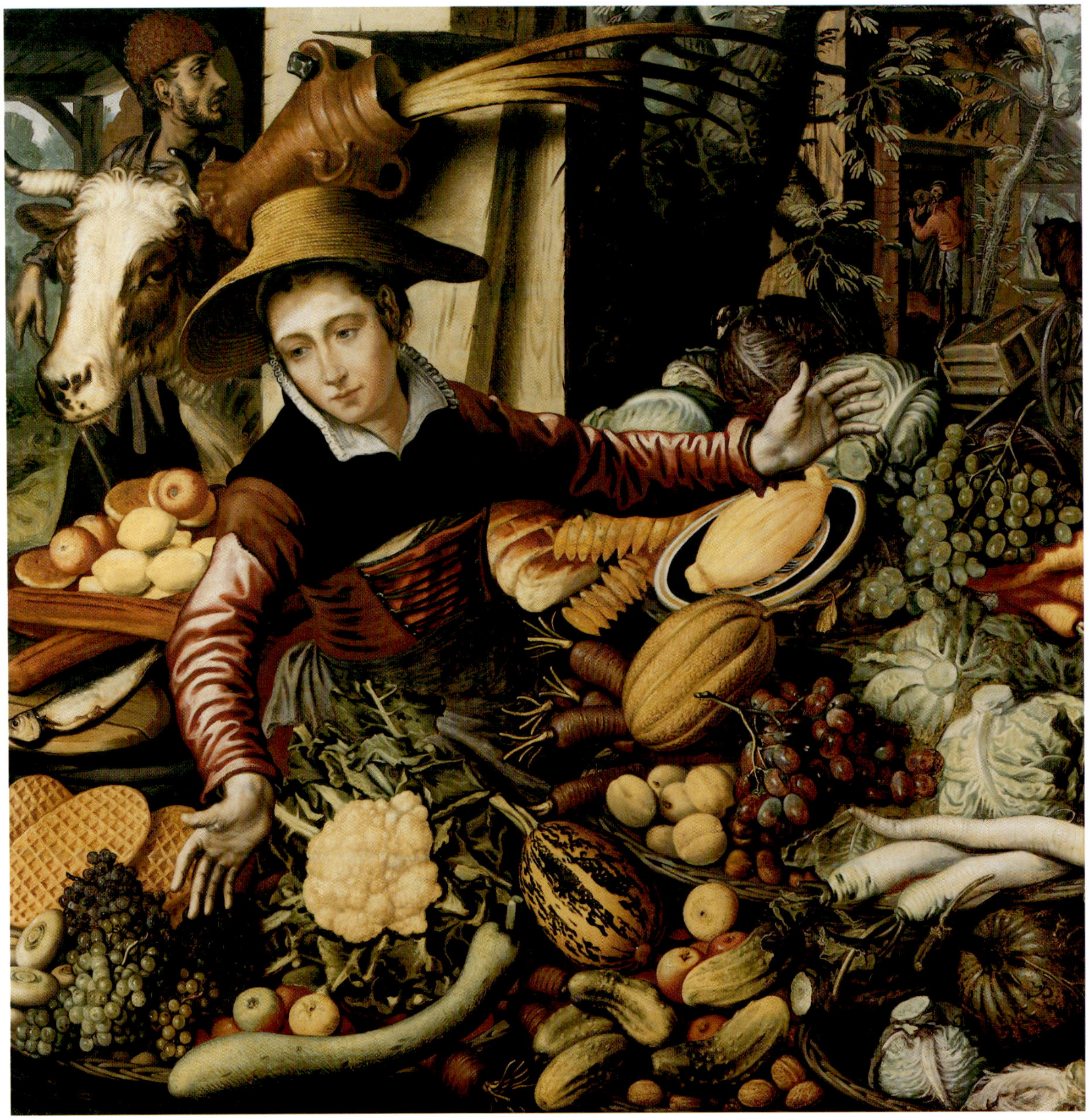

Pieter Aertsen
Marktfrau am Gemüsestand, 1567
Öl auf Holz; 111 x 110 cm
Berlin, Staatliche Museen, Stiftung preußischer Kulturbesitz

Das Gemälde führt ein durch verbesserte Produktionsmethoden gefördertes, vielfältiges Agrarwarenangebot vor. Die ihre Obst- und Gemüsesorten anpreisende Bäuerin gerät fast zum Anhängsel ihrer Produkte. Wird die neue wirtschaftliche Prosperität bei aller Übertreibung ziemlich angemessen geschildert, so ist die genrehafte Hintergrundszene mit dem im Stall sich umarmenden Liebespaar noch der spätmittelalterlichen Bauernsatire verpflichtet. Die Bauern werden aus bürgerlicher Sicht als lüstern, sinnlich und triebhaft verspottet.

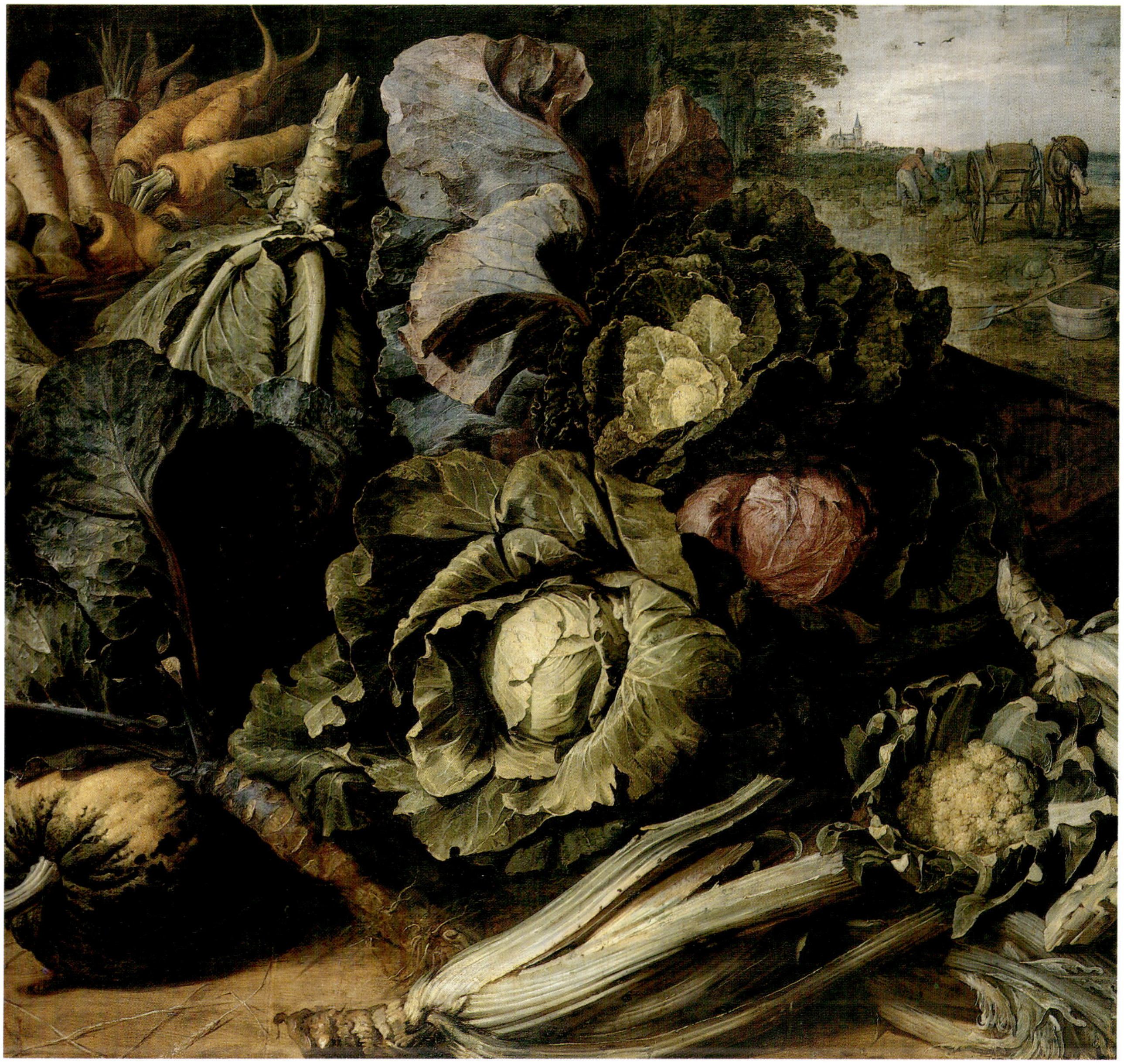

Frans Snyders (zugeschrieben)
Gemüsestilleben, um 1600
Öl auf Leinwand; 144 x 157 cm
Karlsruhe, Staatliche Kunsthalle

Das aus der Sammlung des Markgrafen Hermann von Baden-Baden (1628-1691) stammende großformatige, Frans Snyders wohl zu Recht zugeschriebene Stilleben, das möglicherweise einmal P. P. Rubens gehört hat, ist eines der wenigen Beispiele dieser Gattung in der flämischen Malerei des frühen 17. Jahrhunderts, das nicht eine Markt- oder Küchensituation, sondern die landwirtschaftliche Produktionssphäre selbst zeigt. Auffallend aber ist, daß die bäuerliche Arbeit als Quelle des neuen Reichtums ganz in den Hintergrund (kleiner Ausschnitt oben rechts) verlegt wird.

Fleischerladenbilder

Die »Versuchung des Fleisches«, wie die Theologen im biblischen Sprachgebrauch die Gefahren nannten, die von solchen Angeboten für das Konsumverhalten ausgingen, sind Thema nicht selten drastischer Fleischerladenbilder, die wie Aertsens und Beuckelaers Gemälde noch keine reinen Stilleben verkörpern, wohl aber auch die dieser Gattung innewohnende Verdinglichungstendenz aufweisen. Auf Bartolommeo Passarottis *Macelleria (Fleischerladen)* halten zwei Fleischergesellen dem Betrachter über den rahmenparallelen Ladentisch, wie zur Begutachtung, Fleischstücke entgegen. Der eine macht sich anheischig, den Rüssel eines Keilerkopfes, den er mit der Linken umfaßt hält, mit einem scharfen Messer abzuschneiden.[38] Bei Annibale Carraccis motivverwandtem Bild (Abb. S. 34) sind die Akteure ebenfalls wie auf der Bühne dem Betrachter zugewandt.[39] Rechts schleppt ein Metzgerknecht ein durchteiltes Rind heran (dessen Wirbelsäule und Innereien wie bei einer anatomischen Längsschnittdarstellung sichtbar gemacht sind), um es an einem Haken aufzuhängen. Ein anderer ist kniend dabei, ein am Boden liegendes Schaf, dessen Beine zusammengebunden sind, zu schlachten. Ein weiterer hält eine Waage, deren Gewichte er justiert. Im Hintergrund greift ein Metzger nach einem Haken an der Decke; vor ihm Fleischauslagen, von denen – von ihm unbemerkt – eine alte Frau ein Stück stiehlt. Links kramt ein geckenhaft gekleideter Stutzer mit federgeschmücktem Hut, »zerhauenen« gelben Ballonhosen und einer riesigen Schamkapsel umständlich in seinem Geldbeutel. Die Handlungen lassen darauf schließen, daß ein literarisches Motiv in der Art von Schelmengeschichten, der Picaroliteratur, thematisiert ist. Sowohl Passarotti als auch Carracci war sehr daran gelegen, die Roheit und Grobheit der gefühllos wirkenden Metzgergesellen zu zeigen. Im 16. und 17. Jahrhundert war es durchaus noch üblich, daß Theologen im geschlachteten Fleisch einen Hinweis auf das Ende der Gläubigen sahen und damit eine Mahnung verbanden:

»Ghy die naer un velbehagen
Os en Swijn en kalf doet slaen;

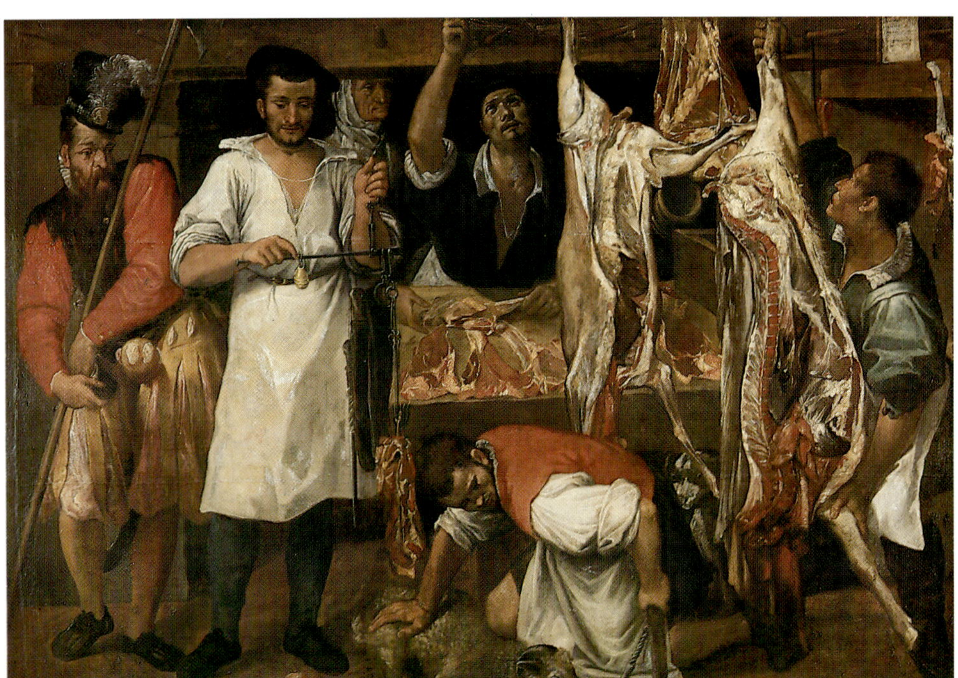

Annibale Carracci
Fleischerladen, 80er Jahre 16. Jh.
Öl auf Leinwand; 185 x 266 cm
Oxford, Christ Church Picture Gallery

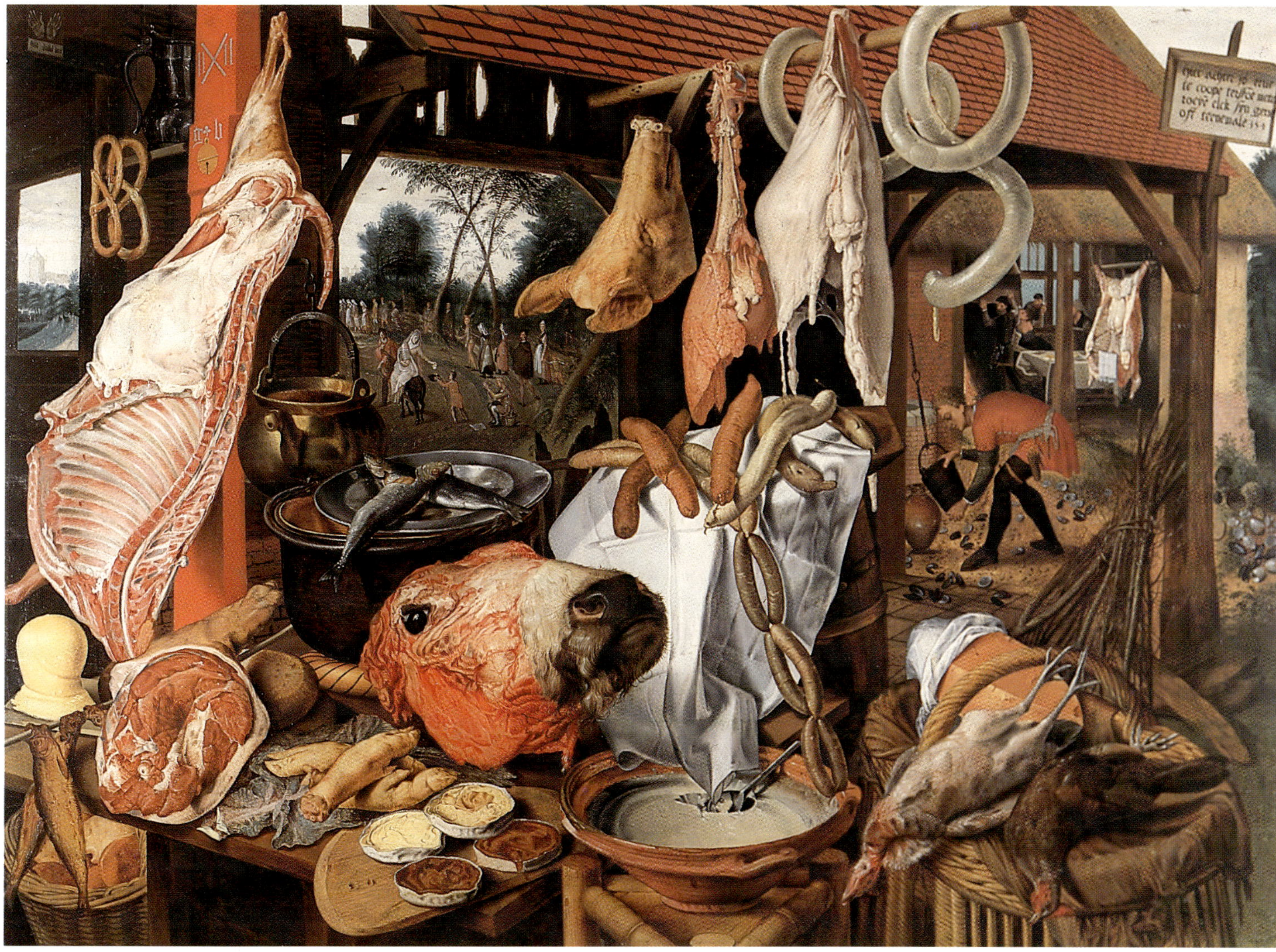

Pieter Aertsen
Fleischerbude, 1551
Öl auf Holz; 124 x 169 cm
Uppsala, Universitäts-Kunstsammlung

Denckt hoe ghy ten Jongsten Dage
Voor Godts Oordeel sult bestaen.«
(Groote comptoir almanach. Amsterdam 1667)[40]

Derlei Hinweise auf das »schwache Fleisch« (vgl. Matthäus 26, 41), auf den Weg allen Fleisches mögen auch bei Aertsens *Fleischerbude* (Abb. S. 35) assoziiert worden sein, bei der – ähnlich wie bei seinen Gemüse- und Obstmarktständen – eine schier unendliche Fülle von Fleischwaren ausgebreitet erscheint. Im Vordergrund dienen Tische, Töpfe, Teller, ein Faß, korbgeflochtene Stühle und Körbe als Gestelle und Unterlagen für riesige durchteilte Fleischstücke, für Schweinepfoten, Suppen, kettenartig herabhängende Würste und geschlachtetes Geflügel. Ein offener schindelgedeckter Stall in Ständerbauweise dahinter mit herausstakenden Stangen, an denen weitere Fleischteile, unter anderem ein Schweinskopf und eine verschlungene Wurst sowie Flomen hängen, gibt den Blick auf eine Gartenszene frei.[41] Rechts, im Mittelgrund, füllt ein Bauer sein Faß, dahinter sieht man ein geschlachtetes, ausgeweidetes Schwein – ein Motiv, das Beuckelaer auch als selbständiges Bildthema dargestellt hat (Abb. S. 36) und das dann später Rembrandt (bei ihm ist das Tier ein geschlachteter Ochse, Abb. S. 37)[42], ja noch Chaim Soutine wieder aufgriffen, den trivialen Zusammenhang der Hauswirtschaft durch religiöse Assoziationen an Opfertier und Passion expressiv überschreitend.

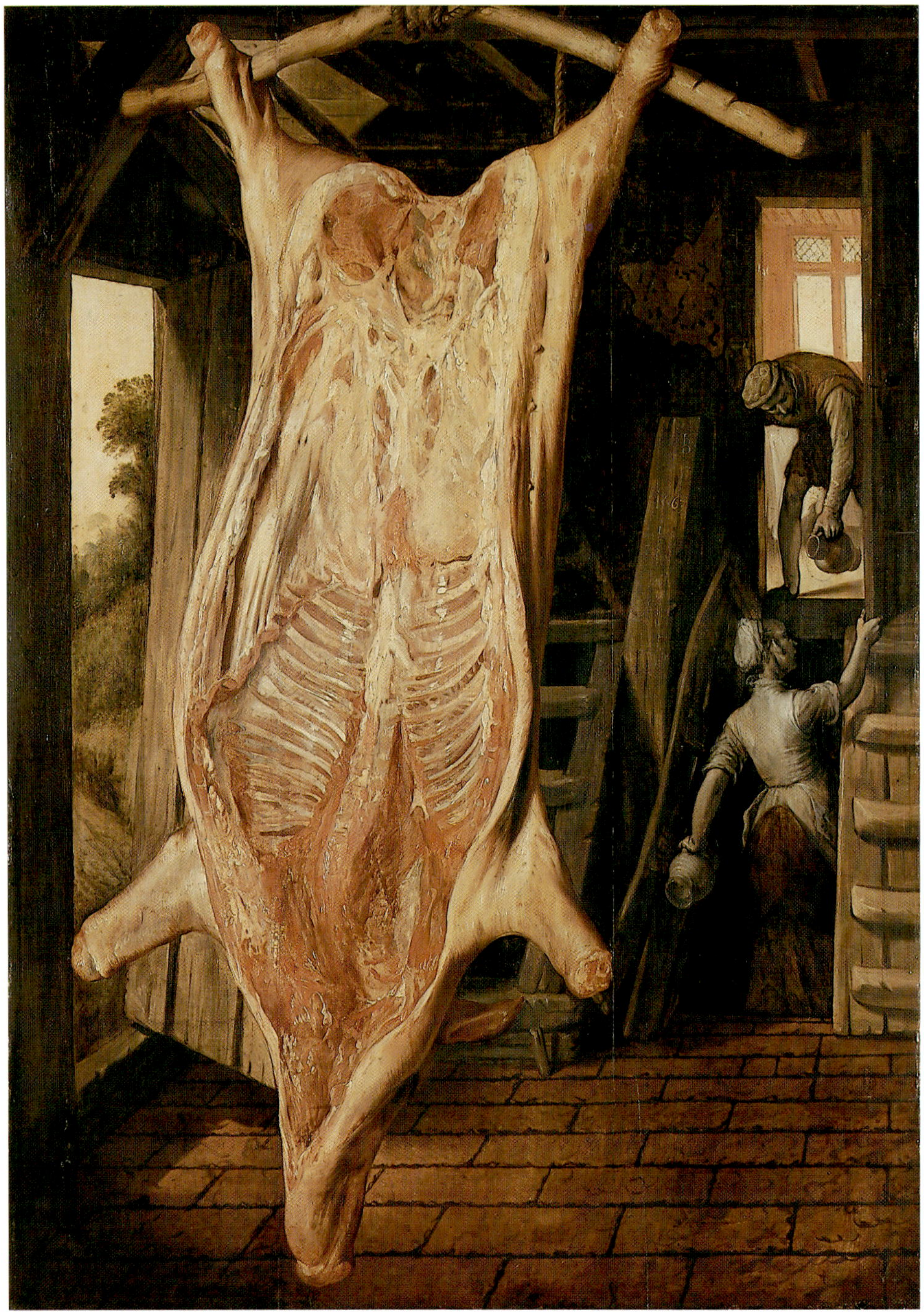

Joachim Beuckelaer
Geschlachtetes Schwein, 1563
Öl auf Eichenholz; 114 x 83 cm
Köln, Wallraf-Richartz-Museum

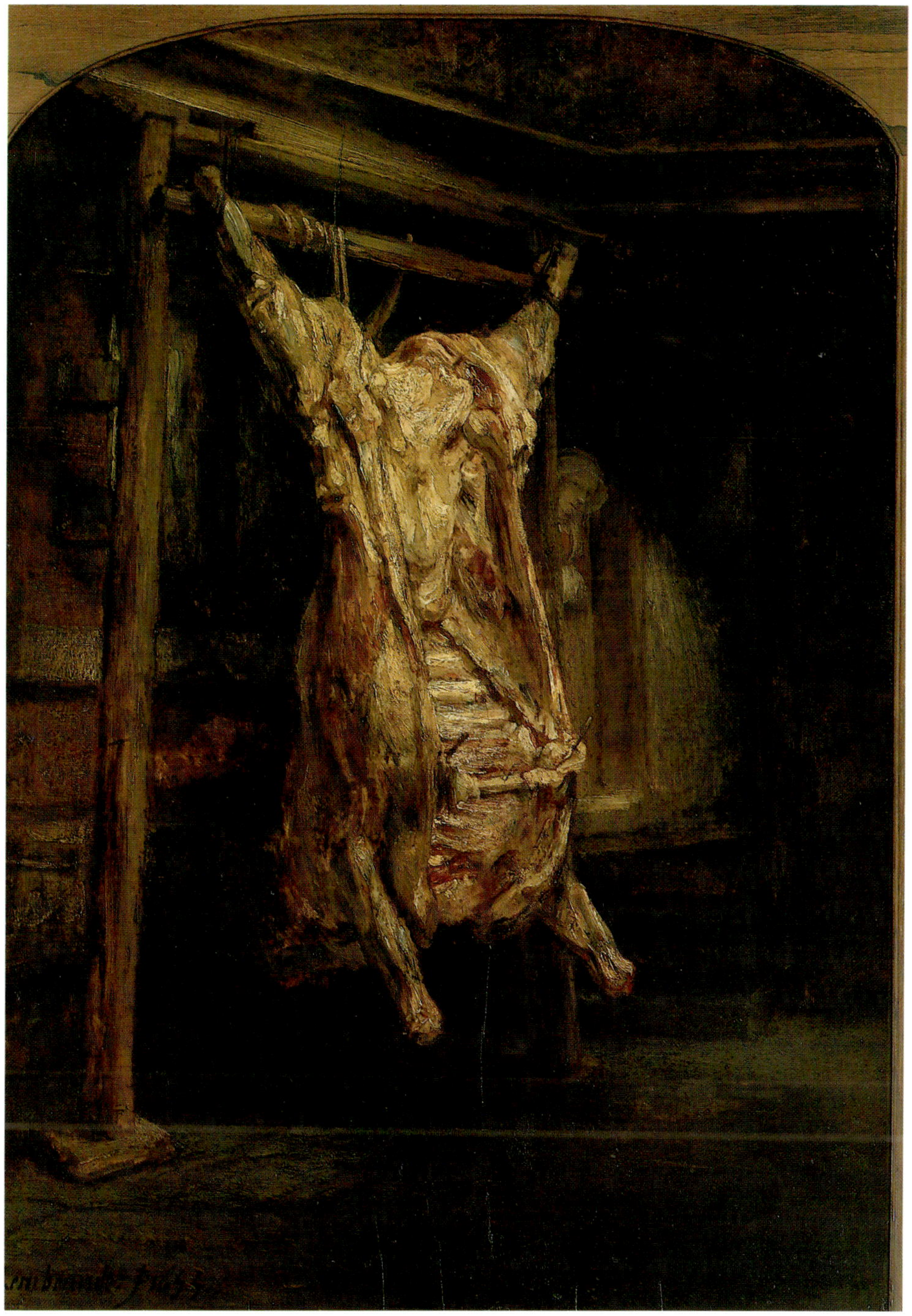

Rembrandt Harmensz van Rijn
Geschlachteter Ochse, 1655
Öl auf Holz; 94 x 67 cm
Paris, Louvre

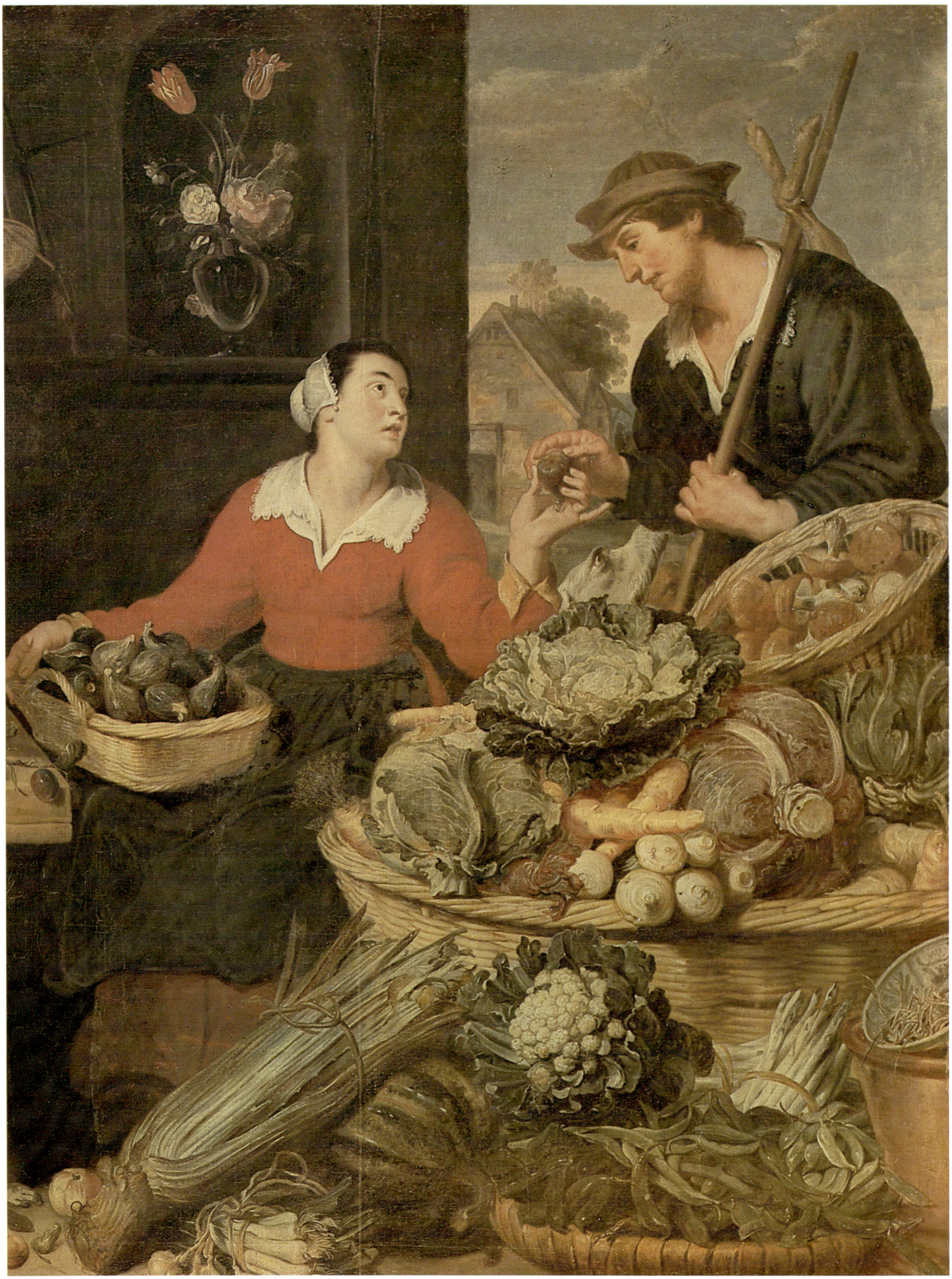

3 Küchenstücke

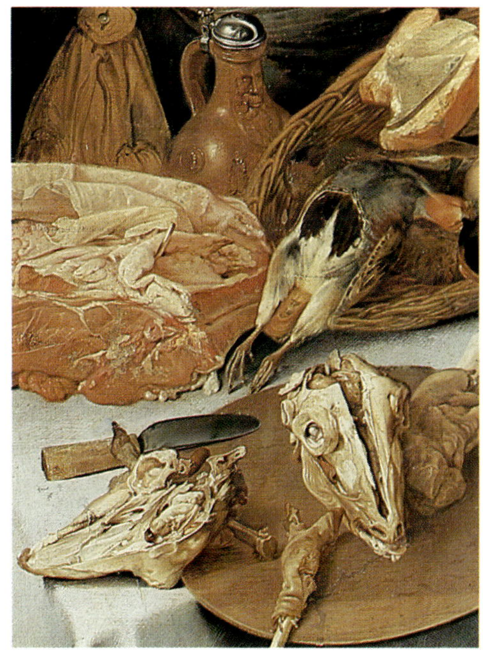

Detail aus Abbildung Seite 42/43

Vom Bildtypus der Marktszenen ist manchmal nur schwer die Gattung der frühen Küchenstücke zu unterscheiden, die ebenfalls in Ansätzen schon stilllebenhaften Charakter aufweisen. Ähnlich den Marktständen sind bei ihnen oft die Tische und Anrichten gruppiert, auf denen Körbe und Schalen mit Obst und Gemüse verteilt erscheinen. So ähnelt beispielsweise Frans Snyders' *Speisekammer* (Brüssel) kompositorisch seinem *Obst- und Gemüsestand* (Abb. S. 40): Beide Male sitzt neben dem mit Viktualien überfüllten Tisch eine Frau, im einen Fall handelt es sich um eine Küchenmagd, im anderen um eine Verkäuferin, die einem jungen Mann – was eine obszöne Geste sein soll – eine Feige anbietet.[43] Viele Küchenbilder weichen von den Marktszenen nur hinsichtlich der Raumfolie ab. Sie sind in einen dunklen Kellerraum verlegt, während die Marktstände häufig an eine Hauswand angelehnt erscheinen und seitlich den Blick auf einen offenen Platz oder eine Straße freigeben.

Trotz der bildstrukturellen Verwandtschaft gibt es doch vom Inhaltlichen her gewisse Differenzen. Veranschaulichen die Marktstände den Aspekt der Kommerzialisierung der Landwirtschaft, das Prinzip agrarökonomischer Warenproduktion, so dominiert bei den Küchen- und Vorratskammerbildern der Gesichtspunkt der hausökonomischen Bedarfsdeckung, meist in einem feudalen oder in einem refeudalisierten großbürgerlichen Haushalt (wofür zum Beispiel bei Snyders' *Speisekammer* das Wildbret ein Indiz ist). Der dort ostentativ inszenierte Ertrag des Bodens beweist – einmal abgesehen davon, daß die Bilder den Reichtum gewiß stark übertreibend wiedergeben –, daß auch in der nicht marktorientierten hausökonomischen Selbstversorgung die Grundsätze der Hausväterliteratur beherzigt wurden, die eine verbesserte Bodennutzung durch Ausdehnung der Nutzfläche und Intensivierung der Landwirtschaft, durch Verbesserung der Fruchtfolge, bessere Nährstoffversorgung des Bodens und teilweise Umwandlung von Ackerland in Gartenfläche forderten.

Das Thema der Ernährung und Versorgung interessierte die Besteller oder Käufer der Bilder in besonderem Maße. Das »ganze Haus« (Otto Brunner)[44], wie man die feudalen und bürgerlichen Haushalte dieser Zeit genannt hat, war in der frühen Neuzeit ein in sich geschlossenes, autarkes Wirtschaftsgefüge, das die Mittel für seinen Lebensunterhalt selber herstellte. Die Produktion und die Zubereitung der Lebensmittel waren die wichtigsten ökonomischen Probleme der Gesellschaft. Von daher ist es erklärlich, daß ihnen auch in der Ikonographie eine zentrale Bedeutung zukam.

Ein frühes Beispiel für ein solches Küchenstück ist ein Gemälde von Ludger tom Ring d. J.[45]: Die Hausmutter gibt im Beisein ihrer kleinen Tochter einer Magd vor dem Kamin Anweisungen, wie die Speisen für die Tischgesellschaft im Hintergrund (es handelt sich um die »Hochzeit zu Kana«; Joh. 2, 1–12) zuzubereiten und zu servieren sind. Die Küche ist ebenerdig, ebenso der sich links an-

Frans Snyders (1579–1657)
Obst- und Gemüsestand
(Detail), undatiert
Öl auf Leinwand; 201 x 333 cm
München, Alte Pinakothek

schließende Vorratsraum, in dem sich ein Diener an einem an einer Kette befestigten Faß zu schaffen macht. Auffallend ist, daß die Lebensmittel nicht nur in Körben oder anderen Behältern aufbewahrt werden, sondern auch – wie die von einem Hund bewachten Fische – auf dem Fliesenboden ausgebreitet liegen. Hinsichtlich ihres Komforts unterscheidet sich die Küche kaum von den anderen Räumen, wie die Anrichte mit Prunkgeschirr und Blumenvasen, über der ein Bild hängt, verdeutlicht. Auf dem Boden verstreut liegen Fische, Früchte und Gemüse auch auf Joachim Antonisz Uytewaels *Küchenbild* von 1605 (Abb. S. 41), dessen eigentliches Thema die Geschichte vom reichen Mann und dem armen Lazarus (im Hintergrund) ist (Luk. 16, 19–31).[46] Gastmahlmotive aus der Bibel wurden also im 16. und frühen 17. Jahrhundert zum Anlaß einer bildlichen Reflexion über Konsumgewohnheiten, über Einstellungen zum neuen Reichtum, den die verbesserte Agrarproduktion mit sich brachte.

Fisch und Fleisch (wie etwa die von der Köchin auf einen Spieß gesteckte Gans) figurieren als theologische Symbole, die aus der Sicht der Lehre von den guten Werken, wie sie die katholische Kirche vertrat, für Fastenspeise und Fleischeslust (»voluptas carnis«) stehen. Freilich ist auf Uytewaels Bild die Gegensätzlichkeit beider Symbole nicht sehr stark hervorgehoben. Bei ihm wird sie mehr noch überlagert von erotischen Vorstellungen. Das Geflügel, das die Köchin zubereitet, wurde damals, wie J. A. Emmens dargelegt hat, mit dem umgangssprachlichen Ausdruck »vogelen« (»vögeln«) assoziiert; bei den Fischen, Mohrrüben usw. waren drastische anzügliche Hinweise auf die Phallussymbolik mit im Spiel.[47] Die erotische Komponente wird bestätigt durch das am Boden sitzende schäkernde Paar, das wohl auch zum Gesinde gehört, wie überhaupt damals die Dienstboten von ihrer Herrschaft als faul, lüstern und unzüchtig abqualifiziert wurden.[48]

Die Verbindung von Küchenszenen und biblisch motivierter Gastmahlthematik demonstriert auch Pieter Cornelisz van Rycks großformatiges *Küchenbild* (Abb. S. 42/43) von 1604.[49] Die Ausbreitung und Auftürmung üppiger Mengen von geschlachtetem Rind- und Hammelfleisch, von Geflügel, Krebsen und Wild soll der Moral des Bildes zufolge einen Gegensatz zu der Einladung an die Armen bilden, die hinter einer Doppelarkade im Hintergrund zu sehen ist. Die Verschwendungsökonomie feudaler und großbürgerlicher Haushalte wird also als christlichen Geboten nicht gemäß kritisiert. Hinzu kommt auch hier wieder

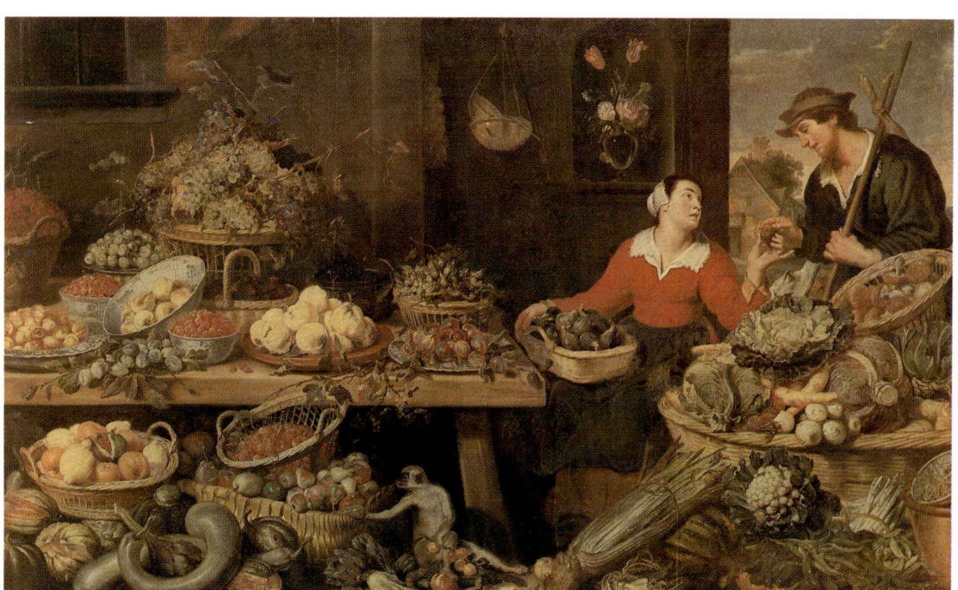

Frans Snyders (1579–1657)
Obst- und Gemüsestand, undatiert
Öl auf Leinwand; 201 x 333 cm
München, Alte Pinakothek

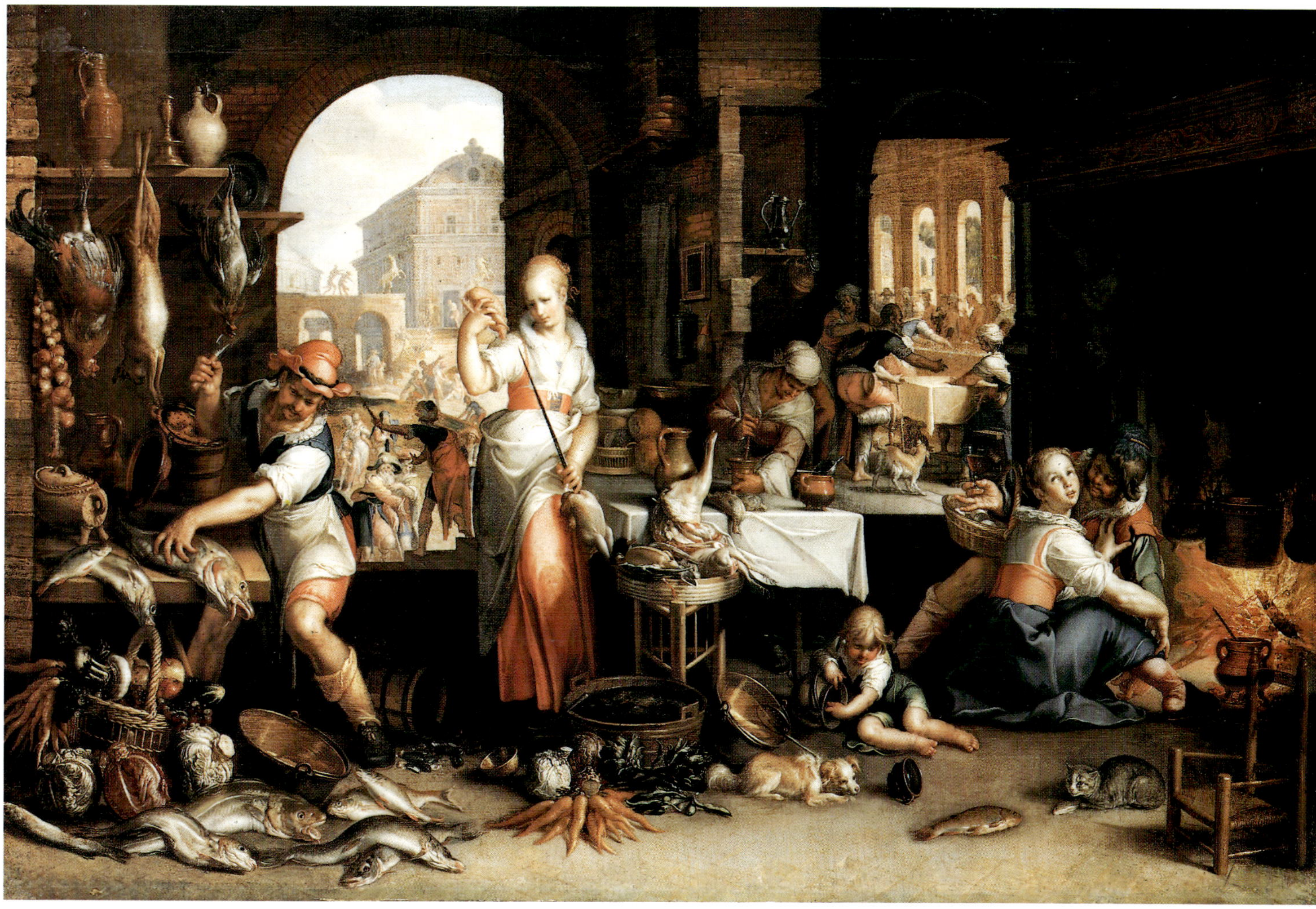

Joachim Antonisz Uytewael
Küchenstück, 1605
Öl auf Leinwand; 65 x 98 cm
Berlin, Gemäldegalerie, Staatliche Museen zu Berlin – Preußischer Kulturbesitz

die assoziative Verbindung von geschlachtetem Fleisch und Erotik (»voluptas carnis« oder, wie Luther es ausdrückte, »Mutwillen des Fleisches«), bei der wahrscheinlich im Sinne alter magischer Analogievorstellungen eine Beeinflussung der Libido durch Fleischkonsum angenommen wurde. So ist es wenig verwunderlich, daß links am Bildrand eine zahnlose Alte auftaucht, die die von der jungen Magd, deren Mieder halb geöffnet ist, hochgehaltene Hammelkeule mit anfaßt; die häßliche Greisin entspricht ganz dem Typus der »meretrix«, der Kupplerin.

Welche Szene in der hinteren Raumsphäre von Adriaen van Nieulandts *Küchenstück* (Abb. S. 45) dargestellt ist, läßt sich nicht mit Bestimmtheit sagen.[50] Es könnte sich um die Geschichte eines fallsüchtigen »Besessenen« handeln, von dem die Bibel mehrfach berichtet. Ein Bezug zum Vordergrundgeschehen wäre durch den Sachverhalt gegeben, daß in diesen Geschichten oft die »Dämonen« der Besessenen in Tiere exorziert werden. Wie auch immer: Es kann keinem Zweifel unterliegen, daß – wie bei van Ryck – die stillebenhaft ausgebreiteten geschlachteten Tiere und besonders das Huhn, das die junge, tief dekolletierte Frau rupft, die Anfechtungen des Fleisches symbolisch anzeigen sollen.

Deutlich reduzierter als bei Nieulandt und Ryck sind die Handlungselemente auf dem heute Frans Snyders zugeschriebenen Gemälde von 1630–40 (Abb. S. 48), das eine Köchin bei der Zubereitung des Essens zeigt. Die Situation ist in einen Kellerraum verlegt. Die Köchin zerkleinert mit einem Stößel in einem Mörser Gewürze – eine gerollte Tüte mit Gewürznelken[51] liegt vor ihr auf dem Tisch – zur Geschmacksverbesserung der Gemüse (Artischocken, Spargel,

SEITE 42/43:
Pieter Cornelisz van Ryck
Küchenbild, 1604
Öl auf Leinwand; 189 x 288 cm
Braunschweig, Herzog-Anton-Ulrich-Museum

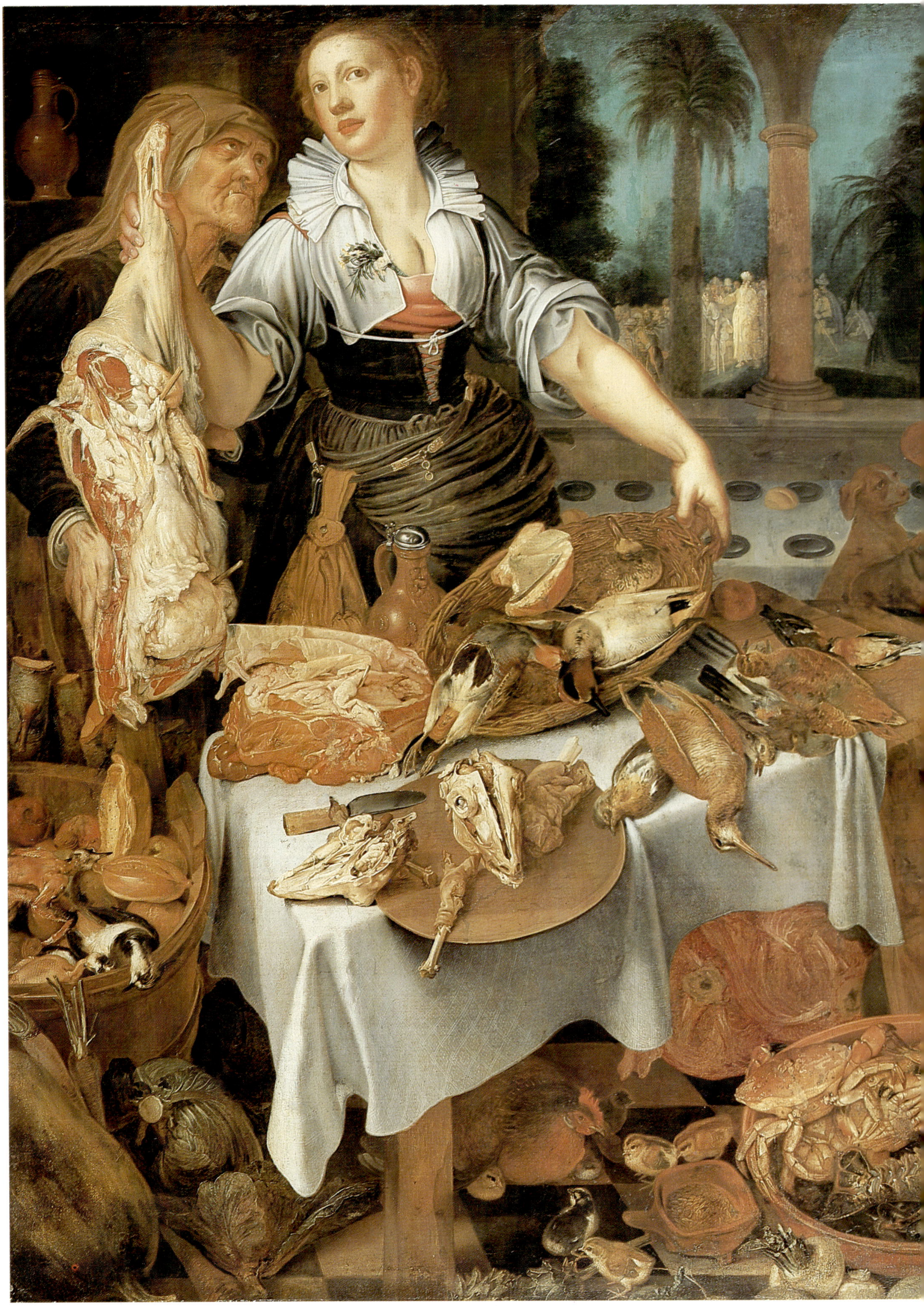

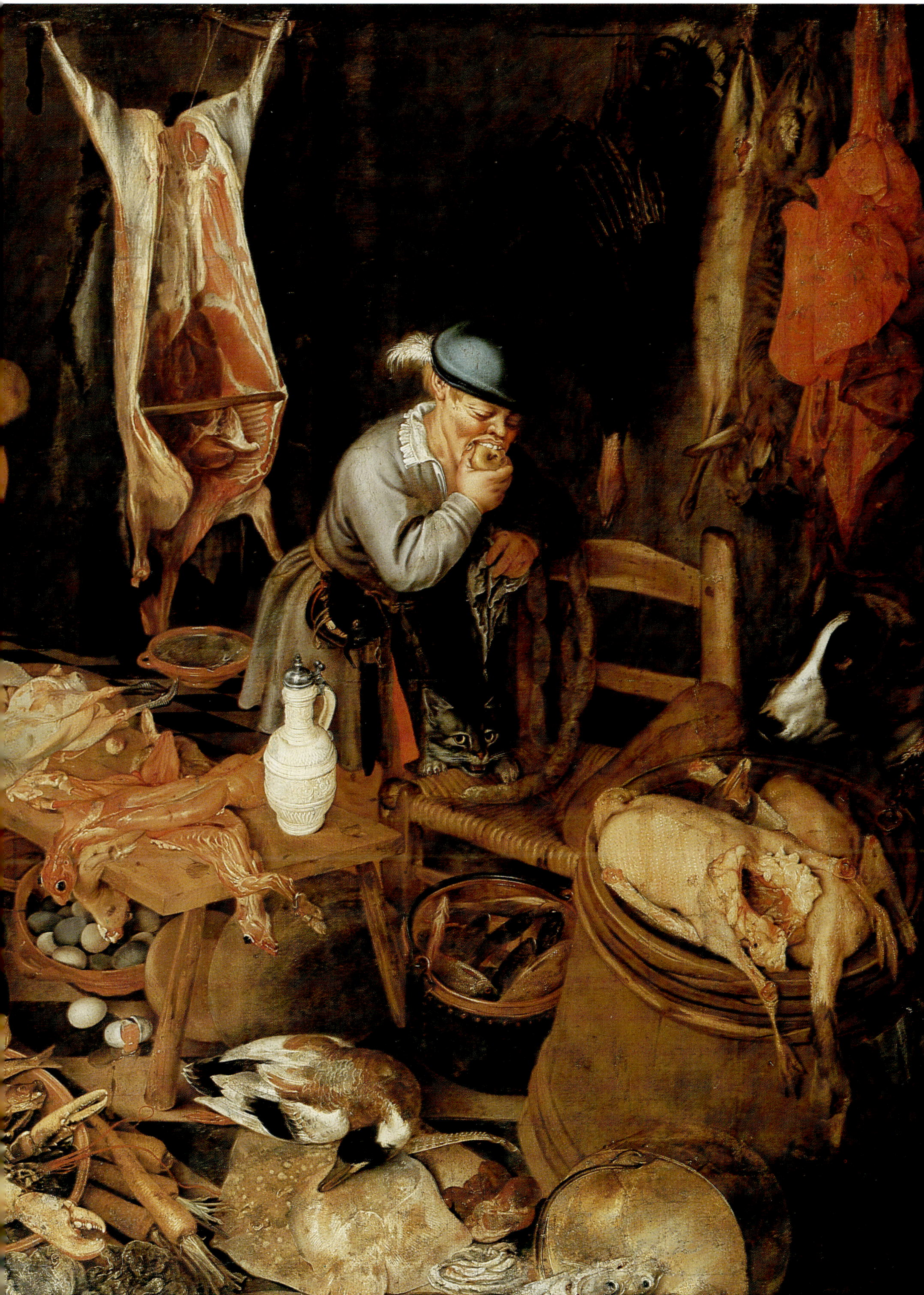

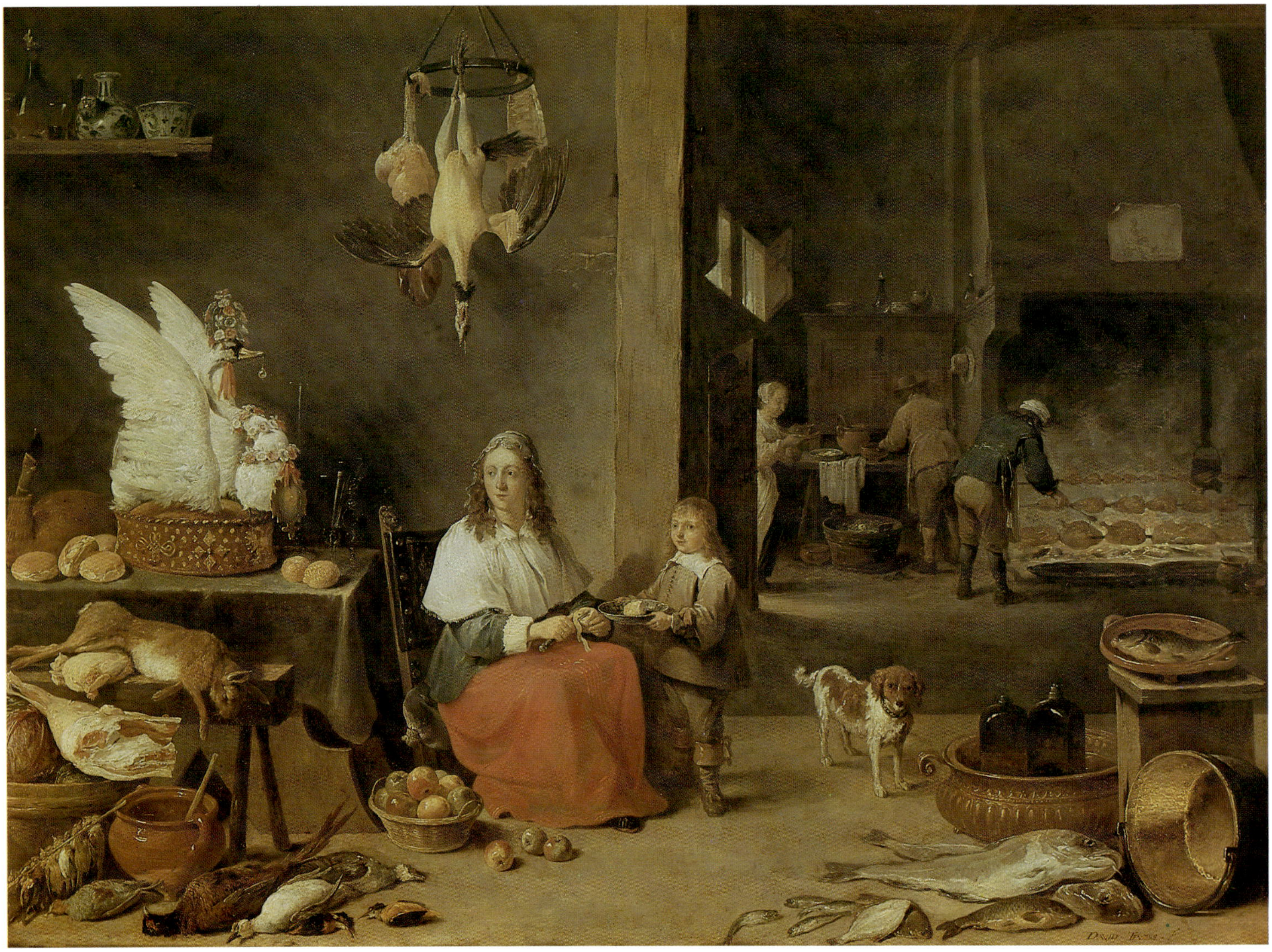

rote Rüben) und der verschiedenen Fleischbraten. Makabren Humor treibt der Künstler mit dem Motiv des Hasen (links), dessen Pfoten in der Leichenstarre grotesk ausgestreckt oder abgewinkelt erscheinen. Auf dem Regal an der rückseitigen Wand sind Dessertspeisen abgestellt, darunter eine Pastete, Zitronen (eine davon geschnitten), eine Porzellanschale mit Erdbeeren und ein bauchiger grünlicher Krug, zu dem die beiden vor dem dunklen Hintergrund kaum erkennbaren Gläser mit Nodusgriff gehören.

David Teniers der Jüngere
Küchenbild, 1644
Öl auf Kupfer; 75 x 77,8 cm
Den Haag, Mauritshuis

Zum Tafelzeremoniell aristokratischer Festgelage gehörten im 17. Jahrhundert noch künstlerisch-plastische Inventionen aus Galanteriespeise oder in Pastetenform als Bestandteile von »Schauessen«, die, wie der Name sagt, mehr zur Ergötzung des Auges als für den Verzehr gedacht waren. Freilich ließ sich auch beides miteinander verbinden. So sind die Schwanenpasteten, wie sie Adriaen van Utrechts *Küchenstück* von 1629[52] oder David Teniers' d. J. Haager Bild[53] von 1644 (Abb. S. 44) als soeben in der Küche fertiggestellte Festdekoration präsentieren, zusammengesetzt aus einem eßbaren Pastetenuntersatz (der wohl nicht aus dem tranig schmeckenden Fleisch des Schwans bestand) und ausgestopften Teilen des Tieres als figurativem Aufsatz, das überdies mit Kronen geziert ist. Teniers' Bild enthält Anspielungen auf politische Verhältnisse. Die Pastetenkruste ist mit dem Doppeladler des Hauses Habsburg geschmückt. Am Hals des Schwans hängt ein Emblem mit gefalteten Händen und einem brennenden

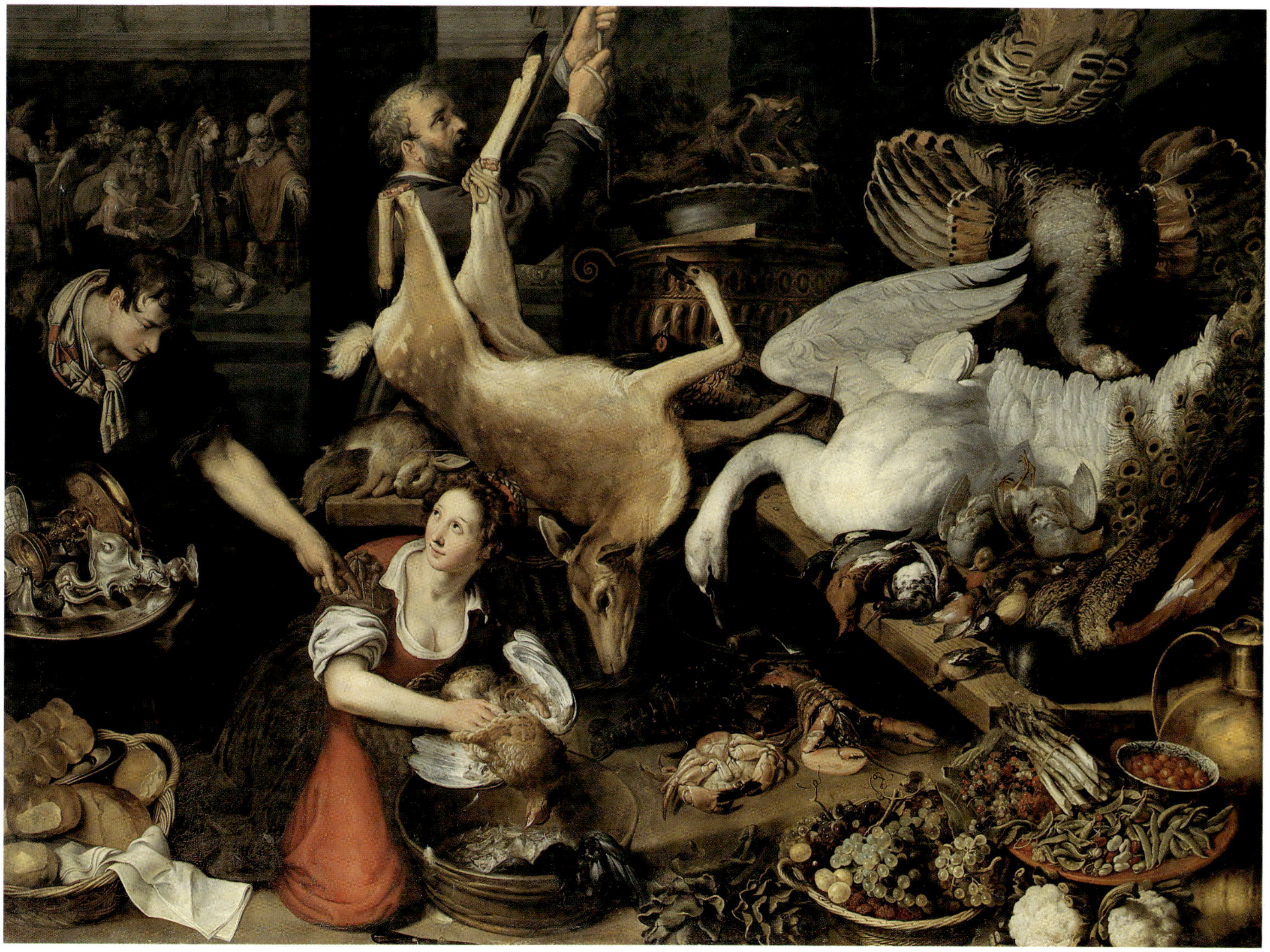

Adriaen van Nieulandt
Küchenstück, 1616
Öl auf Leinwand; 194 x 247 cm
Braunschweig, Herzog-Anton-Ulrich-Museum

Herzen, dem Symbol des Glaubens. Teniers malte das Bild, noch bevor er 1651 als Hofmaler in die Dienste des Erzherzogs Leopold Wilhelm trat. Daher trifft der frühere Bildtitel »Die Küche des Erzherzogs Leopold Wilhelm« wohl nicht zu. Gleichwohl ergreift der Künstler in einer Art Huldigung zugunsten der Habsburger Partei, und zwar in einer historischen Phase, in der die Friedensverhandlungen im Reich begannen. Das Emblem der gefalteten Hände scheint auf die Absicht des Friedensabschlusses hinzudeuten, jedoch unter der Prämisse, daß die Rekatholisierungspolitik der Habsburger, für die das brennende Herz steht, von der Gegenseite akzeptiert wird. Die für gehobene Konversation der Höflinge bestimmte emblematische Festdekoration im Rahmen eines Schauessens erscheint bei Teniers nicht an ihrem Bestimmungsort, dem Speisesaal eines Palastes, sondern als ein Erzeugnis der unteren Schichten, des Küchenpersonals, in der Vorratskammer.

Bodegones

Die Tatsache, daß die südlichen Niederlande im Reichsverband der spanischen Habsburger verblieben, brachte es mit sich, daß auch der von dort ausgehende künstlerische Einfluß auf spanische Maler nachhaltig weiterwirkte. So wurde der von Aertsen und Beuckelaer eingeführte Typus des Küchenstücks von

Künstlern wie Diego Velázquez aufgegriffen. Francisco Pacheco und Antonio Palomino bezeichneten diese von Velázquez in seiner Sevillaner Frühphase (1617–23) gemalten Bilder als »Bodegones«; beide betonen in ihren kunsttheoretischen Schriften den innovativen Charakter dieser Gemälde. Palomino stellt dabei einen gelehrten Zusammenhang mit dem antiken Maler Piraikos her, der nach Plinius den Spitznamen »rhyparographos« trug, das heißt Maler niedriger und einfacher Themen. Dessen Bildwelt habe Velázquez wieder neu erschaffen. Daß Velázquez sich zunächst in einer niedrigen Malereigattung versuchte, wurde weder von Pacheco noch von Palomino getadelt. Offenbar stellte sich das Problem normativer Gattungsdifferenzierung noch nicht. Mit Hilfe seiner Bodegones, so Pacheco, habe Velázquez vielmehr »zur getreuen Nachahmung der Natur« gefunden.[54] Von Velázquez selbst wird die vielleicht nicht authentische Äußerung überliefert, er ziehe es vor, »der Erste im Alltäglichen als der Zweite im Erhabenen zu sein«.

Bei Velázquez' frühen Bildern ist der Einfluß des Caravaggismus unübersehbar. Auch er bevorzugte eine dunkle Raumfolie, in die von der Seite Licht einfällt, das Personen und Gegenstände an einigen Stellen grell beleuchtet und harte Schatten wirft. Die Lichtabstufung läßt sich gut an der *Alten Frau beim Eierbraten* (1618; Abb. S. 46) beobachten: Die intensivste Helligkeit zeigt das von einem weißen Leinentuch umhüllte Gesicht der Frau, das dadurch einen blassen, kränklichen Charakter erhält, während die Haut ihrer Hände, entsprechend der Entfernung von der Lichtquelle, unterschiedlich dunkel getönt, fast ledrig erscheint. Stillebenhafte Elemente sind auf dem Tisch vorn rechts zu einer geschlossenen Gruppe vereinigt: eine weißglasierte Schüssel, über die quer ein Schlagschatten werfendes Messer gelegt ist, ein Mörser aus Messing mit Stößel, eine rothäutige Zwiebel, ein Tonkrug mit nach unten verlaufender schwarzer Glasur und ein Milchkrug mit weißer Glasur. Die Frau bringt auf einer Feuerstelle Eier in einem mit heißem Wasser gefüllten Tongefäß zum Gerinnen. Links

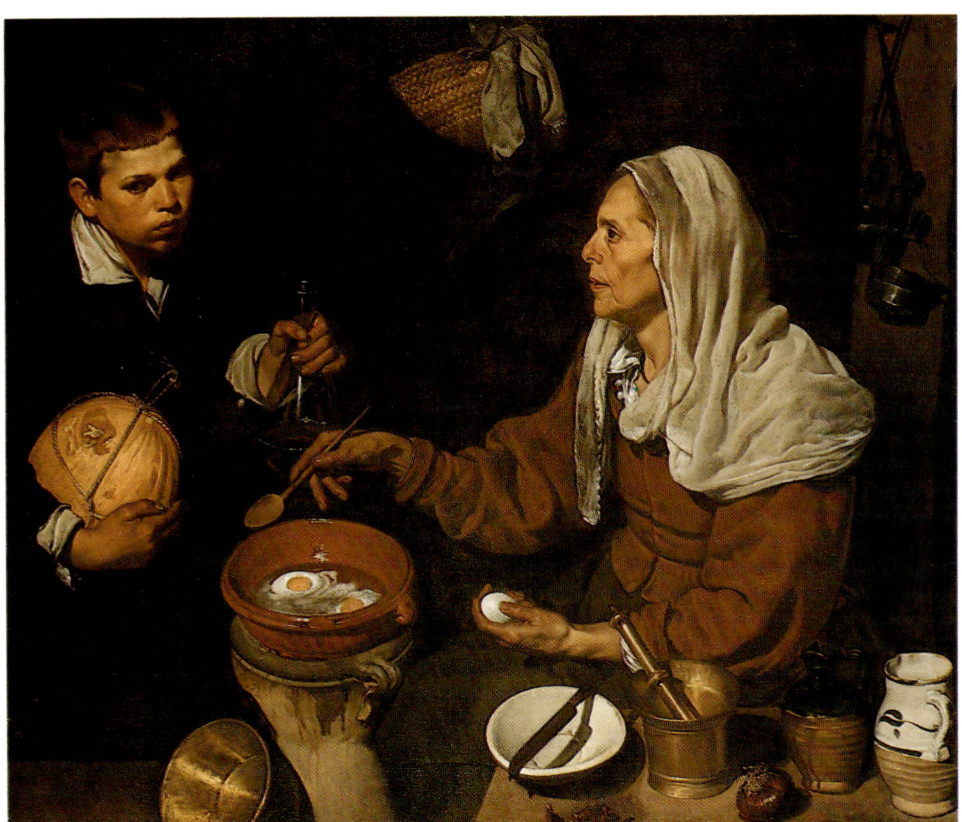

Diego Velázquez
Alte Frau beim Eierbraten, 1610
Öl auf Leinwand; 99 x 117 cm
Edinburgh, National Gallery of Scotland

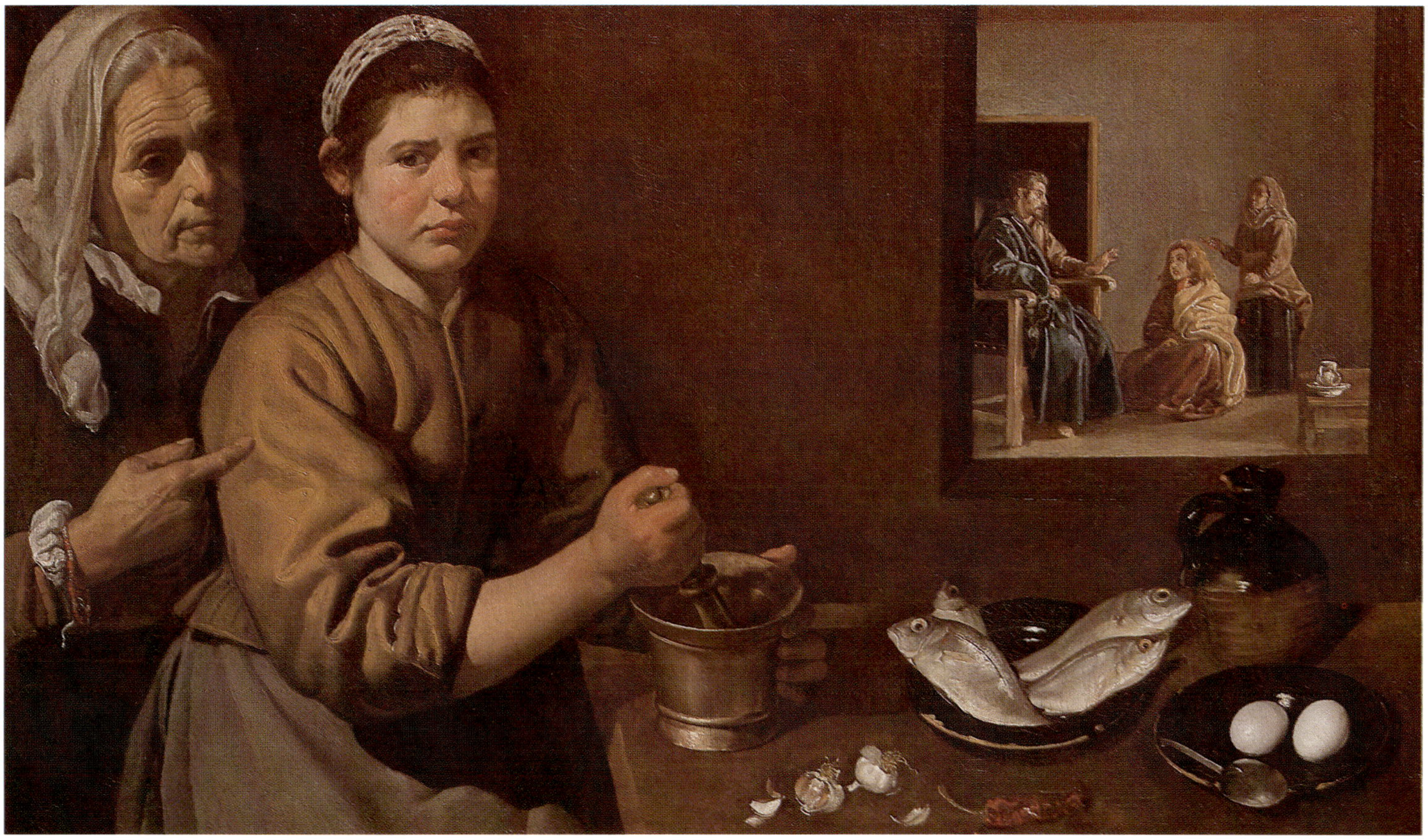

Diego Velázquez
Christus im Hause von Martha und Maria, 1618
Öl auf Leinwand; 60 x 103,5 cm
London, National Gallery

schaut ein Knabe mit ernster Miene aus dem Bild heraus. Er hält in der Linken eine Karaffe mit Roséwein, auf der Lichtreflexe schimmern, mit der Rechten umfaßt er eine Honigmelone mit bräunlichem Fleck, die mit ihrer kreuzweise umschlungenen dünnen Kordel einem Reichsapfel ähnelt. An die Feuerstelle ist links ein hochkant gestellter, blank geputzter Kupfertopf gelehnt. Dieses Motiv wird übrigens in der späteren Stillebenmalerei, etwa bei Cornelis Jacobsz Delff, verselbständigt. Auf dessen Münchner Stilleben[55] breitet sich der glühend-rötliche Kupferton, der von den Metallgefäßen ausgeht, als Lichtschimmer noch über die dargestellten Speisen aus. Auch bei Chardin ist das Motiv des hochgestellten Kupfertopfs sehr beliebt.

Zu Velázquez' Bodegones gehört des weiteren das ebenfalls 1618 gemalte Bild *Christus im Hause von Martha und Maria* (Abb. S. 47), benannt nach der Szene im Hintergrund (vgl. Lukas 10, 38–42), bei der merkwürdig unbestimmt bleibt, ob es sich um ein Bild im Bild, um ein Spiegelmotiv oder um den Durchblick durch eine fenstergroße Raumöffnung an der Rückwand handelt. Wie bei Aertsen, von dem Velázquez, vermittelt wohl über einen Stich von Jacob Matham, das Prinzip der Umkehrung von erhabenem Haupt- und trivialem Nebenmotiv übernommen hat[56], ist die Küchenszene in den Vordergrund verlegt: Eine junge Magd zerkleinert in einem Mörser eine Knoblauchzehe, mit der die vier, paarweise auf einem Teller angeordneten Fische gewürzt werden sollen. Bei dieser Speise handelt es sich offenbar um ein Fastenessen, was durch die zwei Eier auf dem zweiten Teller zusätzlich betont wird. Die Geste des ausgestreckten Zeigefingers, der den Oberarm der jungen Magd berührt, soll gewiß mahnenden Charakter haben: im Sinne der biblischen Geschichte wird dem Mädchen vermutlich bedeutet, daß Geschäftigkeit, Fleiß und Arbeit (»vita activa«) allein nicht ausreichen, daß auch noch die »vita contemplativa«, frommer Ernst und Glaubensstärke (als der zu erwählende »bessere Teil«), dazukommen müssen.

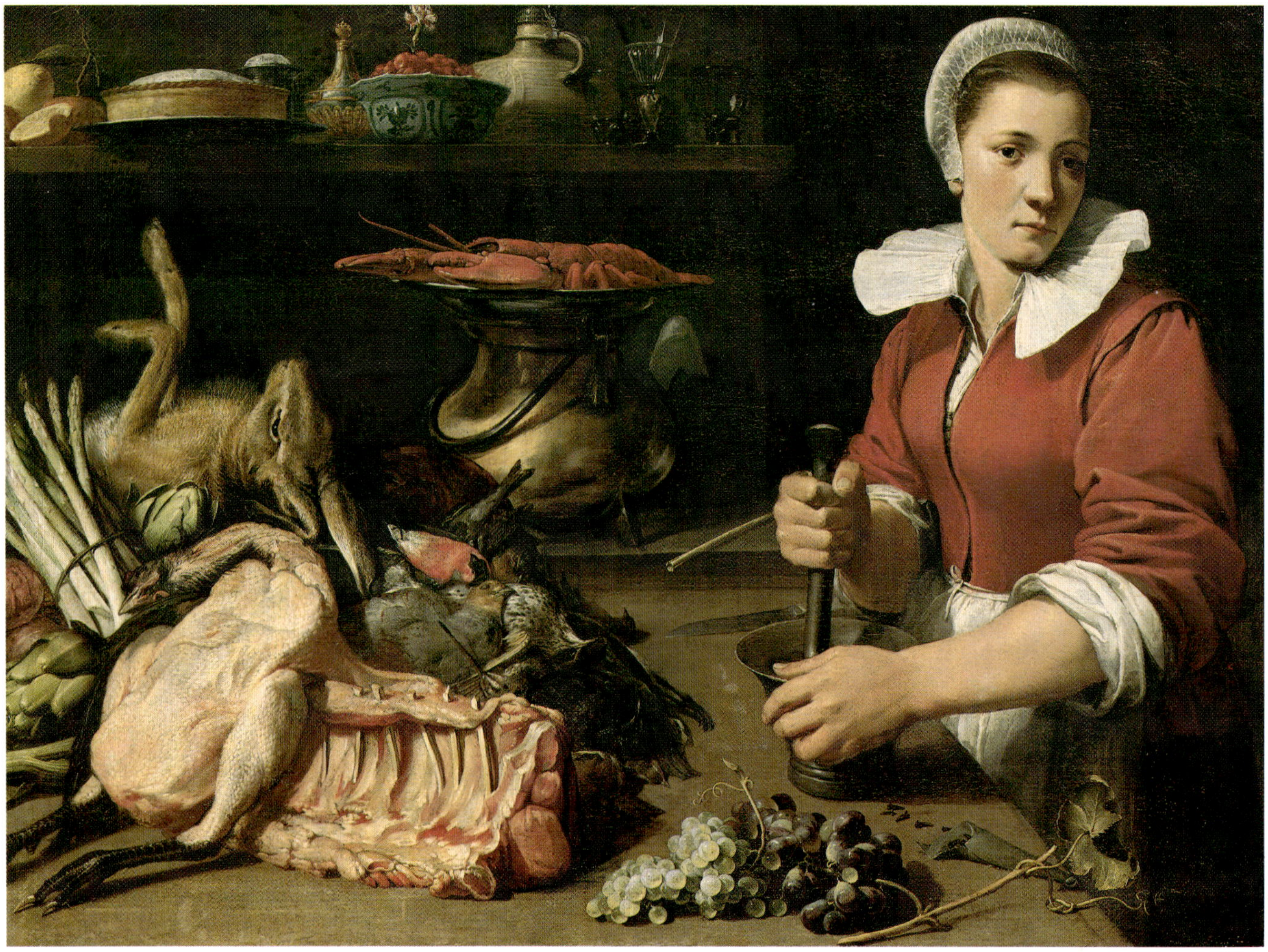

Frans Snyders
Köchin mit Eßwaren, um 1630/40
Öl auf Leinwand; 88,5 x 120 cm
Köln, Wallraf-Richartz-Museum

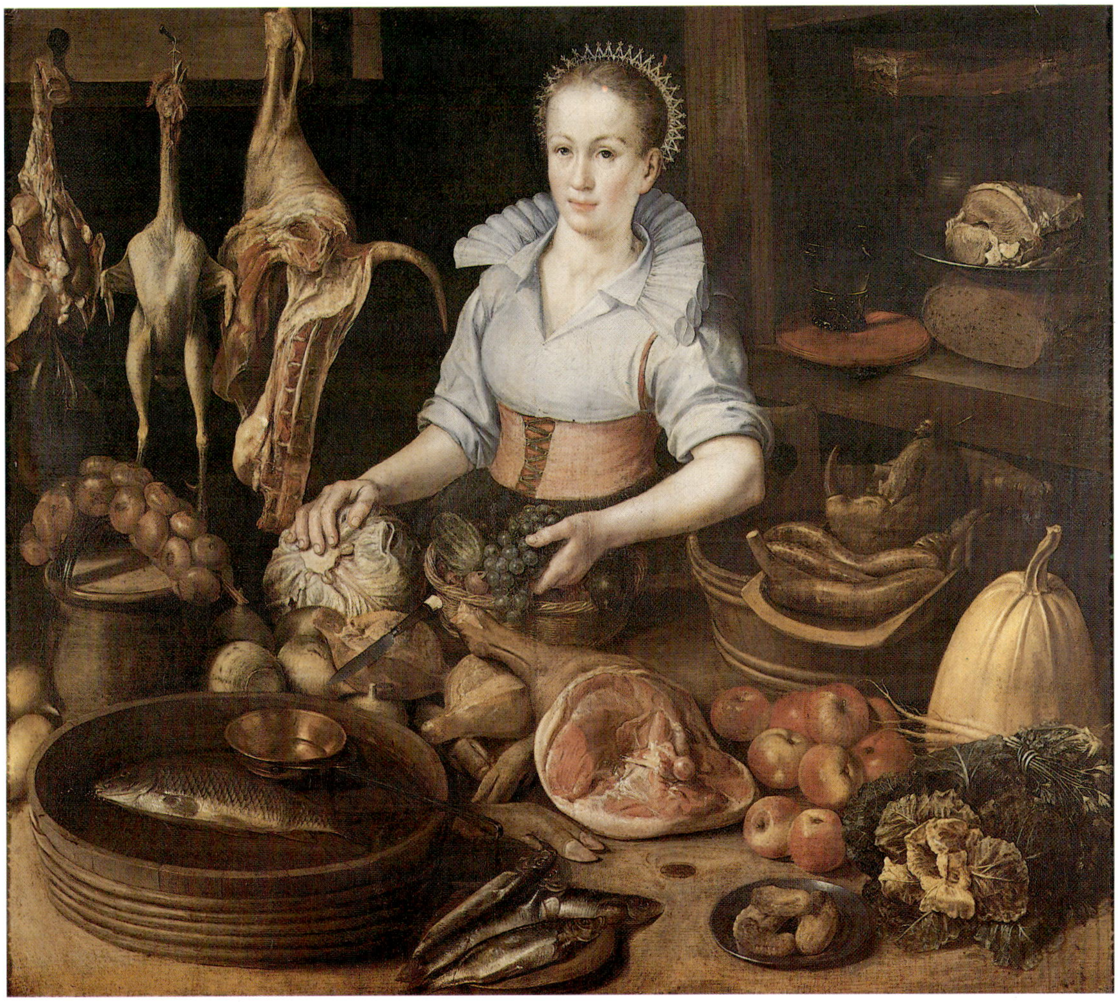

Pieter Cornelisz van Ryck
Küchenstück, um 1628
Öl auf Holz; 116 x 134,5 cm
Gent, Museum voor Schone Kunsten

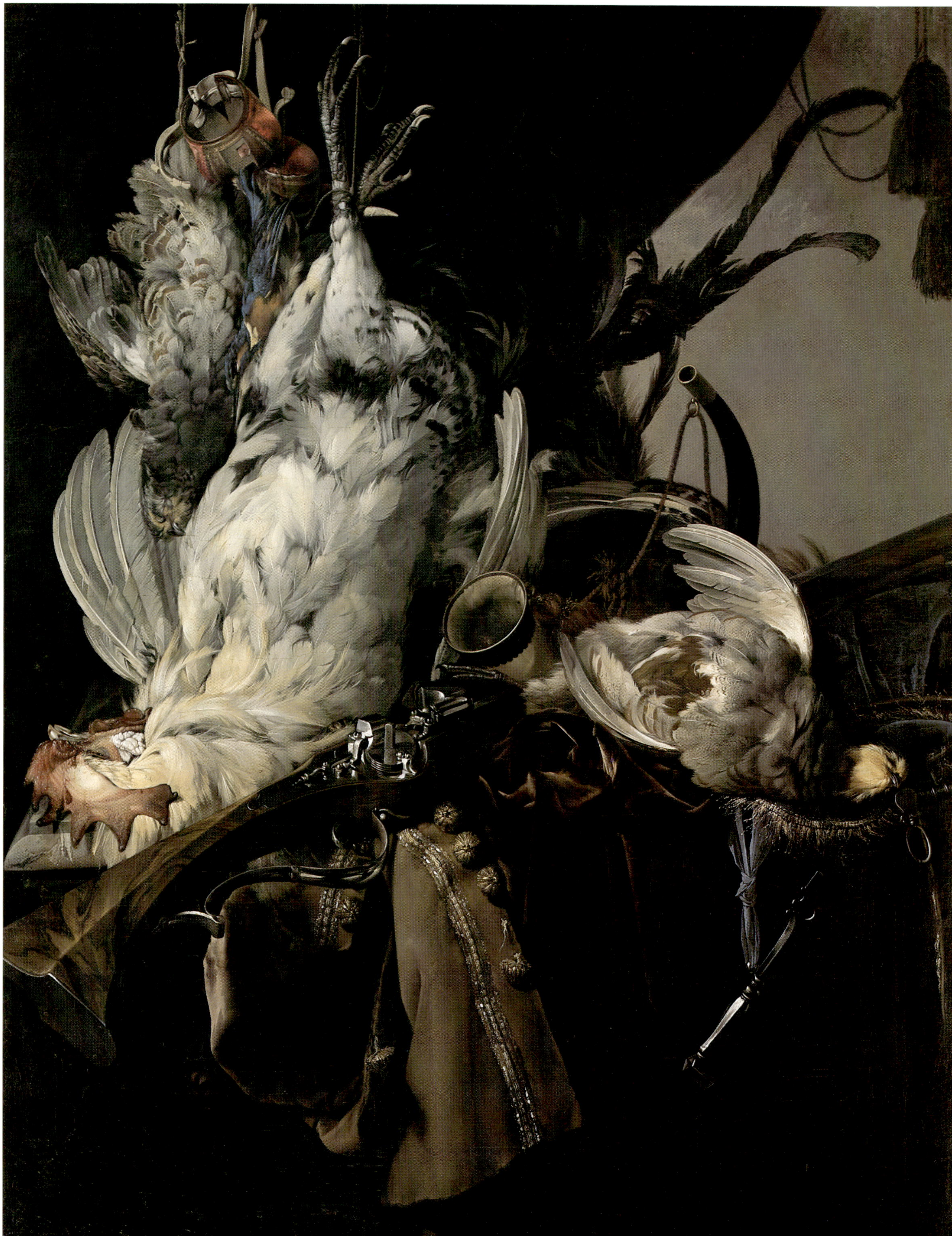

4 Jagdstilleben

Eng verwandt mit dem Küchenstück und dem Motiv der Vorratskammer, ja teilweise eine Sonderform davon, ist das Jagdstilleben. Während beim Küchenbild nicht immer klar erkennbar ist, in welchen sozialen Kontext es gehört, ob in einen feudalen oder in einen bürgerlich-patrizischen Haushalt (eine bäuerliche Hauswirtschaft ist ohnehin sehr selten dargestellt), gilt für die allermeisten frühen großformatigen Jagdstilleben, daß sie fürstlichen oder aristokratischen Interessen entsprachen und somit die Lebenssphäre dieser Stände spiegeln. Die Jagd war ein gerade in der frühen Neuzeit erst sich herausbildendes Privileg des Adels. Räumte das deutsche Recht des Mittelalters einem jeden Vollfreien noch die allgemeine Jagdbefugnis ein, so ging der Forst- und Wildbann im Zuge der Durchsetzung der landesherrlichen Oberhoheit über den Territorialstaat immer mehr auf den Fürsten über, der sein Jagdrecht – als Eigentumsrecht über herrenlose Sachen im Lande – in Form des Jagdregals an die Aristokratie verlieh. Dieser durch die Rezeption des römischen Rechts juristisch abgesicherte Vorgang war um 1500 abgeschlossen. Mit ihm waren tiefgreifende gesellschaftliche Konflikte verbunden, wurden doch dem »gemeinen Mann«, dem Bauern, dem die Rechtsprechung des 15. Jahrhunderts immerhin noch die Jagd auf Schwarzwild zugestand, faktisch alle Rechte, das Weidwerk auszuüben, entzogen. Die Fürsten behielten sich die sogenannte hohe Jagd vor, während dem Adel und der hohen Geistlichkeit nur die niedere Jagd zugebilligt wurde. Der große Bedarf der Hofhaltung an Fleisch, dem damals vorherrschenden Lebensmittel, brachte es mit sich, daß mehrmals im Jahr Hetzjagden stattfanden, die die Felder der Bauern verwüsteten und die Saaten zerstörten. Die Not der ohnehin schon am Rande des Existenzminimums lebenden Landleute wuchs durch diese Flurschäden, gegen die sie sich nicht wehren konnten, erheblich. Hinzu kam, daß die Landbevölkerung zur Jagdfron verpflichtet war, also die Jagdgesellschaften zu beherbergen und verpflegen, die Hundemeute mit Futter zu versorgen hatte. Die fürstliche Jagdleidenschaft war ein zentraler Anklagepunkt der aufständischen Bauern, die am Vorabend des Großen Deutschen Bauernkrieges in einem der »12 Artikel« proklamierten, es müsse »alle Waidnerey, Thier, vögl, visch seyn frey«[57]. Unter Berufung auf das »alte Recht« wurde mancher Bauer, der, von Armut und Hunger getrieben, auf die Jagd ging, im Sinne des neuen Jagdrechts zum »Wilddieb«, der mit drakonischen Strafen wie der Verschickung auf die Galeere rechnen mußte.

In einer Art von Dokumentarmalerei wurden im 16. Jahrhundert Jagden gleichsam als visuelle Besiegelung der neuen Rechtsverhältnisse in großen panoramatischen Bildern festgehalten, so zum Beispiel die *Hirschjagd des Kurfürsten Johann Friedrich,* die Lucas Cranach d. J. 1544 malte (Abb. S. 53). Daneben gab es zahlreiche überhöhende Transpositionen realer Jagdsituationen in mythologische Szenen: Jan Brueghels d. Ä. *Waldlandschaft mit Nymphen und Jagdbeute* (Abb.

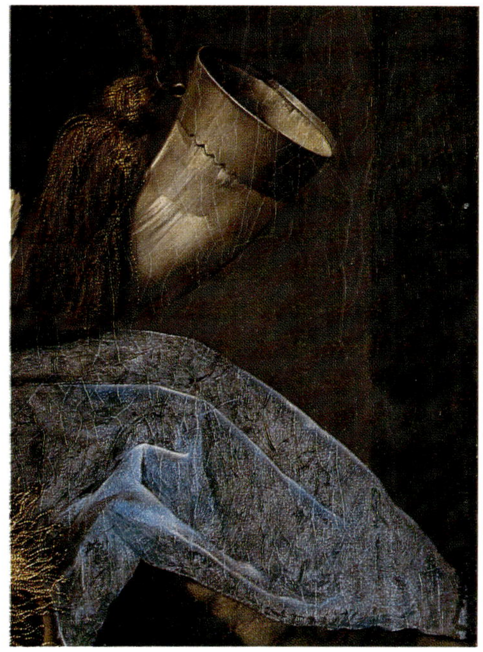

Detail aus Abbildung Seite 58

Willem van Aelst
Stilleben mit erlegten Vögeln und Jagdgeräten, 1660
Öl auf Leinwand; 86,5 x 68 cm
Berlin, Staatliche Museen, Stiftung preußischer Kulturbesitz

S. 56) zeigt eine Lichtung – die »Walstatt« – mit erlegtem Wildbret, der »Strecke«. Esel transportieren auf ihren Rücken verendete Hirsche. Im Gegensatz zu diesem Rundblick und Überschau ermöglichenden, ganzheitlich ausgeweiteten Bildfeld sind die Jagdstilleben auf einen relativ schmalen Ausschnitt beschränkt. Typisch dafür sind die auf dieses Motiv spezialisierten Werke des flämischen Malers Frans Snyders.

Seit 1608 Meister der Antwerpener Lukasgilde, arbeitete Snyders in der Folgezeit eng mit Jan Brueghel d. Ä. und Peter Paul Rubens zusammen. Für viele ihrer Bilder steuerte er Tiermotive bei. Umgekehrt fügten diese Künstlerkollegen verschiedentlich in seine Arrangements Figuren ein. Für seine Stilleben ist überhaupt charakteristisch, daß sie keine reinen »nature morte«-Bilder sind, vielmehr die toten Tiere in einen bewußten Kontrast zu bewegten Lebewesen gesetzt werden (Abb. S. 59). Oft schleicht sich von der Seite eine Katze heran, oder ein Hund beschnuppert das Wild, das ungeordnet und wie zufällig hingeworfen, doch vom Künstler kompositorisch sehr überlegt gruppiert auf einem nahansichtig-bildparallelen Tisch liegt. Die Bilder beanspruchen, über den optischen Eindruck hinaus, auch andere sinnliche Empfindungen wie Geruchs- oder Tastimpressionen ästhetisch zu vermitteln. Die Tiere werden von Snyders meist im Stadium vor der Zubereitung gezeigt; nur hier und da findet sich bereits abgehäutetes, grob tranchiertes Fleisch. So bleibt der Charakter einer Sammlung von Jagdtrophäen erhalten, die in vielen Fällen gar nicht einmal für den Verzehr, eher für die Präparation bestimmt sind. Bekanntlich ist ja das tranige Fleisch eines erwachsenen Schwans, wie ihn Snyders wiederholt gemalt hat, nicht genießbar. (Bei François Rabelais findet sich jedoch eine von Fernand Braudel zitierte Stelle[58], wonach Federwild wie Reiher, Silberreiher, wilde Schwäne, Rohrdommeln, Kraniche, junge Rebhühner, Trappen, Wachteln, Wild- und Haustauben, Fasanen, Drosseln, fette Lerchen, Flamingos, Wasserhühner, Bleßhühner zum bevorzugten Fleischkonsum gehörten. Man darf dies aber nicht als eine Realitätsbeschreibung nehmen, sondern muß sich dabei den satirischen Charakter der Rabelais'schen Hyperbolik bewußtmachen!)

Bei dem Kölner Bild bildet das Weiß des Höckerschwans, dessen Hals kraftlos herabhängt, einen Gegensatz zum intensiven Zinnoberrot des am Rande ornamentierten Tischteppichs. Neben diesem Schwimmvogel liegt, aller Stärke, die ihm im Leben eignete, beraubt, ein Adler, dessen Kopf mit halb geöffnetem Schnabel sich an die Brust des auf dem Rücken hingestreckten, die Flügel weit spreizenden Schwans schmiegt. Vereint liegen hier die beiden Vögel, von denen bereits Plinius d. Ä. in seiner Naturgeschichte (X, 203; ebenso Aelianus und Albertus Magnus[59]) berichtet hatte, daß sie gegeneinander kämpfen: Der Schwan (als Zeichen der Tapferkeit) fürchte nicht den Kampf mit dem ihn angreifenden Adler und gehe oft siegreich daraus hervor. Nach links hin überlagern sich, vom Betrachter nur schwer entwirrbar, die Leiber anderer Vögel, wie Reiher, Storch und, mit seinem Schwanz eine Diagonale bildend, ein Pfau, während auf der neben dem Korb mit Trauben leicht schräg vorspringenden Bank darunter kleineres Federwild – wie Fasane, Singvögel – liegt. Bei diesem Geflügel sind keine Spuren der Tötung zu finden – die Farbe des Teppichs scheint sie zu absorbieren –, lediglich der Keilerkopf auf dem Brett, das einen mit Artischocken gefüllten Kasten halb überdeckt, weist als einziges Jagdmotiv mit dem ausgetretenen Blut Zeichen der roh-brutalen Seite des Weidwerks auf. Bei aller von Barbarei nicht freien sinnlichen Freude der Auftraggeber an diesem »Sieg« über die Natur sind doch schon erste Anzeichen einer Tabuisierung von Schrecken oder Ekel auslösenden Erscheinungen der toten Tiere erkennbar. Und es hat den Anschein, als habe Snyders nicht ohne makabren Humor am unteren rechten Rand

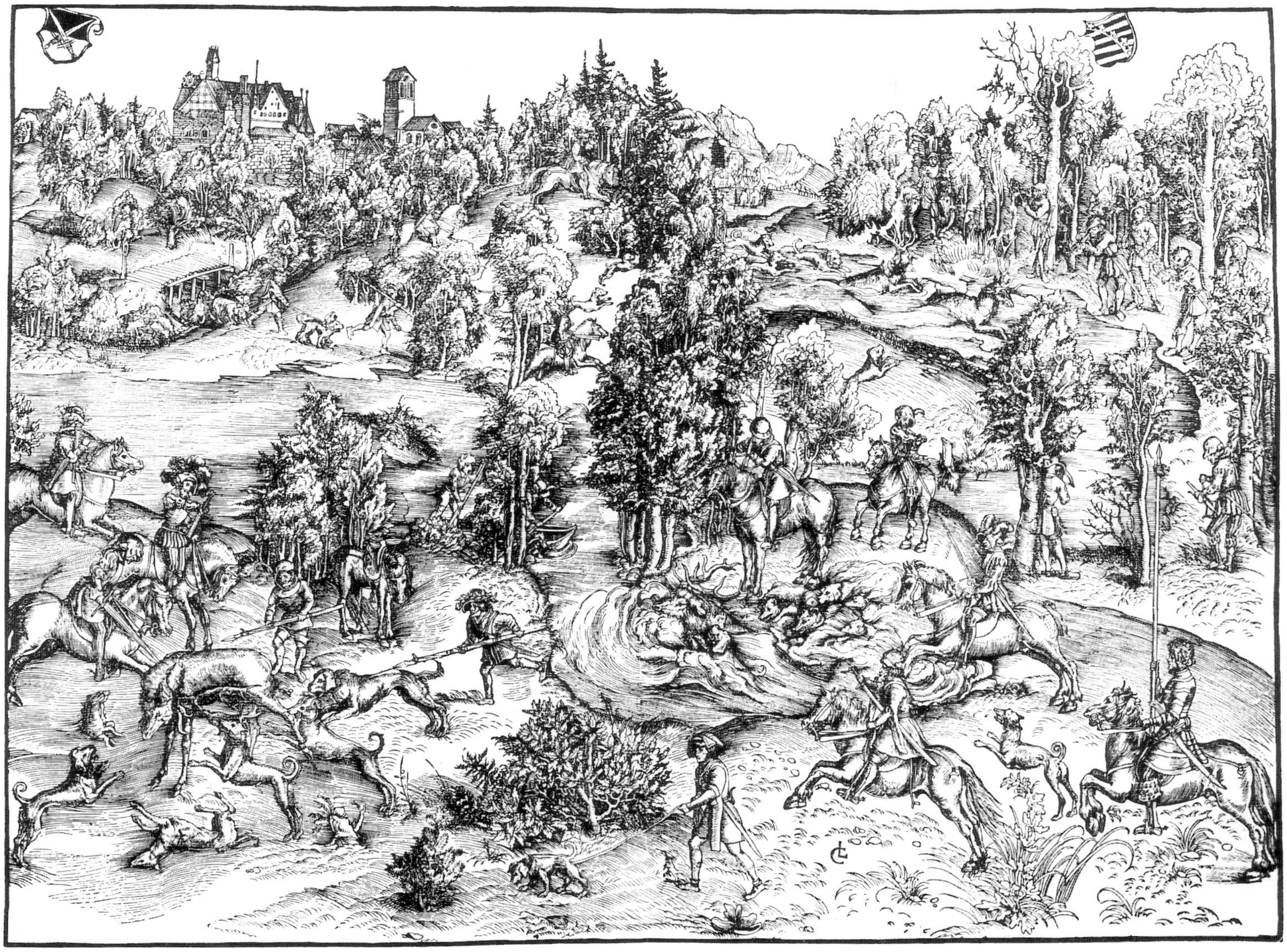

Lucas Cranach der Jüngere
Hirschjagd des Kurfürsten Johann Friedrich, 1544
Holzschnitt; 116 x 176,5 cm
Wien, Kunsthistorisches Museum

ein Perlhuhnpaar plaziert. Als nicht der freien Wildbahn angehörende Überlebende scheinen die beiden, wie im Dialog einander zugewandt, Reflexionen über das Dahingerafftsein der großen, stolzen Tiere anzustellen. Einen seltsamen, unvermittelten Kontrast bildet die durch einen Schloßinnenhof vom Vordergrund getrennte Szene auf der Treppe, auf der ein Bote der Hausherrin einen Brief überreicht. Dieser architektonische Kontext verweist auf großgrundherrschaftliche Verhältnisse, wie denn auch die erlegten Tiere, der Jagdeinteilung in Veit Ludwig von Seckendorffs »Fürsten-Staat«[60] zufolge, allesamt zum »hohen Wildbret« gehören, das nur der Landesobrigkeit zustand (Seckendorff führt an: Hirsche, Wildschweine, Bären, Rehe, Trappen, Auerhühner, Birkhühner, Haselhühner, Schwäne und Fasane).

Daß die ostentative Zurschaustellung von erlegten Tieren stellvertretende Symbolfunktionen für feudale Herrschaft hatte, belegen auch noch spätere Jagdstilleben wie das riesige dreigeteilte von Jan Weenix von 1703/16 aus dem Schloß Bensberg, wo es im Audienzsaal und in zwei Vorzimmern hing (Abb. S. 54/55). Goethe, der 1774 das Schloß besuchte, notierte bewundernd in »Dichtung und Wahrheit« (14. Buch): »Was mich da selbst über die Maßen entzückte, waren die Wandverzierungen durch Weenix ... Wohlgeordnet lagen alle Tiere, welche die Jagd nur liefern kann, ringsumher wie auf dem Sockel einer großen Säulenhalle; über sie hinaus sah man in die weite Landschaft.«[61] Im Gegensatz zu Snyders vermittelt Weenix nicht mehr den Eindruck übermäßiger

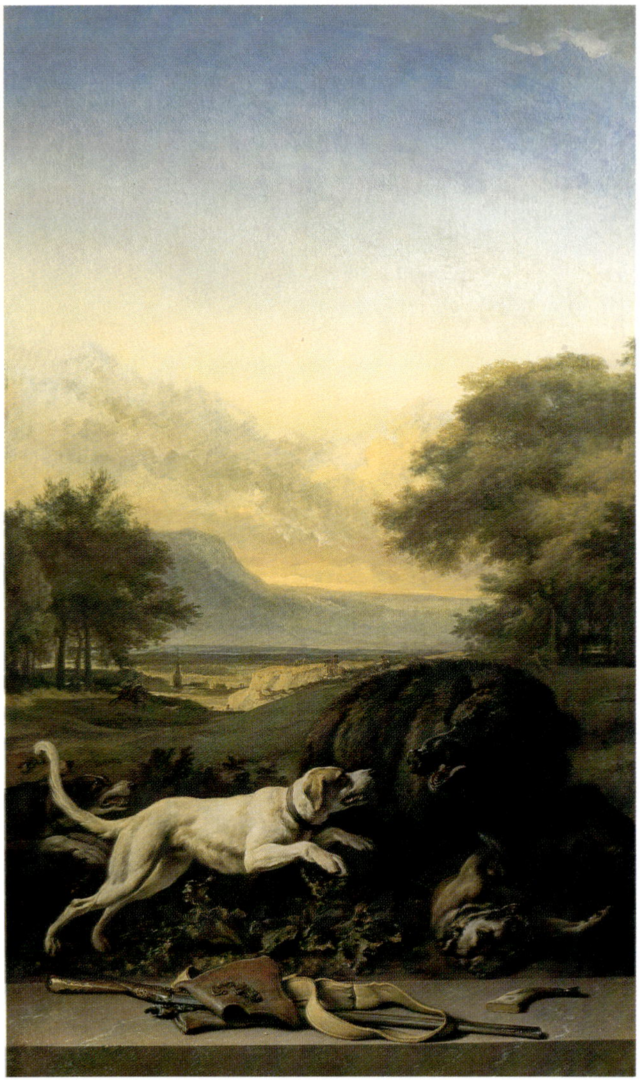

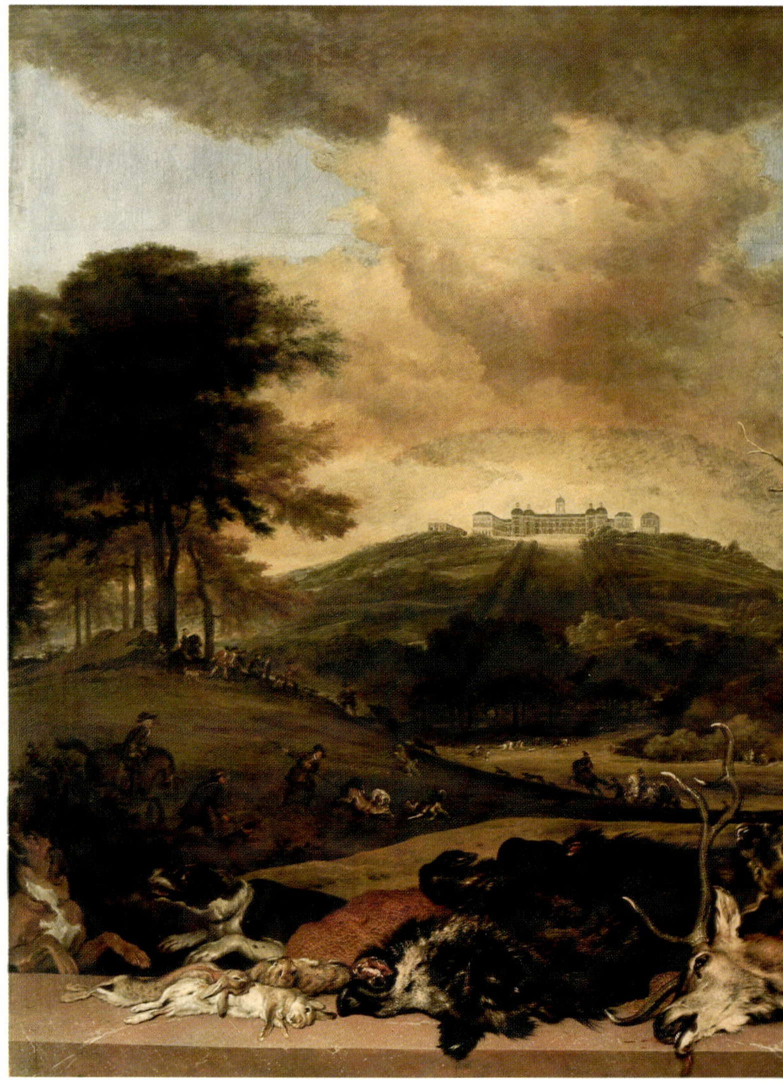

Fülle. Die noch von exzessivem Fleischkonsum bestimmte Verschwendungsökonomie des 16. und 17. Jahrhunderts ist hier bereits einer qualitativen Verfeinerung gewichen, was sich besonders in der dekorativen Applizierung des parabelförmig kopfüber herabhängenden Hirsches und der Hasen an einem hinter der Brüstung befindlichen, schmalen Bäumchen zeigt. Die Tendenz zu Eleganz und vornehm-aristokratischer Kultur betont auch die Nachbarschaft des in klassisch-antikisierendem Stil errichteten Jagdpavillons rechts mit der etwas verschatteten mythologischen Statue (wohl eine Herkules-Figur mit Keule) neben dem Eingang. Waren bei Snyders im Ansatz ästhetische Kompositionsprinzipien durchaus schon vorhanden, die sich gegenüber der Realsituation verselbständigen, so treten sie in dieser Phase des frühen 18. Jahrhunderts immer deutlicher hervor: Hirsch und Hasen, etwas aus der Mittelachse nach rechts gerückt, formieren eine »figura piramidale«, die – zur Steigerung des Tiefeneindrucks – als Repoussoir für den Hintergrund mit dem Jagdschloß auf dem Berg dient.

Das auf tatsächliche Jagdgepflogenheiten zurückgehende Motiv der kopfüber herabhängenden Tiere hat Weenix von seinem Vater Jan Baptiste Weenix übernommen, der seinerseits, zum Beispiel mit dem trompe-l'œilhaft gemeinten *Toten Rebhuhn* (Abb. S. 60) an eine alte Tradition anschließt, die bis zu Jacopo de' Barbari und Lucas Cranach d. Ä. sich zurückverfolgen läßt. Es findet sich auch bei einem anderen Amsterdamer Maler, dem 1627 in Delft geborenen Willem van Aelst[62], der für reiche Auftraggeber in kühlen Farbharmonien neben Frucht-

Jan Weenix
Jagdstilleben vor einer Landschaft mit Schloß Bensberg, 1703/16
Öl auf Leinwand; 345 x 561,5 cm
München, Alte Pinakothek

ABBILDUNG LINKS:
Jan Weenix
Saujagd, 1703/16
Öl auf Leinwand; 345 x 206 cm
München, Alte Pinakothek

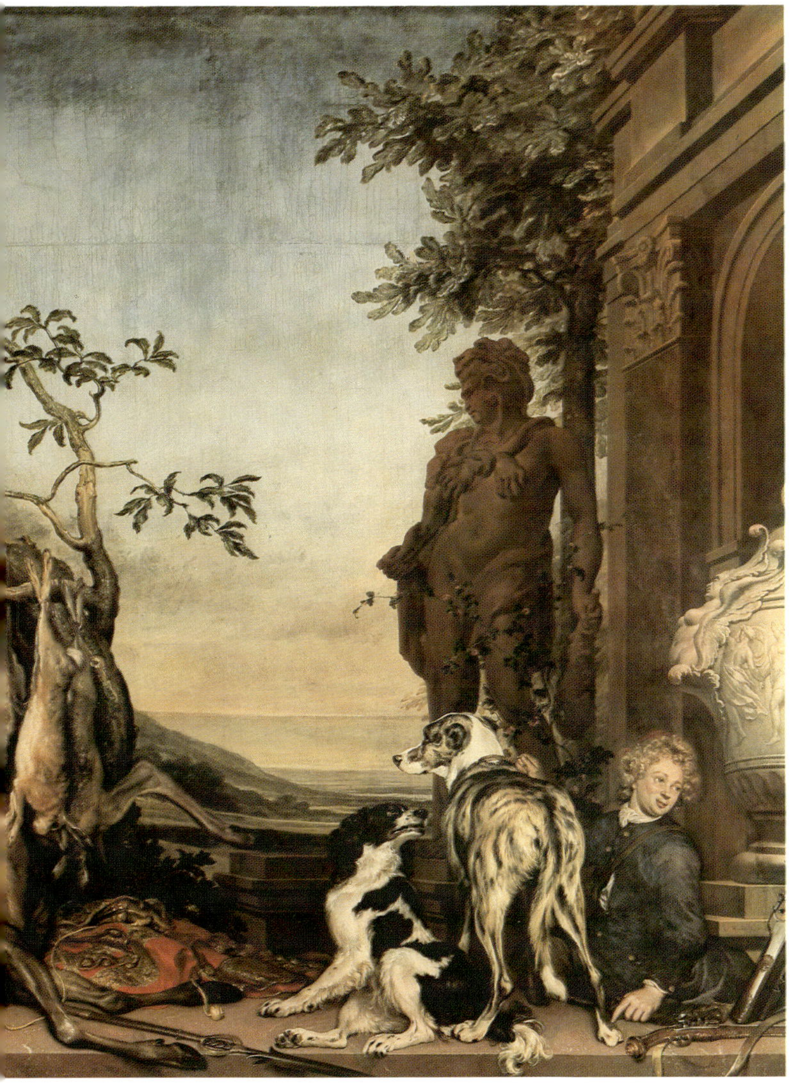

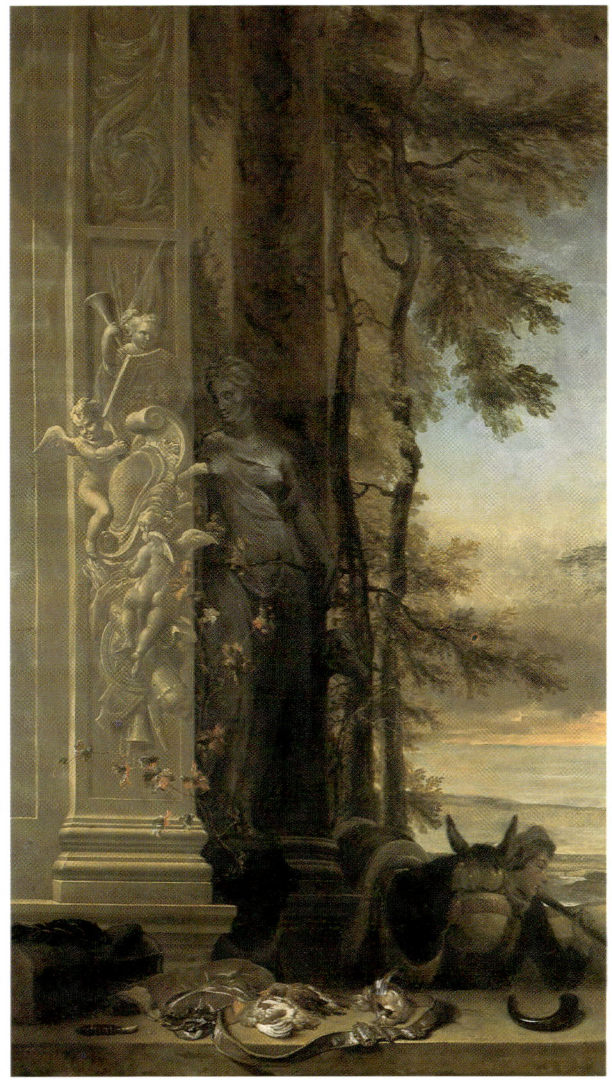

ABBILDUNG RECHTS:
Jan Weenix
Jagdstilleben vor einer Dianastatue, 1703/16
Öl auf Leinwand; 345 x 214 cm
München, Alte Pinakothek

und Blumenbildern auch gern vornehmes Jagdgerät und Jagdbeute in einer dunklen Mauernische malte, wie auf dem 1763 von der Markgräfin Karoline Luise von Baden im Haag erworbenen Stilleben (Abb. S. 58). Ein Bein an einem Faden befestigt, hängt ein totes Rebhuhn herab, so daß sich die Flügel und das graue, teilweise bräunlich gezeichnete und gesprenkelte Gefieder an der dem Betrachter zugekehrten Unterseite fächerartig öffnen. Die Fliege auf den hellen Federn ist ein illusionistischer Effekt: Sie gehört bildlogisch nicht der fiktionalen Ebene an, was allein schon ihre überproportionale Größe verdeutlicht, sondern gleichsam der Realitätsebene, so als habe sie sich lebend auf dem Gemälde niedergelassen. Der Kopf des Tieres wird durch die auf der Steinplatte liegende blaue Jagdtasche mit goldener Fransenbordüre und verstellbarem Schulterriemen leicht seitwärts, zur Mitte hin, gedrückt. Hinter dem Rebhuhn sieht man ebenfalls ein mit Troddeln geziertes Jagdhorn mit einer Pulverflasche aufgehängt. Das metallisch-blanke Grau des Horns hat der Künstler mit hochdifferenziertem Sinn für Farbnuancen von dem flaumigweichen Grau des Brustgefieders oder dem an den Innenseiten nach Weiß hin changierenden Grau der Flügel abgesetzt. Obwohl der Vogel mit kaum überbietbarer Präzision wiedergegeben ist, erscheint er doch merkwürdig abstrakt. Es ist, als gehe er in seiner stofflichen Beschaffenheit eine Synthese mit dem zivilisatorischen Gerät ein, das ihm nachstellte; als verwandle er sich, nicht mehr bloß Opfer und Natur, in eine Seinsform ästhetisch verfeinerter Noblesse.

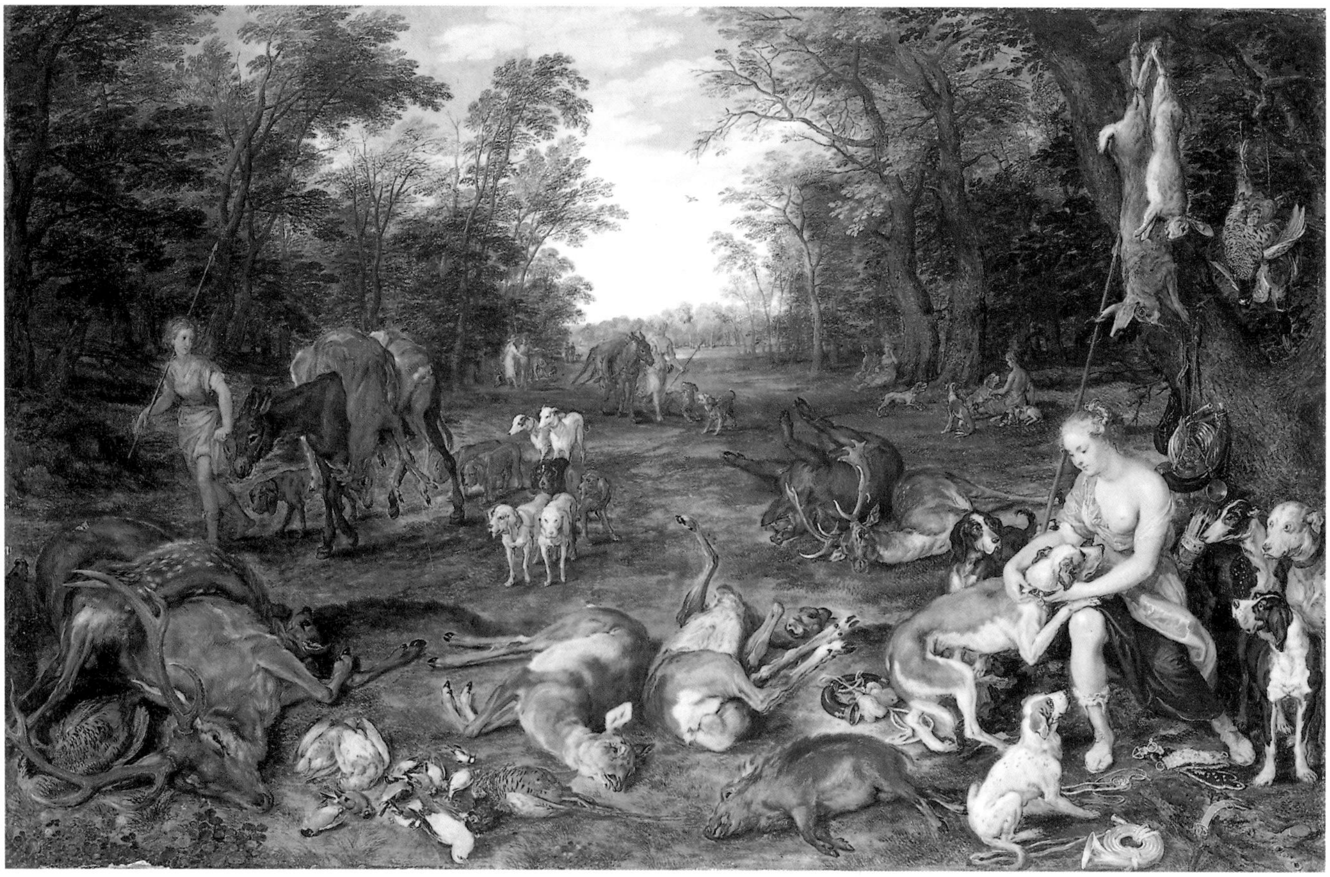

Jan Brueghel der Ältere
Waldlandschaft mit Nymphen und Jagdbeute, 1620
Öl auf Eichenholz; 63 x 98 cm
München, Alte Pinakothek

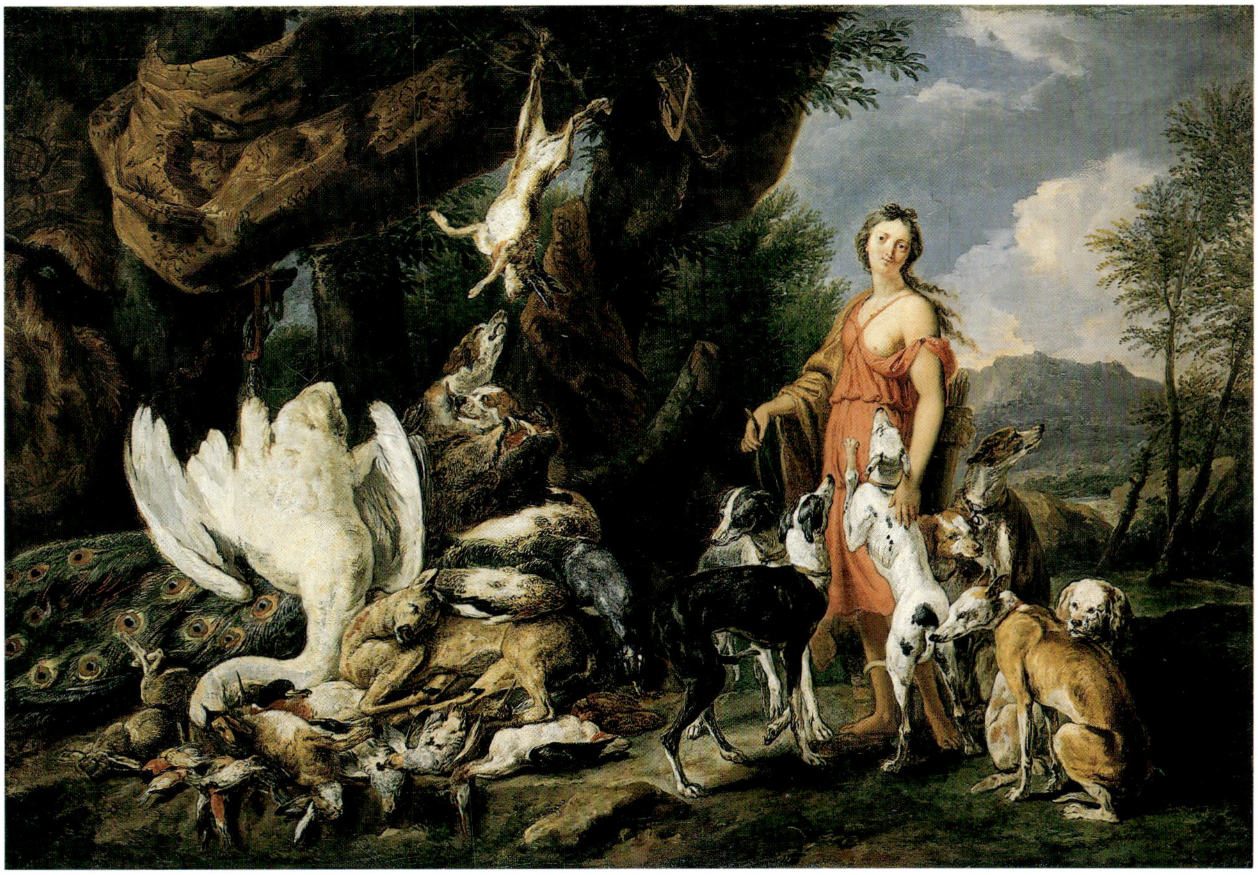

Jan Fyt (1611–1661)
Diana mit ihren Jagdhunden neben erlegtem Wild,
undatiert
Öl auf Leinwand; 79 x 116 cm
Berlin, Staatliche Museen, Stiftung preußischer
Kulturbesitz

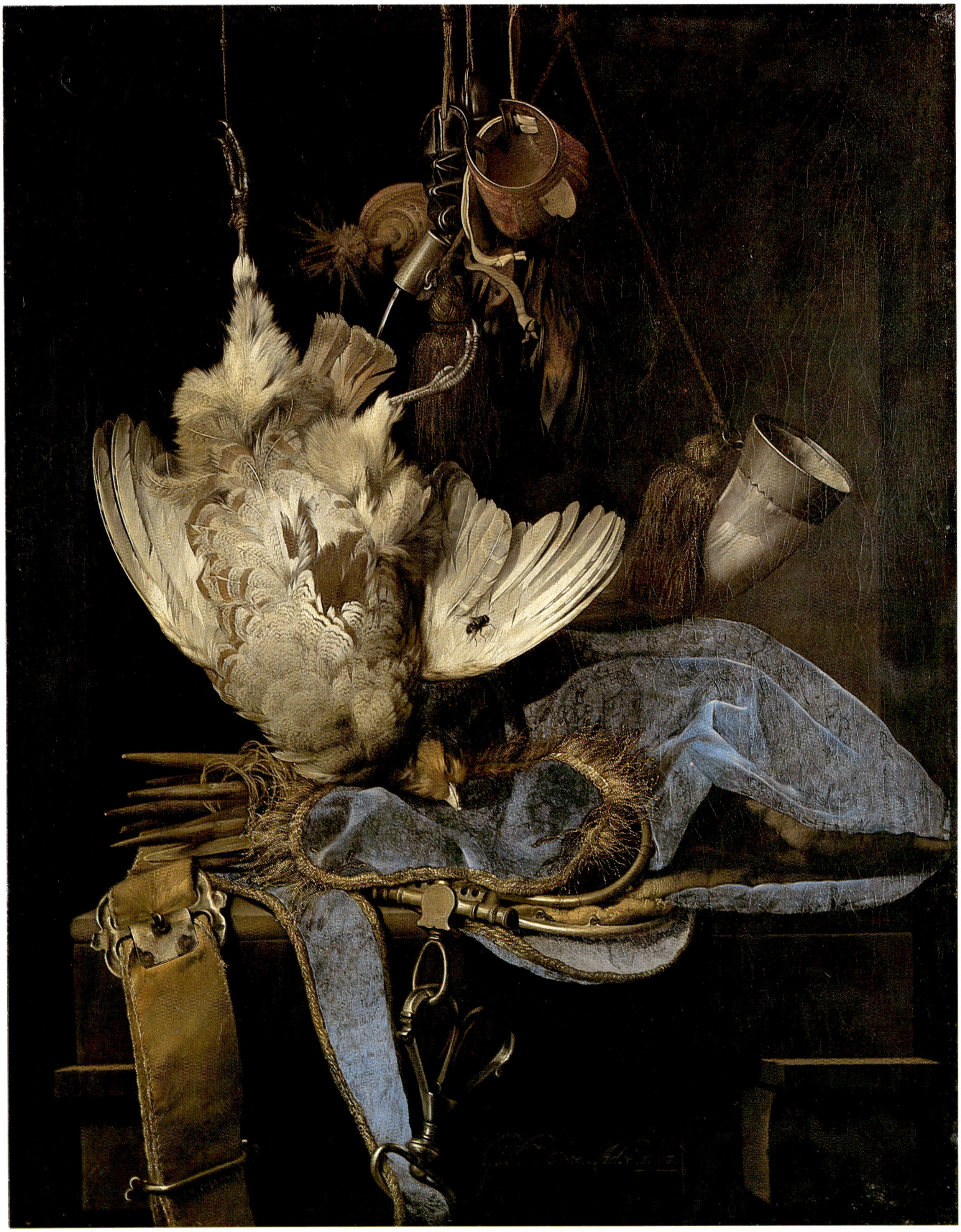

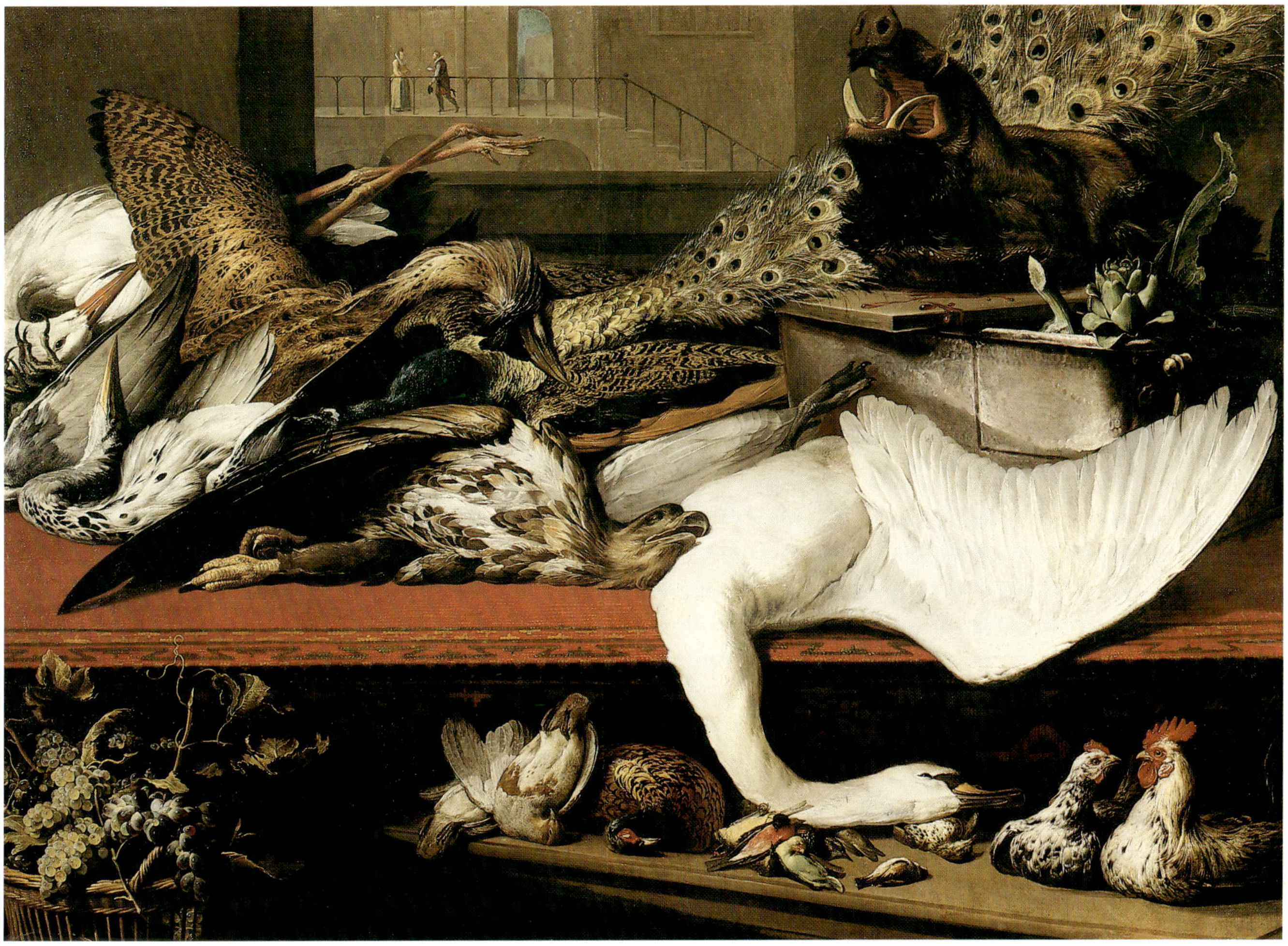

Frans Snyders
Stilleben mit Geflügel und Wildbret, 1614
Öl auf Leinwand; 156 x 218 cm
Köln, Wallraf-Richartz-Museum

ABBILDUNG GEGENÜBER:
Willem van Aelst
Stilleben mit Jagdgeräten und toten Vögeln, 1668
Öl auf Leinwand; 68 x 54 cm
Karlsruhe, Staatliche Kunsthalle

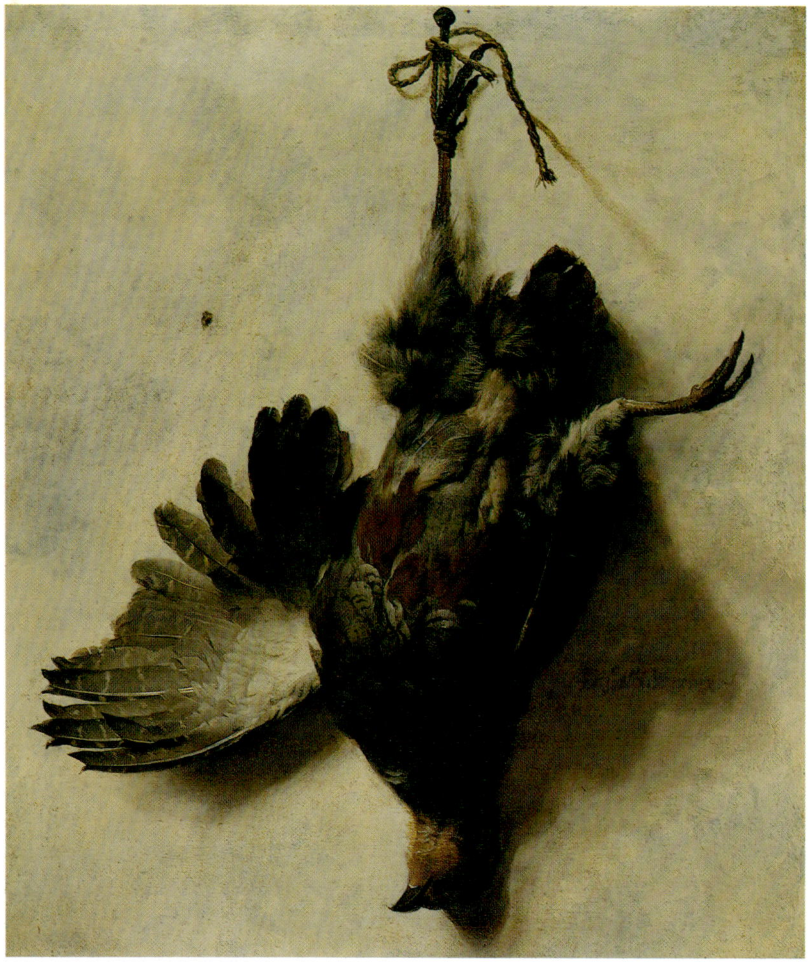

Jan Baptiste Weenix (1621–um 1660/62)
Totes Rebhuhn, undatiert
Öl auf Leinwand; 50,6 x 43,5 cm
Den Haag, Mauritshuis

ABBILDUNG GEGENÜBER:

Dieses Jagdstilleben stammt aus der Spätphase des Künstlers, der 1728, ohne die üblichen Voraussetzungen zu erfüllen, als Tier- und Früchtemaler in die Pariser Akademie aufgenommen worden war. Gegenüber seinen frühen Stilleben ist hier der Bildaufbau einfacher, Chardin hat die Zahl der Gegenstände auf ein Minimum reduziert. Dem durch Vereinzelung gleichsam monumentalisierten Tiermotiv wird so gesteigerte Aufmerksamkeit zuteil. Die Jagdtrophäe des an einem Strick befestigten, herabhängenden Fasans – den Kategorien des feudalen Jagdrechts zufolge ein der hohen Jagd zugerechnetes Tier – verliert so aus bürgerlicher Sicht den Charakter eines Triumphs herrschaftlicher Willkür über die Natur. – Keineswegs ist die malerische Wiedergabe ein Indiz für eine vom Gegenstand sich lösende Autonomie der Farbe, vielmehr steigert der behutsame, auch in den aufgerauhten Strukturen zarte Farbauftrag das Moment einfühlsamer Empfindung und schafft – anders als die objektivistisch-glatten, »kalten« Jagdstilleben von Chardins Zeitgenossen Jean Jacques Bachelier und Jean Baptiste Oudry – ein Fluidum der Verbundenheit von Betrachter und Gegenstand.

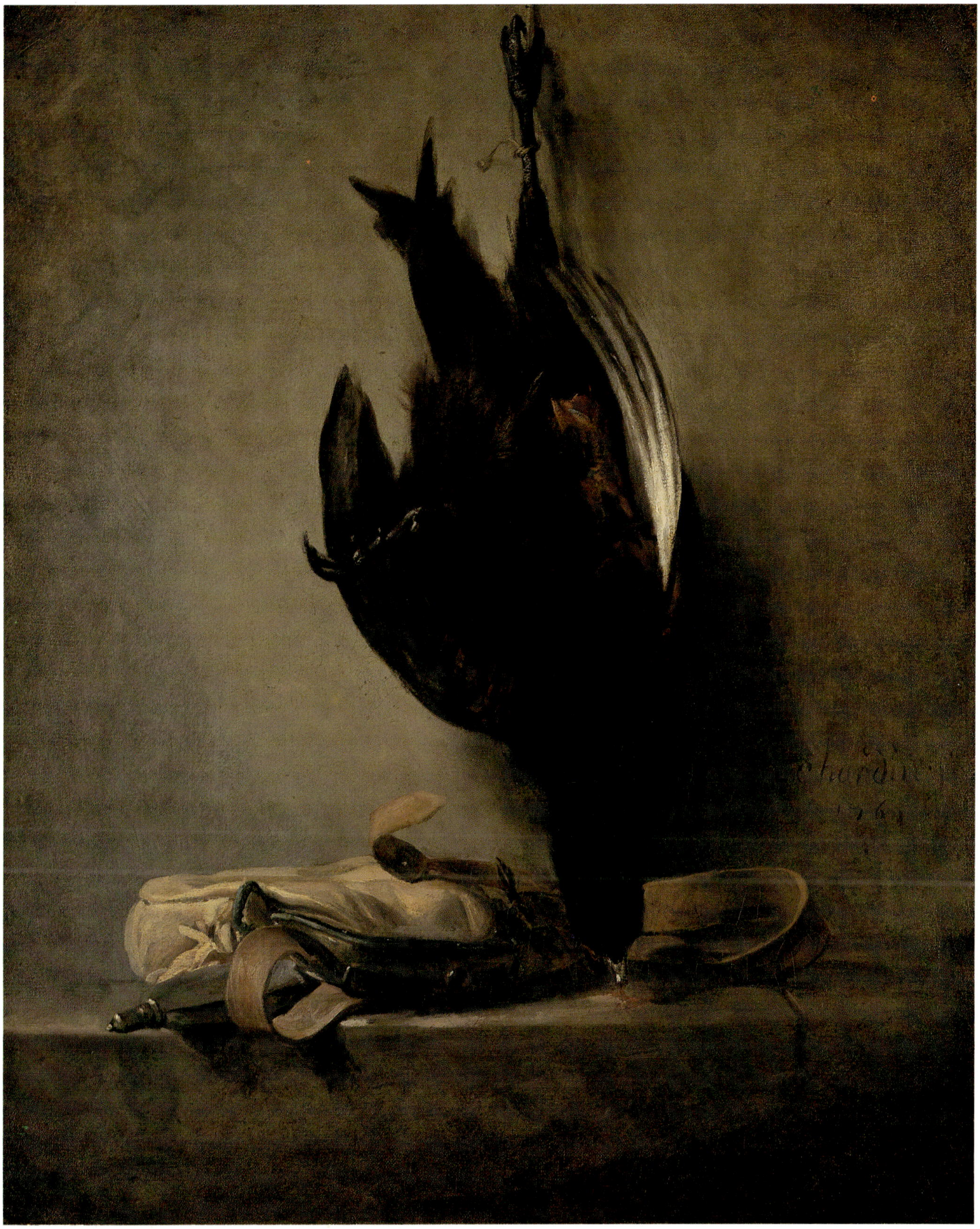

Jean-Baptiste Siméon Chardin
Stilleben mit totem Fasan und Jagdtasche, 1760
Öl auf Leinwand; 72 x 58 cm
Berlin, Staatliche Museen, Stiftung preußischer Kulturbesitz

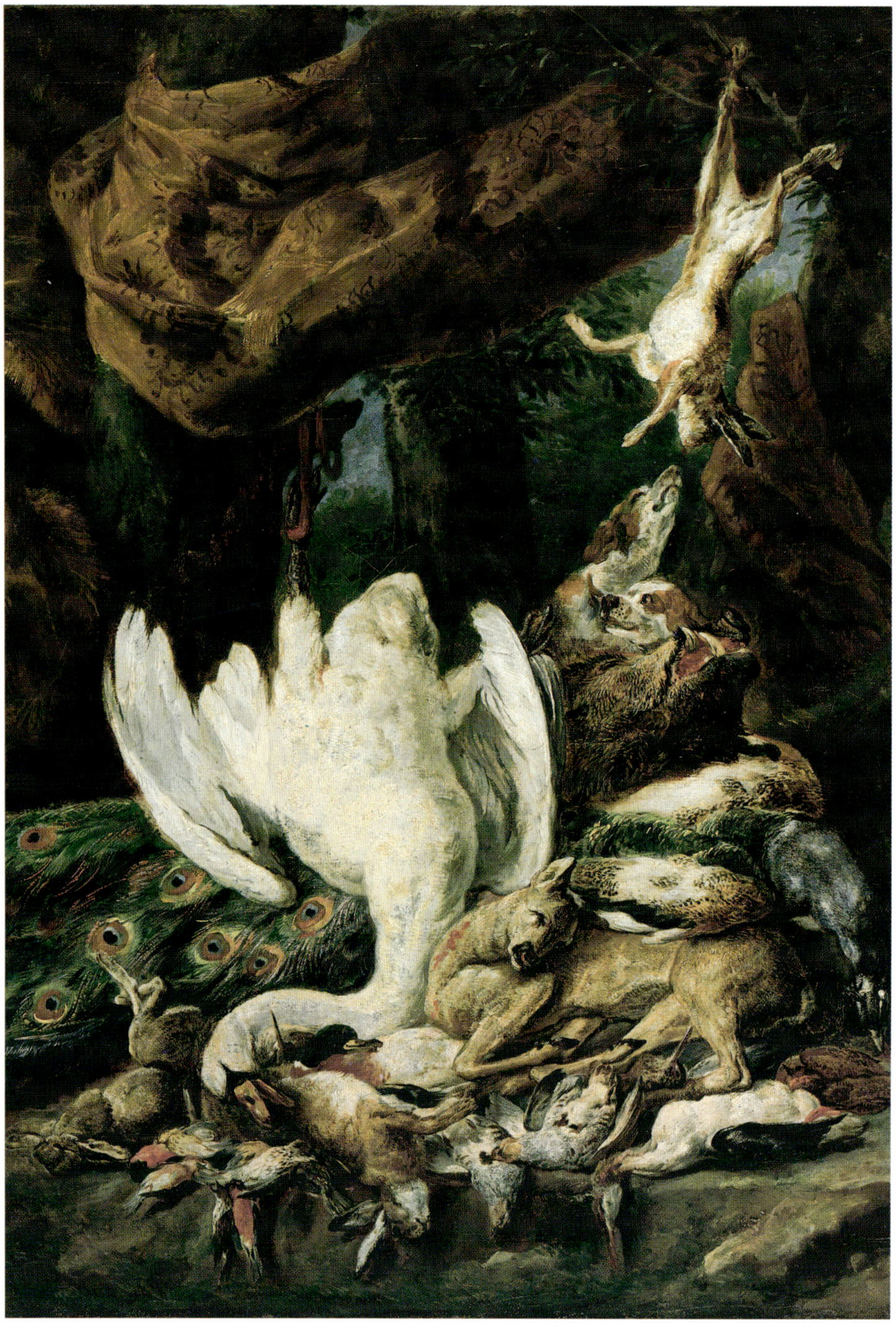

Detail aus Abbildung Seite 57

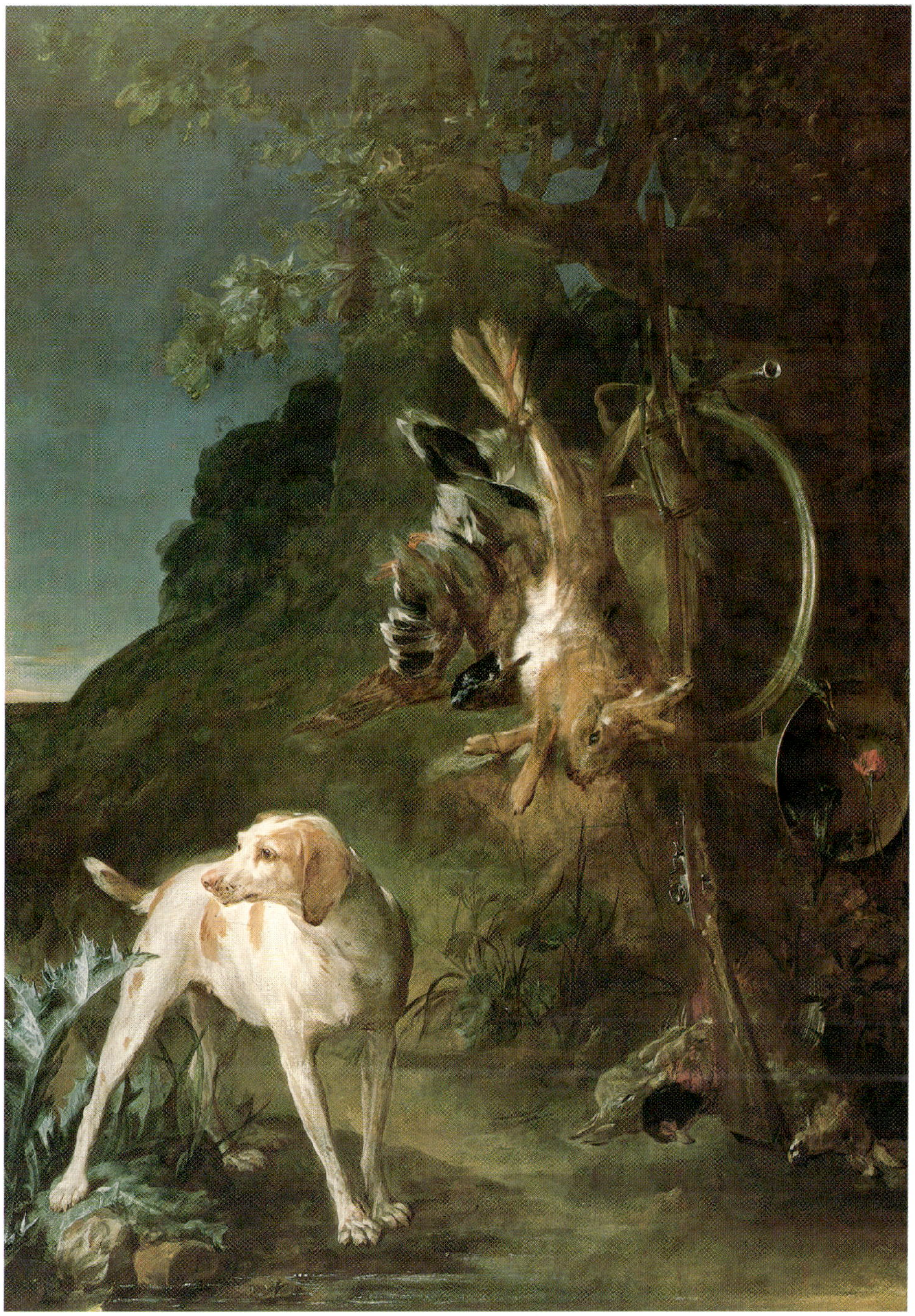

Jean-Baptiste Siméon Chardin
Jagdstück mit Parforce-Hund, um 1730
Öl auf Leinwand; 172 x 139 cm
Ehem. Buenos Aires, Sammlung Ramon J. Santa Marina

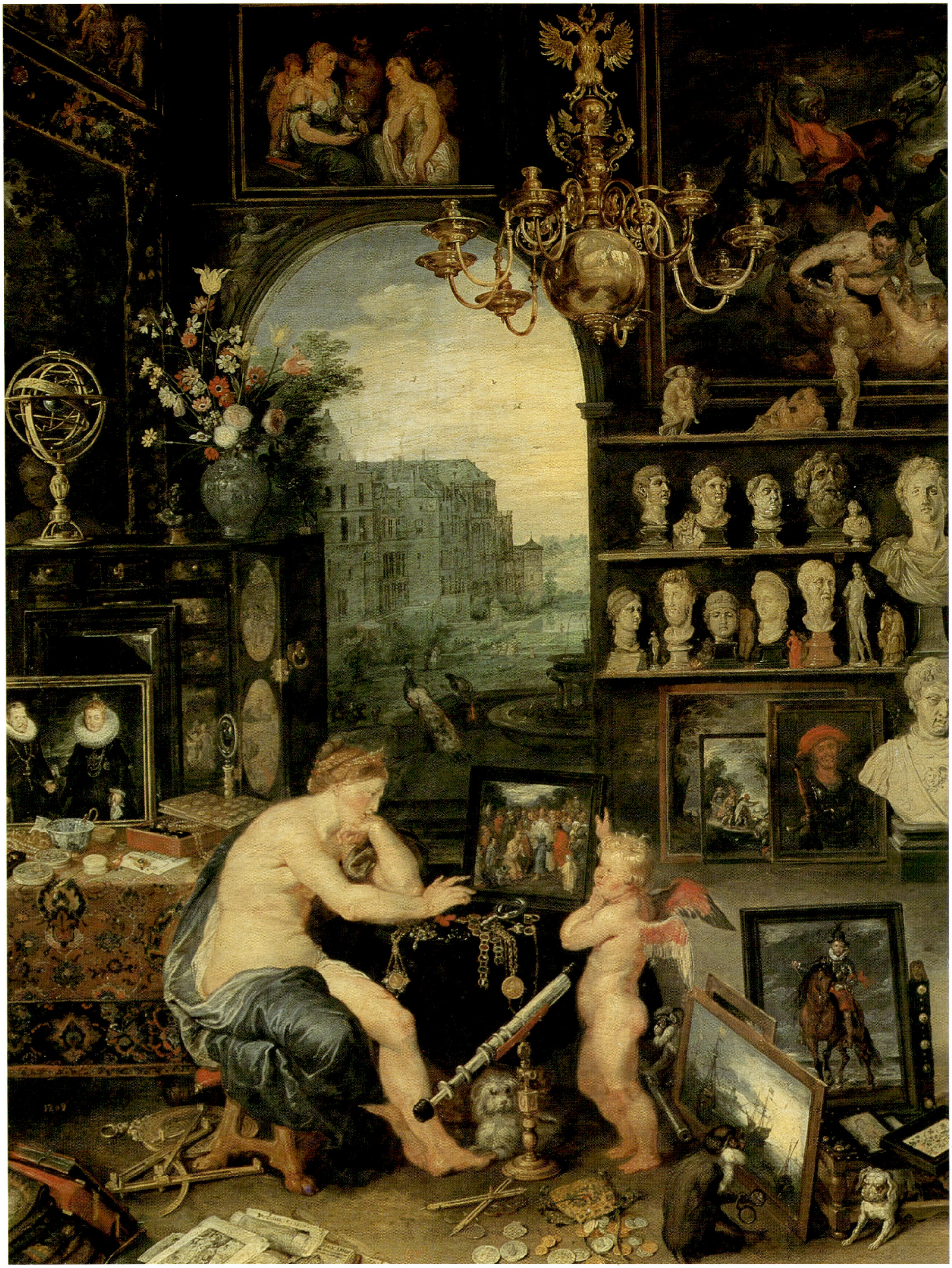

5 Fünfsinne-Darstellungen

Die frühen Markt- und Küchenstücke mit ihren stillebenhaften Arrangements verdeutlichen, daß die veränderte Form der Warenproduktion neue Bedürfnisse und Vorlieben geschaffen hatte. In verschwenderischer Fülle ausgebreitet und aufgehäuft, umbuhlen die Güter das Auge des Betrachters und wecken, zwar in der Sphäre der Fiktion, mit illusionistischen Mitteln seine Begierde. Es fällt auf, daß Pieter Aertsen und Joachim Beuckelaer auf ihren Bildern durch intensive Lokalfarbigkeit den Dingen größtmögliche haptische (Berührungswünsche auslösende) Werte verleihen (vgl. Abb. S. 26 u. 27). Für den zeitgenössischen Rezipienten, dem dieser ästhetische Standard bis dahin ungewohnt war, mußten, der damals gern kolportierten Zeuxis-Anekdote[63] entsprechend, die Gegenstände in der Tat wie zum Greifen erschienen sein.

Daß das beträchtlich vermehrte Konsumangebot aus Gewerbe und Landwirtschaft eine gänzliche Umstrukturierung der Sinnlichkeit bewirkt hatte, belegen die zahlreichen Bilder und Bilderfolgen zum Thema der Fünfsinne. Sie dokumentieren, daß das Angebot an Luxuswaren Reizsituationen schafft, die beim Betrachter einen zwanghaften Drang nach Lustgewinn und sich stetig steigernde Dauerbedürfnisse auslösen. Jan Brueghels d. Ä. berühmte Bildvarianten zu diesem Motiv im Prado (Abb. S. 64–69) sind Inszenierungen der den jeweiligen Sinnesorganen zugehörigen Realitätsbereiche: Die Einheit der Person wird in sensorische Teileinheiten zerlegt, welche einer zunehmenden Differenzierung der durch Luxusgüter definierten Wirklichkeit in Funktionsbereiche entsprechen. Noch bei dem Philosophen und Theologen Nikolaus von Kues wird die sensorische Einheit der Person betont: Als vollkommenes Sinnenwesen vergleicht er sie mit einem Kosmographen, der eine Stadt mit fünf Toren besitzt, »durch welche Boten aus der ganzen Welt eintreten und vom gesamten Aufbau der Welt berichten«. Für den Kusaner ist der erkenntnistheoretische Aspekt bei der sinnlichen Rezeption entscheidend, noch nicht der Gesichtspunkt der Konsumtion.[64]

Den Part der rein passiven Rezeption oder der leiblichen Konsumtion übernimmt auf Jan Brueghels d. Ä. Bildern eine allegorische weibliche Figur, bei der bezeichnenderweise durch Entblößung oder Halbentblößung der Brüste, manchmal auch des ganzen Körpers, ein erotisches Moment hervorgehoben wird: Luxuskonsum und libidinöser Gefühlszustand werden als Syndrom erkannt. Überdies soll signalisiert werden, und das entspräche einer in ihrer Ausschließlichkeit freilich kaum haltbaren späteren These Werner Sombarts[65], daß der Luxus sich lediglich den Begierden und Bedürfnissen privilegierter Frauen verdankt. Die Allegorien der Sinne hätten übrigens nicht notwendigerweise durch Frauen repräsentiert werden müssen, da das grammatikalische Geschlecht der Sinnesbezeichnungen (visus, odor etc.), zumindest im Lateinischen, männlich ist. Jan Brueghel d. Ä.[66] schildert Modellsituationen des Kon-

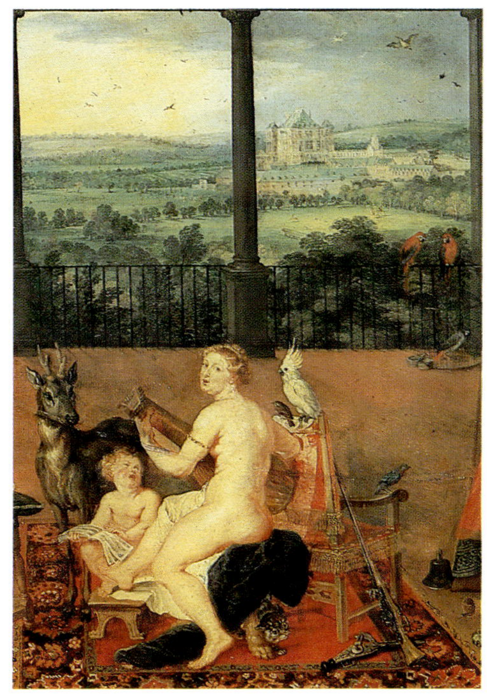

Detail aus Abbildung Seite 66

Jan Brueghel der Ältere
Der Gesichtssinn (Detail), 1618
Öl auf Holz; 65 x 109 cm
Madrid, Prado

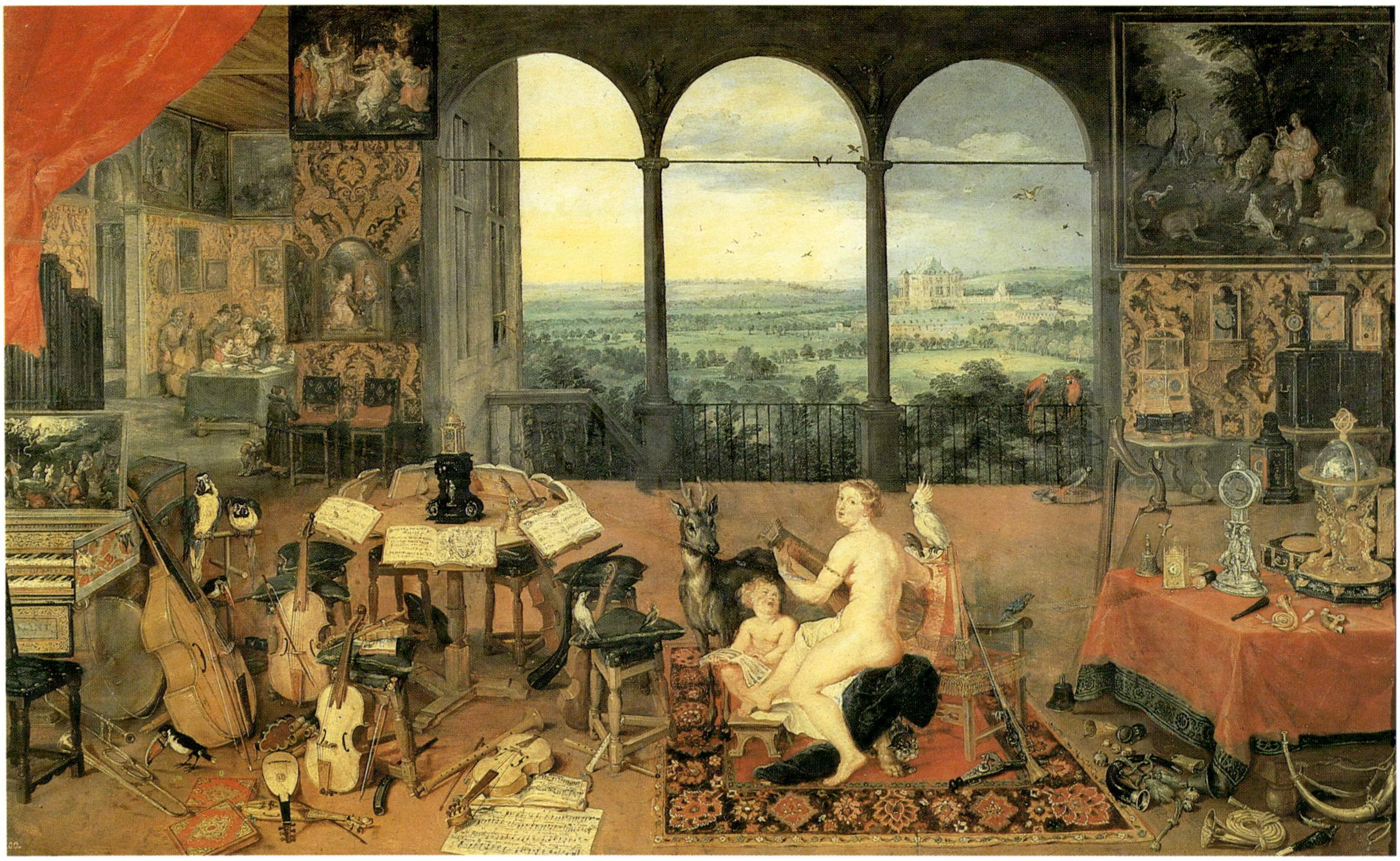

Jan Brueghel der Ältere
Das Gehör, 1618
Öl auf Holz; 64 x 108 cm
Madrid, Prado

sumverhaltens in einem feudalen, seigneuralen Haushalt. Bei vielen seiner Bilder vermitteln Durchblicke durch rückseitige Kolonnaden auf Gärten und Schlösser einen Eindruck von ausgedehntem herrschaftlichen Grundbesitz. So etwa auf dem Bild, das dem »gustus« *(Der Geschmack;* Abb. S. 67) gewidmet ist. Im Vordergrund sind am Boden Fische, Obst, Jagdtrophäen aufgehäuft, dahinter erstreckt sich bildparallel ein reich gedeckter Tisch mit Schwanen- und Pfauenpasteten, einer Schale Austern, Krebsen und Obst. Auf einem davor gestellten Hocker steht eine Dessertschale mit Zuckerwerk. Der Personifikation des Geschmacks kredenzt ein Satyr Wein aus einem Krug. – »Visus und odor«, *Gesichts-* und *Geruchssinn* (vgl. Abb. S. 64 u. 68/69) stellt Jan Brueghel d. Ä. auf zwei anderen Gemälden dar: Die Realität, die dem Gesichtssinn entspricht, ist eine Kunst- und Wunderkammer in der Art des Wandelgangs einer langen Galerie, durch deren verdeckte Obergadenfenster Sonnenlicht hereinflutet: Licht als physikalisches Äquivalent des visuellen Sensoriums. Schon bei Plotin (Enneaden 1, 6, 9) heißt es, daß das Auge sonnenhaft sei und nur deshalb das Licht schauen könne; ein Gedanke, den Goethe später in seinen »Zahmen Xenien« in Verse gebracht hat: »Wär' nicht das Auge sonnenhaft, die Sonne könnt' es nie erblicken.«[67] An den Wänden hängen oder sind angelehnt Gemälde aus einer Sammlung, aufgestellt davor antike Skulpturen. Auf langen Regalen sind römische Porträtbüsten untergebracht. Vorn sitzt an einem runden Tisch, träumerisch-selbstvergessen auf ein Gemälde blickend, eine Frau, die Allegorie des »visus«. Zum Gesichtssinn gehören auch die astronomischen Geräte wie das Teleskop und das Astrolabium in der von Martin Behaim und Johann Regiomontanus entwickelten Art, das im Zusammenhang mit den Entdeckungsreisen für die Gewinnung exakter geographischer, nautischer und himmelskundlicher Da-

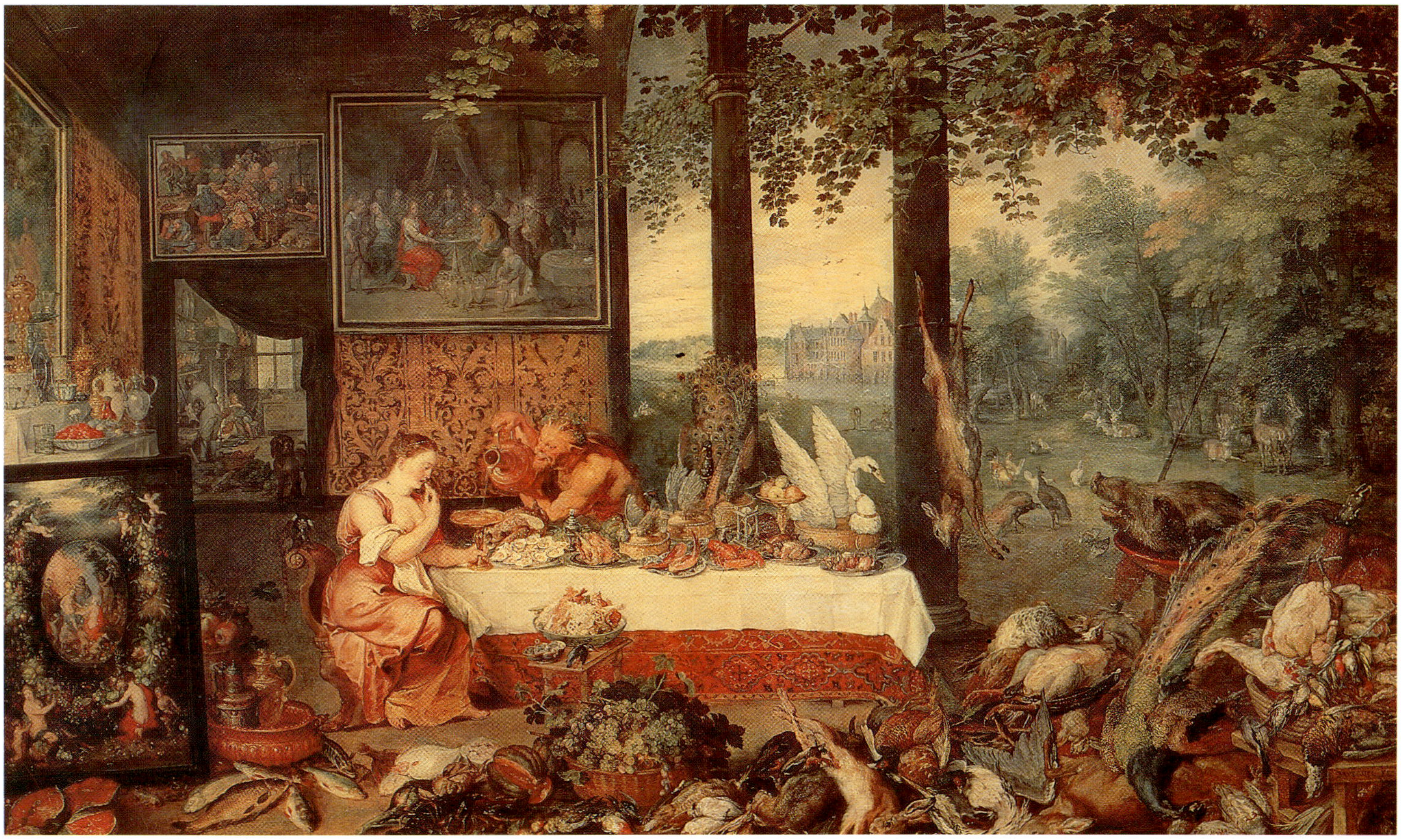

Jan Brueghel der Ältere
Der Geschmackssinn, 1618
Öl auf Holz; 64 x 108 cm
Madrid, Prado

SEITE 68/69
Jan Brueghel der Ältere
Der Geruchssinn, 1618
Öl auf Holz; 64 x 108 cm
Madrid, Prado

ten von großer Bedeutung war. Auf dem zweiten Gemälde verkörpert eine nackte sitzende Frau, die mit leicht geneigtem Haupt verzückt an einer Blume aus dem großen Strauß hinter ihr beziehungsweise aus dem Gebinde, das ihr ein Putto reicht, riecht, den Geruchssinn.

Die Fünfsinne-Darstellungen sind eine Parallelerscheinung zu den frühneuzeitlichen Affektenlehren, wie sie etwa von Juan Luis Vives, Geronimo Cardano, Bernardino Telesio, Juan Huarte, Thomas Hobbes, Baruch Spinoza und René Descartes formuliert wurden.[68] Bei diesen psychologischen oder anthropologischen Theorien fällt auf, daß unter den Affekten der »appetitus«, die Begierde oder Begehrlichkeit, an oberster Stelle steht. Hobbes definiert die Affekte ausschließlich über die gegensätzliche Spannung von Begehren und Verabscheuen (»appetitu et fuga constant«; »De corpore« c. 25, 12). Nach Spinoza sind die Affekte psychophysische Zustände des Organismus, die dessen Kraft vermehren oder schwächen.

Daß die durch sinnliche Reize der Luxuswaren ausgelösten Empfindungen indessen nicht ohne weiteres eine Lustqualität haben, Genußverfeinerungen nicht immer zu ungetrübtem Vergnügen führen, ist die Mahnung der Kupferstichfolge von Jan Saenredam (1565–1607) nach Hendrik Goltzius (1558–1617; Abb. S. 70).[69] Ihr kritischer Tenor wird aus der Distanz bürgerlicher Moralvorstellungen zu ungehemmter feudaler Genußsucht verständlich. Die Mischung von Luxuskonsum und Erotik wird bei diesen Liebespaarbildern besonders herausgestellt: Liebe im höfisch-aristokratischen Bereich scheint diesen Bildargumentationen zufolge ohne die werbende Vermittlung kostbarer Gegenstände (Spiegel, Musikinstrumente, teure Blumen und Früchte) kaum vorstellbar zu sein. Sie aber, so wird in den Bildunterschriften behauptet, leisten dem

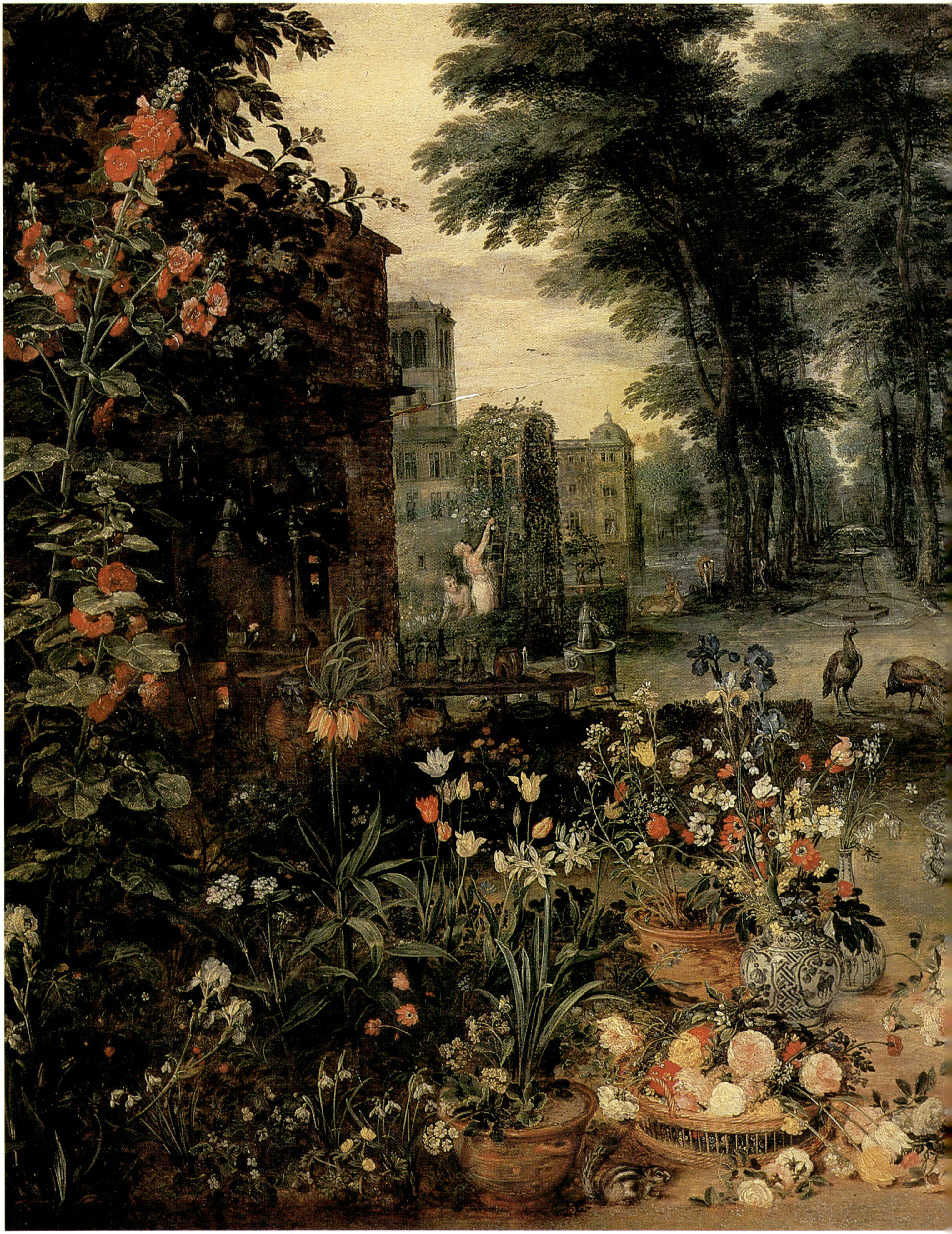

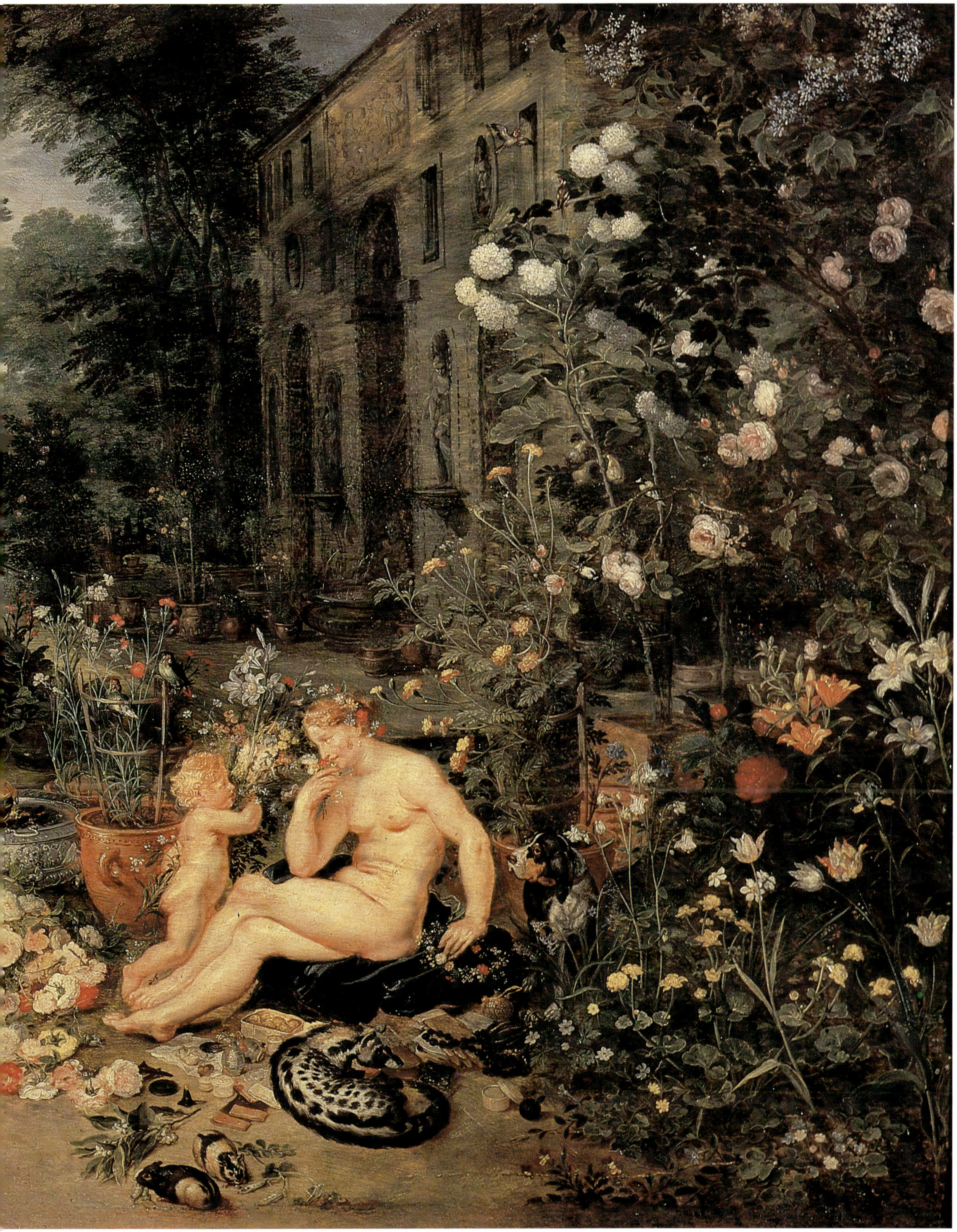

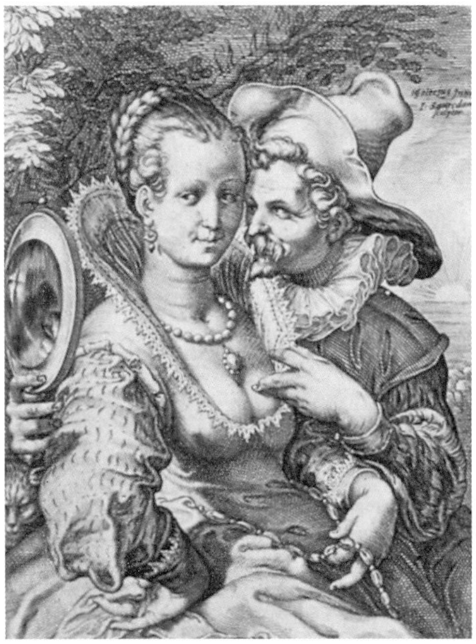

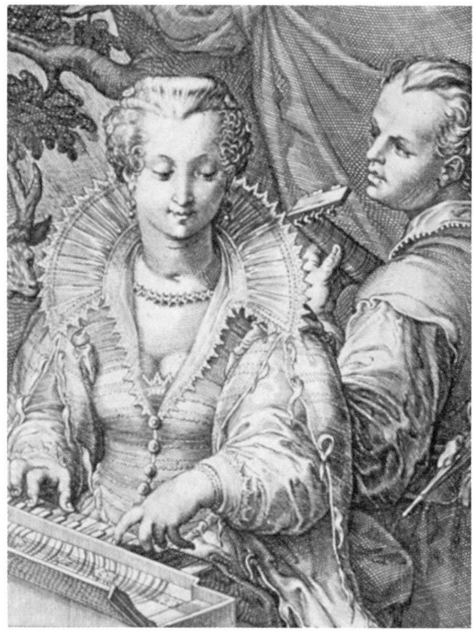

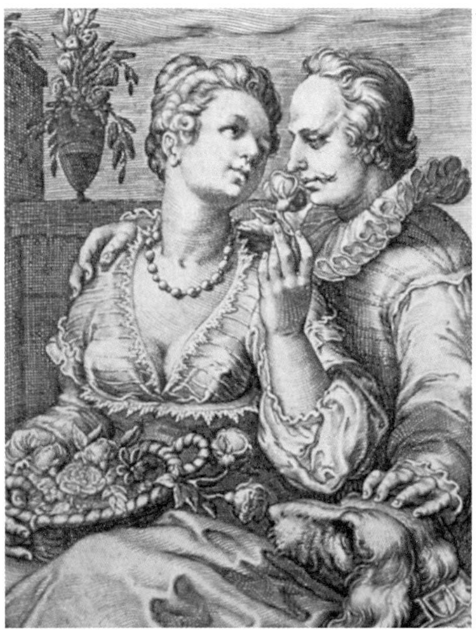

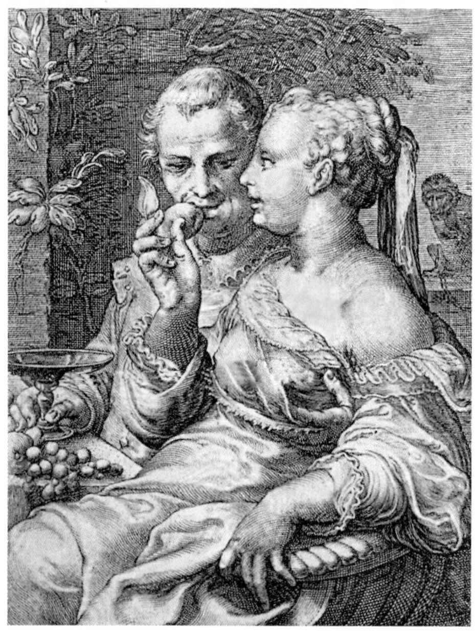

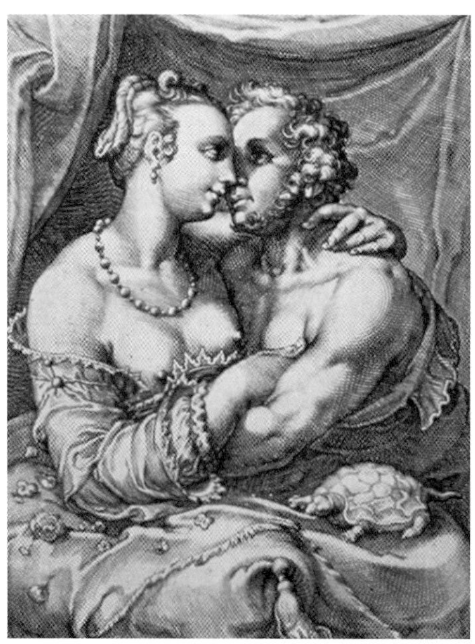

Jan Saenredam (1565–1607)
Die fünf Sinne
Kupferstichfolge nach Hendrick Goltzius; je 17,6 x 12,2 cm
(F. W. H. Hollstein: Dutch and Flemish Etchings, Engravings and Woodcuts, ca. 1450–1700.
Amsterdam o. J., Bd. VIII, S. 136)

Laster Vorschub oder schlagen, statt Genuß zu gewähren, in Unlustempfindungen um.

So wird bei Saenredams »Gesicht« (Abb. oben links) vor der Zügellosigkeit der »Äuglein« (»ocelli«) gewarnt, vor der Gefahr des Lasters, der besonders leicht die Jugend erliege. Das »Gehör« (Abb. oben rechts), versinnbildlicht durch Virginal und Laute, die das junge Paar spielt, wird in der lateinischen Bildunterschrift in eine Gedankenverbindung mit den Tönen »schmeichlerischer Sirenen« gebracht. Der »Geruch« (Abb. Mitte links) wird veranschaulicht durch einen blumenreichen Garten, vor dessen Mauer ein Paar sitzt. Die junge Frau läßt ihren Partner an der Blüte einer Rose riechen; auch ein Hund schnuppert an einer Blume. Das Vergnügen »vergällt« der Hinweis auf die »Galle« (lat. »fel«), die unter dem süßen Duft verborgen sei. Den »Geschmack« (Abb. Mitte rechts) hat Saenredam durch Früchte und Wein allegorisiert. Die Bildunterschrift beschwört das Laster der »Gula« (Völlerei), die bis ins Spätmittelalter hinein noch als Todsünde galt. Der Affe auf der Mauer unterstreicht diesen Lasteraspekt. Hier geht es aber weniger um ungehemmte Eßsucht als um verfeinerte Genüsse, die »wollüstige Wünsche« auslösen. Dem »Gefühl« (Abb. unten) schließlich– allegorisch durch ein sich umarmendes Liebespaar wiedergegeben – wird ausnahmsweise kein symbolisches Medium zugeordnet. Lediglich die Schildkröte auf dem Schoß der jungen Frau ist ein attributives Zeichen für die »acedia« (Trägheit, Faulheit), die sich als Folge solcher Liebesbeziehungen einstelle.

Viele »reine« Stilleben aus späterer Zeit, bei denen das Thema der Fünfsinne durch sie repräsentierende Gegenstände aufgegriffen wird, haben eine ähnlich ausgerichtete kritische Tendenz. Aller Besitz und Reichtum erscheinen danach eitel (sind also Zeichen der »vanitas«) und dem Seelenheil abträglich. Mitunter werden aber auch innerhalb der negativ besetzten dinglichen Sinnessymbole vereinzelt positive Akzente gesetzt. So erfährt auf Jacques Linards Stilleben (Abb. S. 72) der Gehörsinn, nach der Deutung von Christian Klemm[70], im Gegensatz zu den anderen Sinnen eine Aufwertung. Das aufgeschlagene Gesangbuch mit dem Danklied »Laudate Dominum« bildet einen Kontrast zu dem verwerflichen Kartenspiel und dem leeren Geldbeutel daneben, die beide für den Tastsinn (das Gefühl) stehen.

Doppeldeutigkeiten dieser Art lassen sich auch auf Lubin Baugins (ca. 1610–1665) Fünfsinne-Bild (1630; Abb. S. 73) nachweisen, dessen in altertümlicher Weise gemaltes Gegenstandsarrangement sich – verglichen mit niederländischen Stilleben der Zeit – sehr karg ausnimmt. Bei diesem Künstler, der später Mitglied der Académie de St.-Luc, des Zusammenschlusses der in der Zunft organisierten Pariser Künstler wurde, herrscht eine calvinistisch-sittenstrenger Anschauung nahestehende Ästhetik vor. Sparsam sind die symbolischen Requisiten gesetzt: Ein dunkler Spiegel figuriert für das Gesicht, der Strauß Nelken in einer Vase für den Geruch, Brot und Wein für den Geschmack, das Schachspiel in einem zusammengeklappten Kasten für das Gefühl, schließlich die zinnoberrote Mandoline für das Gehör. In unmittelbarer Nachbarschaft befinden sich ein Kartenspiel (mit einem Pikbuben zuoberst) und ein zugeschnürter Geldbeutel. Musik wird hier also – ähnlich wie auf den Bildern der »Fröhlichen Gesellschaften«, im Unterschied jedoch zum oben erwähnten Stilleben Linards – eher als lasterhaft aufgefaßt. Sie steht in Opposition zu den eucharistischen Sinnbildern von Brot und Wein.

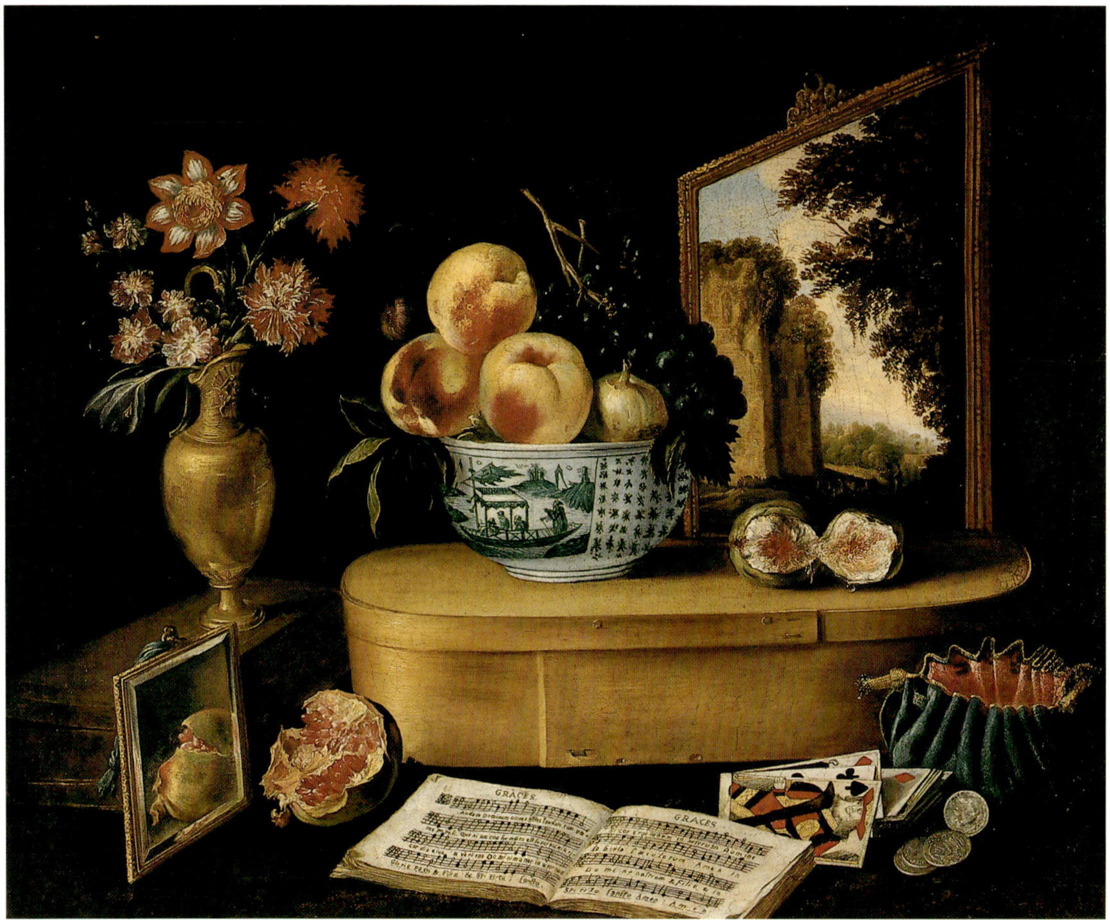

Jacques Linard
Die fünf Sinne, 1638
Öl auf Leinwand; 55 x 68 cm
Straßburg, Musée des Beaux-Arts

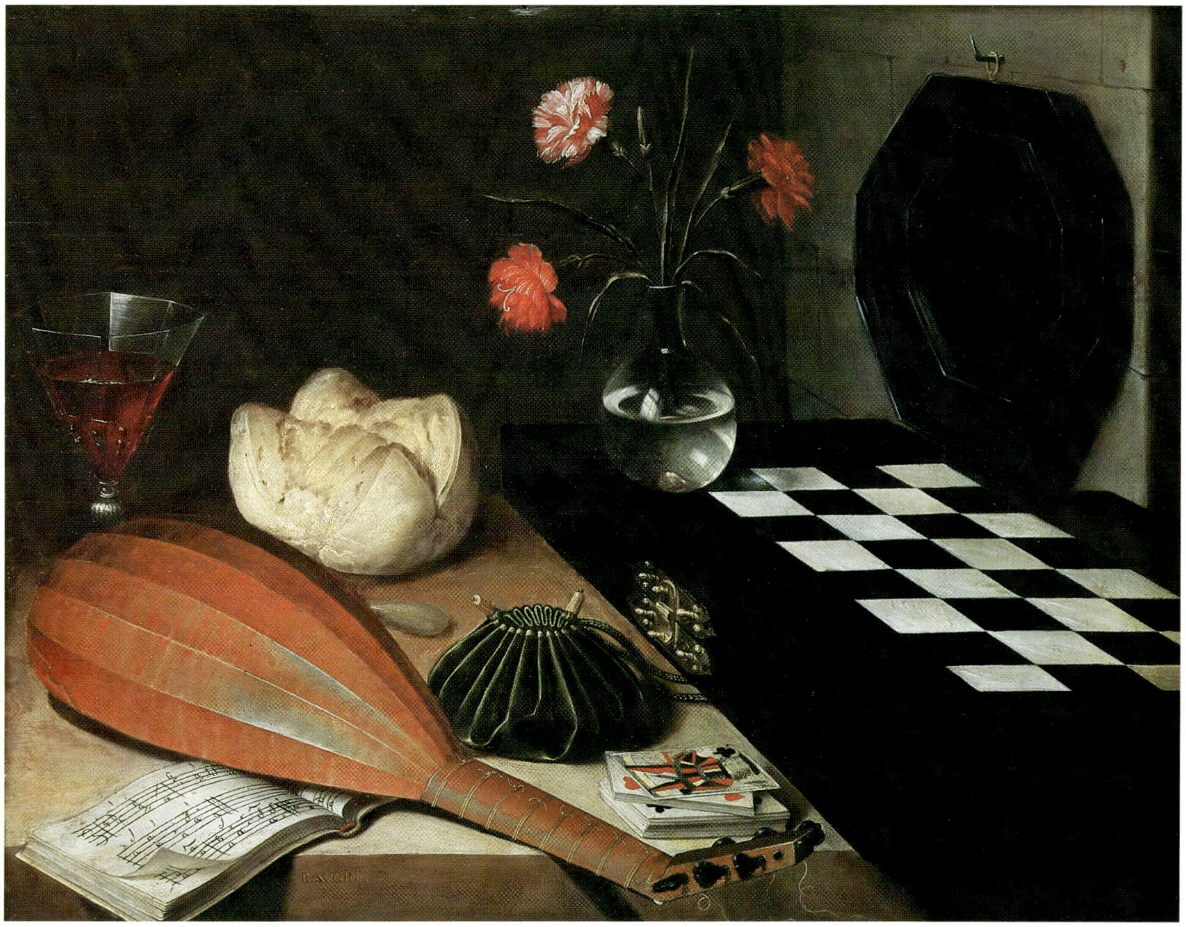

Lubin Baugin
Die fünf Sinne, 1630
Öl auf Holz; 55 x 73 cm
Paris, Louvre

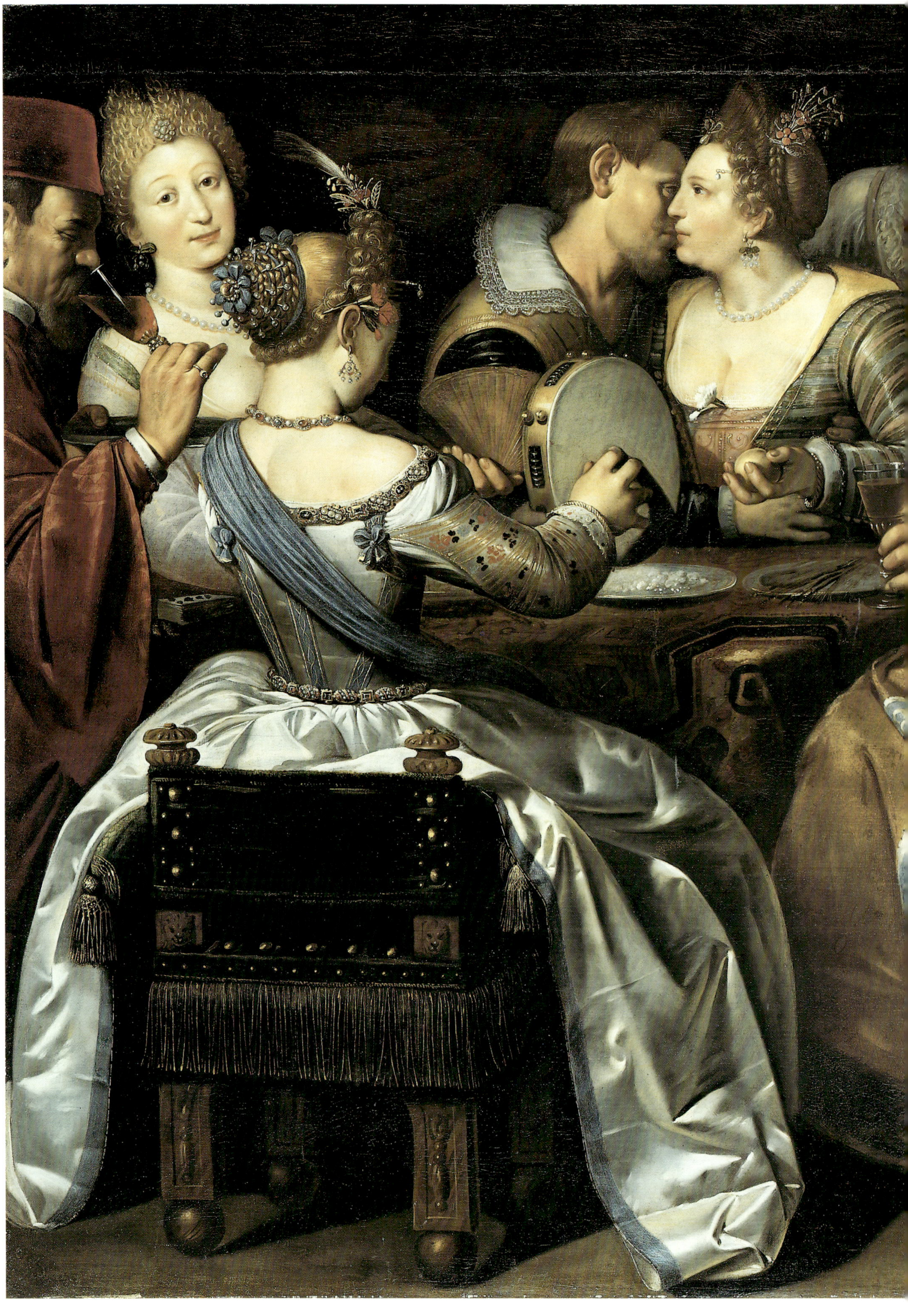

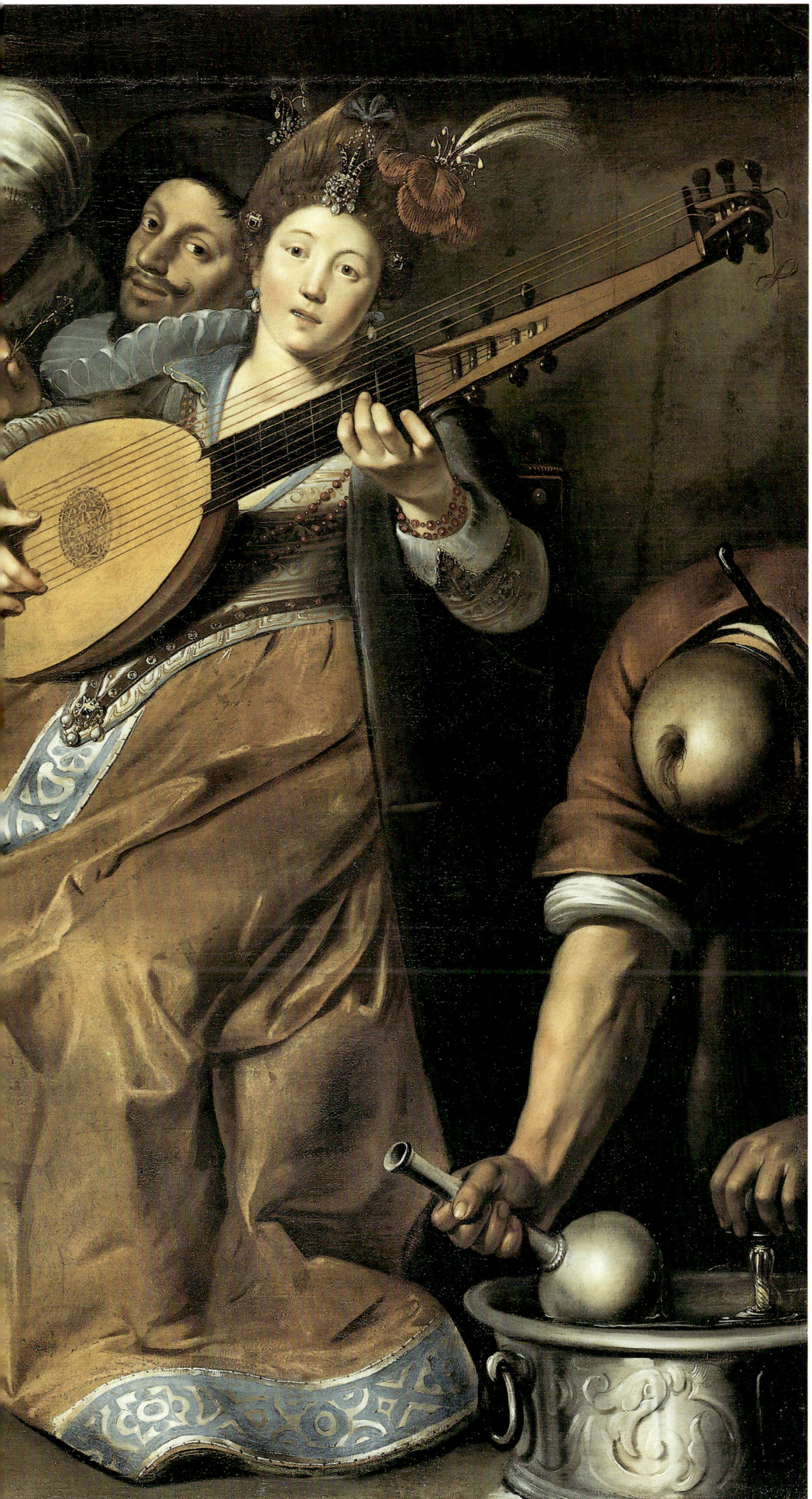

Ludovicus Finson
Die fünf Sinne, 1737
Öl auf Leinwand; 141 x 189 cm
Braunschweig, Herzog-Anton-Ulrich-Museum

.Ipſe morietur. Quia nō habuit diſci-
plinam,& in multitudine ſtultitiæ
ſuæ decipietur.

PROVER. V

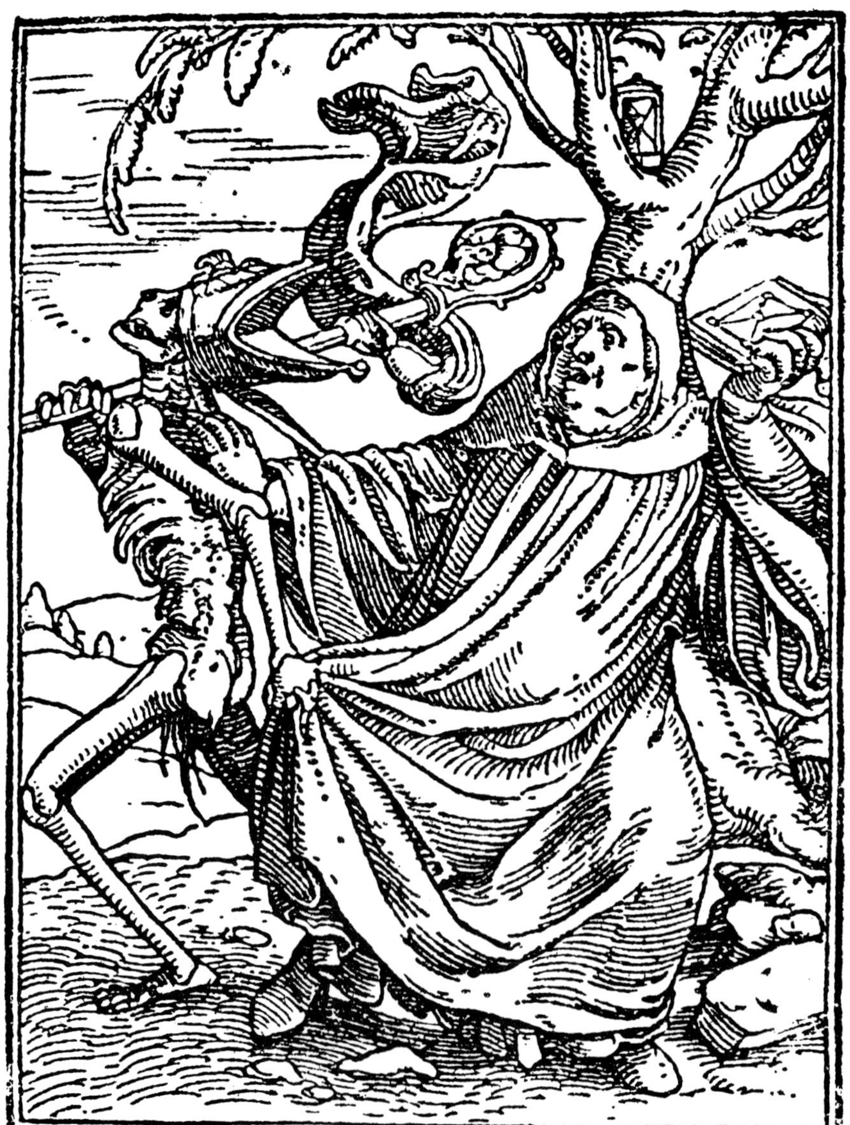

6 Vanitas-Stilleben

So wie die ersten Blumenstilleben auf der Rückseite von Porträts erschienen (zum Beispiel bei Hans Memling, 1490)[71], findet man anfangs auch die stilllebenhaften Totenkopfmotive, die in der Nachfolgezeit zu einer viele Gattungsvarianten semantisch durchdringenden ikonographischen Komponente werden sollten, auf der Rückseite von Bildnissen. Dort nehmen sie als Symbole für den »mors absconditus«, das heißt für die Verweslichkeit, die dem Menschen bestimmt ist, den künftigen Zustand des auf der Vorderseite Porträtierten vorweg.

Ein frühes Beispiel ist Jan Gossaerts gen. Mabuse *Totenkopfstilleben* (Abb. S. 77) auf der Rückseite des linken Flügels des Carondelet-Diptychons von 1517, das einen leicht in Untersicht dargestellten Schädel mit einem abgetrennten, zur Seite geschobenen Unterkiefer (als Zeichen für die Auflösung der Person) in einer rundbogigen Nische zeigt, in der oben ein Zettel mit der Inschrift »Facile contemnit omnia qui se semper cogitat moriturum. Hieronymus 1517« (»Er verachtet leicht alles, wer immer die Nähe des Todes bedenkt«) angebracht ist.[72] Darunter, im unteren Teil der Nische, ist das Wort MATVRA eingemeißelt. Bei der Sentenz handelt es sich um ein Zitat aus Hieronymus' »Epistolae« (53, 11, 3). Dieser Kirchenvater wurde damals besonders häufig dargestellt, galt er doch als Patron der christlichen Humanisten.[73] Man denke nur an Dürers Kupferstich von 1514 oder an Bilder von Quentin Massys und seiner Nachfolger. Auf dem Düsseldorfer Bild von 1520 aus dem Massys-Umkreis legt Hieronymus grübelnd, den Kopf in die rechte Hand gestützt, zwei Finger der Linken auf den Totenschädel als Gegenstand seiner Meditation; hinter ihm an der Wand die Inschrift: »Cogita mori« (Abb. S. 81).[74]

Die Todesreflexionen dieses frühchristlichen Kirchenvaters ließen sich durchaus mit materialistisch-epikureischen Vorstellungen des römischen Philosophen Lukrez (ca. 96–55 v. Chr.) verbinden, die Bartel Bruyns d. Ä. *Vanitas-Stilleben* (Abb. S. 22; Rückseite des Porträts von Jane-Loyse Tissier, 1524) auf einem rechts unten angebrachten Zettel zitiert: »Omnia morte cadunt/mors ultima linia rerum« (»Alles zerfällt mit dem Tode, der Tod ist die letzte Grenze der Dinge«). Auch hier eine Nische, die freilich mehr kastenförmig ist, mit einem eingelegten Regalboden, auf dem der Schädel mit dem losen Unterkiefer daneben liegt; davor eine abgebrannte Kerze als Symbol der abgelaufenen (Lebens-) Zeit.[75]

Die Rezeption des lukrezischen Mottos stellt eine extreme Radikalisierung der christlichen Vorstellungen von einer »Ars moriendi« dar, wie sie im ausgehenden Mittelalter in der moralisierenden Anekdote »Von den drei Lebenden und den drei Toten«, in literarisch-dialogisierten Totentanzritualen, in Holzschnittfolgen (Abb. S. 76), in Traktaten der Erbauungsliteratur und religiösen Werken wie Thomas'a Kempis »Nachfolge Christi« verbreitet wurden.[76] War der Tod im Mittelalter wegen des kollektiven Rückhalts für den einzelnen kaum mit

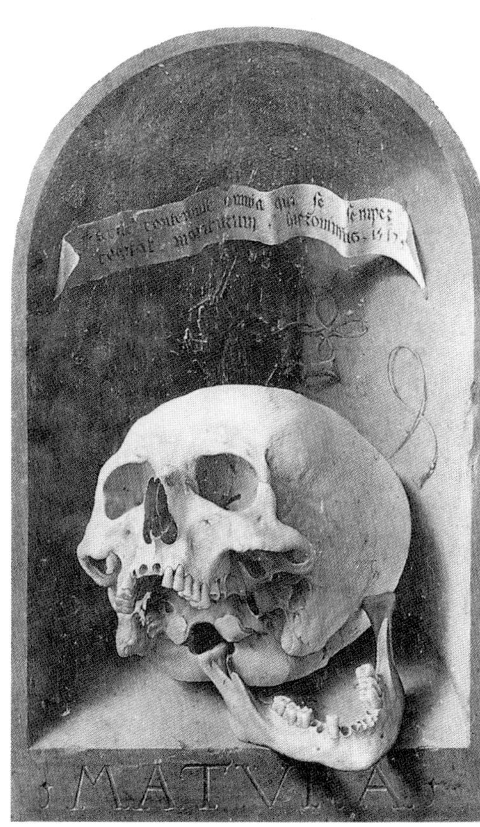

Jan Gossaert
Carondelet-Diptychon (Außenseite), 1517
Öl auf Holz; 43 x 27 cm
Paris, Louvre

Hans Holbein der Jüngere
Der Tod und der Abt, Holzschnitt aus:
Les simulacres & historiees faces de la mort,
Lyon 1538

Grauen und Schrecken verbunden, nicht zuletzt auch, weil die Theologie noch einen bruchlosen Übergang vom irdischen in das jenseitige Leben proklamierte, so wurde er seit der Mitte des 14. Jahrhunderts vom Klerus zunehmend makabrisiert. Dabei konnten die Schrecken des Schwarzen Todes, der verheerenden Pestepidemien, für diesen Zweck nutzbar gemacht werden. Sie waren jedoch nicht Primärursache für all diese Todesvorstellungen – Pestepidemien großen Ausmaßes hatte es schon vorher gegeben, ohne daß sie zu einer Veränderung des Todesbildes geführt hätten. Hintergrund war vielmehr das Interesse der Kirche, die sich in ihrer bis dahin schwersten Krise befand (man denke nur an das Auseinanderbrechen der Kirche in zwei Papstkirchen, an das große abendländische Schisma)[77], in der sie den schwindenden Einfluß auf die Laien zurückzugewinnen hatte. Zu diesem Zweck führte sie in die Theologie das »Drama der Agonie«[78] ein. Dem Gläubigen, der als durch und durch sündenbeladener Mensch angeprangert wurde, konnte Rettung verheißen werden, wenn er im Hinblick auf den Tod als letzten Lebensabschnitt in steter Reue und Selbstzerknirschung Buße tat. Dazu mußte er sich aber dem Klerus als Absolution (»Ego te absolvo«) erteilender Instanz anvertrauen. Nicht zufällig, daß im 14./15. Jahrhundert die Ohrenbeichte (»confessio oris«) vor dem Beichtvater als ein alle Lebensbereiche der Laien kontrollierendes Mittel eingeführt wurde.

Eine weitere, vielleicht noch wesentlichere Voraussetzung für das Aufkommen der neuen Todesvorstellungen, die die theologischen Ängstigungsstrategien erst ermöglichte, war der in Kreisen der Intelligenz und des Handelsbürgertums sich ausbreitende spätmittelalterliche Individualismus. Er war eine Folgeerscheinung der zunehmend von einzelnen wahrzunehmenden Kompetenzen im Zusammenhang mit der Ausbreitung früh- beziehungsweise handelskapitalistischer Wirtschaftsmethoden. Das »Zurückgeworfensein« auf das eigene Ich bedeutete eine tendenzielle Loslösung aus kollektiven sozialen Strukturen und

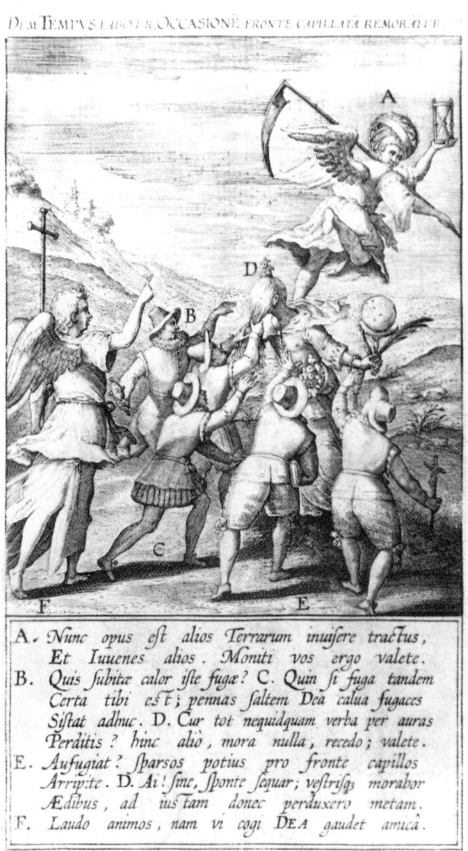

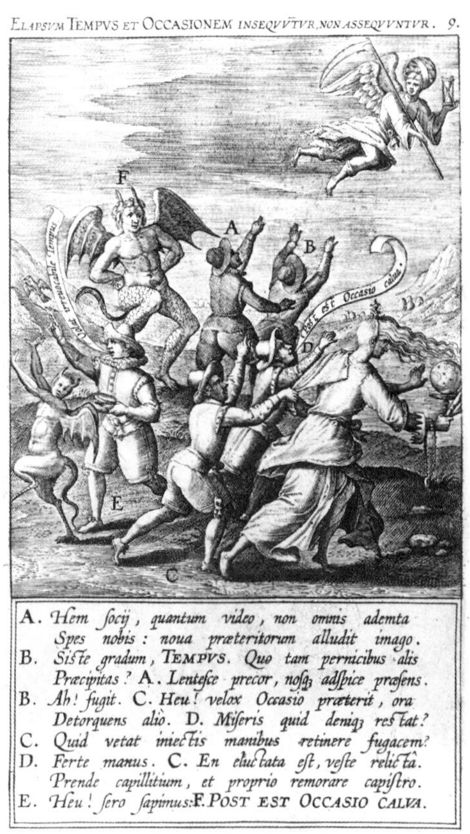

Theodor Galle
Ergriffene Gelegenheit, verpaßte Gelegenheit, aus: Joannes David: Occasio arrepta, neglecta, Antwerpen 1605

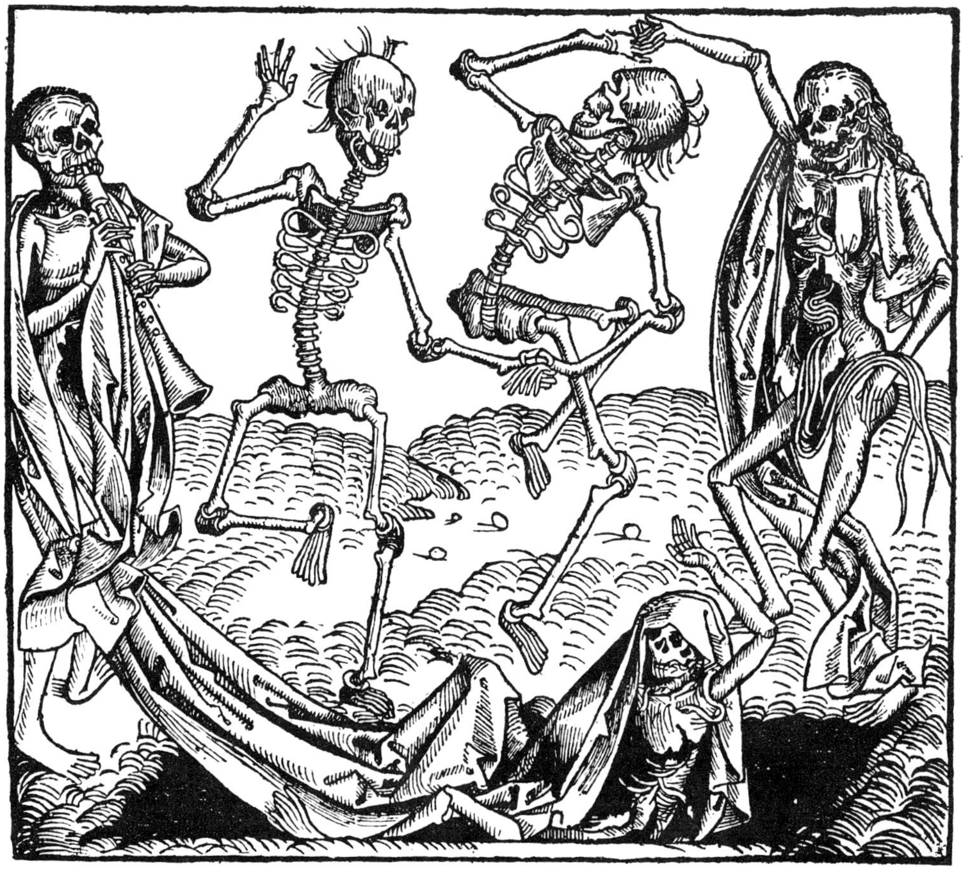

Michael Wolgemut
Totentanz; Illustration zu Hartmann Schedels »Weltchronik«, Nürnberg 1493

damit ein Schutzloswerden der eigenen Existenz. Hinzu kam, daß das Modell des vom Handelsbürgertum gepflegten Kreditsystems auf das Leben selbst angewandt wurde, das nun von der Theologie gleichsam als Termingeschäft aufgefaßt wurde: Auch im Leben komme es nur auf das Erkennen der richtigen »occasio« an.[79] Um des ewigen Lebens teilhaftig zu werden, bedürfe es der Umkehr im entscheidenden Augenblick des Todes (Abb. S. 78).

Daß erwerbswirtschaftlich aufgehäufte Reichtümer »sub specie aeternitatis« nichts bedeuten, sie nur eitler Tand sind, war ein Aspekt, den die Kirche angesichts wachsender kapitalistischer Strukturen kritisch ins Feld führte. Dieser Vanitas-Gedanke, der gerade auch von der nicht am Reichtum partizipierenden kulturkonservativen sozialen Schicht der humanistischen Intelligenz vertreten wurde, geriet zu einem integralen Bestandteil der Ikonographie einer Vielzahl von Stilleben, die, den neuen Konsumstandards entsprechend, oft Luxusgüter vor Augen führen; dies jedoch in der ambivalenten Weise, daß deren verführerischer, Begehrlichkeit weckender Reiz, der mit Mitteln einer hochdifferenziert verfeinerten ästhetischen Gestaltung noch gesteigert wurde, durch die Beigabe eines an die Vergänglichkeit aller Dinge mahnenden Totenkopfes verleidet wurde. Es ist ein in dieser Zeit offiziell eingeführtes, danach langfristig wirksam gewordenes kulturelles Muster, daß das Todesmotiv neurotische Leiden schafft, die einen ungetrübten Lebensgenuß nicht mehr zulassen.

In der Phase nach der Beendigung des Dreißigjährigen Krieges, in den fünfziger und sechziger Jahren des 17. Jahrhunderts, wird das Vanitas-Thema auffallend häufig angeschlagen. Es ist eine Zeit, in der die meisten Staaten durch die hohen Ausgaben zur Finanzierung des Krieges völlig ruiniert waren und die Hinfälligkeit der nationalen Budgets, aber auch der kleinen, von einzelnen gehorteten Schätze nur allzu deutlich wurde. Auch die Autoritäten hatten gelitten:

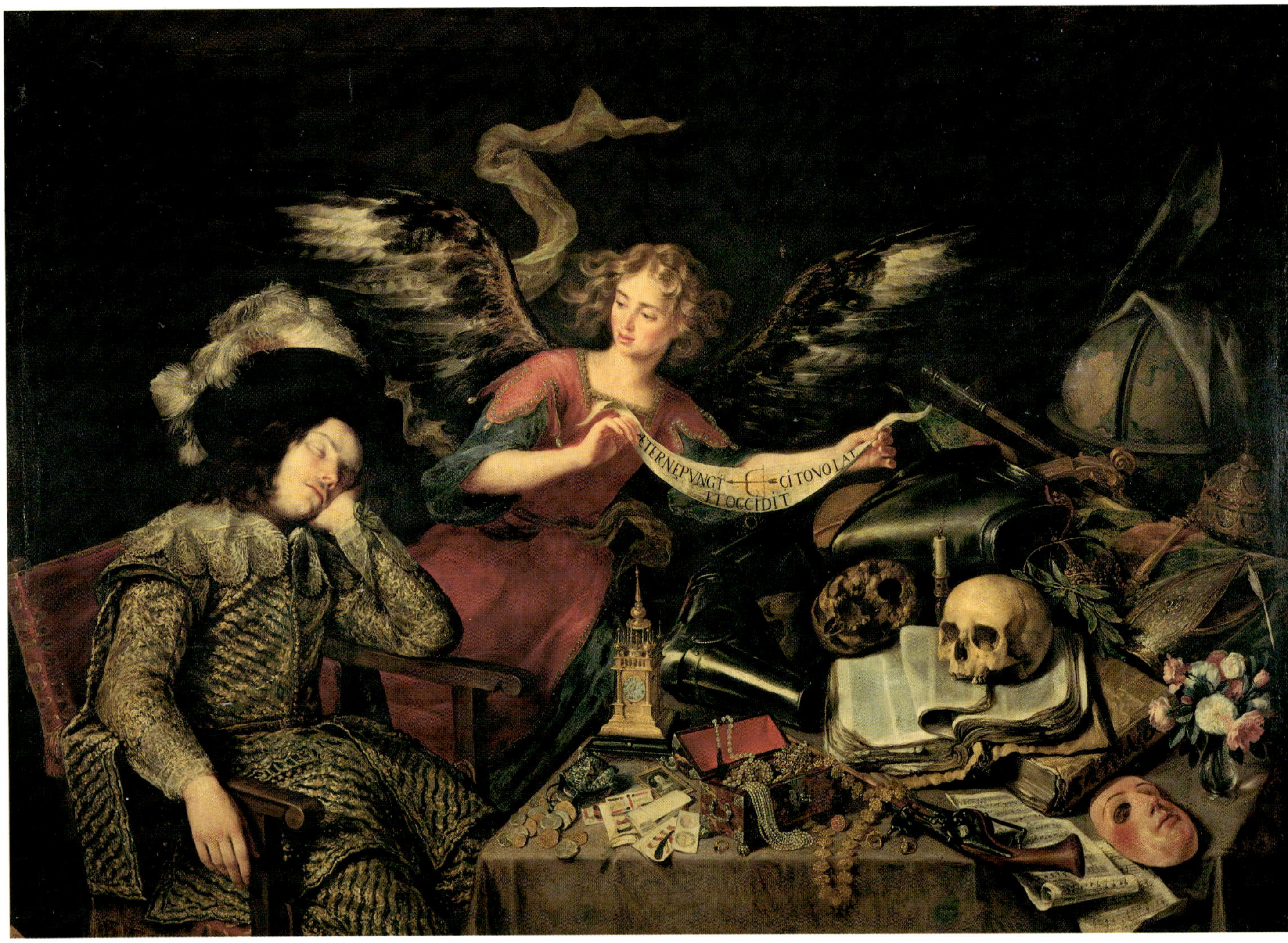

Antonio de Pereda (um 1608–1678)
Der Traum des Ritters
Öl auf Holz; 152 x 217 cm
Madrid, Real Academia de San Fernando

Nie zuvor war die Diskrepanz zwischen Ideologie (religiöser Motivation des Krieges) und Realität (Eroberungs- und Beutestreben) der Bevölkerung so schmerzlich bewußt geworden.

Meistens sind es weniger die bürgerliches Besitzstreben repräsentierenden Güter als die Reichtümer und Machtinsignien der Herrscher, die auf den Stillleben dem Verdikt der Eitelkeit verfallen. Man bedenke, daß erstmals ein Parlament, das englische, als eigentlicher Staatssouverän das Machtmonopol des Königs brechen, ja ihn absetzen und hinrichten lassen konnte (wie Karl I. 1649). Diese neuen politischen Konstellationen gaben der Vanitas-Thematik eine veränderte Dimension. Trotz der neuen Lage blieb das Repertoire der Gegenstände weitgehend im Rahmen äußerlicher Machtsymbole: Kronen – die Tiara des Papstes und Mitren, aber auch Königskronen – und ein Ritterharnisch gehörten stets dazu wie weiterhin der Globus als Symbol weltweiter Machtexpansion und Eroberungslust. Diese »Elemente der Eitelkeit«, die einen Legitimitätsschwund der Herrscher indizieren, sind von zentraler Bedeutung auf Antonio de Peredas (1608–1678) *Traum des Ritters* (Abb. S. 80). Auf einem Lehnstuhl sitzt links ein eingeschlafener junger Edelmann, den vom Schlaf bleichen Kopf in die Hand gestützt.[80] Der Inhalt seines Traums, die Eitelkeiten dieser Welt, erscheint rechts auf dem Tisch, hinterfangen von nachtschwarzer Finsternis. Neben den bereits erwähnten Herrschaftsinsignien werden Bücher, Noten, Münzen, Perlen, Waffen, eine Maske (als Zeichen der Thalia, des Theaters) für nichtig erklärt. Zwei

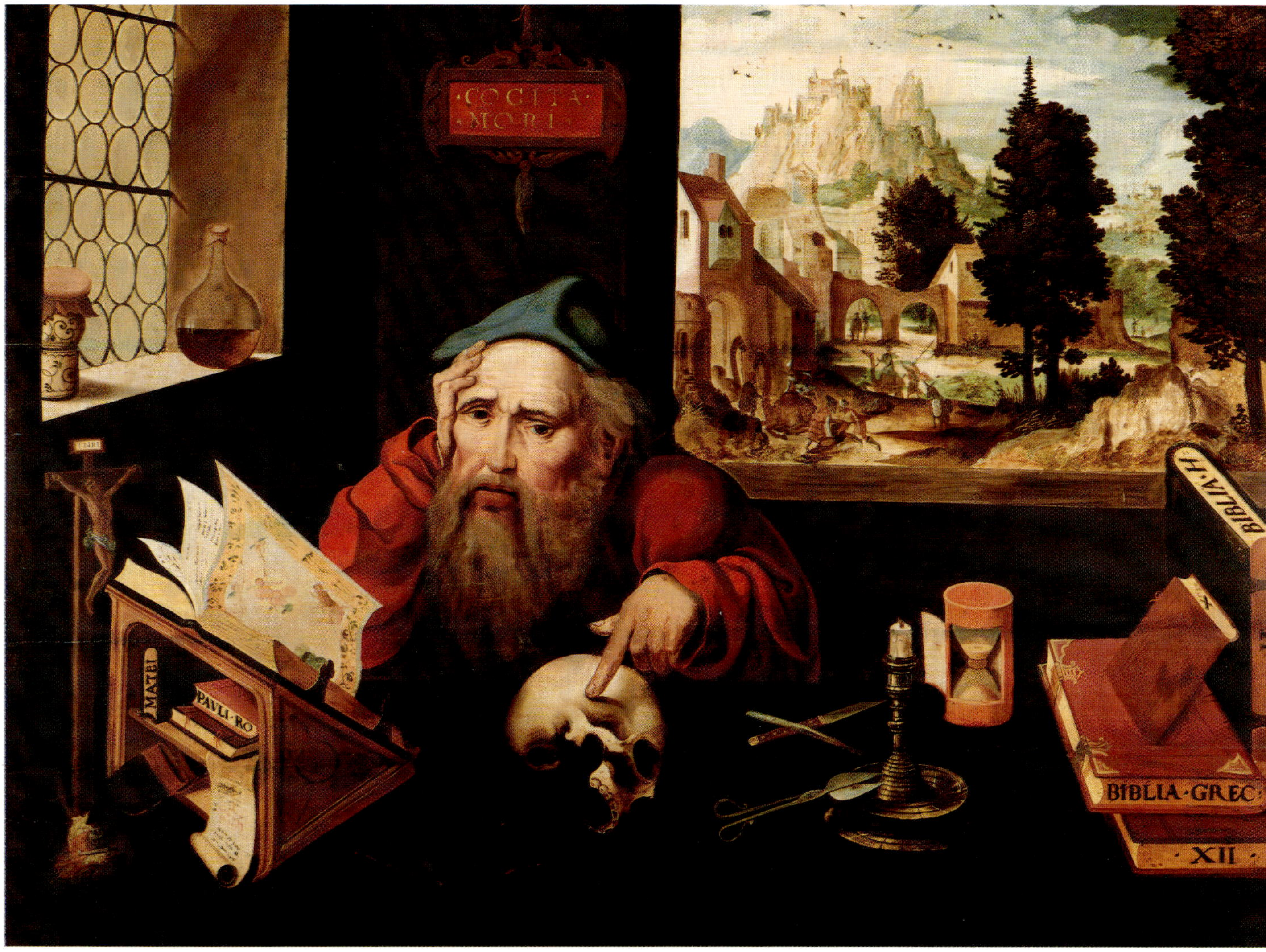

Massys-Umkreis
Hieronymus, um 1520
Öl auf Holz; 77 x 105 cm
Düsseldorf, Kunstmuseum, Dauerleihgabe Frau Bettina Bachmann

Totenköpfe – einer davon zur Seite gerollt, so daß man in ihn hineinsehen kann (das Motiv findet sich schon bei Andreas Vesal, »De Humani corporis fabrica«, 3. Aufl., Venedig 1568, S. 164) – sind ebenso wie die abgebrannte Kerze und die Tischuhr Zeichen der Vergänglichkeit. Auch die Blumen in der Vase sind (nach Psalm 103, 15–16, wo von den bald verdorrenden Blumen auf dem Feld die Rede ist) ein Vanitas-Symbol. Eine engelgleiche geflügelte Gestalt breitet herbeifliegend ein Spruchband mit der Sentenz »Aeterne pungit, cito volat et occidit«[81] aus. »Der hohen Taten Ruhm muß wie ein Traum vergehn«, dieser Vers aus Andreas Gryphius' Gedicht »Alles ist eitel« trifft, als Motto, die Intention von Peredas Bild. Peredas Traummotiv hat aber auch eine seiner Ikonographie noch näherstehende literarische Parallele, nämlich eine Stelle in Calderón de la Barcas Drama »La vida es suenão« (»Das Leben ein Traum«), in dem einem Herrscher bedeutet wird, die von ihm ausgeübte Königswürde sei nur ein verwirrter Traum gewesen. Er meditiert:

»Denn in den Räumen
Dieser Wunderwelt ist eben
Nur ein Traum das ganze Leben;
Und der Mensch (das seh ich nun)
Träumt sein ganzes Sein und Tun,
Bis zuletzt die Träum' entschweben.

König sei er, träumt der König;
Und, in diesen Wahn versenkt,
Herrscht, gebietet er und lenkt.
Alles ist ihm untertänig,
Doch es bleibt davon ihm wenig,
Denn sein Glück verkehrt der Tod
Schnell in Staub (o bittre Not!);
Wen kann Herrschaft lüstern machen,
Der da weiß, daß ihm Erwachen
In des Todes Traume droht? ... «[82]

Auf Probleme imperialer Macht spielt Antonio de Pereda auch in seiner *Allegorie der Vergänglichkeit* an (Abb. S. 85). Darauf verweist schon der vom Engel in der Linken dem Betrachter entgegengehaltene Kameo mit einem Bildnis des spanischen Königs und deutschen Kaisers Karl V. über einem Globus, der die Ausdehnung des habsburgischen Weltreichs veranschaulichen soll. Seit dem Tod des Kaisers war damals (ca. 1640/50) schon fast ein Jahrhundert vergangen. Wie die am vorderen Tischrand symbolisch angedeuteten Überreste menschlicher Existenz, die ganz dem Verfall preisgegeben sind, so hatte auch sein Reich keinen Bestand.

Als »chef-d'œuvre du genre« (Meisterwerk der Gattung) der gemalten Vanitas-Allegorien hat man Pieter Boels (1622–1674) großformatiges Bild von 1663 (Abb. S. 83) bezeichnet.[83] Es stammt von einem Künstler, der, aus Antwerpen gebürtig und dort Schüler von Jan Fyt, sich später in Paris niederließ (1668) und als Mitarbeiter von Charles Lebrun für die königliche Gobelinmanufaktur tätig wurde. In einem nach links fluchtenden, halb zerfallenen Kirchenraum ist ein Sarkophag aufgestellt, vor dem im Vordergrund in pyramidal aufsteigender Stufung die Dinge der Eitelkeiten zur Schau stehen, gipfelnd in Hermelinmantel, Turban (ganz oben neben dem Totenkopf auf der Balustrade), Königskrone, Mitra und Globus. Zu diesen Insignien weltlicher und geistlicher Macht im Zenit der Komposition leitet eine reichdekorierte Schüssel, eine Goldschmiedearbeit mit mythologischen Szenen unglücklicher Liebesverhältnisse, empor, die rangmäßig niedrigere »Vanitates« überdeckt: Tamburin, Laute, Säbel, Harnisch, Malerpalette und vieles andere mehr. Die in einer Nische stehende Statue einer trauernden weiblichen Figur weist große Ähnlichkeit mit der angedeuteten Frauengestalt auf Nicolas Poussins berühmtem Selbstbildnis im Louvre auf.[84] Man kann sie als eine späte Nachfahrin der Weinenden auffassen, die am Grabe Philipps des Kühnen in Dijon die Tumba umstehen.[85] Pieter Boels Bild erfüllt all die Merkmale, die man üblicherweise mit barockem Pathos assoziiert: Prunk und Prachtentfaltung auch dort, wo Herrschaft und Reichtum der Nacht des Todes verfallen. Die Apostrophierung der Nichtigkeit irdischer Güter und Machtverhältnisse läßt aber dialektischerweise keinen Augenblick daran zweifeln, daß ihre reale Substanz hier und jetzt unangefochten, die irdische Rangordnung gewahrt bleibt.

Gegenüber Boels herrschaftlich-würdevollem »pompe funèbre« nimmt sich David Baillys (1584–1657) etwas früher gemaltes Vanitas-Stilleben (Abb. S. 84)[86] vergleichsweise zurückhaltend, in den Requisiten anspruchslos aus. Die Gattungsgrenzen von Stilleben und Porträt verschwimmen hier: Einerseits sind Bildnisse (als Bilder im Bild) Bestandteile eines stillebenhaften Arrangements auf dem Tisch – bestehend unter anderem aus Totenkopf, erloschener Kerze, Münzen, gestürztem Römer, Taschenuhr, Rosen, Perlenkette, Raucherpfeife, Büchern und Skulpturen, über denen Seifenblasen als Zeichen der Vergäng-

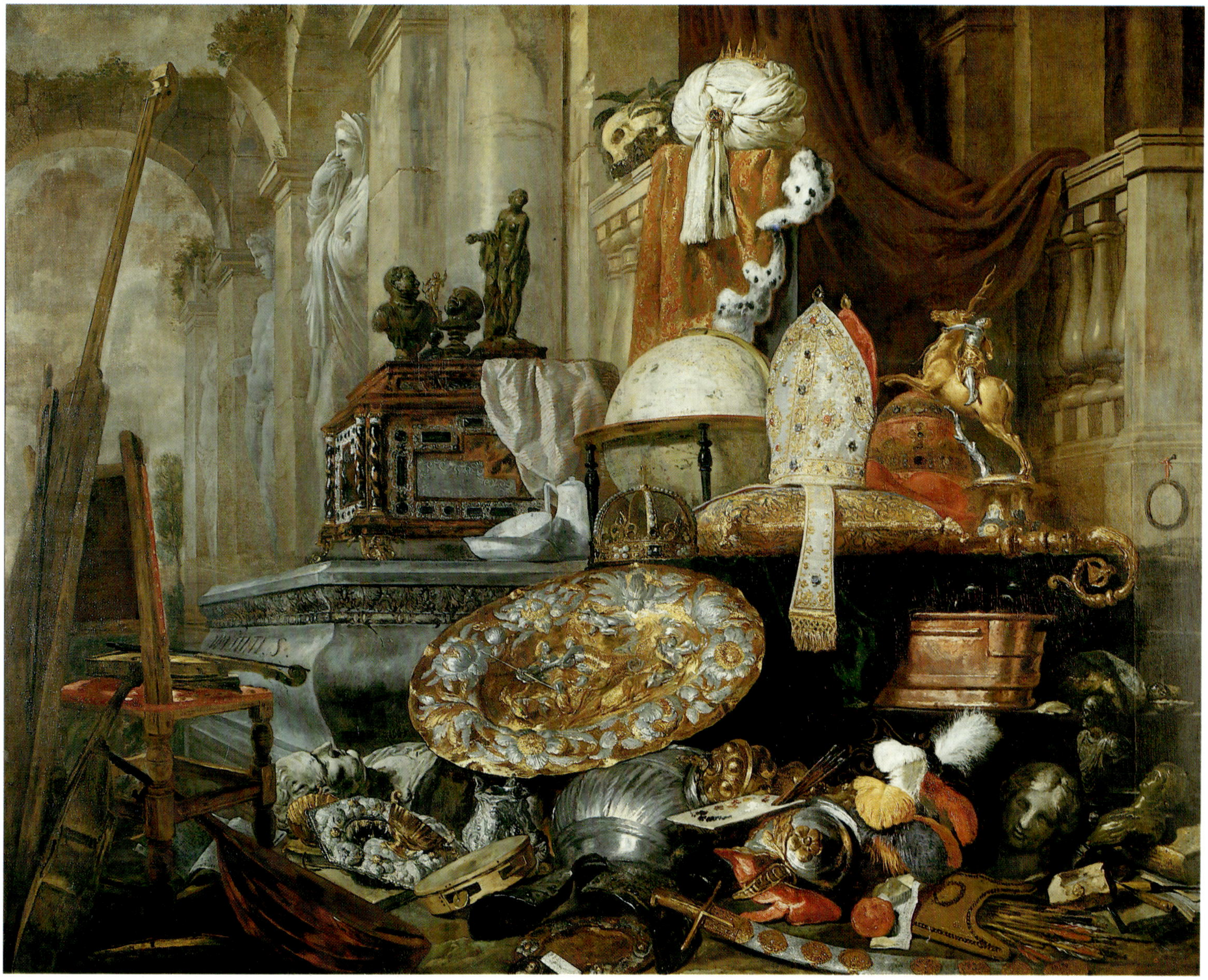

lichkeit schweben –, andererseits fungiert das Gegenstandskonglomerat als erläuterndes Attribut des jungen Mannes links, dessen Antlitz unverkennbar Züge eines Selbstporträts aufweist. Angesichts dieser Tatsache irritiert freilich, daß der Künstler 1651, als er das Bild malte, bereits 67 Jahre alt war. Der Widerspruch löst sich auf, wenn man sich klarmacht, daß sein damaliges Aussehen auf dem kleinen, dem Betrachter demonstrativ entgegengehaltenen, ovalförmig gerahmten Bildnis wiedergegeben ist, das als Medium bereits selbst ein Dokument der Vergänglichkeit darstellt. Dagegen ist das Gesicht des jugendlichen Künstlers ein Selbstzitat aus früheren, über vier Jahrzehnte zurückliegenden Jahren. Das Gemälde suggeriert also durch Vertauschung der Zeitzustände, von Fiktion (Vergangenheit) und Realität (Gegenwart), der junge Künstler nehme sein künftiges Alter vorweg, das 1651 Gegenwart ist, aber im Medium des thematisierten Bildnisses schon vergangen erscheint, wo doch der leibhaftig-präsent, in der innerbildlichen Realität ersten Grades »wirklicher« erscheinende Jüngling tatsächlich einen entschwundenen Zustand verkörpert. Gegenüber der oft schematisch-ideenarm wiederholten Topik holländischer Vanitas-Stilleben gewinnt Baillys Bild durch das Spiel mit der zeitlichen Irreführung der Problematik eine neue Qualität ab.

Pieter Boel
Großes Vanitas-Stilleben, 1663
Öl auf Leinwand; 207 x 260 cm
Lille, Musée des Beaux-Arts

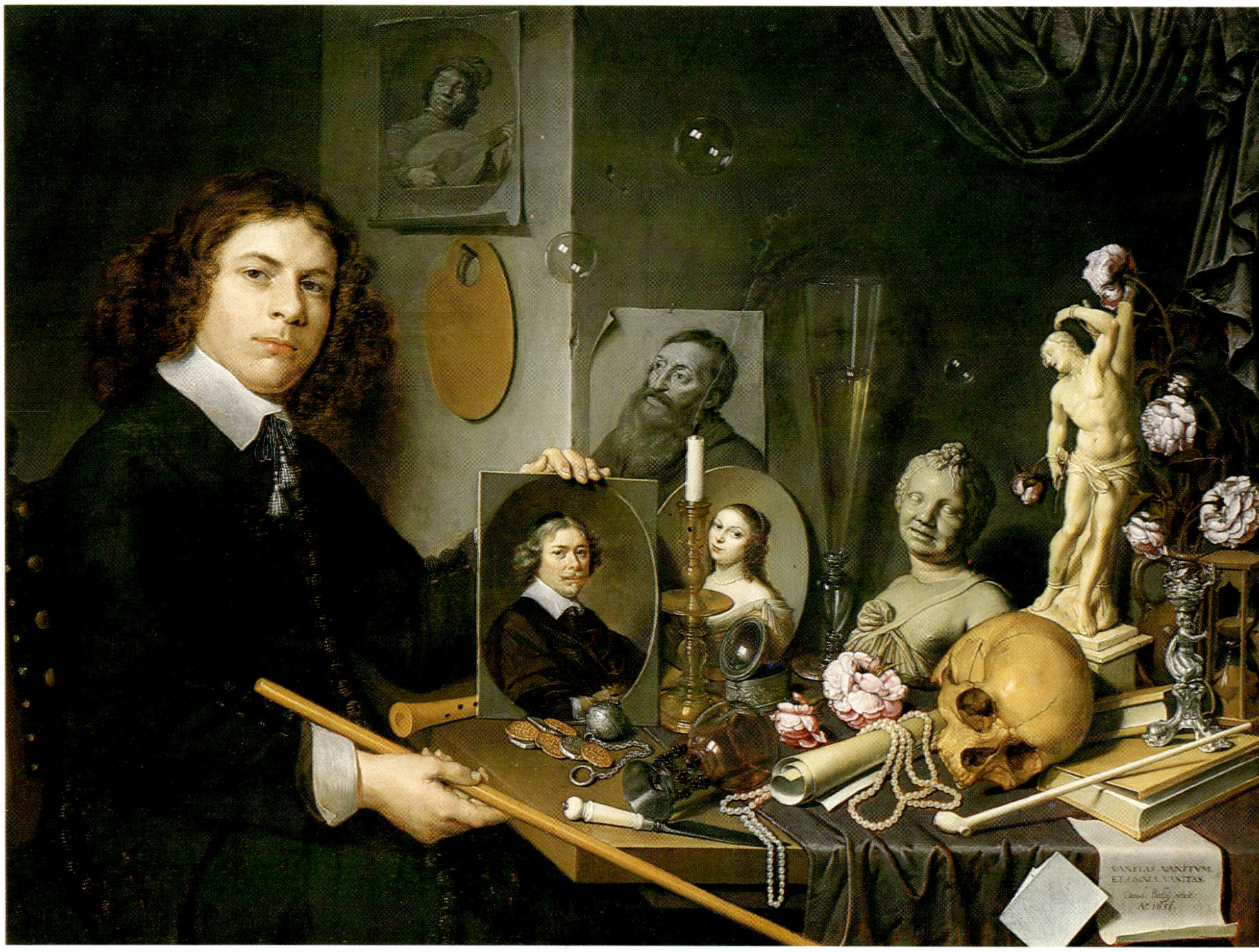

David Bailly
Selbstbildnis mit Vanitassymbolen, 1651
Öl auf Holz; 89,5 x 122 cm
Leiden, Stedelijk Museum De Lakenhal

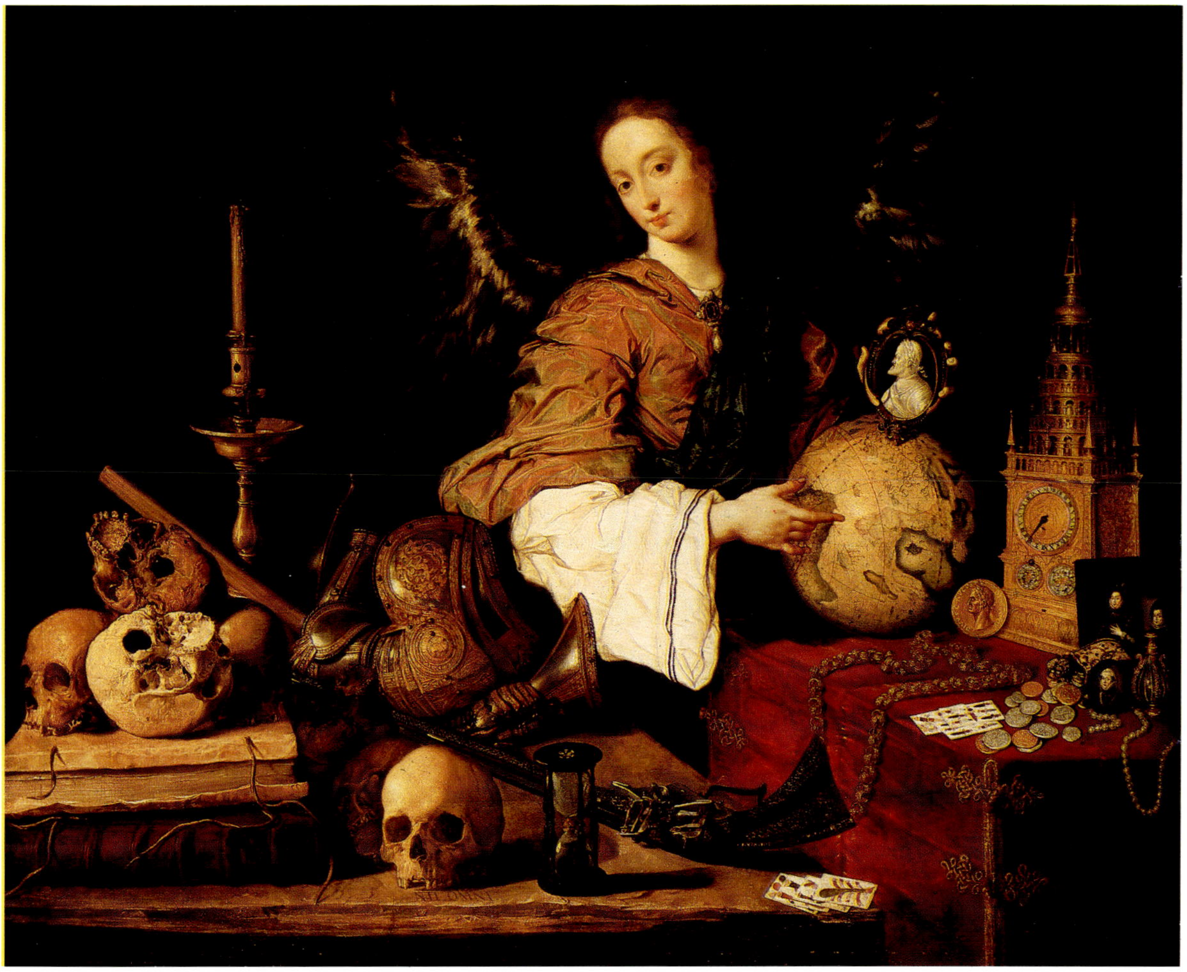

Antonio de Pereda
Allegorie der Vergänglichkeit, um 1640
Öl auf Holz; 139,5 x 174 cm
Wien, Kunsthistorisches Museum

Peredas Vanitas-Stilleben ist wie der »Traum des Ritters« voller Anspielungen auf Probleme imperialer Macht. Darauf verweist schon der vom Engel in der Linken dem Betrachter entgegengehaltene Kameo mit einem Bildnis des spanischen Königs und deutschen Kaisers Karl V. über einem Globus, der die Ausdehnung des habsburgischen Weltreichs, in dem »die Sonne niemals unterging«, veranschaulichen soll. Seit dem Tod des Kaisers war damals schon fast ein Jahrhundert vergangen. Wie die am vorderen Rand des Tisches symbolisch angedeuteten Überreste menschlicher Existenz, die ganz dem Verfall preisgegeben sind, so hatte auch sein Reich keinen Bestand. »Nil omne« (»alles nichts«) lautet daher die Botschaft des Künstlers, die man neben der Sanduhr lesen kann. – Pereda malte das Bild in einer Zeit, in der Spanien unter Philipp IV. (1621–1665) nach der Loslösung Portugals und Kataloniens (1640) und dem aussichtslosen Krieg gegen die um ihre Unabhängigkeit kämpfenden Niederlande (Westfälischer Friede, 1648) seine Hegemonialstellung verlor und wirtschaftlich dem Ruin entgegenging.

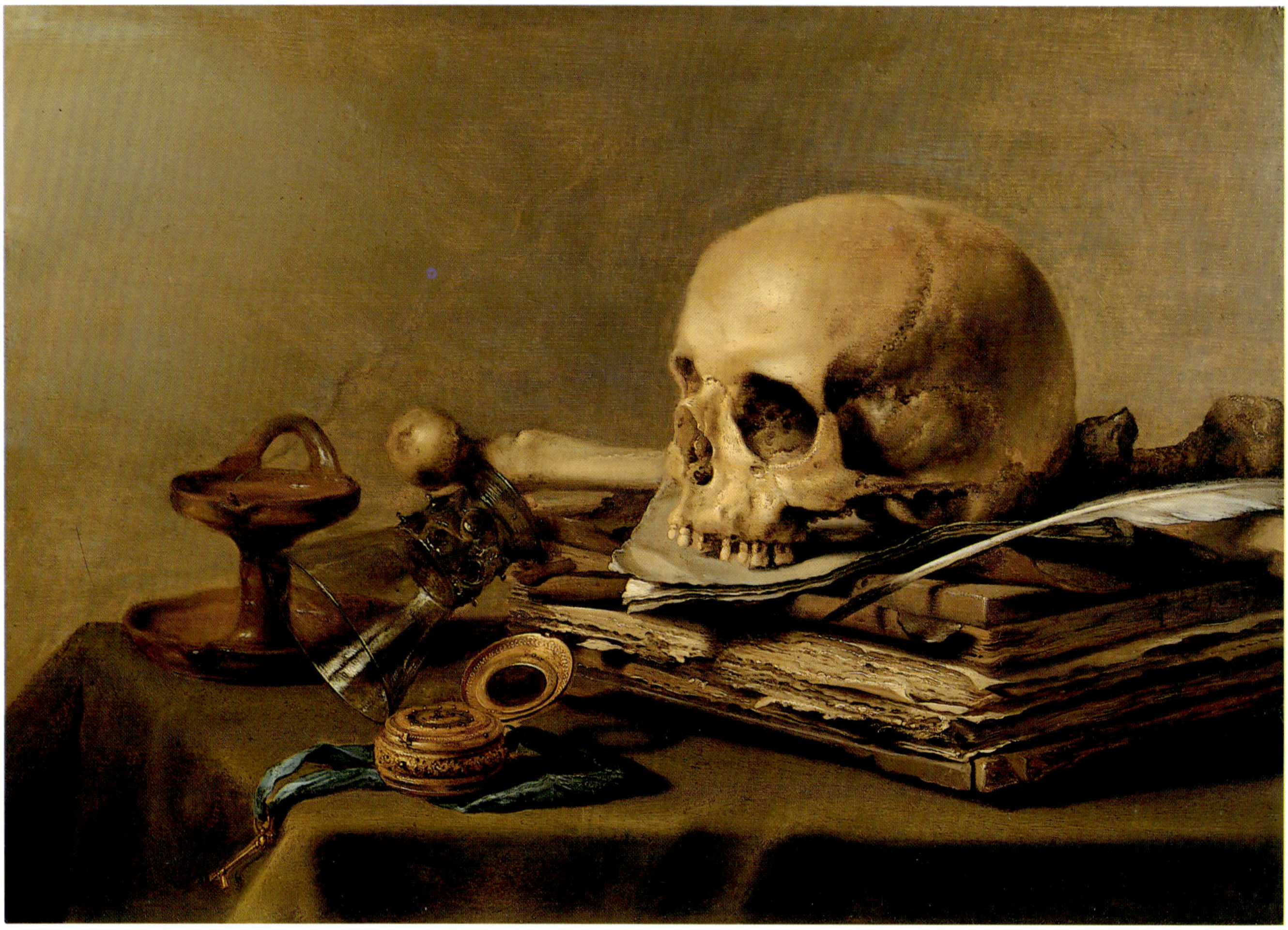

Pieter Claesz (1597/98–1660)
Vanitas-Stilleben, 1630
39,5 x 56 cm
Den Haag, Mauritshuis

Durch fast alle Stillebenmomente zieht sich – mehr oder weniger manifest – der Vanitas-Aspekt, die Klage über die Vergänglichkeit der Dinge, oft symbolisiert über die Requisiten eines Totenkopfs oder einer Uhr wie hier auf Pieter Claesz' Haager Stilleben, bei dem noch ein umgefallener Römer und eine erloschene Kerze hinzukommen. Claesz setzt den Akzent seiner metaphysischen Kritik auf die Buchgelehrsamkeit, die unter dem Gesichtspunkt der Ewigkeit sinnlos erscheine. Dem aufgeklärten Anspruch, im Buch Erkenntnisse, Erfahrungen und Gedanken über die Lebensspanne des Individuums hinaus dauerhaft fixierbar zu machen, wird von religiöser Warte aus mit resignierter Skepsis begegnet. Claesz malte sein zu einem »monochromen« Gesamteindruck grauer, brauner und grüner Valeurs tendierendes Stilleben zu einer Zeit (1630), als der europäische Buchmarkt gerade stark expandierte.

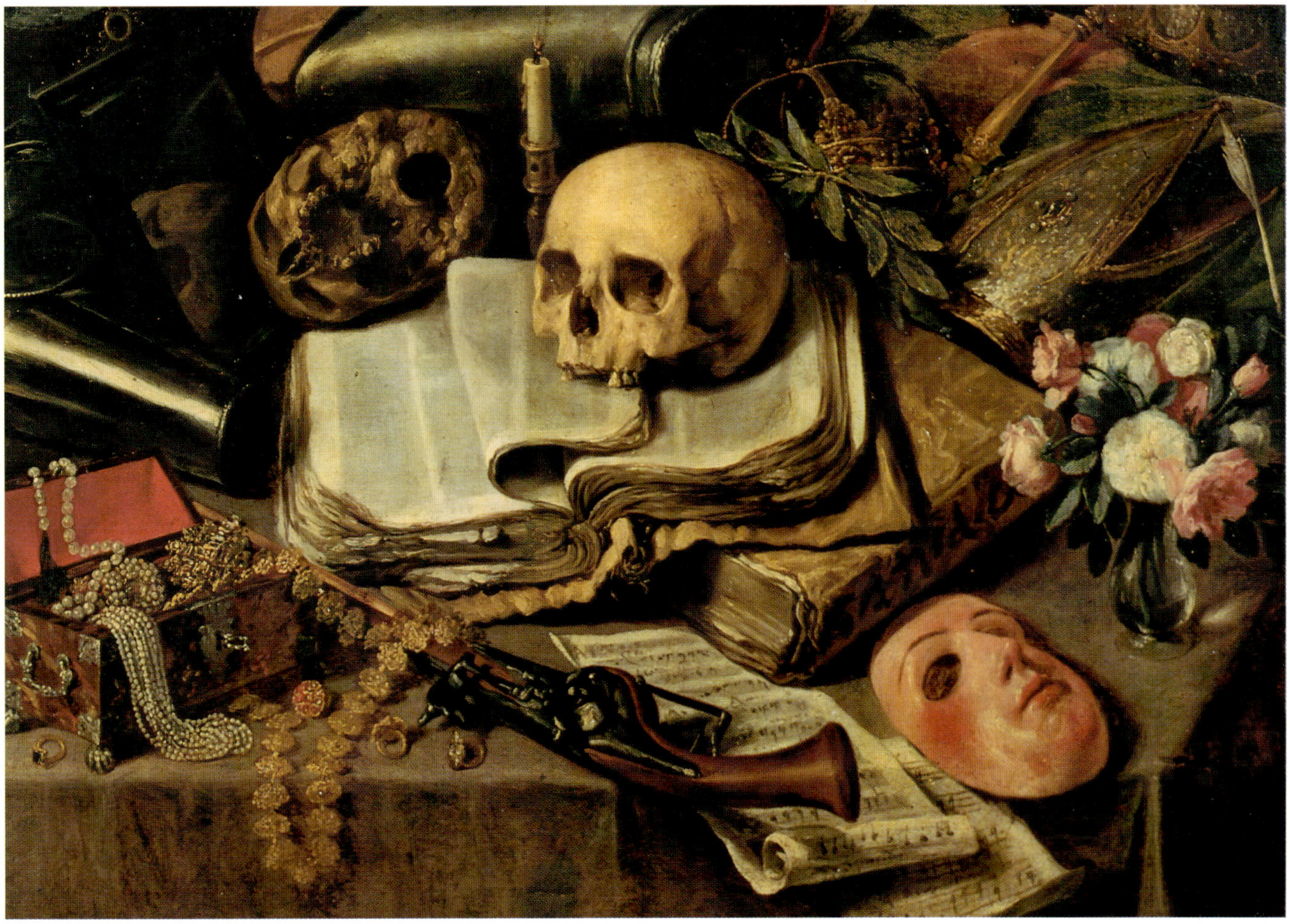

Detail aus Abbildung Seite 80

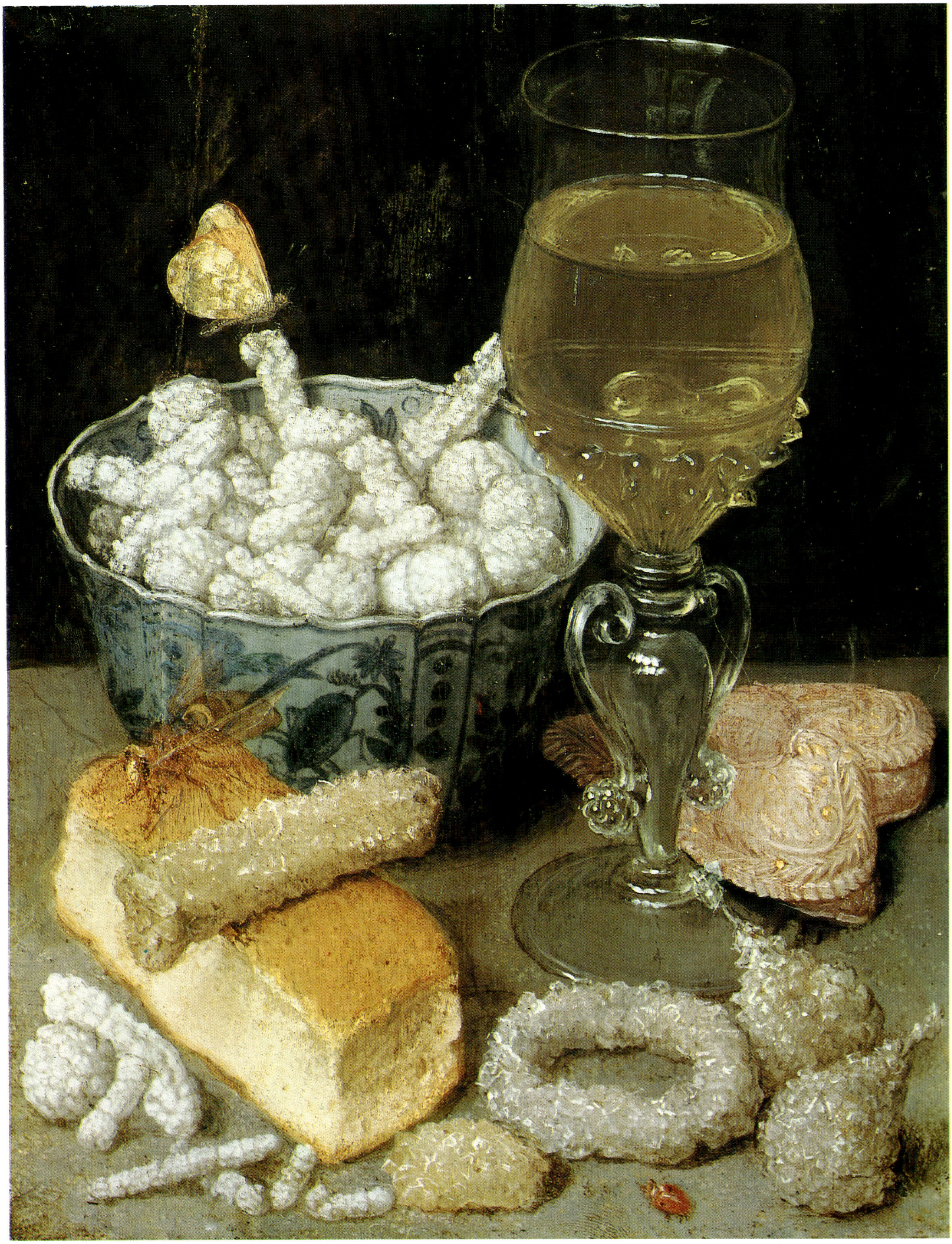

7 Dessert- und Konfektstilleben

In der aristokratischen und patrizischen Eßkultur bildete das Dessert den Abschluß des aus sechs bis acht, manchmal sogar neun Gängen bestehenden Banketts. Die Stillebenmalerei hat dieses Motiv schon früh dargestellt. Das Interesse daran fand seinen Höhepunkt zu der Zeit, als zahlreiche Delikatessen als neue Luxusgüter eingeführt worden waren. Das gilt besonders für Zuckerwerk, das seit etwa 1600 auf Stillebenbildern auftaucht. Die Einführung des Zuckers bedeutete eine radikale Revolutionierung des Geschmacks.[87] Anfangs nur für pharmazeutische Zwecke verwendet, löste der Zucker, seitdem das ausschließlich in tropischen Klimazonen gedeihende Zuckerrohr nicht nur in Ostindien, sondern auch auf Madeira, den Azoren, den Kanaren und schließlich in Brasilien für den Export nach Europa in großen Plantagen angebaut wurde, den Honig als Süßstoff und Nahrungsmittel ab. Das Zuckerrohr wurde bereits in den Anbaugebieten in Mühlen gepreßt und der in kegelförmigen Gefäßen gedickte Saft zur Bereitung verschickt.

Die kristalline Struktur des auf Madeira und den Kanarischen Inseln bereiteten Kandiszuckers, damals auch Eiszucker genannt, hat besonders Georg Flegel (1563–1638)[88] auf seinen Konfektstilleben (Abb. S. 88) minutiös wiedergegeben. Sein Frankfurter Bild zeigt auf einem Tisch im Vordergrund kandierte Früchte wie die zwei Feigen rechts, die von groben Zuckerkristallen überkrustet sind. Teilweise sind die Früchte in Buchstabenform geschnitten. So ist ein großes O zu erkennen, aber auch ein zerbröckeltes A, das links neben einem Brotstückchen liegt, auf das – wie ein Querbalken – ein gerades Zuckerstück gelegt ist, dem sich eine unverhältnismäßig groß geratene Biene nähert. Kandierte, mit Puderzucker bestäubte Früchte befinden sich auch in der blau ornamentierten Steingutschüssel. Auf das Zuckerwerk hat sich ein Zitronenfalter niedergelassen, dessen Flügel von Spuren des Puderzuckers bestäubt sind. Das Zuckerkonfekt erfährt bei Flegel eine religiöse Aufwertung, denn das scheinbar belanglose Arrangement ist voller sakraler Andeutungen. So verweisen die Buchstaben A und O (= Alpha und Omega) als erste und letzte Buchstaben des griechischen Alphabets nach der Apokalypse (1, 8; 21, 6) auf Gott beziehungsweise Christus als den Anfang und das Ende. Der Bezug auf Christus wird noch unterstrichen durch das von Zuckerstab und Brot gebildete Kreuz. Schließlich geben Brot und Wein (in dem zierlichen Glas mit den Amphorenhenkeln ähnlichen Verzierungen, die unten in Traubenformen auslaufen) einen Hinweis auf die Eucharistie. An das Erlösungswerk Christi soll der Schmetterling erinnern, seit alters ein Symbol der Psyche beziehungsweise der Auferstehung, da er sich aus der scheinbar toten Puppe zu neuem Leben löst. Das Herz rechts in Form eines Gebildbrotes aus Oblatenteig, scheint eine Reminiszenz an das Herz Christi zu beinhalten. Zucker hat bei Flegel gänzlich die religiösen Valenzen des Honigs übernommen, der im Mittelalter mit »geistlicher Süße« gleichgesetzt wurde.[89]

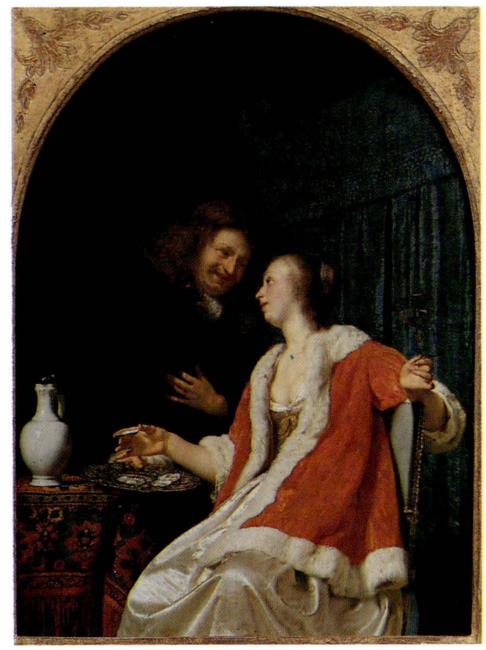

Frans van Mieris
Austernmahlzeit, 1661
Öl auf Holz; 27 x 20 cm
Den Haag, Mauritshuis

Georg Flegel (1566–1638)
Stilleben mit Brot und Zuckerwerk, undatiert
Öl auf Holz; 21,7 x 17 cm
Frankfurt, Städelsches Kunstinstitut

Diese spirituelle Verklärung des Zuckers ist gewiß aus der Wertschätzung des neuen Luxusgutes heraus zu verstehen. In den nachfolgenden Jahrzehnten änderte sich die Einstellung zum Zucker, dessen suchterzeugende Wirkung bald erkannt wurde. Christian Hofmann von Hofmannswaldau kann daher den Zukker mit der Wollust vergleichen (»Die Wollust bleibet doch der Zucker dieser Zeit...«). Und in einer seiner »Verliebten Arien« heißt es: »Das Angedenken/ Der Zuckerlust/Will mich in Angst versenken./Er will verdammte Kost/Uns zeitlich kränken./Was man geschmeckt und nicht mehr schmecken soll,/Ist freudenleer und jammervoll ...«[90]

Auch auf anderen Stilleben hat Flegel die Anordnung von Dessertelementen zum Schauplatz einer geistlichen Handlung werden lassen. So ist sein kleines *Dessertstilleben* (Abb. S. 91) bestimmt durch den Gegensatz von Papagei und Maus, die die Prinzipien von Gut und Böse vertreten. Die Maus knabbert am Zuckerzeug und hat bereits eine Walnuß geöffnet – nach Augustin Sinnbild Christi, da die hölzerne Schale auf das Kreuzesholz, die süße Frucht auf die göttliche Natur Christi verweise.[91] Zuckerwerk, Nüsse, Feigen und Rosinen, die teilweise in der kostbaren chinesischen Schale, teilweise davor liegen, repräsentieren geistliche Prinzipien, die vom Papagei mit dem grünen Gefieder, der sich am hinteren Rand der Schale niedergelassen hat, gleichsam bewacht werden.[92] Weintrauben und Weinglas betonen zusätzlich den religiösen Kontext. Auch die Nelke, die seit dem Spätmittelalter von den Theologen wegen der Nagelform ihrer Blätter und Frucht mit dem Kreuzestod Christi symbolisch in Verbindung gebracht wurde, ergänzt dieses Bedeutungsfeld. Schließlich dürften die Geldstücke vorn ebenfalls eine Anspielung auf die Passion einschließen, da sie wohl an den Verrat Christi durch Judas Ischariot für dreißig Silberlinge gemahnen sollen.

Flegels *Großes Schauessen* (Abb. S. 93), das einen gestuften, buffetartigen Aufbau im Sinne des in der Zeit des Barock beliebten Tafelzeremoniells darstellt, auf den man von der Seite her blickt (die vordere Tischkante schließt demgegenüber, wie auf diesen frühen Stilleben üblich, rahmenparallel ab), zeigt wiederum nur einen Ausschnitt, der Konfekt und Dessertfrüchte versammelt. Im Zentrum der Komposition steht die Schaftschale mit Zuckerwerk, um die sich Zinnteller mit Früchten, ein über den Rand ragendes Messer[93] mit damasziertem Griff, Brotscheiben, Backwerk, kostbare Pokale, die ihrerseits wieder als Stütze erhöhter Fruchtschalen dienen, und schließlich eine Prunkvase mit Blumen gruppieren. Durch raffinierte Substruktionen werden die Schalen und Gefäße jeweils so erhöht, daß sie nahezu ganz, ohne von anderen Gegenständen verdeckt zu werden, sichtbar sind. Diese Darstellungsweise ist für die frühen Stilleben typisch, bei denen noch das Interesse der Auftraggeber und Künstler an der optisch unversehrten, ungeteilten Wiedergabe der Gegenstände vorherrschte. Die Dinge galten als zu kostbar, als daß sie ästhetischen Prinzipien zuliebe dem besitzstolzen Blick hätten entzogen werden dürfen. Auch bei diesem Bild läßt Flegel wieder die Auferstehungsthematik anklingen, was allein bereits die Detailmotive des Papageis, des Schmetterlings vorn links und des Granatapfels beweisen,[94] der seit dem Mittelalter, unter Aufgreifen des antiken Proserpina-Mythos, im Sinne der Auferstehung ausgelegt wurde.

Das altertümliche Prinzip isolierender Darstellung von Schalen, Körben und Vasen findet sich auch bei Osias Beert (ca. 1580–1624), einem Antwerpener Stilllebenmaler, der sich gleichfalls weitgehend auf Dessertmotive spezialisiert hatte (Abb. S. 95 u. 97). Auch er stellt gern eine erhöhte Silberschale mit Zuckerwerk oder Marzipanbrot in die Bildmitte – so auf dem Stuttgarter Stilleben, das darüber hinaus links einen Zinnteller mit Austern und einen weiteren mit Feigen,

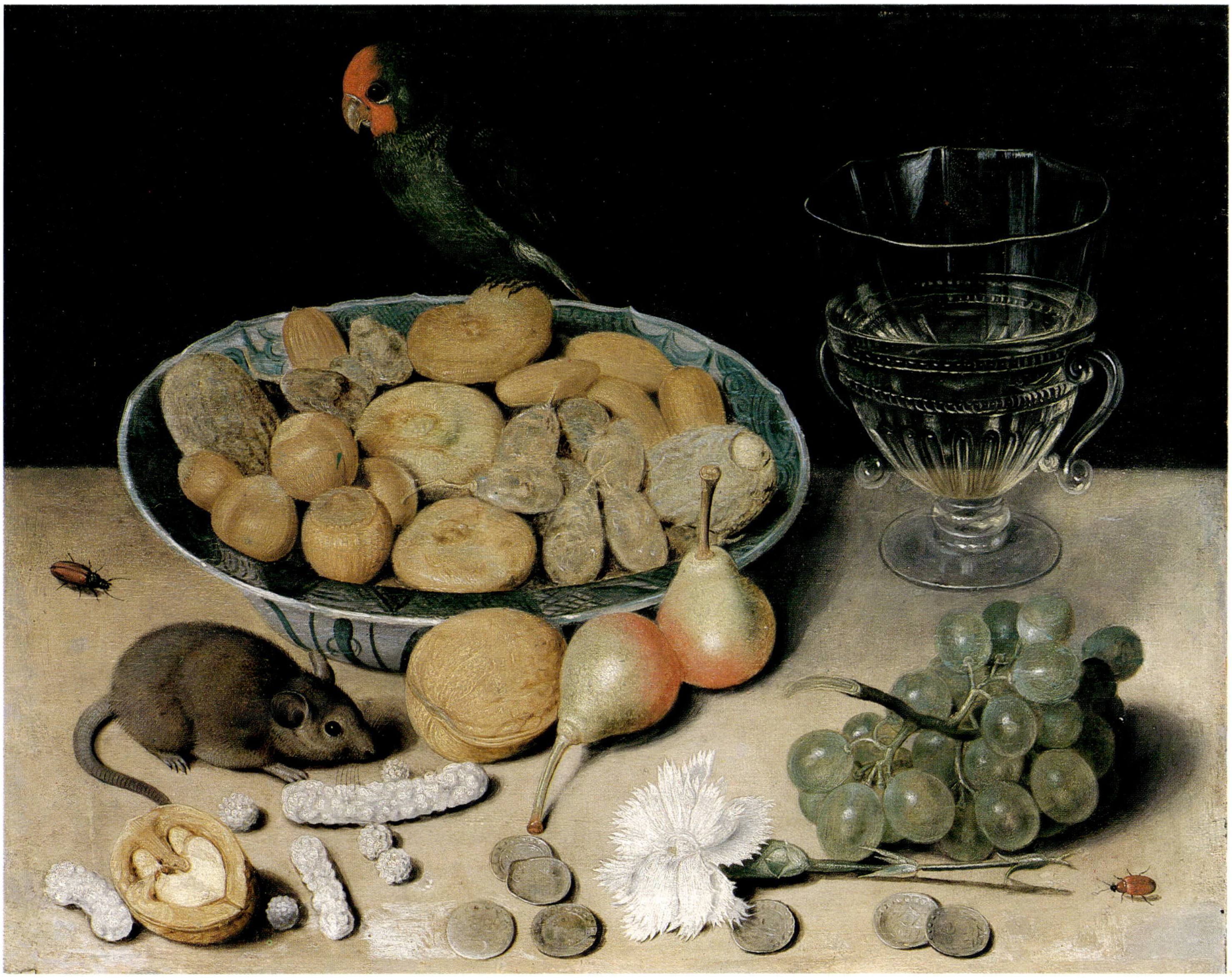

Georg Flegel (1566–1638)
Dessert-Stilleben, undatiert
Öl auf Holz; 22 x 28 cm
München, Alte Pinakothek

rechts in Öl schwimmende Oliven, ein topfhohes Keramikgefäß mit Kastanien und vorn Zitronen präsentiert. Austern wurden in der späteren holländischen Genremalerei des 17. Jahrhunderts in der Regel als erotische – vaginale – Symbole aufgefaßt, so etwa bei Frans van Mieris' d. Ä. *Austernmahlzeit* (Abb. S. 89). Hier dürfte ihnen aber noch im Sinne der Deutung des »Physiologus«, einem Tierbuch aus dem 3. Jahrhundert n. Chr., das in 55 Kapiteln das Verhalten von Tieren moralisch auf die christliche Lehre bezieht, der religiöse Sinngehalt der Muschel zugewiesen worden sein, die man mit Maria, der Gebärerin der kostbaren »Perle« (Christus), symbolisch gleichsetzte.[95]

Im Charakter sehr ähnlich sind die *Dessertstilleben* von Clara Peeters (1594–nach 1657; Abb. S. 94), die ebenfalls aus Antwerpen stammte, später aber nach Amsterdam (1612) und Den Haag (1617) übersiedelte. Wie Beert, dessen Gegenstände sie übernommen zu haben scheint, so daß eine Zuordnung der signierten Werke schwierig ist, reiht sie, Überschneidungen vermeidend, in additiver Gruppierung die Früchte und Nüsse, das Zuckerwerk, das Gebäck in Buchstabenform und die kostbaren Kannen und Buckelpokale aneinander. Auf dem Münchener Bild ist der streng rahmenparallele Tisch mit einem Teppich und einer weißen Damastdecke überzogen, die eine prägnanzsteigernde Kontrastfolie zu den Gegenständen bilden.

Vnderweisung / wie man nach Französischer Art ein grosses Panquet anstellen solle.[96]

Zu einer Compagnie von dreyssig vornehmen Personen / welche man herrlich tractieren wil / muß man auff einen Tisch bedacht seyn / selbigen mit so viel Tellern vnd Servieten / als Personen sind / zu belegen / jeglichen Teller in solcher Weite als ein Stul ist / auff jeder Seiten vierzehen / vnd oben am Tische einen / vnden aber einen oder zween. So muß man auch zusehen / daß der Tisch breit genug sey / vnd das Tischtuch von allen Seiten wol abhange / daß viel Saltzfässer / Messer vnd Gabeln / wie auch Tafel-Kräntze mitten auff dem Tische seyn / worauff man in Auffdeckung der Schüsseln die ledigen setze.

Der erste Gang.
Man trägt zu erst 30. Schüsseln zu Tische / worinnen nichts anders als Suppen-Gerüchte / gehackte vnd auff geschnitten Brot zugerichtete Speisen sind / in fünffzehen Schüsseln dieser Suppen soll man das Fleisch noch gantz setzen können / in den übrigen fünffzehen soll das gehackte auff Brot zugerichtet seyn. Diese Schüsseln soll man wechselweise zu schicken / vnd oben auff der einen Seiten eine gute Gesund-Suppen / vnd auff der andern eine Potage A la Royne / welche von etlichen gehackten Rebhünern vnd Fasanen gemacht / weiter herunder wieder eine Gesund-Suppen vnd ein ander gehacktes mit Erdschwämen / Artischocken vnd andern Sachen / gleich über diese aber eine Bisque setzen / nächst den andern eine Potage garny / so von allerhand Abfalle der Gevögel ist / nächst der Bisque eine Jacobine oder andere Schüssel / man fähret also wechselweise damit fort biß zum Ende des Tisches / vnd wird jmmer ein schwaches Gerichte bei einem starcken gesetzt.

Der ander Gang.
Dieser bestehet in allerhand Gerichten / als fricassierten / in kurtzer Brühe gesottenen / gebratenen Wildprät vnd Pasteten / so wol gemeinen als vom Blätterteig gemachten / von Darten / Schnecken / Zungen / Würsten / Saucissen vnd Blutwürsten / Melonen vnd Früchten / so man zu erst mit der Jahreszeit zu Tische setzet / mit etlichen kleinen Salaten vnd andern Kräutern / welche auff die Saltzfässer vnd Tafelringe mitten auff den Tisch gesetzet werden. Es mag nun der Speißmeister nach seinem Gutdüncken dieses alles verbessern. Dieses aber hat er wol in acht zu nemmen / daß er sich allzeit zur rechten Seiten des Tisches stelle / wann er kan / vnd solches darumb / weil es jhm in Darsetzung der Schüssel also besser zur Hand ist. So muß er auch auff der andern Seiten einen Gehülffen haben / der die vorige Schüssel wieder abhebe / vnd nicht mehr zur Zeit nemme / als man wieder an die stelle schieben kan. Er darff aber zur Zeit nicht mehr als zu 4. Schüsseln Platz lassen. Zum dritten muß der Auffsetzer in acht nemmen / daß er niemals eine Schüssel mit grossen Stücken Fleisch für fürnehme Leut setze / dieweil jhnen solches das Gesicht benimmt / vnd sie Ehren halben den andern davon fürlegen müßten. Zum vierten muß er die Schüsseln auch also setzen / daß allzeit ein schwach vnd starckes Gerüchte auff einer vnd andern Seiten in gleicher Weite beysammen stehen / so sollen auch die Schüsseln also gemenget werden / daß man nicht mercken könne / daß ein Gerüchte zweymal sey.

Der dritte Gang.
Dieser bestehet in allerhand grossen Gebraten / als Rebhünern / Fasanen / Schnepffen / wilden oder Holtzdauben / jungen Calekunen / jungen Hünern / jungen Hasen / Caninichen / gantzen Lämmern vnd dergleichen. Hierbey werden in kleinen Schüsselein auffgesetzt / Pommerantzen / Citronen / Oliven vnd dergleichen.

Der vierte Gang.
Diesen macht man von allerhand kleinen Gebratten: Als Wasserschnepffen / Krametsvögeln / Lerchen / Ortulans / Kalbsschwedern vnd andern dergleichen. Hierbey kan man allerhand geprägelts auffsetzen / vnd die Schüsseln also vermengen / daß allzeit eine Schüssel mit gebratens vnd eine mit geprägeltem bey einander kommen / was von Früchten vnd andern Sachen gemacht ist / setzt man auff die gegabelte Saltzfässer / vnd Taffelringe.

Der fünffte Gang.
Wil man Fische mit Speck gesotten zu Tische tragen / so setzet man die Lächse / Forellen / Karpffen vnd Hechte / mit denen Pasteten / so auch von Fischen gemacht sind / gantz zu Tische / vnd schiebet darzwischen etliche Schüsseln mit fricassierten Schildkröten vnd Krebsen / worauff man jhre Schalen legt / oder in Ermanglung derselben zieret man die Schüsseln mit Pommerantzen vnd Citronen.

Der sechste Gang.
Dieser bestehet in allerhand Gerüchten / so von Butter vnd Speck zugerichtet seynd / wie auch vielen Arten Eyern / deren etliche mit Schaafskeulensafft vermenget / andere in der Pfannen gebacken / etliche mit Zucker vermischt seynd / die man so wol kalt als warm essen kan / wie auch in allerhand farbichten Gallarten. Auff die gegabelten Saltzfässer vnd Taffelkräntze setzt man Schüssel mit Artischocken / Cardons / vnd Celeri mit Oel vnd Pfeffer.

Der siebende Gang.
Dieser bestehet in allerhand Früchten / sofern die Jahrszeit solches zuläßt / auch Milchrohm / vnd gebackenem. Auff die Saltzfässer vnd Tafelkräntze setzet man Mandeln vnd außgeschölte Wallnüsse.

Der achte Gang.
Der Außgang dieses Panquets bestehet in allerhand Confituren / so wol nassen / als trocknen / Marcipanen / Conserven / vnd gecondisierten. Auff die Saltzfässer und Tafelkräntze oben setzet man Stengel von Fenchel / welche mit allerley gefärbtem Zucker bestrewet / auch mit kleinen Zahnstochern bestecket sind / wie auch etliche Schüsseln mit Bisemküchlein / vnd andern nach Ambra vnd Muscus wolriechenden Zucker. Der Speißmeister soll zum wenigsten auff jeden Gang die Teller / vnd zwischen zween Gängen die Servieten wechseln.
Im abheben fängt man zu erst vnden am Tische an / der mit zu Tische dienet nimmt vnderdessen die Teller / Saltzfässer vnd was auff dem Tische stehet / hinweg / vnd endet also oben bey dem Tische / wo er alsobald zu waschen praesentieret. Indessen ist der ander geschäfftig / vnd langt die Handrollen herumb / vnd enden sich also diese Ceremonien vnden am Tische. Es mag auch derselbe / so das Handbecken hält / solches verwechseln oder außgiessen.

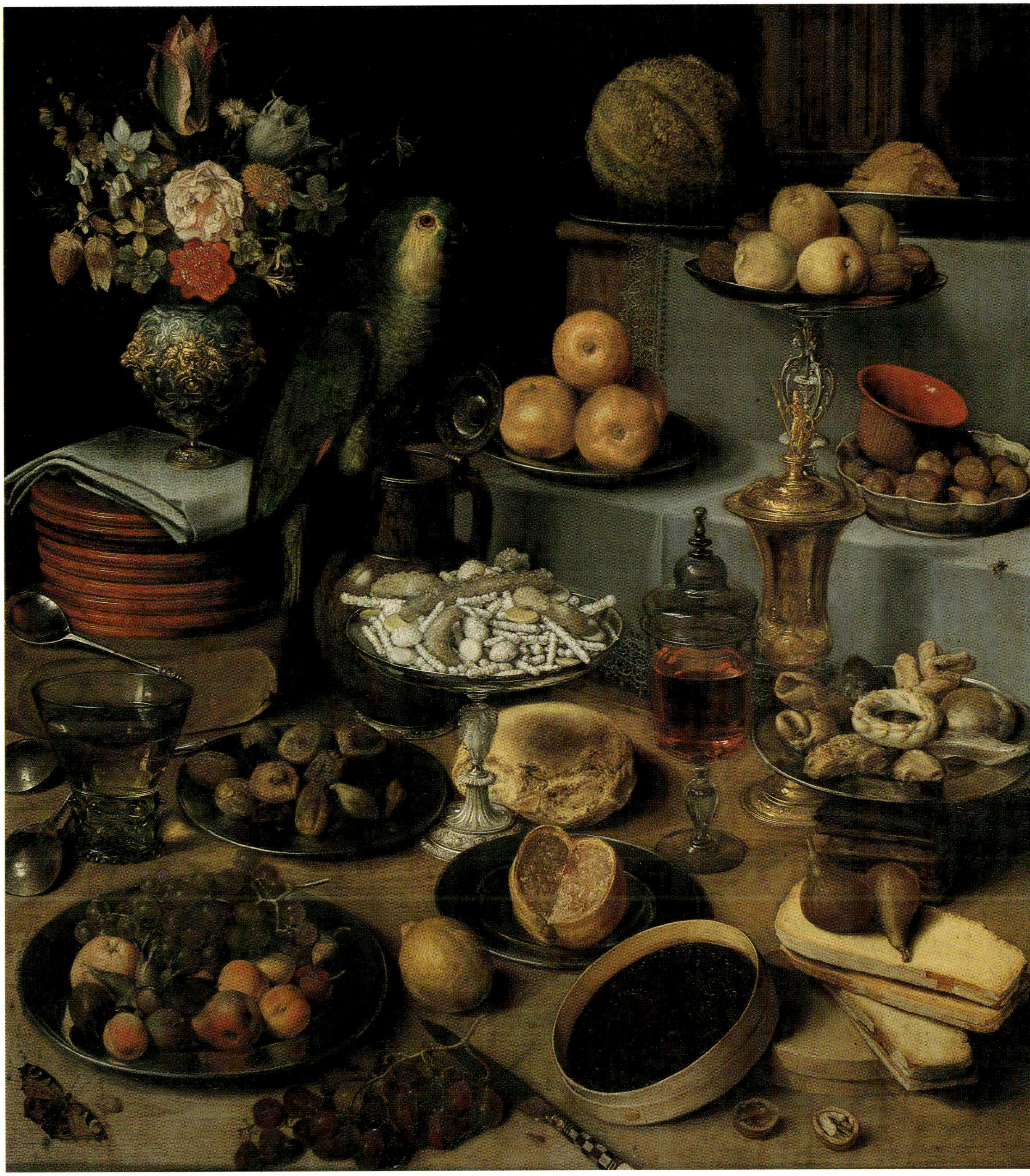

Georg Flegel (1566–1638)
Großes Schauessen, undatiert
Öl auf Kupfer; 78 x 67 cm
München, Alte Pinakothek

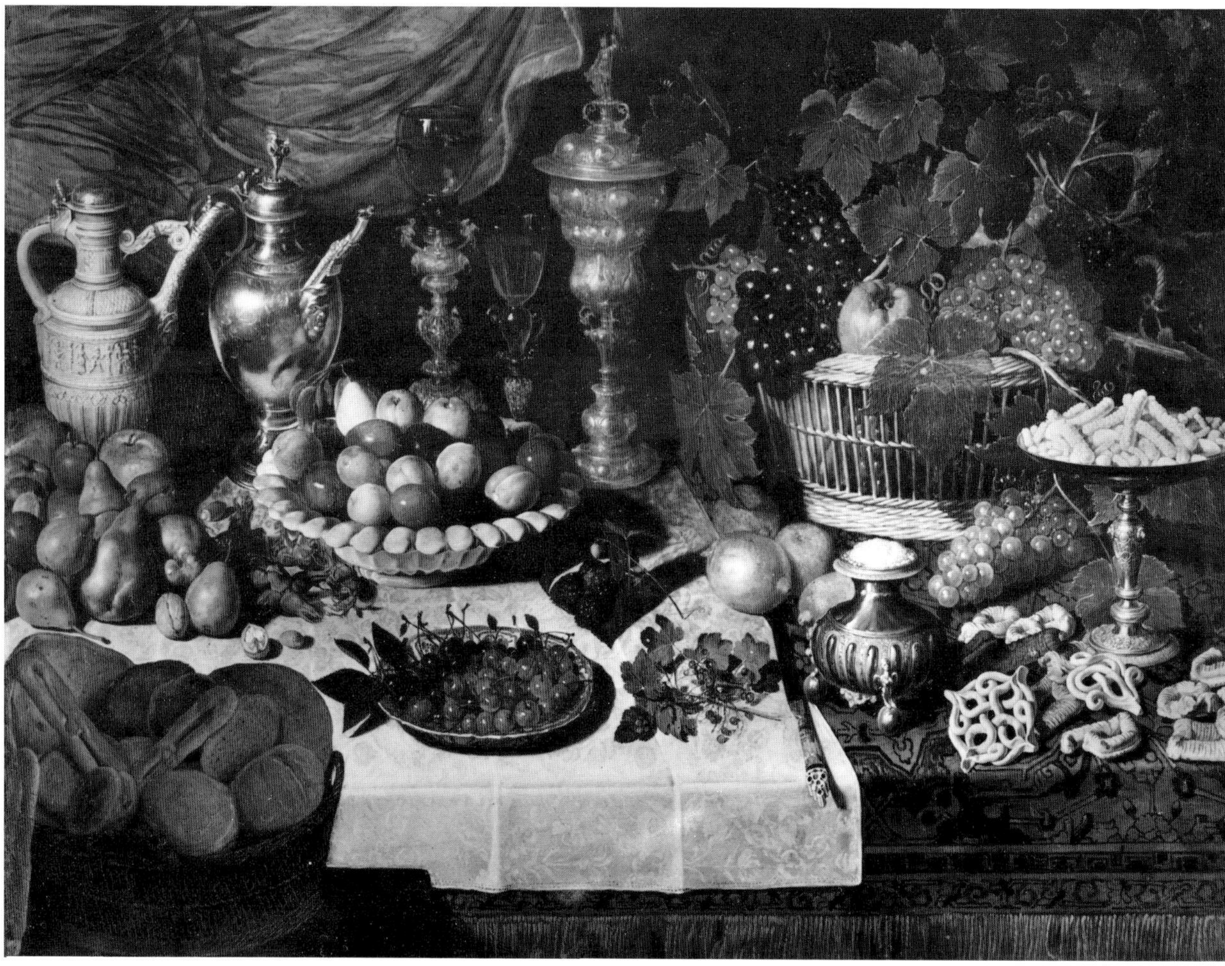

Clara Peeters
Dessertstilleben, 1597
Öl auf Eichenholz; 93,5 x 122,8 cm
München, Alte Pinakothek

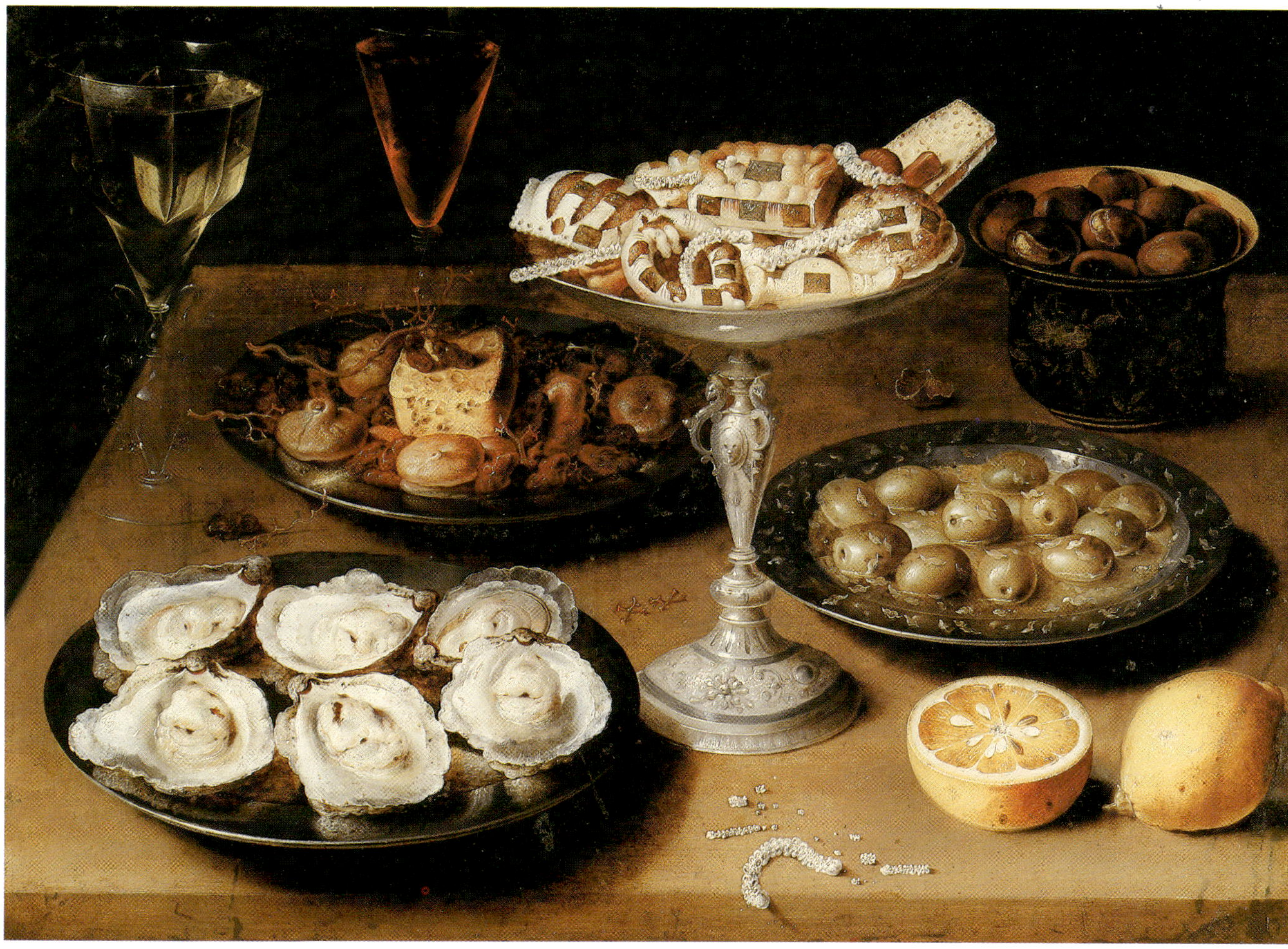

Osias Beert
Stilleben mit Austern und Backwerk, um 1610
Öl auf Kupfer; 46,6 x 66 cm
Stuttgart, Staatsgalerie

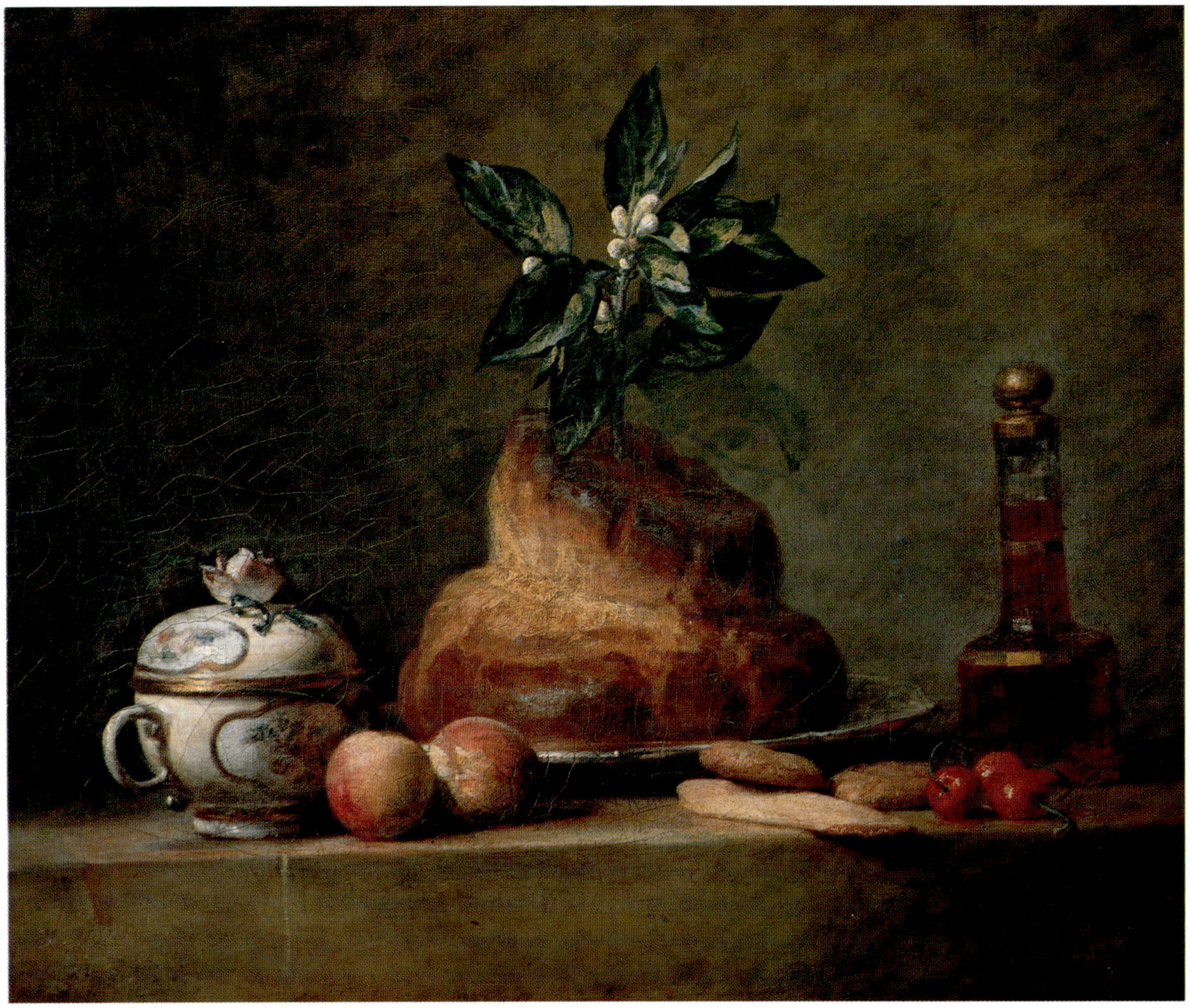

Jean-Baptiste Siméon Chardin
»La brioche« (Der Kuchen), 1763
Öl auf Leinwand; 47 x 56 cm
Paris, Louvre

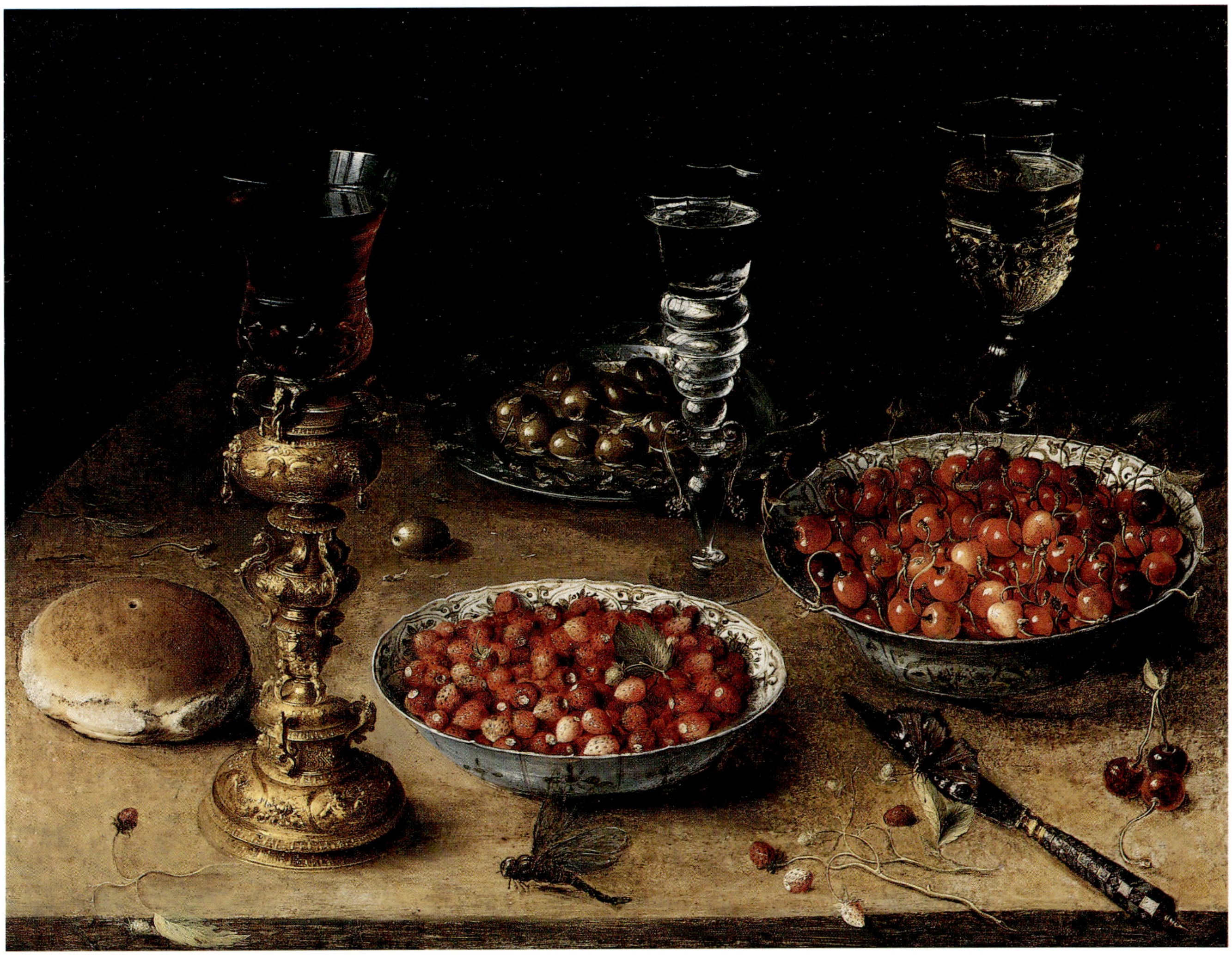

Osias Beert
Stilleben mit Kirschen und Erdbeeren in
Porzellanschüsseln, 1608
50 x 65,5 cm
Berlin, Staatliche Museen, Stiftung preußischer
Kulturbesitz

Vom Bildaufbau her repräsentiert Beerts Dessertstilleben eine frühe Entwicklungsstufe dieser Bildgattung. Die Tischplatte, auf der zwei kostbare chinesische Porzellanschüsseln aus der Wan-Li-Zeit (1573–1619) – damals also aktuelle Importwaren –, gefüllt mit Erdbeeren und Kirschen sowie ein Zinnteller mit Oliven und Pokale stehen, erscheint altertümlich »hochgeklappt«, um eine unverstellte Übersicht über die präzis und hart, ohne atmosphärische Dichte wiedergegebenen Luxusgegenstände zu ermöglichen. Zu sehen ist der letzte bzw. vorletzte Gang eines acht- bis neunteiligen Banketts. Das Messer im Vordergrund, in dieser Zeit weitgehend noch das einzige Besteck, wurde von allen Teilnehmern des Festessens gemeinsam benutzt. – Libelle und Schmetterling verleihen dem profanen Motiv emblematische Bedeutung. Wie Georg Flegel läßt auch Osias Beert die Prinzipien von Gut und Böse in Tiergestalt einen Kampf um die menschliche Seele – vertreten durch die »Paradies«-Früchte Erdbeere und Kirsche – ausfechten. Der Schmetterling, als Symbol des Heils und der Auferstehung, steht in Opposition zur Libelle, die nach Ulysse Aldrovandi und Thomas Moufetus als Untergattung der Fliege galt. Fliegen wurden dort mit Hinweis auf Könige 1, 1 ff. (Beelzebub = Herr der Fliegen) als Tiere des Teufels gedeutet.

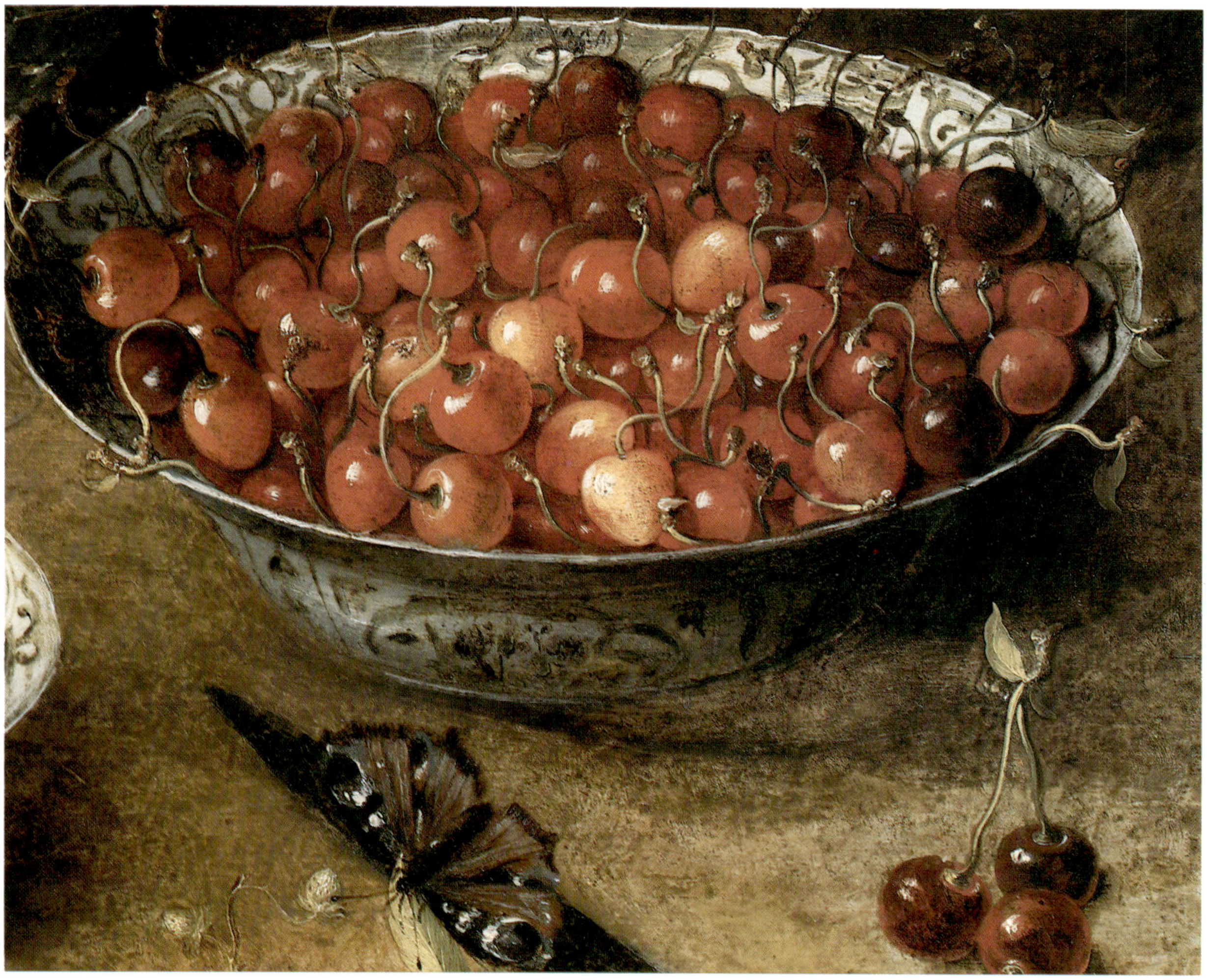

Detail aus Abbildung Seite 97

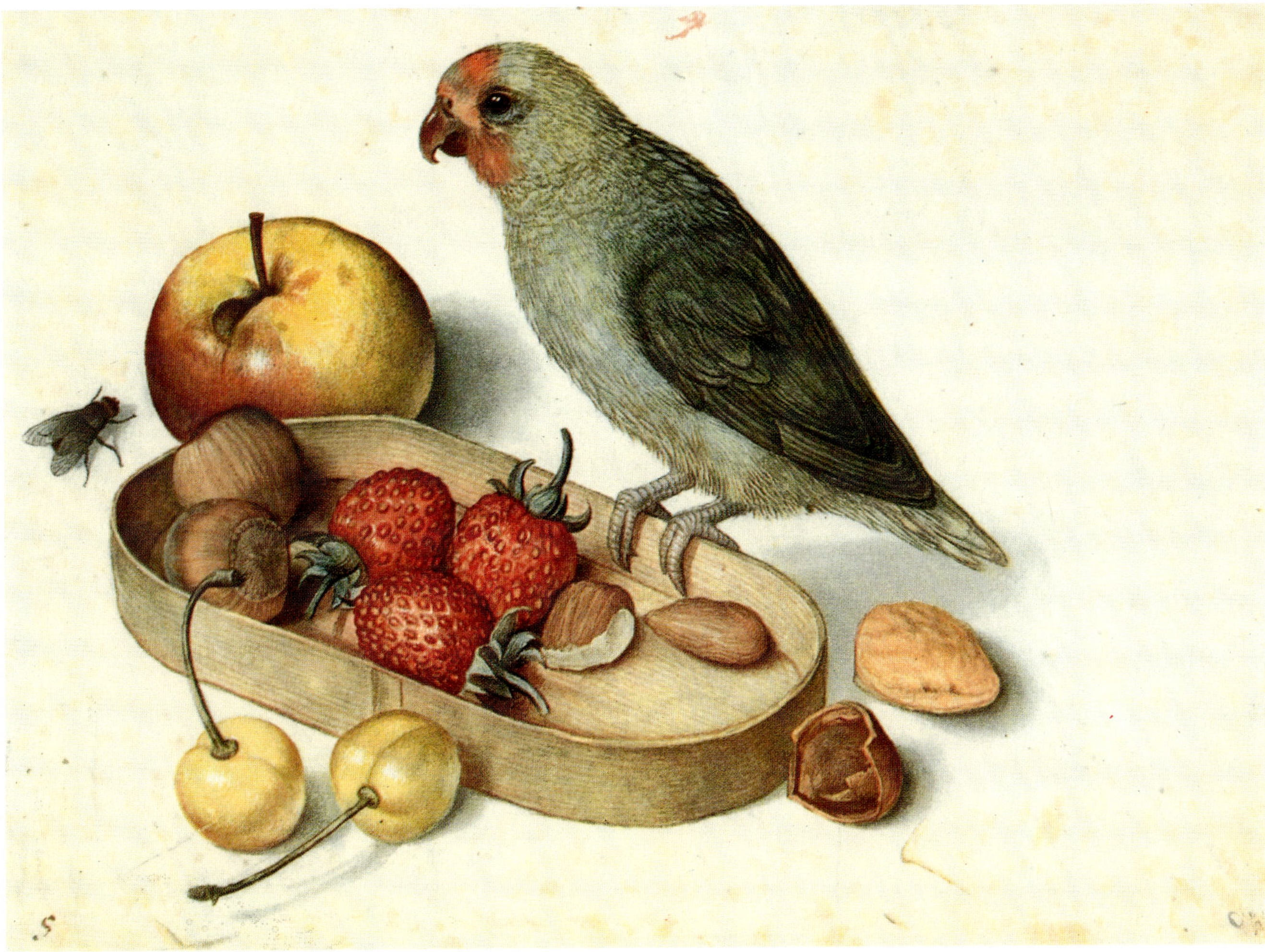

Georg Flegel (1566–1638)
Stilleben mit Zwergpapagei, undatiert
Aquarellierte Zeichnung (KdZ-Nr. 7498);
ca. 23,4 x 17,2 cm
Berlin, Staatliche Museen, Stiftung Preußischer
Kulturbesitz, Kupferstichkabinett

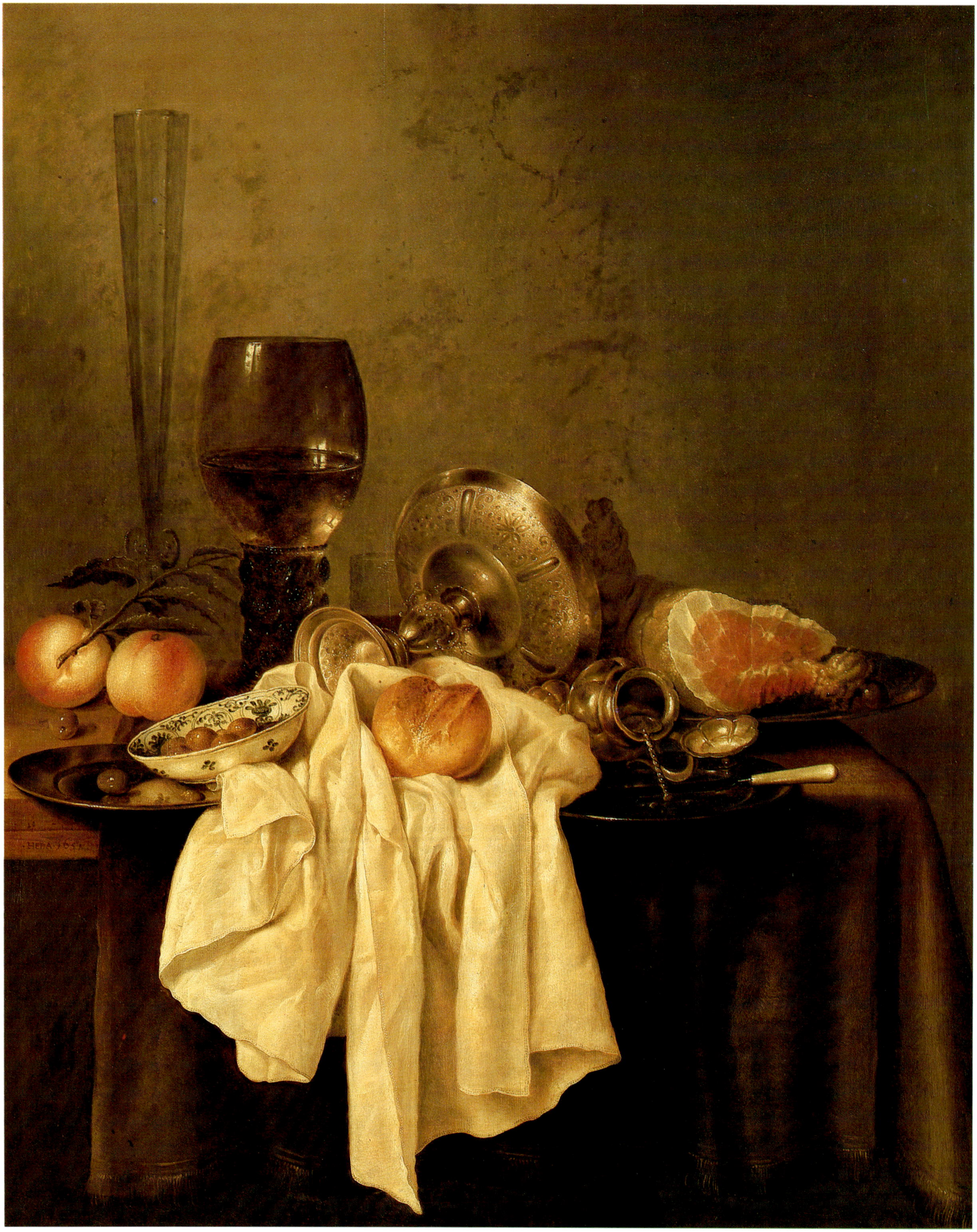

8 »Ontbijtjes« – Gedeckte Tische

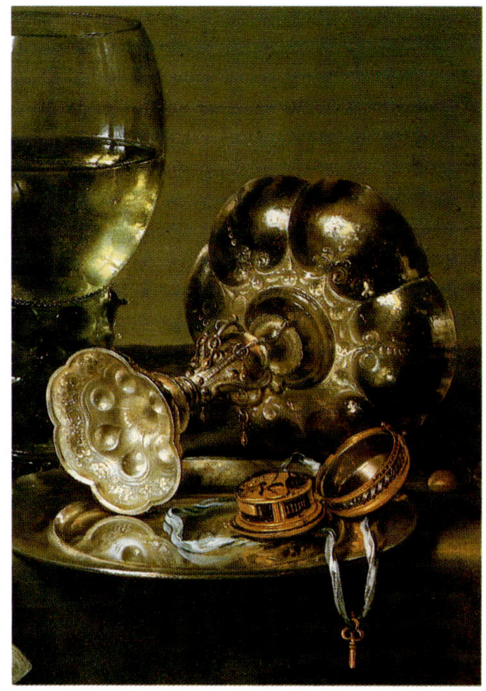

Detail aus Abbildung Seite 114

Das konservative ästhetische Prinzip der streng bildparallel angeordneten Tische befolgten auch Nicolas Gillis (Abb. S. 102), Floris Claesz van Dijck (Abb. S. 103) und Floris van Schooten.[97] Als Vorformen dazu können Familienbilder wie das von Marten van Heemskerck von 1530 (Abb. S. 118) gelten, bei dem der Tisch mit den – übrigens eher frugalen – Speisen und Getränken an die untere Bildkante gerückt ist. Ingvar Bergström hat die Stilleben von Gillis, van Dijck und van Schooten in die Kategorie der »Ontbijtjes« eingereiht, eine Bezeichnung, die im Deutschen nicht ganz zutreffend mit »Frühstücksstilleben« wiedergegeben wird. Nach R. van Luttervelt ist das »ontbijt(je)« eine leichte Mahlzeit, die zu jeder Tageszeit eingenommen werden kann.[98] Genau betrachtet gehören die meisten Bilder von Gillis, van Dijck und van Schooten mehr in den Kontext der Dessertstilleben, wie sie von Osias Beert und Clara Peeters (vgl. Abb. S. 94 u. 95) fast zeitgleich entwickelt worden waren. Wie bei diesen ist über einen Tischteppich eine sorgfältig gebügelte weiße Damastdecke gebreitet, deren Falten, ungeachtet perspektivischer Gesetze, parallel nach hinten verlaufen. Auch ist ein relativ hoher Betrachterstandpunkt gewählt, der einen guten Überblick über das Arrangement bieten soll. Die Gegenstände sind nebeneinander oder in Kreisform angeordnet. Sie berühren beziehungsweise überschneiden sich kaum. Die kostbaren Trinkgefäße und die Textilien lassen klar erkennen, daß das Arrangement einem privilegierten Haushalt entstammt. Die Speisen – Obst, Pasteten, Nüsse, Zuckerwerk – wurden den Tafelzeremoniellordnungen zufolge zum Nachtisch gereicht. Auch der Käse, der besonders bei Gillis und van Dijck eine zentrale Rolle spielt, gehört mit zum Dessert. In Zedlers Universal-Lexicon heißt es: »Der Käse ist eine unter dem gemeinen Volck gemeine Speise, auf vornehmer Leute Taffeln wird er nur zum Nachtische aufgesetzet.«[99] Gillis und van Dijck bauen pyramidal in zwei- bis dreifacher Schichtung Hartkäsesorten auf: Zuunterst liegt ein großer durchteilter Käselaib, dessen intensiv gelber Farbton auf sein junges Stadium hinweist, während nach oben die Laibe schmaler werden und in ihrer bräunlichen, fast grauen Farbe ältere, abgelagerte Käsesorten repräsentieren. Virtuos sind die Spuren der unregelmäßigen Anschnitte mit dem Messer, das als einziges Besteck auf der Tafel liegt, wiedergegeben.

Obwohl kein Zweifel bestehen kann, daß hier Eßluxus vorgeführt wird, war doch aller Wahrscheinlichkeit nach mit den Speisen die Vorstellung einer religiösen Symbolik verknüpft, die ihm widerstreitet. So war der Käse, vor allem nach protestantischer Auffassung, eine Fastenspeise. »Er galt als Speise der Unsterblichkeit, da er festgewordene Milch, Christus selbst aber die himmlische Milch sei, wie Tertullian schreibt.«[100] Joseph Lammers zitiert einen Sechszeiler des holländischen Dichters Jacob Westerbaen, in dem der Käse »als Metapher für die Kraft und Würze einer einfachen Speise steht.«[101] Dieses Fastengebot galt aber wohl mehr nur für die unteren Schichten; über den protestantischen Glaubens-

Willem Claesz. Heda
Stilleben, 1651
Öl auf Holz; 99 x 83 cm
Vaduz, Fürst Liechtensteinsche Gemäldegalerie

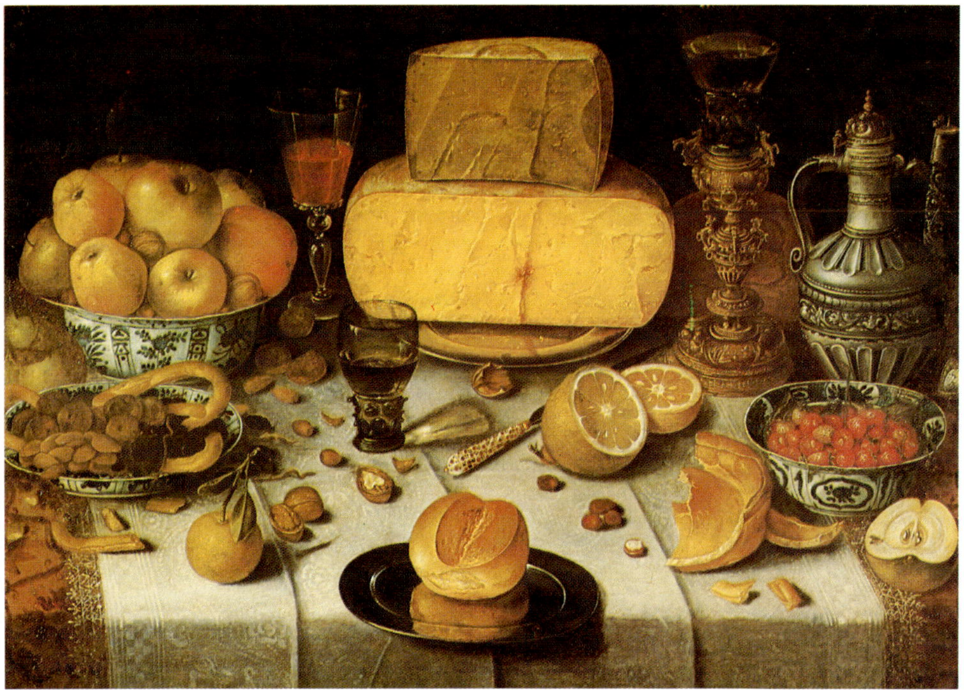

Nicolas Gillis
Gedeckter Tisch, 1611
Öl auf Holz; 59 x 79 cm
Amsterdam, Privatbesitz

bereich hinaus scheint es kaum gültig gewesen zu sein, da, laut Zedler, nach katholischer Fastenlehre neben dem »Fleisch derer Thiere und Vögel« auch »Eyer, Butter und Käse« zu meiden seien.[102] Fische, Früchte und Wein zu genießen sei jedoch erlaubt. Demnach wäre Käse im 17. und 18. Jahrhundert für Katholiken keine Fastenspeise gewesen. Wieweit Fastengebote unter Protestanten noch wirklich streng befolgt wurden, müßte in genaueren historischen Untersuchungen geklärt werden. Luther hatte sie als Gesetzeswerk kritisiert; er dagegen achtete, daß der Mensch durch den Glauben »rechtfertig werde«. Ein Gesetz dürfe man aus dem Fasten nicht machen. Huldrych Zwingli und Johann Calvin traten hingegen für das Fasten ein, da es der Überwindung des Fleisches und der Vorbereitung der Seele zu Gebet und frommer Meditation diene, zugleich ein Ausdruck der Selbsterniedrigung und ein Schuldbekenntnis vor Gott sei.[103]

Die monochromen »Banketjes«: Pieter Claesz und Willem Claesz. Heda

Die Anfänge des aus Burgsteinfurt in Westfalen stammenden, später in Haarlem lehrenden Malers Pieter Claesz (1597/8–1661)[104], der als einer der Hauptrepräsentanten des »Ontbijtjes« gilt, sind noch ganz von der Bildästhetik und Kompositionsstruktur van Dijcks und van Schootens bestimmt. Auch bei ihm finden sich zunächst noch das gewissenhaft und ordentlich gebügelte Tischtuch mit den Parallelfalten und die auseinandergezogenen, optische Berührungen oder gar Überschneidungen vermeidenden Mahlzeitenelemente wie Schalen, Krüge und Obst (selbst die Kügelchen der Weintrauben liegen mehr neben- als übereinander). Einen hohen Augenpunkt setzt Claesz noch 1622 an, während im Jahr darauf bereits die Linie der hinteren Tischkante tiefer gezogen wird. Auf diese Weise ragen die Trinkgefäße höher heraus, während die Teller voreinandergeschoben, also kaum noch als unterschiedene Einheiten erscheinen. Im gleichen Maße erfolgt eine quantitative Reduzierung der Elemente, die durchaus auch etwas mit dem einfachen Charakter der nicht mehr privilegierten Konsumgewohnheiten entsprechenden, wohl mehr bürgerlichen »Ontbijtjes« zu tun hatte. Vielleicht

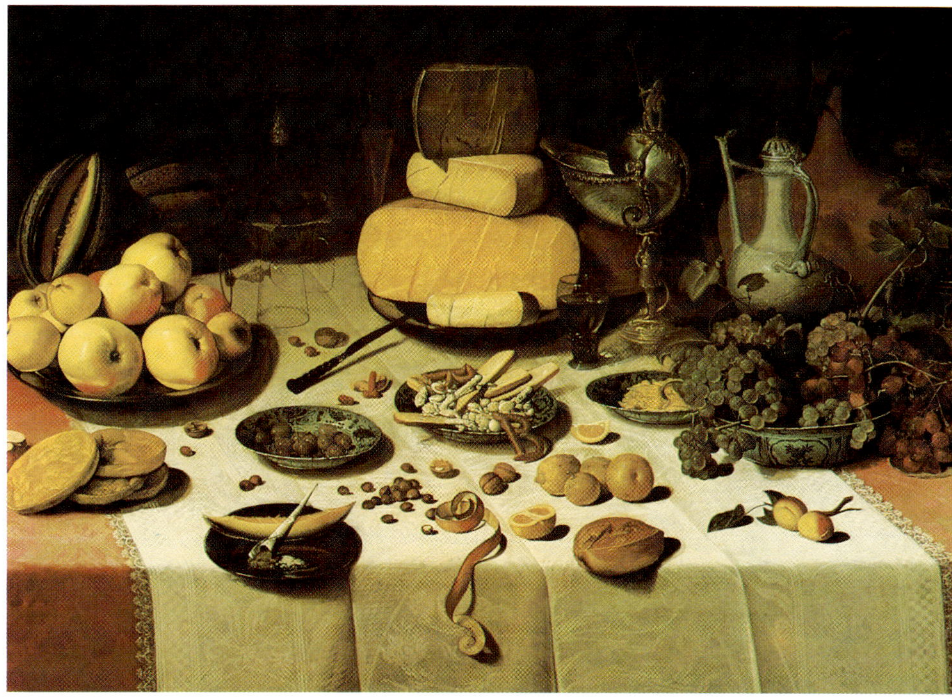

Floris van Dijk
Gedeckter Tisch, 1622
Öl auf Holz; 100 x 135 cm
Amsterdam, Privatbesitz

aber auch im Sinne der »Zivilisationskurve« (Norbert Elias) mit der Verfeinerung des Eßstils, bei dem es nicht mehr darauf ankam, feudale Verschwendungsökonomie zur Schau zu stellen. In dem Maße, wie dieser Verhaltensstandard real erreicht war, scheint es, zumindest für eine gewisse Zeit, nicht mehr notwendig gewesen zu sein, Fülle und Reichtum bildlich zu demonstrieren. Die Maler hatten jetzt die Möglichkeit, der realen Geschmacksverfeinerung eine ästhetisch-visuelle folgen zu lassen. Mitunter kehrt Claesz zur konservativen Kompositionsstruktur der Mahlzeitenstilleben zurück, so etwa 1627 – hier aber wohl bedingt durch den Auftrag vornehmer Besteller. Auf dem Bild der Sammlung Graf J. C. N. van Lynden, Zegenwerp/Holland,[105] ist denn auch eine Truthahnpastete mit dem ausgestopften Tier zu sehen, wie sie für feudale oder patrizische Haushalte typisch war. Auch die Nautilus-Schale vor der Pastete und die schräg gestellte blauweiße chinesische Schale mit Weintrauben bekräftigen diese Vermutung.

In den dreißiger Jahren beschränkte sich Claesz auf die Darstellung nur sehr weniger Gegenstände, so auf einem Fischstilleben von 1636 (Abb. S. 105)[106]: Ein hohes schlankes, fast zylindrisches Glas mit regelmäßig gesetzten, bindestrichartigen Noppen, das sich nach oben, zum Trinkrand hin, nur wenig weitet, bildet den vertikalen Kontrapunkt zu dem Silberteller daneben mit einem zerlegten Hering, dessen ovaler Leib bei Ausgrenzung eines ihn im Umriß belassenden Randes in kleine parallel geschnittene Stückchen zerlegt ist, die in wechselndem Rhythmus geordnet sind. Diese Art der Fischtranchierung zeigen bereits Bilder von Pieter Aertsen. Die dargestellte Fischspeise gehört zweifellos in die Kategorie der Fastenstilleben. Eine Parallele dazu bildet Georg Flegels Stilleben von 1635 (Abb. S. 106), auf dem der Hering ebenfalls zerlegt erscheint, jedoch ohne die kunstvolle Rhythmisierung oder Ornamentierung. Bei Flegel wird das Fastenmotiv vielleicht noch deutlicher: Die Lauchstangen auf dem Teller betonen den Charakter der »mageren Speise«.[107] Der Fisch – angeordnet zwischen Wein und Brot (in Form des Brötchens), den eucharistischen Symbolen – wird hier überdies wohl auf mystische Weise mit Christus identifiziert,[108] auf den das Böse in Gestalt des Hirschhornkäfers[109] einen Angriff unternimmt. Der in Segmente tranchierte Hering, dessen Äußeres – als »Hülle« – ganz belassen ist, in Verbindung mit Zwiebel und Käse als Fastenspeisen, findet man auch auf Jakob Flegels Stilleben von 1620 (Abb. S. 112).

Pieter Claesz ist einer der Begründer der monochromen »Banketjes«. Wie bei den Landschaftsmalern, besonders bei Jan van Goyen, setzt bei ihm in den zwanziger Jahren eine Tendenz zur atmosphärischen Vereinheitlichung ein: Die starke Lokalfarbigkeit, wie sie noch für die älteren Mahlzeitenstilleben charakteristisch war, weicht einem grünlich-grauen Gesamtton, der die Gegenstände in ein sie verbindendes Fluidum taucht. Sensitiver als bei Pieter Claesz ist der Pinselstrich bei Willem Claesz. Heda, einem ebenfalls in Haarlem wirkenden Maler, der die tonalen Valeurs noch feiner ausbalanciert. Claesz' gröberer Duktus mag wohl mit dem Einfluß der Alla-prima-Malerei von Frans Hals, dem in diesem Zeitraum dominierenden Haarlemer Künstler, zusammenhängen.

Heda beginnt in den frühen dreißiger Jahren gleichfalls mit der von Gillis, van Dijck und van Schooten entwickelten Kompositionsstruktur. Im Gegensatz zu ihnen ist bei seinen Stilleben freilich die weiße Tischdecke an den linken oder rechten Rand der Tafel verlegt, der Überzug ist also nicht mehr symmetrisch in der Mitte des Tisches ausgebreitet. In der weiteren Entwicklung der holländischen Bankett-Stillebenmalerei wird die Tischdecke immer mehr zusammengeschoben, bei Heda schon 1638, und letztlich geknautscht: Der Zustand fast unberührbar erscheinender, kostbar zur Schau gestellter Mahlzeitenelemente – es handelt sich jedoch nicht im engeren Sinne um Schauessen! – weicht also später zunehmend einem Sichtbarmachen von Gebrauchsspuren. Die Dinge sollen nicht mehr nur noch statusdefinierende Werte verkörpern, sondern werden zu Indizien von Handlungen, deren Spontaneität das festliche Ordnungsgefüge durchbricht. Eine Parallelerscheinung ist in der holländischen Bildnismalerei die Auflösung steifer Posen bei Frans Hals, der seine porträtierten Modelle beispielsweise lässig auf einem Stuhl wippen läßt. In diesen Verhaltensformen artikuliert sich – nach der Loslösung der nördlichen Niederlande vom spanischen Habsburgerreich zu Anfang des Jahrhunderts – ein bürgerliches Selbstver-

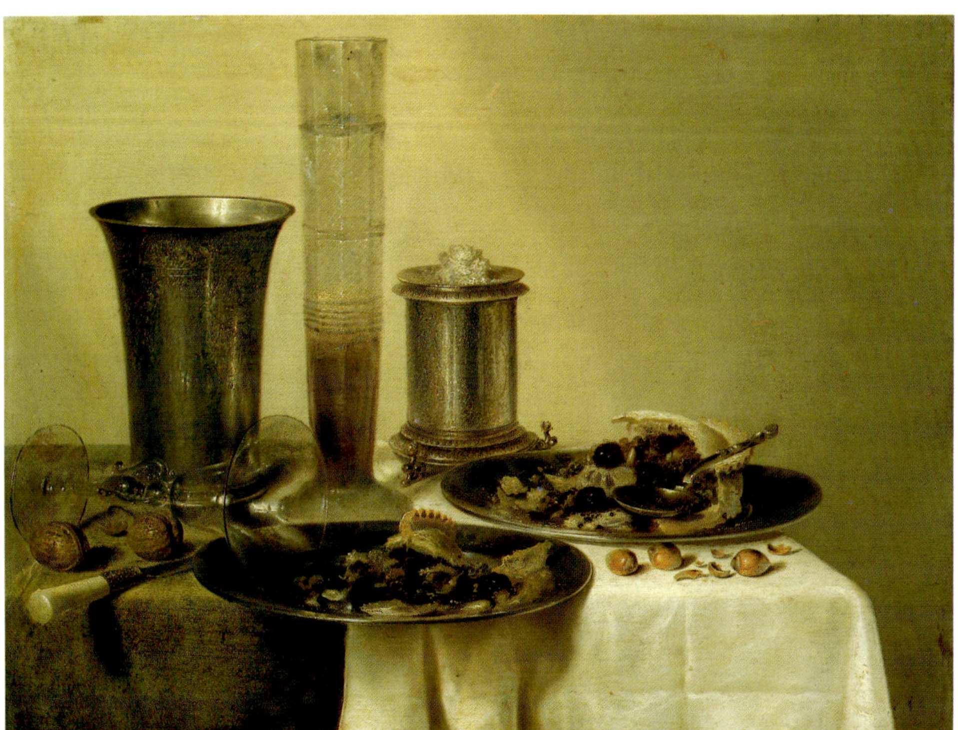

Willem Claesz. Heda
Frühstücksstilleben, 1637
Öl auf Holz; 44 x 56 cm
Paris, Louvre

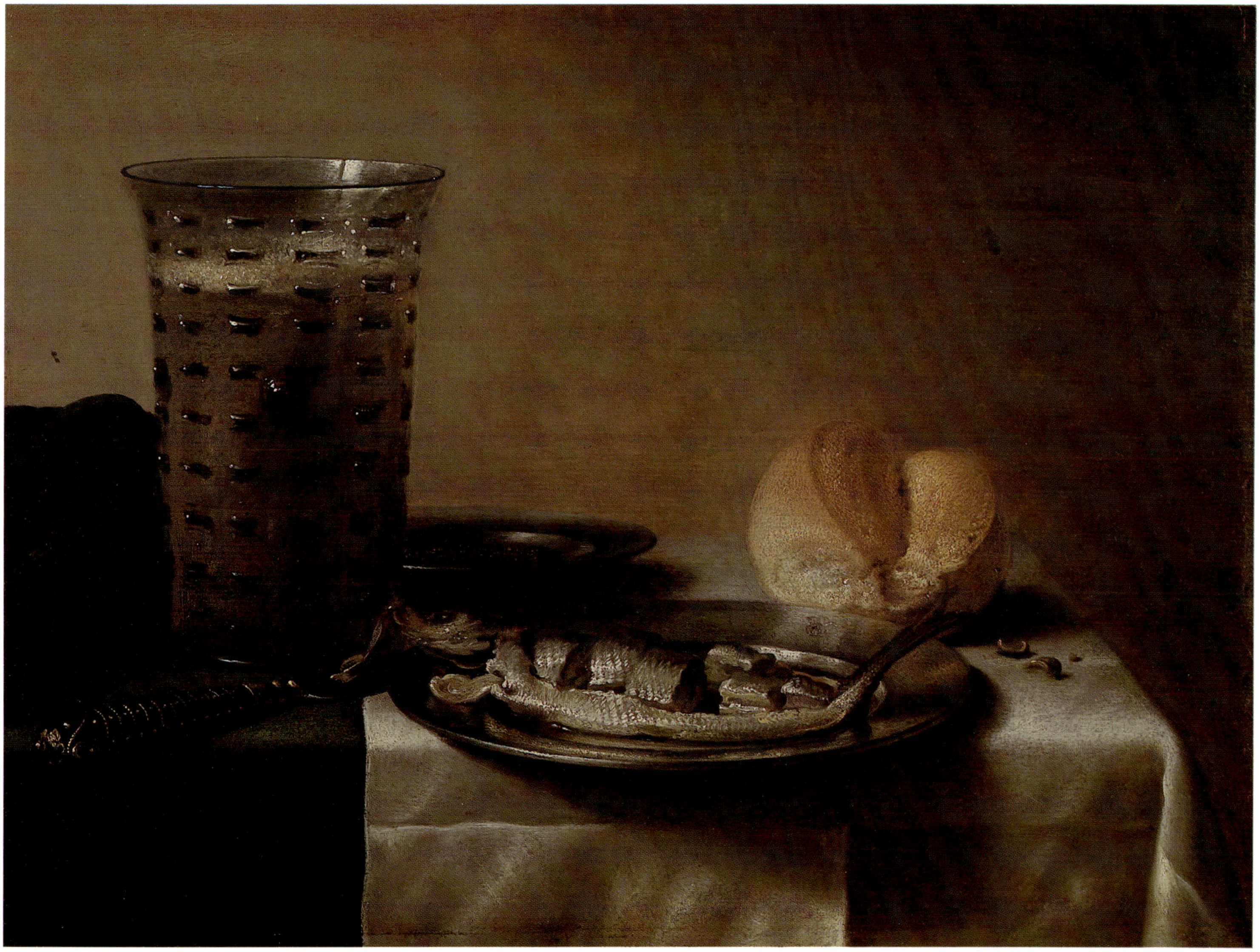

Pieter Claesz
Fischstilleben, 1636
Öl auf Holz; 36 x 49 cm
Rotterdam, Museum Boymans-Van Beuningen

ständnis, das die feudalen Normen aufkündigt und ein eigenes Verhaltensmodell, welches von Zeremoniellem sich weitgehend zu befreien sucht, ins Spiel bringt.[110]

Ein Stilleben aus der Frühphase Hedas (Abb. S. 104) zeigt Trinkgefäße und ein Salzfäßchen aus vergoldetem Metall mit eingepunzten zarten ornamentalen Mustern, auf dem weiche Lichtreflexe spielen, wie denn überhaupt der monochrome Gesamtcharakter nur einen matten Glanz zuläßt. Ein hohes schlankes, polygonales Glas mit horizontaler Rillenkerbung und diamantschliffartiger Struktur wirkt wie eine Säule, vor der, gleichsam als Kontrapunkt, zwei Teller mit einer nahezu ganz verzehrten und einer nur halb angebrochenen Beerenpastete flach gestreckt erscheinen. Links ist ein geleertes Glas über den Tellerrand gelegt. Zwischen Glas und Teller ist ein über den Tischrand ragendes, mit dem Schrekken des Herabfallens spielendes Messer geschoben. Walnüsse und Haselnüsse lassen vermuten, daß es sich auch hier um ein Dessertstilleben handelt.

Erst Mitte der dreißiger Jahre setzen bei Heda die Diagonalkompositionen ein: Der Aufbau beginnt bei flachen Tellern und setzt sich fort über Schinken und Becher, um dann in einer Bier- oder Weinkanne als Zenit zu gipfeln. Dieses Schema wird von Heda freilich zwischendurch immer wieder durchbrochen, besonders dann, wenn kostbares Geschirr aus vornehmem Haushalt – wie Akeleipokale, Willkommbecher usw. – darzustellen war. Dann kehrt Heda zu den

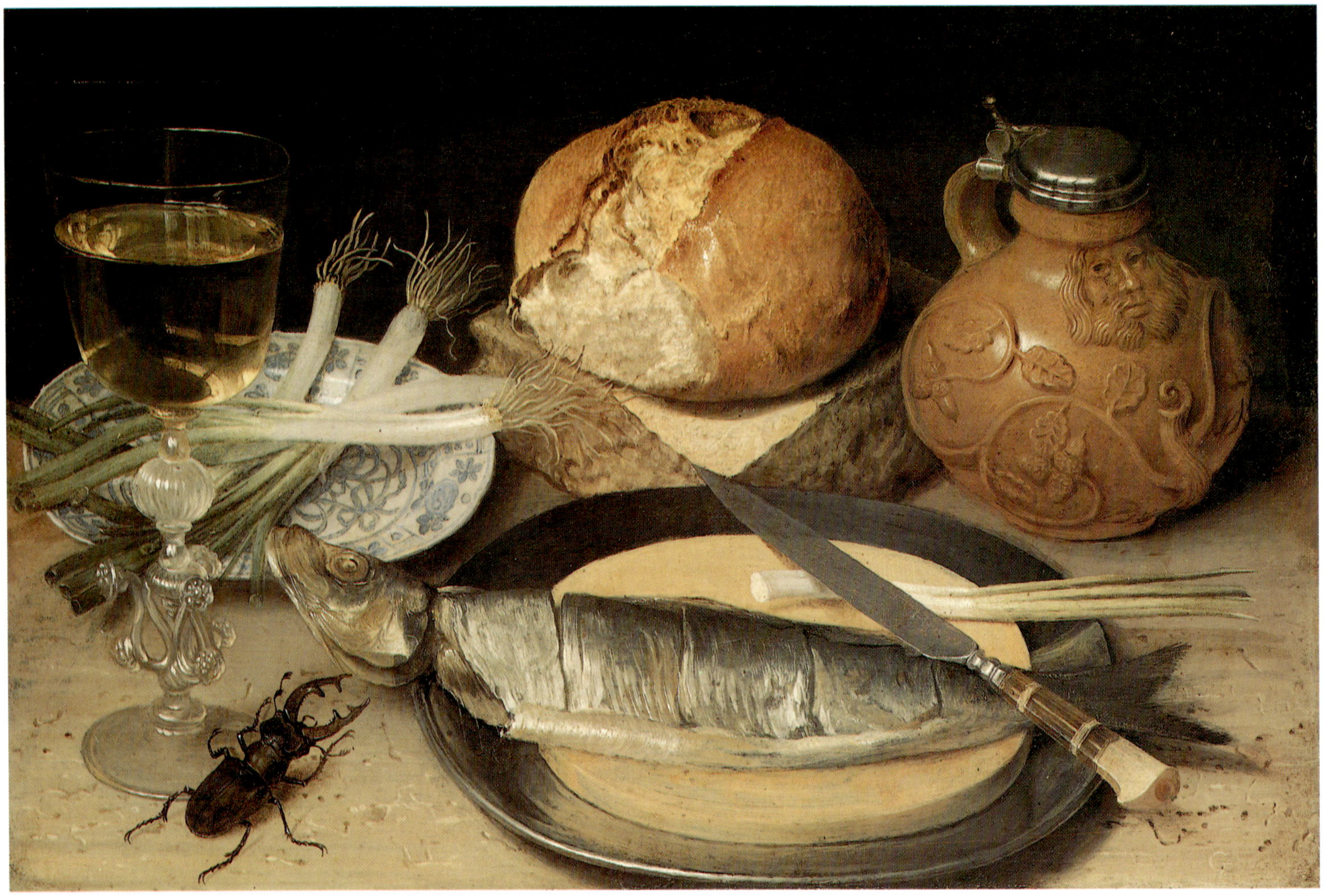

Georg Flegel (1566–1638)
Fischstilleben mit Hirschkäfer, 1635
Öl auf Holz; 24 x 36 cm
Köln, Wallraf-Richartz-Museum

Dreieck- beziehungsweise Pyramidalkompositionen zurück. Diese Rückgriffe verbinden sich auffällig mit einer Zunahme »chaotisierter« Situationen: Die weiße Überdecke wird (zum Beispiel 1651; Abb. S. 100) stark geknautscht und ein umgestürzter Krug oder ein Brötchen in sie hineingeschoben. (Das Umstürzen der Becher geht auf eine alte Sitte zurück, für die, zum Beispiel von Nürnberger Goldschmieden, im 16. und 17. Jahrhundert eigens Sturzbecher gestaltet wurden, welche in einem Zuge auszutrinken waren und dann mit der Öffnung nach unten auf den Tisch gestellt wurden.)

Abraham van Beijeren

In der zweiten Hälfte des 17. Jahrhunderts wird der Typus des »Ontbijtje« beziehungsweise »Banketje«, wie ihn Claesz und Heda entwickelt hatten, durch einen aufwendigeren, das Prunkhafte herauskehrenden Aufbau ersetzt. Modellhaft hierfür sind die Stilleben Abraham van Beijerens, eines aus Den Haag stammenden Künstlers, der geboren wurde (1620 oder 1621; gestorben 1690), als Claesz bereits mit seinen ersten Bildern erfolgreich war. Sein *Großes Stilleben mit Hummer* (1652; Abb. S. 107) ist als Diagonalkomposition angelegt. Der samtene Tischteppich und das weiße Übertuch sind in künstlicher Unordnung zusammengeschoben, so daß links die Tischkante sichtbar wird. Eine silberne Trinkschale mit Griff, ein Nautilus-Pokal auf einem Silbertablett, ein Hummer, eine Glasschale mit Obst sowie Weintrauben und Melonen, schließlich auch, kaum erkennbar, ein zu einem Viertel mit Wein gefüllter Glasdeckelpokal stauen sich gleichsam zusammen, um kompositorisch zur Kassette im Hintergrund überzuleiten, auf der ein Melonenstück und ein Römer mit Nuppengriff den Scheitelpunkt bilden. Das ganze Gebirge der Kostbarkeiten baut sich auf vor einer Landschaft, auf die man links neben Säulen blickt, die auf einen zusätzlich palastähnlichen Innenraum schließen lassen. Diese Säulen sind eigentlich feudale Würdesymbole. So findet man sie häufig als Hintergrund der aristokratischen Porträts G. B. Moronis oder Anthonis van Dycks, wo sie Zeichen für die Tapferkeit (fortitudo) oder Standhaftigkeit (constantia), mehr aber noch für Macht und Wohlstand sind. Bedeutsamkeit wird dem Gefüge durch die Pathosformel des zur Seite gezogenen soffittenartigen Vorhangs verliehen, der dem Arrangement den Charakter einer Offenbarung gibt. Es ist eine Offenbarung des Reichtums, der stolz zur Schau gestellt wird. Er wird auch kaum relativiert durch das Vanitas-Symbol der aufgeklappten Taschenuhr mit Zierband, die an die Zeitlichkeit der weltlichen Glücksgüter erinnern soll. Beijeren kommt mit seiner Konzeption des prunkhaften Bankettstillebens Prestige- und Selbstdarstellungsbedürfnissen einer bürgerlichen Oberschicht entgegen, die ihre kapitalistisch erworbenen Gewinne nicht mehr reinvestierte, sondern sich auf ihre Güter zurückzog und die Lebensform der Feudalklasse nachzuahmen strebte.

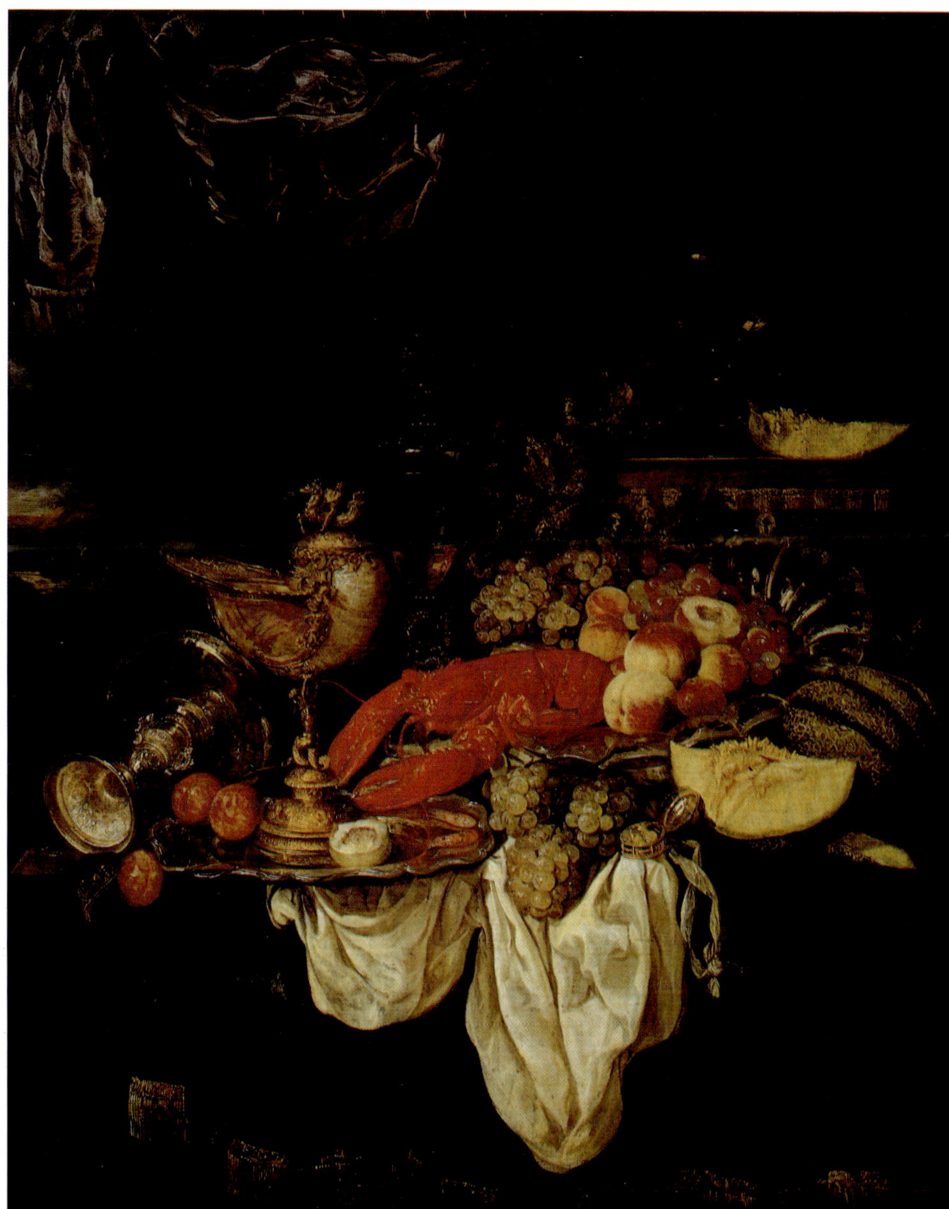

Abraham van Beijeren
Großes Stilleben mit Hummer, 1652
Öl auf Leinwand; 125,5 x 105,5 cm
München, Alte Pinakothek

Willem Kalf

Auch Beijerens Altersgenosse Willem Kalf (1619–1693), aus Rotterdam gebürtig, wird mit seinen nach 1650 gemalten Stilleben zum Schilderer einer vornehmen Geschmackskultur. Aber im Gegensatz zu van Beijeren reduziert Kalf, der in seiner Frühzeit, von 1640 bis 1646, in Paris gearbeitet und sich dort auf bäuerliche Interieurs (Kramladenmotive) in der Art Adriaen Brouwers spezialisiert hatte, nicht nur die Zahl der Gegenstände, er differenziert auch die Bildästhetik in einer bis dahin nie erreichten Vollkommenheit. Zwar sind es immer Prunkgegenstände – zum Beispiel chinesische Porzellanterrinen, kostbar verzierte Nautilus-Pokale, edle Teppiche –, die er als Sujets wählt, doch scheinen Wohlstand und Reichtum weniger geltungsmäßige Dominanz zu beanspruchen als die ästhetischen Valeurs und optischen Empfindungsqualitäten, die von ihnen ausgehen. So werden das Spiel des Lichts auf den Gegenständen, die Modifikation der Farben durch den Abglanz benachbarter Dinge zum eigentlichen Thema seiner Kunst. Aller Wahrscheinlichkeit nach hat Kalf bei den Vorstudien oder Vorzeichnungen seiner Bilder die Camera obscura benutzt, die ein genaues Studium der Licht- und Farbwirkungen ermöglichte und die Sensibilität für die koloristischen Werte steigerte. Während bei Jan Vermeer (1632–1675), der ebenfalls dieses Medium verwendete, die tonalen Valeurs bereits einen hohen Grad an gegenstandsgelöster Eigenständigkeit erreichen, sind sie bei Kalf, der stets die ontologische Festigkeit und Solidität der in ihrer jeweiligen Oberflächenbeschaffenheit genau erfaßten Dinge betont, gleichsam noch gegenstandsgebunden.[111]

Kalf erzielt seine Wirkungen, darin ein entfernter Nachfahre der Caravaggisten, durch ein Aufleuchtenlassen der Dinge vor einem dunklen Hintergrund (Abb. S. 109). Die Dinge *sind* also nur, indem sie wahrgenommen werden; dazu aber bedarf es des Lichtes, das die Finsternis – als Universalzustand der Welt – aufhellt. (Diese Theorie, bereits von Nikolaus von Kues entwickelt, wurde im 17. Jahrhundert, etwa von Nicolas Poussin, auch in der Kunstlehre vertreten.)

Im Gegensatz zu Caravaggio und seinen Nachfolgern vermeidet Kalf grelle Lichtkanäle, die die Gegenstände in Teilen gleißend anstrahlen. Es ist ein schwächeres, gedämpftes Licht, das, nicht genau lokalisierbar (meist wohl von oben), den Dingen ein Minimum an Helligkeit verleiht, die sie von innen zu transparentem Schimmern bringt, hier und da, etwa auf Rändern von Silberschalen, auch funkelnde Glanzpunkte aufsprüht. Das Licht löst gleichsam die Materialität der Dinge auf: Zartwandiges chinesisches Porzellan wird als zerbrechlich-sprödes, durchsichtiges Material erfahren, das der Schein weich durchdringt. Oder die Schale eines Nautilus-Pokals, von Lichtspuren gestreift, scheint von geheimnisvollen Dämpfen erfüllt zu sein, die die matt lichtdurchlässige Perlmuttwandung, vom eingeschenkten Wein gelblich gefärbt, dämmrig umschließt. Bei kunstvoll spiralig bis zur Hälfte geschälten Zitronen oder Orangen wird das Fruchtfleisch so bloßgelegt, daß die tropfenartigen Fasern golden flimmern. Weingläser – am Schaft geflügelte Glasdeckelpokale nach venezianischer Art (wie sie in Lüttich, Amsterdam, Haarlem und anderen niederländischen Städten hergestellt wurden) – heben sich vom schwärzlichen Grund kaum ab, nur hauchdünne Lichtreflexe berühren in wechselnden Sprüngen die Ränder des mit Wein gefüllten Glases, dessen glimmende Farbsubstanz, als sei sie vom Gefäß befreit, im nächtlichen Raum gleichsam zu schweben scheint.[112]

Willem Kalf
Stilleben mit Nautilusbecher, 1660
Öl auf Leinwand; 79 x 67 cm
Lugano, Sammlung Thyssen-Bornemisza

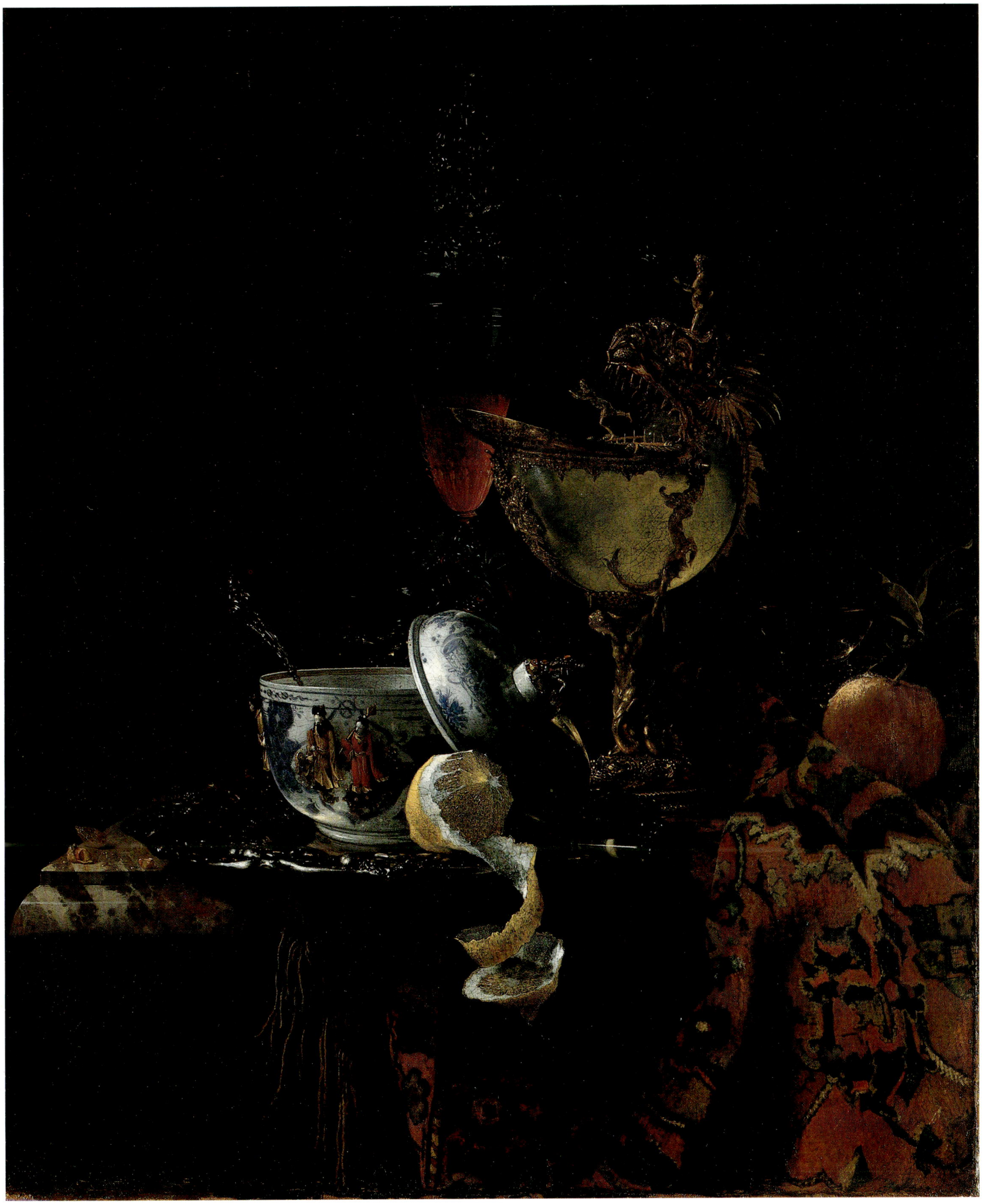

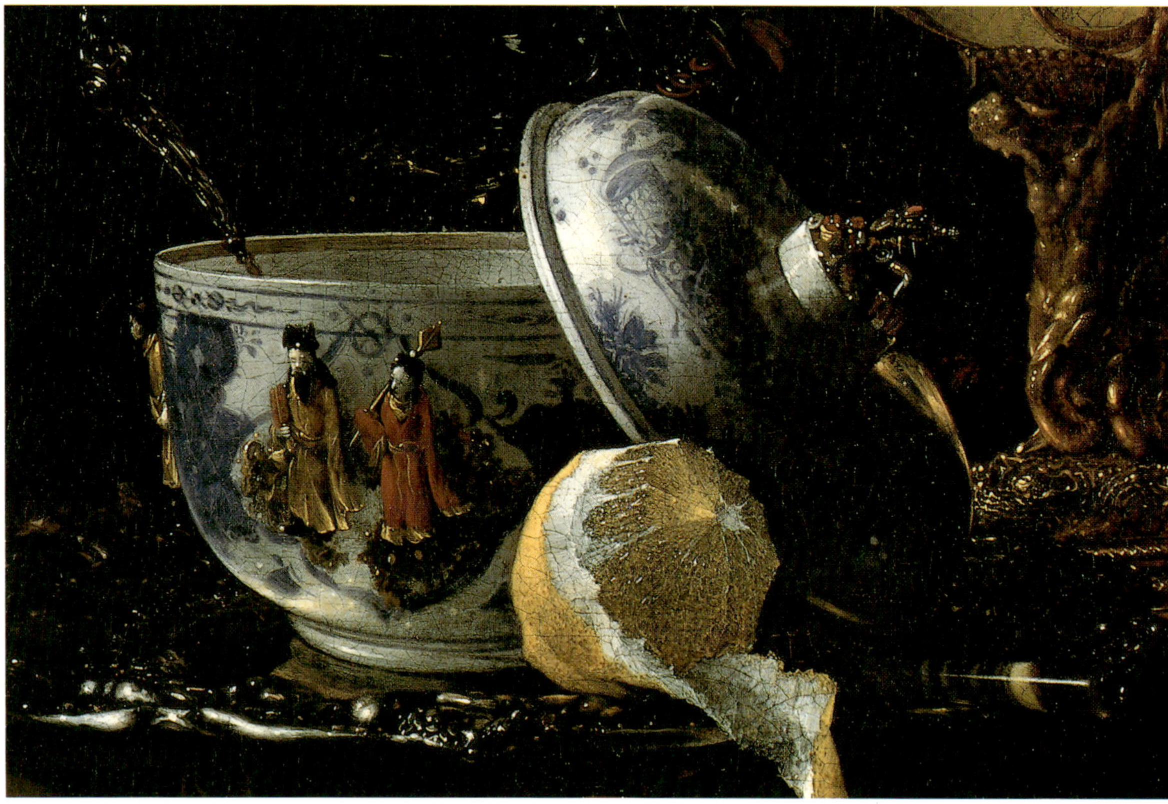

Detail aus Abbildung Seite 109

ABBILDUNG GEGENÜBER:
Willem Kalf
Stilleben mit Zitrone, Orangen und gefülltem Römer,
um 1663/64 (?)
Öl auf Leinwand; 36,5 x 30,8 cm
Karlsruhe, Staatliche Kunsthalle

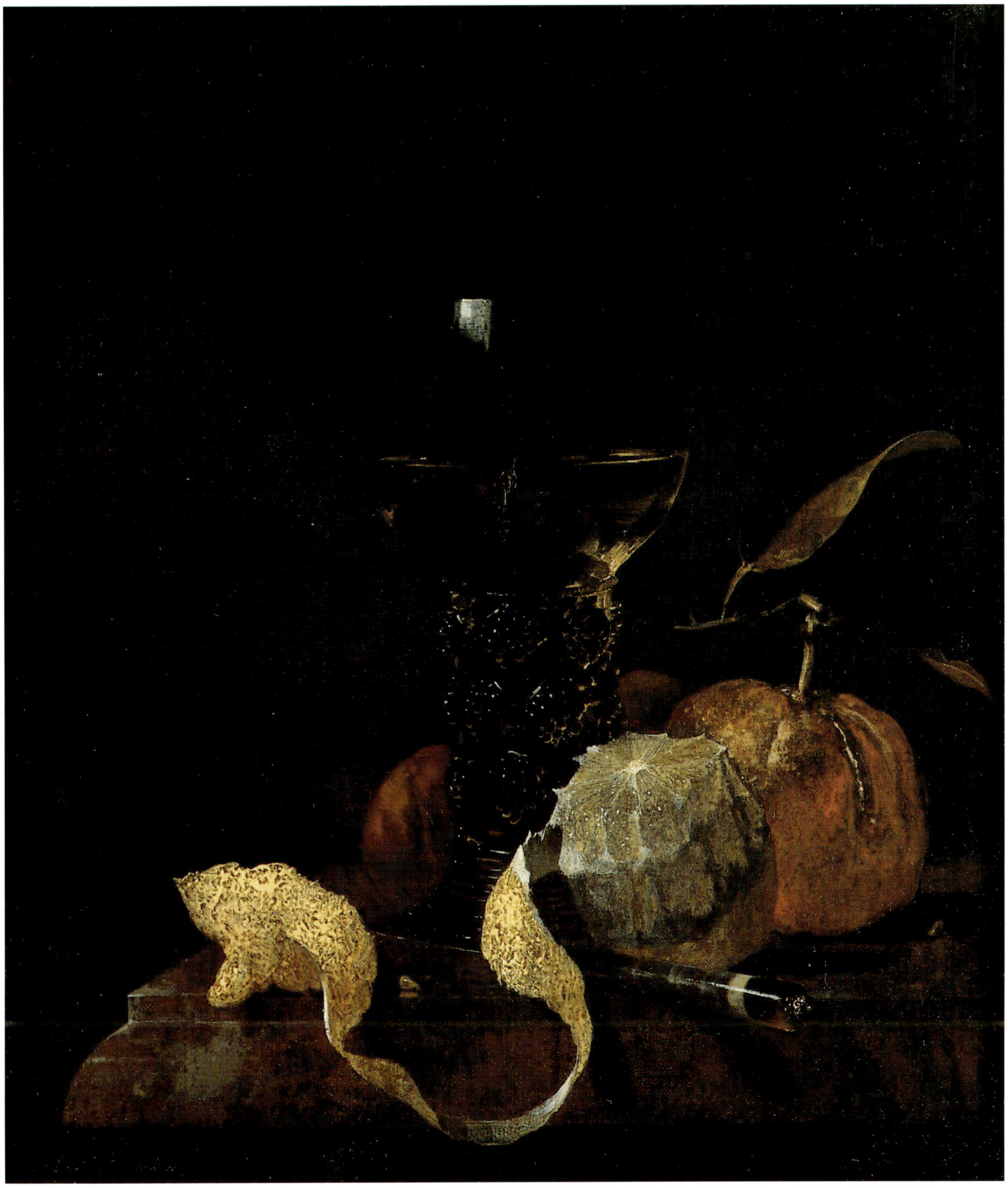

Um einen die Mittelachse des Gemäldes bildenden Römer mit Nuppengriff, auf dem sich vor dunkler Nische spärlich einfallendes Licht punktartig sammelt oder in der transparenten Materie von Glas und Wein bricht, liegen auf gefleckter Marmortischplatte drei pomeranzen- bzw. bergamottähnliche Orangen sowie eine Zitrone. Der ohne Unterbrechung geschälte porige Streifen der leuchtendgelben Frucht, in den ein Messer mit über den Tischrand ragendem poliertem Achatgriff hineingeschoben ist, windet sich zu einer Girlande, die den gekräuselten, schmal und spitz zulaufenden Blättern der Orangen dekorativ korrespondiert. Das Nebeneinander der sauren und süßen Zitrusfrüchte, deren Saft entsprechend ihren medizinisch-humoralpathologischen Komplexionen dem Wein zugefügt werden soll, ist als symbolische Mahnung zur Temperantia, der Mäßigung, gedacht.

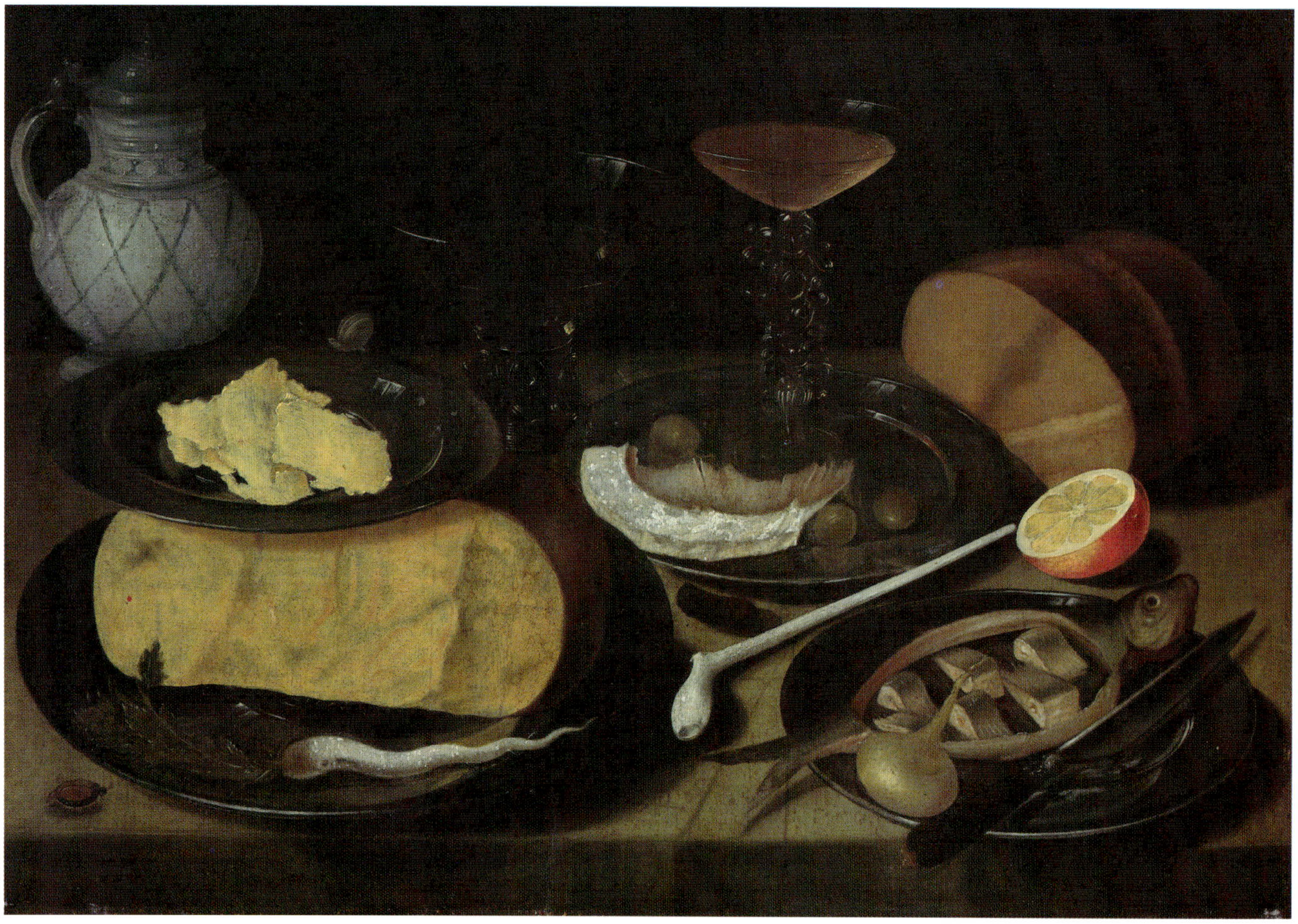

Jacob Flegel (1563–1638)
Fischstilleben mit Zwiebel und Käse, undatiert
Öl auf Holz; 51 x 74 cm
Düsseldorf, Kunstmuseum

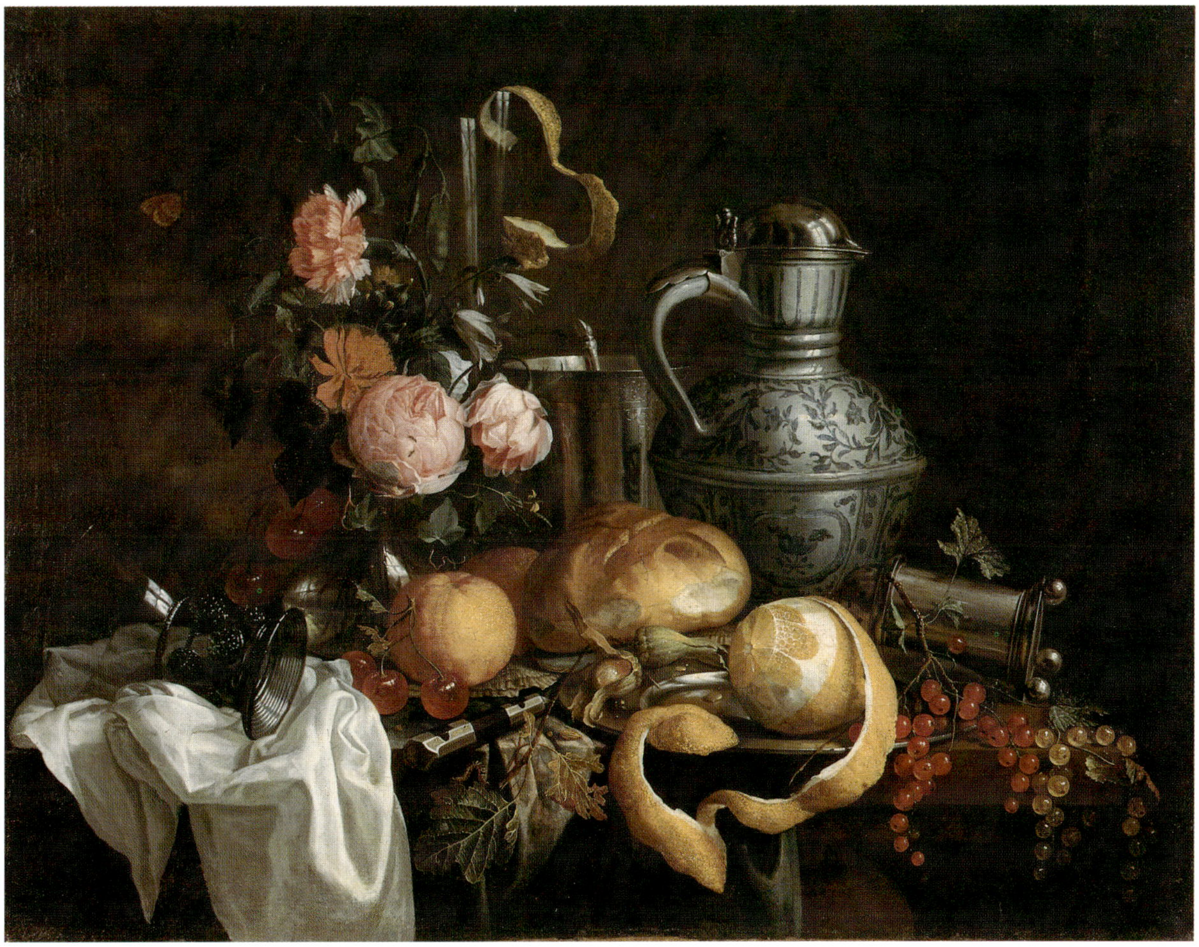

Jan Davidsz. de Heem (1606–1683/84)
Stilleben, undatiert
Öl auf Leinwand, 47 x 61 cm
St. Gallen, Kunstmuseum

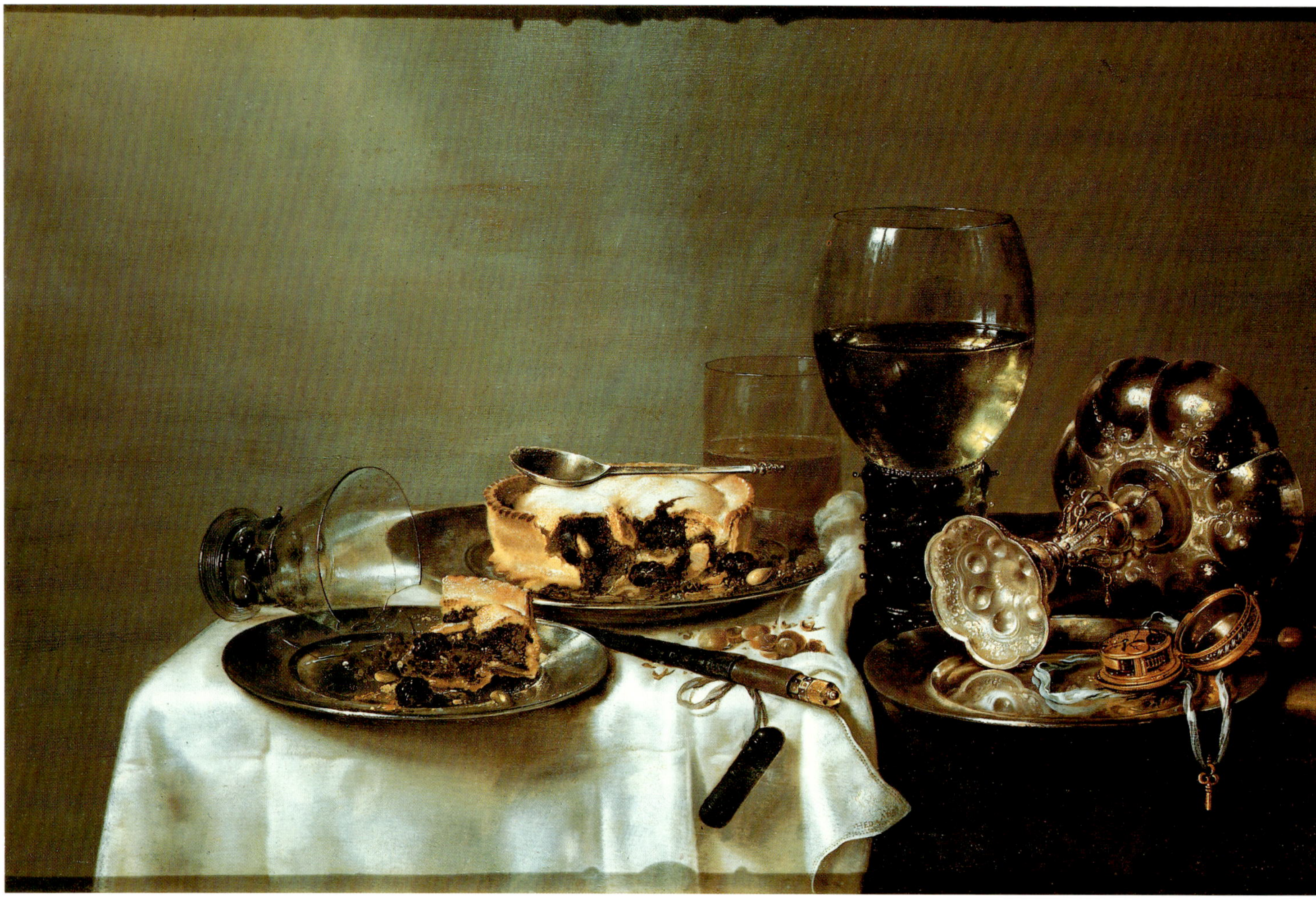

Willem Claesz. Heda
Frühstücks-Stilleben mit Brombeerpastete, 1645
Öl auf Holz; 54 x 82 cm
Dresden, Staatliche Kunstsammlung

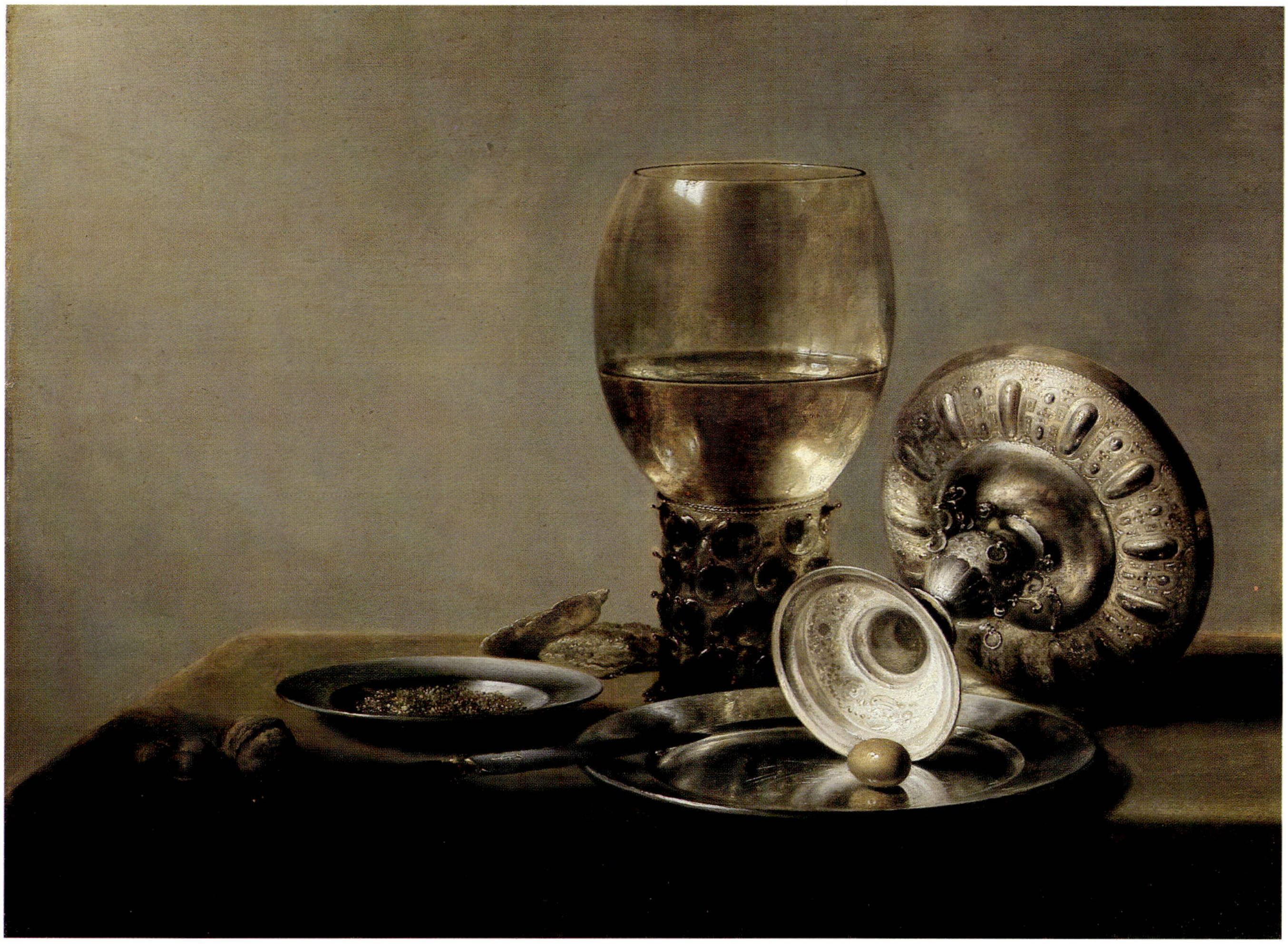

Pieter Claesz (1597/98–1660)
Stilleben mit Römer und Silberschale, undatiert
Öl auf Holz; 42 x 59 cm
Berlin, Staatliche Museen, Stiftung preußischer Kulturbesitz

Auffallend ist bei diesem »monochromen Banketje«, bei dem graue, grüne und silbrige Valeurs vorherrschen, die Reduzierung der Bildelemente auf wenige, den kompositorischen Aufbau bestimmende Gefäße: einen umgefallenen Silberpokal, einen halb gefüllten Römer und zwei Zinnteller. Obwohl es sich um ein sogenanntes »Frühstücksstilleben« (»Ontbijtje«) handelt, sind Speisen kaum gezeigt, nur spärliche Reste der Mahlzeit wie die Olive auf dem Teller, die zwischen dem Hohlfuß des Pokals und ihrer Unterlage, in der dieser sich spiegelt, eine Art optische Barriere bildet. Gegenüber der Überfülle von Lebensmitteln und Eßwaren auf den frühen flämischen Stilleben wird hier Wert auf die Demonstration verfeinerter Genüsse gelegt. An die Stelle einer naiven Konsumhaltung tritt eine von protestantisch-innerweltlicher Askese beeinflußte ästhetische Sublimierung.

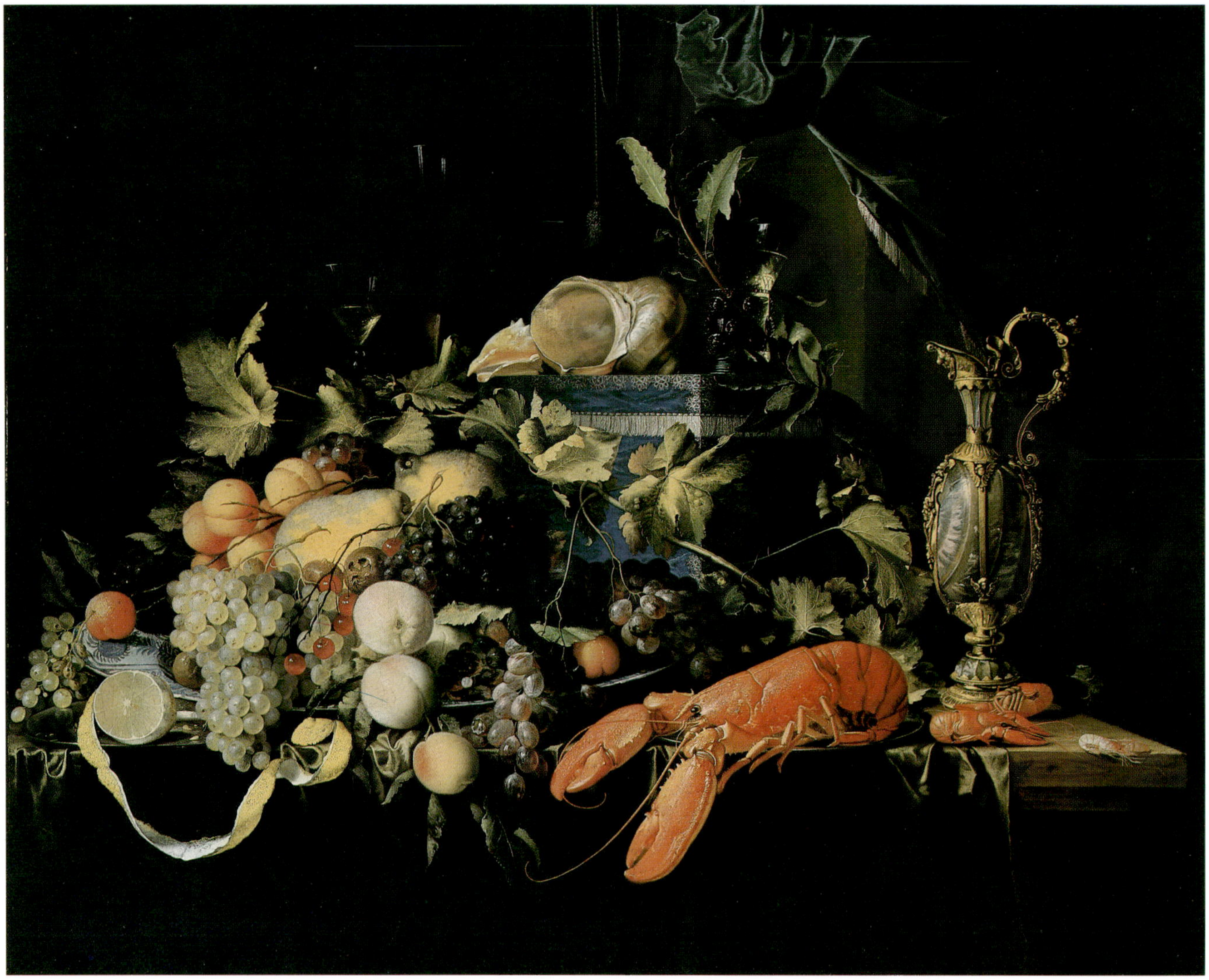

Jan Davidsz. de Heem
Stilleben mit Früchten und Hummer, um 1648/49
Öl auf Leinwand; 95 x 120 cm
Berlin, Staatliche Museen, Stiftung preußischer Kulturbesitz

Das Bild stammt aus der ersten Antwerpener Phase des aus Utrecht gebürtigen Stillebenmalers de Heem. Vom Aufbau her ist eine Nähe zu den – von de Heem gewiß beeinflußten – Prunkstilleben Abraham van Beijerens aus den frühen fünfziger Jahren festzustellen (vgl. Abb. S. 107), vor allem was die Stufung der Früchte, der Muscheln, des Tischgeräts und der Kanne betrifft. Auch der Hummer findet sich bei beiden Künstlern. Gegenüber van Beijeren brilliert de Heem freilich durch leuchtendes Kolorit und eine unüberbietbare Feinmalerei. Beeinflußt von dem jesuitischen Maler Daniel Seghers hat de Heem in seinen Bildern nicht selten eine religiöse Symbolik verschlüsselt. So auch hier: Muschel und Hummer spielen auf die Auferstehung an und werden in Beziehung zu den »eucharistischen« Weintrauben gesetzt.

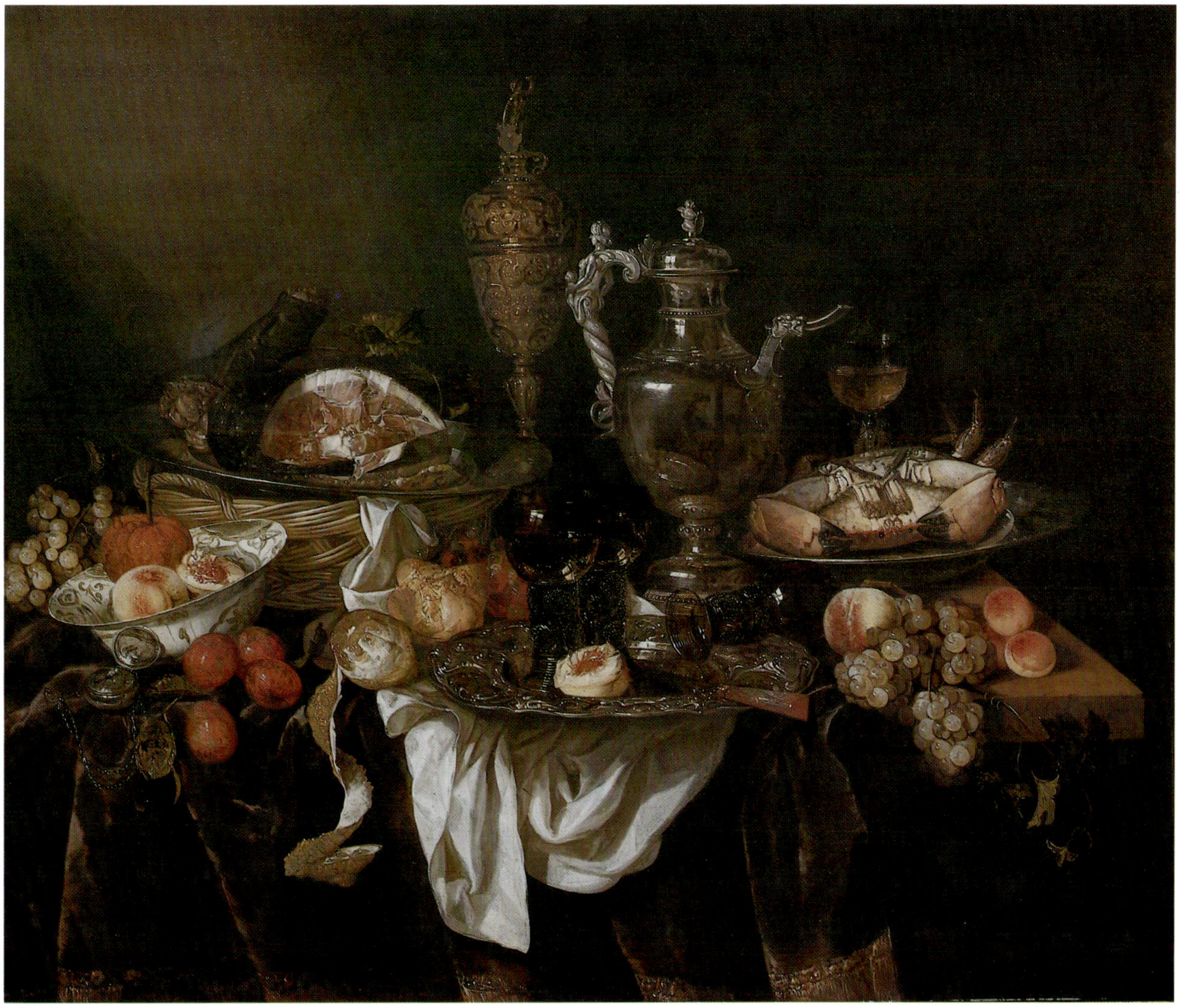

Abraham van Beijeren (um 1620/21–1690)
Bankettstilleben, undatiert
Öl auf Leinwand; 99,5 x 120,5 cm
Den Haag, Mauritshuis

Das 1977 vom Mauritshuis erworbene großformatige Bankettstilleben Abraham van Beijerens dürfte aus derselben Phase wie das Münchner Bild des Künstlers (Abb. S. 107) stammen, also in den 1650er Jahren gemalt worden sein. Obwohl auch hier die topischen Vanitas-Hinweise (wie die aufgeklappte Taschenuhr links) nicht fehlen, ist das Gemälde mit seiner pyramidal angeordneten Überfülle an kostbarem Tischgerät aus Silber und Porzellan und den erlesenen Speisen doch mehr ein affirmatives Zeugnis der nach der Jahrhundertmitte in Holland einsetzenden neuen Luxuskultur als Ausdruck einer Refeudalisierung der führenden bürgerlichen Schicht.

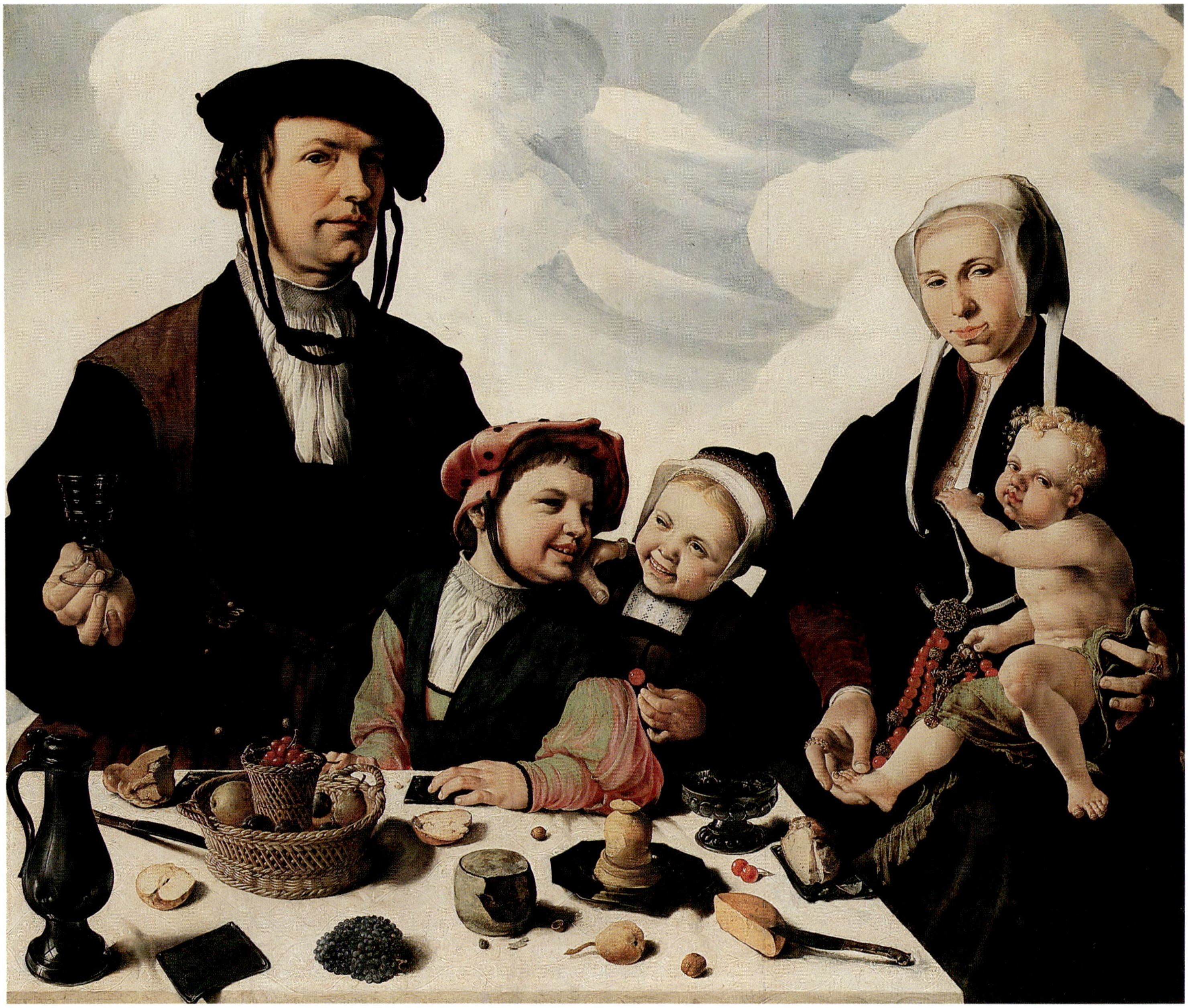

Marten van Heemskerck
Der Haarlemer Patrizier Pieter Jan Foppeszoon mit seiner Familie, um 1530
Öl auf Eichenholz; 119 x 140,5 cm
Kassel, Staatliche Kunstsammlungen, Schloß Wilhelmshöhe

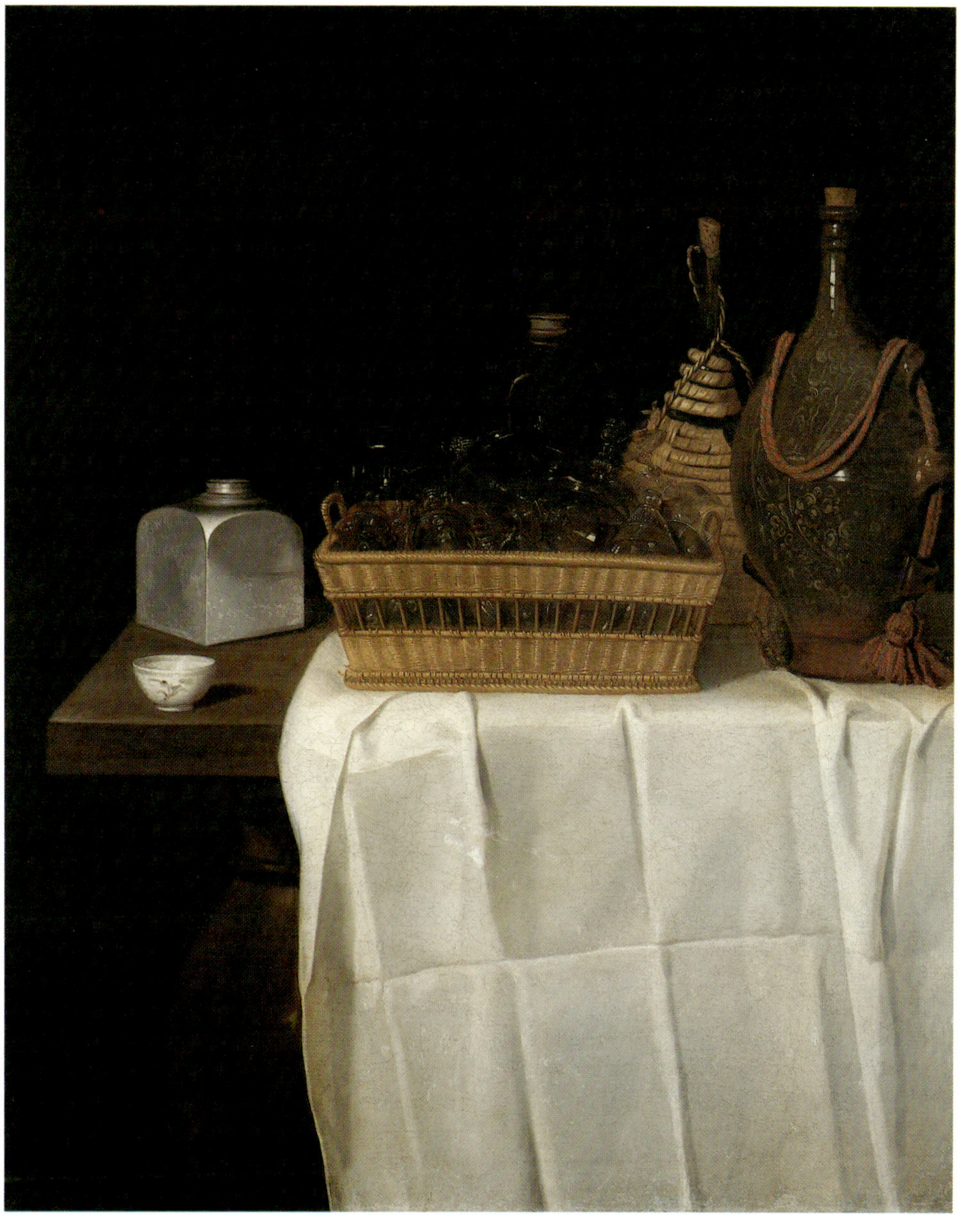

Sebastian Stosskopf
Stilleben mit Gläsern und Flaschen, um 1641–44
Öl auf Leinwand; 122 x 99 cm
Berlin, Staatliche Museen, Stiftung preußischer Kulturbesitz

Der aus dem Elsaß stammende Künstler, der in der flämischen Malerkolonie Hanau bei dem aus Antwerpen stammenden Stillebenmaler Daniel Soreau in die Lehre ging, spezialisierte sich vor allem auf Stilleben mit Gläsern mit zarten Lichteffekten. Joachim von Sandrart hebt 1675 hervor, daß Stosskopf »sehr viele schöne curiöse Werke von stillstehenden Sachen, als Tafeln und Silber-Geschirren gemahlt« habe (Teutsche Academie, hg. von A. R. Pelzer, München 1925, S. 182). Auf unserem Bild sind vor dunklem Grund, der einen starken Kontrast zu dem über die Tischkante herabhängenden, leuchtendweißen Tischtuch bildet, in einem rahmenparallel gestellten Weidenkorb zahlreiche dünne Gläser im venezianischen Stil dargestellt, umgeben von anderen Gefäßen aus Glas, Ton oder Porzellan. Vielleicht hat Stosskopf hier das wertvolle Trinkgeschirr eines adligen Auftraggebers abkonterfeit.

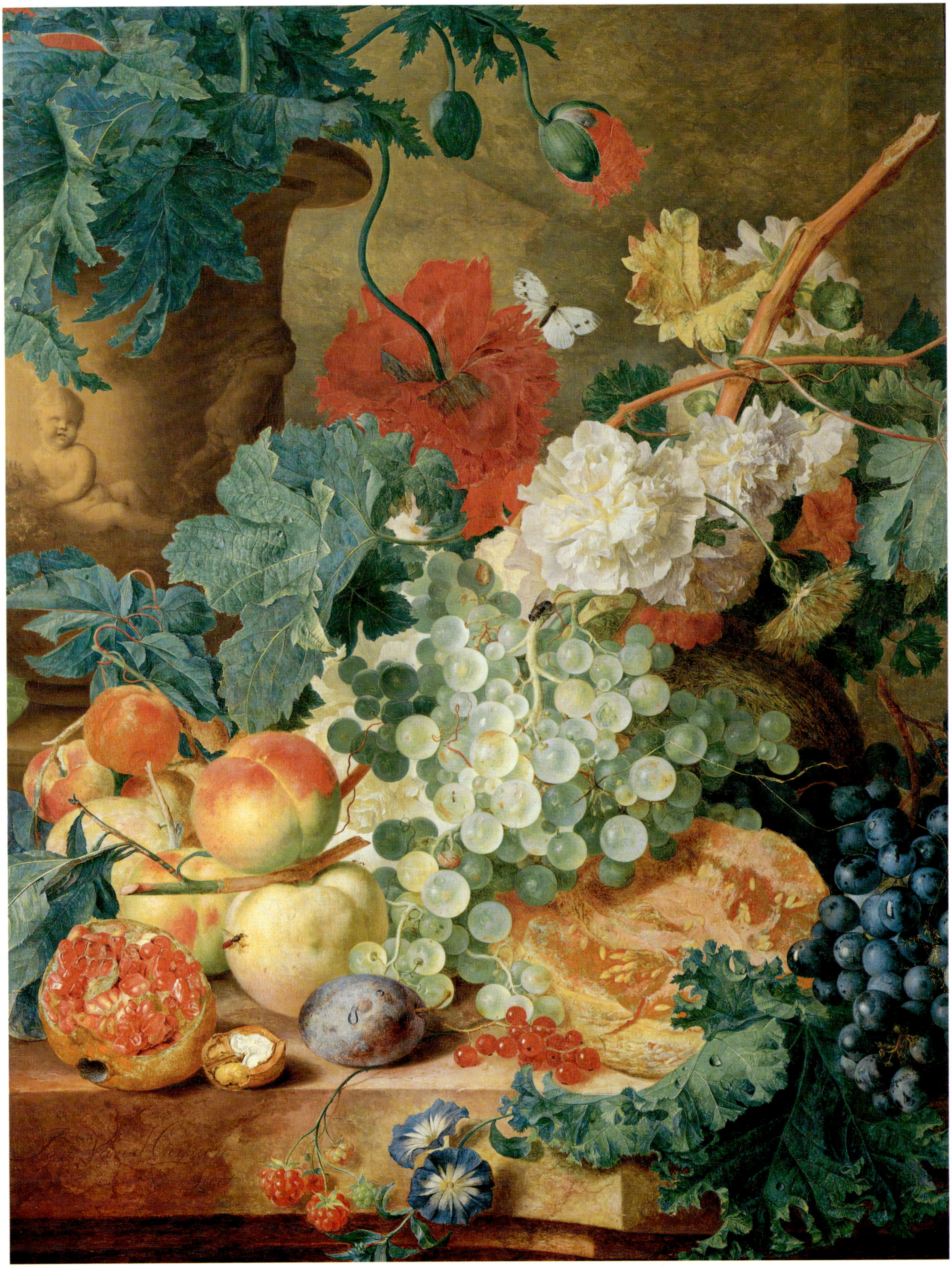

9 Obststilleben (Früchtekorb)

Die Intensivierung der Landwirtschaft seit dem frühen 16. Jahrhundert war begleitet von einer Förderung der botanischen Wissenschaften (es sei nur auf die zahlreichen Kräuterbücher von Brunfels, Gessner, Clusius und anderen hingewiesen), deren Erkenntnisse in die Hausväterliteratur eingingen, die auch Ratschläge zur Verbesserung der Obstanbaumethoden erteilte. Es fällt auf, daß die frühen Markt- und Küchen- oder Vorratskammerbilder (etwa von Joachim Beuckelaer, Frans Snyders, Adriaen van Utrecht) nicht nur in Körben aufgestapeltes Gemüse, sondern auch die Schalenränder geradezu überbordendes Obst aller Sorten zur Schau stellen. Obst – womit alle Baumfrüchte wie Äpfel, Birnen, Nüsse, Kirschen, Pflaumen, Pfirsiche, Aprikosen, Quitten, Kastanien usw. einerseits und Staudenfrüchte wie Brombeeren, Himbeeren, Johannisbeeren usw. andererseits zusammenzufassen wären – gehörte, wie die Beispiele von Osias Beert (Abb. S. 97) und Clara Peeters (Abb. S. 94) bereits lehrten, stets zu einem der letzten Gänge eines Banketts. In der feudalen und großbürgerlichen Küche wurde größter Wert auf eine Geschmacksverfeinerung der Früchte gelegt: Wildwachsendes Obst aus Wäldern, von Feldern und Heiden wurde des wenig intensiven Geschmacks und der kleinen Form wegen weitgehend verschmäht. Zu jedem größeren Haushalt gehörte daher ein nach den neuesten Erkenntnissen angelegter und gepflegter Obstgarten, in dem Sommer- und Winterobst, das frostverträglich, überhaupt für eine lange Lagerung geeignet sein mußte, gezogen wurde. Wie heute schätzte man damals bereits an den Früchten eine durch Kreuzungen und besondere Züchtungen erzielte pralle Form und reiches, saftiges Fruchtfleisch.

In der frühen Stillebenmalerei werden die Obstsorten noch säuberlich getrennt als Warenangebot oder von den jeweiligen Bäumen und Sträuchern im Garten gerade abgeerntete Früchte dargestellt, so etwa bei Vincenzo Campi (1536–1591; Abb. S. 126/127). Später wird das die Sortenfülle betonende Markt- oder Vorratskammermotiv immer mehr aufgegeben zugunsten eines isolierten Obstkorbs, in dem, ähnlich den Blumenarrangements, unterschiedliche Früchte zusammengestellt sind. Eines der ersten, wenn nicht *das* erste Beispiel dafür ist Caravaggios *Früchtekorb* von ca. 1596 (Abb. S. 8).[113] Über die Zweckbestimmung dieses Bildes ist sehr viel spekuliert worden. Naheliegend ist, daß es als illusionistisches Sopraporte (Bild für das Wandfeld über einer Tür) gedacht war. Dafür spricht die Augenhöhe der zu vermutenden schmalen Stellfläche (in der Art der »hohen Kante«). Das Bild wäre also in holländischer Terminologie ein »betriegertje«, das den ahnungslos darauf zugehenden Betrachter narren sollte. Um diesen Trompe-l'œil-Effekt[114] zu sichern, vermied Caravaggio denn auch die Orientierung erleichternde räumliche Hinweise: Der Korb wird von einer nicht lokalisierbaren, homogenen gelblich-ockerfarbenen Wandfolie hinterfangen, auf die nicht einmal ein Schatten fällt. Der die Kante etwas überragende Korb (und

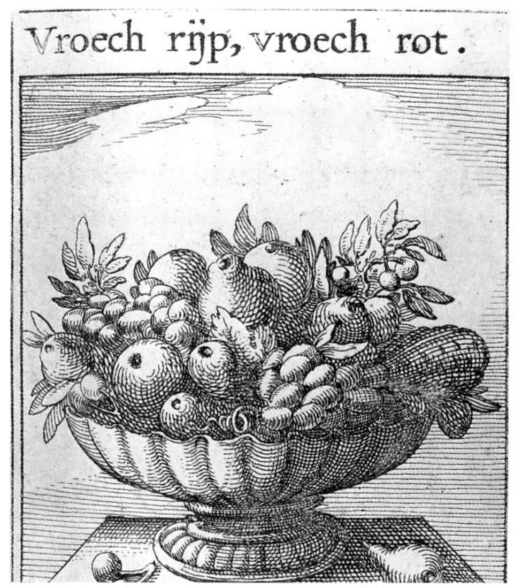

Roemer Visscher
»Vroech rijp, vroech rot«
aus: Sinne-Poppen, Amsterdam 1614
Kupferstich

Jan van Huysum (1682–1749)
Obst-Stilleben
Öl auf Kupfer; 50,5 x 42,5 cm
Amsterdam, Rijksmuseum

nur an seiner Unterseite gibt es eine Schattenspur zur Steigerung der Plastizität) ist dicht gefüllt mit frisch gepflückten Früchten: Trauben, Äpfeln, Feigen, einer Birne und einer Quitte. Wie Segeltakelage drängen die Stiele und Blätter weit über den Korbrand. Einige von ihnen weisen Spuren einer Benagung durch Insekten auf, andere sind bereits verwelkt und haben sich schrumplig zusammengerollt. Auf dem Apfel ist der Wurmstichbefall nicht zu übersehen. Caravaggio legt es also nicht darauf an, die Makellosigkeit der Früchte zu demonstrieren (was Ziel der frühen Marktbilder mit ihrer naiven Warenästhetik war); vielmehr ist es seine Absicht, ihre Zeitlichkeit sichtbar zu machen. Weiter reichende sinnbildliche Anspielungen enthält sein Stilleben wohl nicht. In seiner Isoliertheit hat der Korb zweifellos auch eine andere Funktion und Bedeutung als auf Caravaggios *Giovane con canestro di frutta (Jüngling mit Früchtekorb;* Abb. S. 128), wo die Früchte ersichtlich einen den (homo-?)erotischen Motivzusammenhang attributiv unterstützenden Sinn haben.[115]

Die Tendenz zur ausschließlich streng objektiven Beschreibung der Phänomene ist für die italienischen und französischen Obststilleben (Jacopo Chimenti, Daniel Soreau, Louise Moillon) kennzeichnend. Die Niederländer dagegen stehen noch mehr in der Tradition des die empirische Präzision gedanklich vertiefenden »disguised symbolism« (Erwin Panofsky).[116] So ist Balthasar van der Asts *Früchtekorb* (Abb. S. 123) schon durch zusätzliche Elemente über die realistische Wiedergabe hinaus bedeutungsmäßig angereichert. Die Vanitas- oder Vergänglichkeitsthematik ist auch hier durch Druck- und Faulstellen oder Wurmstiche betont. Hinzu kommen aber noch Insekten wie Schmetterlinge, Libellen und Fliegen, schließlich eine (auf einem Tisch eher ungewöhnliche) Eidechse, die sich an einem außerhalb des Korbes liegenden Apfel zu schaffen macht. Vergegenwärtigt man sich, daß die Weintrauben häufig einen christologischen Bezug haben (vgl. Johannes 15,1 ff.) – Eddy de Jongh hat das Nachwirken der religiösen Weintraubensymbolik in der Familienmotivik der holländischen Malerei des 17. Jahrhunderts überzeugend nachgewiesen –,[117] bedenkt man ferner, daß Äpfel in mariologischem Zusammenhang Symbole der Überwindung und Erlösung von der Sünde verkörpern, Insekten und Eidechse dagegen jedoch oft mit dem Prinzip des Bösen assoziiert wurden, dann verwandelt sich das harmlos-alltägliche Motiv unversehens in einen (wenngleich verkleinerten) Schauplatz heilsgeschichtlicher Auseinandersetzungen. Je nach Kontext konnte einer Obstschale oder einem Obstkorb eine positive oder negative Bedeutung verliehen werden. Auf Genrebildern wie Jan Vermeers *Eingeschlafenem Mädchen* (New York) ist die Obstschale auf dem Tisch ein Hinweis auf die »Früchte des Bösen«, da die junge Frau pflichtvergessen sich dem Laster des Trunks ergeben und wohl eine außereheliche Liebesbeziehung gepflegt hat.[118] Die Obstschale hat hier tendenziell die Bedeutung, die Roemer Visscher ihr in seinem Emblem mit dem Motto »Vroech rijp, vroech rot« (»Früh reif, früh verfault«) gegeben hat (Abb. S. 121)[119]. (Bei Amos 8, 1 f. wird der vom Propheten geschaute Obstkorb von Gott als Ankündigung des Endes bezeichnet; aus dieser Bibelstelle wurden oft die negativ moralisierenden, warnenden und ermahnenden Auslegungen und Bewertungen der Emblematik abgeleitet.) Bei Emmanuel de Wittes Münchner Familienbildnis hingegen soll die vom Kind den Eltern dargereichte Obstschale, aus der der Vater eine Rebe herausnimmt, eine von religiösen Gesetzen und Moralvorstellungen geleitete familiäre Harmonie signalisieren.

Eine besondere ästhetische Ausprägung erfuhr das Obst- und Gemüsestillleben in Spanien. Trotz der immensen Edelmetallimporte aus den amerikanischen Kolonien war das Land um 1600 verarmt, da das Gold nicht produktiv angelegt wurde, zudem die arbeitsamen Schichten (wie die Morisken) Verfol-

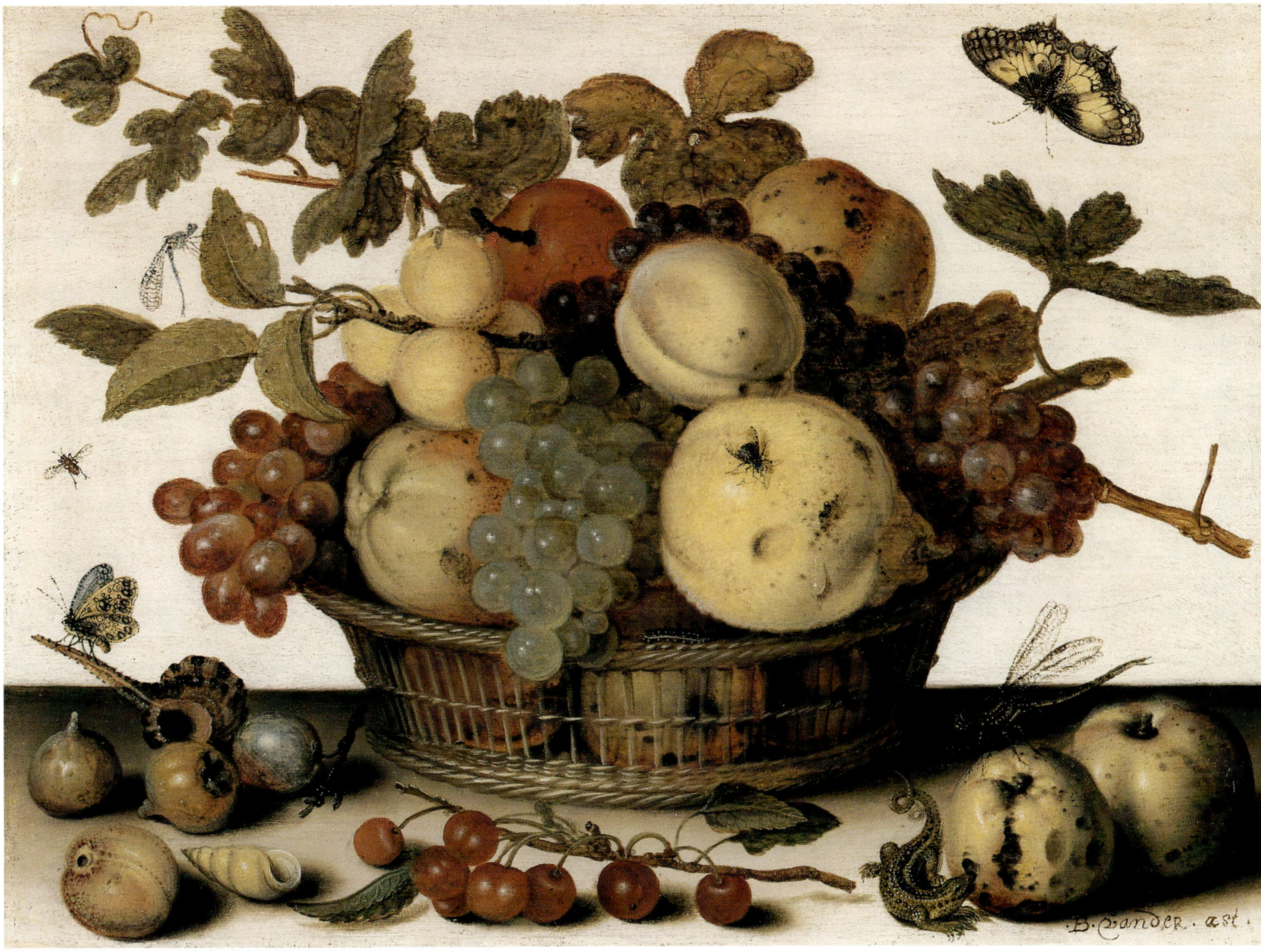

Balthasar van der Ast
Früchtekorb, um 1632
Öl auf Holz; 14,3 x 20 cm
Berlin, Staatliche Museen, Stiftung preußischer Kulturbesitz

gungen zu erleiden hatten, schließlich die Volksmassen einem unerträglichen Joch von Steuern und Abgaben ausgesetzt waren. Der Mangel an Lebensmitteln kommt auf Stilleben wie denen von Sánchez-Cotán oder Juan van der Hamen in der Komplexität vermeidenden einfachen Komposition zum Ausdruck. Wenige Früchte sind es, die bei Sánchez-Cotáns berühmtem Stilleben (Abb. S. 124) durch geometrische Komposition geradezu geheiligt erscheinen. In der Tat ist die feierliche Präsentation dieser Alltagsgegenstände von mystischen Vorstellungen aus dem Umkreis der hl. Teresa von Avila (1515–1582) oder des hl. Johannes vom Kreuz (1542–1591) angeregt, die der höfischen Verschwendungssucht – volksnah – eine Heiligung des einfachen Lebens, der Askese entgegensetzten. Die parabelförmige Anordnung der Früchte stellt eine Huldigung an neuplatonische Proportions- und Harmonielehren dar, wie sie die italienische Kunsttheorie der Renaissance proklamierte. Sie läßt sich aber auch mit mittelalterlich-christlichen Schönheitsauffassungen in Verbindung bringen, die sich auf den vielzitierten Vers aus der Weisheit Salomos (Kap. 11, Vers 21) beriefen: »Du hast alles geordnet nach Maß, Zahl und Gewicht.« Auch Calderón spielt noch in »El Divino Orfeo« auf diese Bibelstelle an.

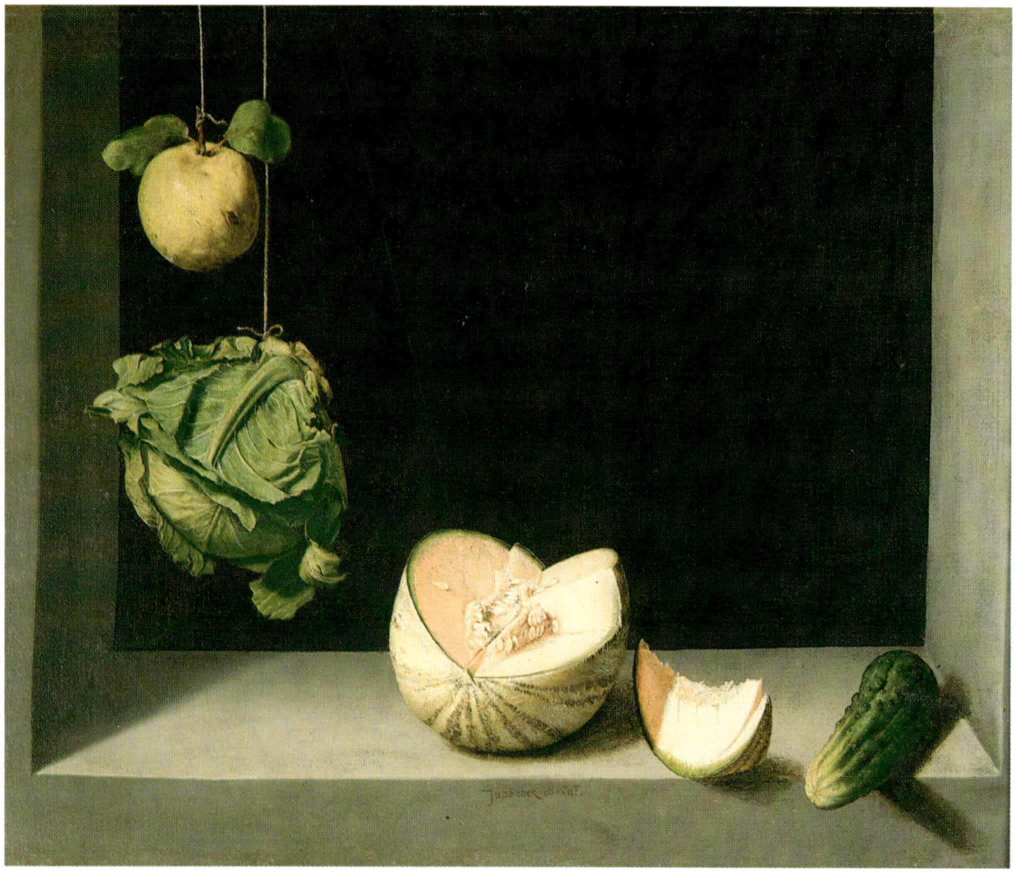

Juan Sánchez-Cotán
Früchtestilleben, um 1602
Öl auf Leinwand; 65 x 81 cm
San Diego (CA), The Fine Arts Gallery of San Diego

Im Jahre 1603 trat Sánchez-Cotán als Laienbruder in die Kartause El Paular zu Segovia ein. In diesem Jahr oder kurz davor malte er dieses Stilleben, das sich in seiner streng geometrischen Bildgliederung von motivverwandten flämischen Beispielen, die sehr viel überladener erscheinen, stark unterscheidet. Ästhetisch steht es dem Caravaggismus nahe. Die feierliche Präsentation einfacher Alltagsgegenstände ist gewiß von mystischen Vorstellungen aus dem Umkreis der hl. Teresa von Avila (1515–1582) oder des hl. Johannes vom Kreuz (1542–1591) angeregt. Die parabelförmige Anordnung der Früchte stellt eine Huldigung an neuplatonische Proportions- und Harmonielehren dar, wie sie die italienische Kunsttheorie der Renaissance (Alberti, Pacioli u. a.) proklamierte. Sie läßt sich aber auch mit der Tradition mittelalterlich-christlicher Schönheitsauffassungen in Verbindung bringen, die sich auf den vielzitierten Vers aus der Weisheit Salomos (11, 21) beriefen: »Du hast alles geordnet nach Maß, Zahl und Gewicht« (»Omnia in mensura et numero et pondere disposuisti«). Auch Calderón spielt noch in El Divino Orfeo auf eine Bibelstelle an.

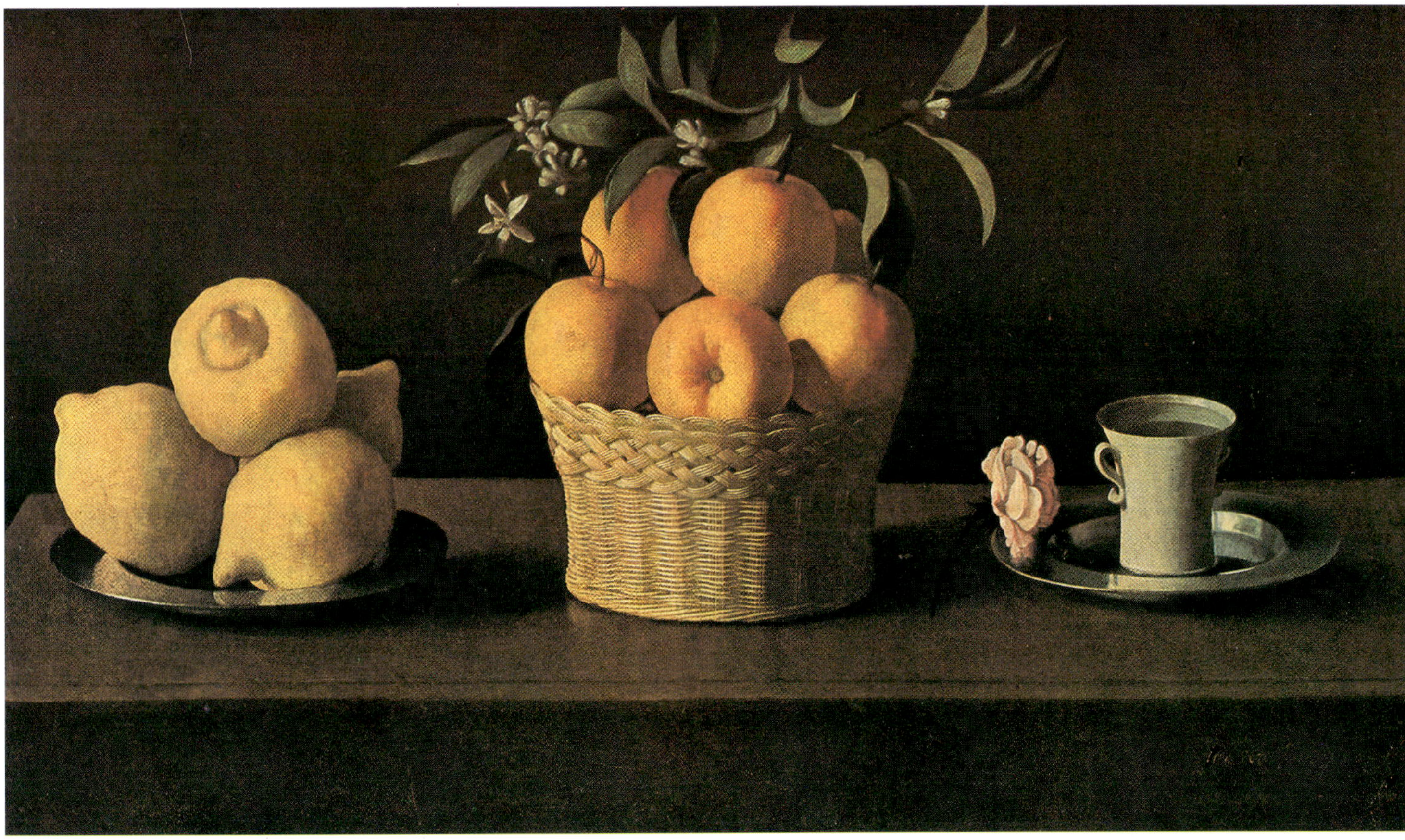

Francisco Zurbaran
Zitronen, Orangen und eine Rose, 1633
Öl auf Leinwand; 60 x 107 cm
Pasadena (CA), The Norton Simon Museum

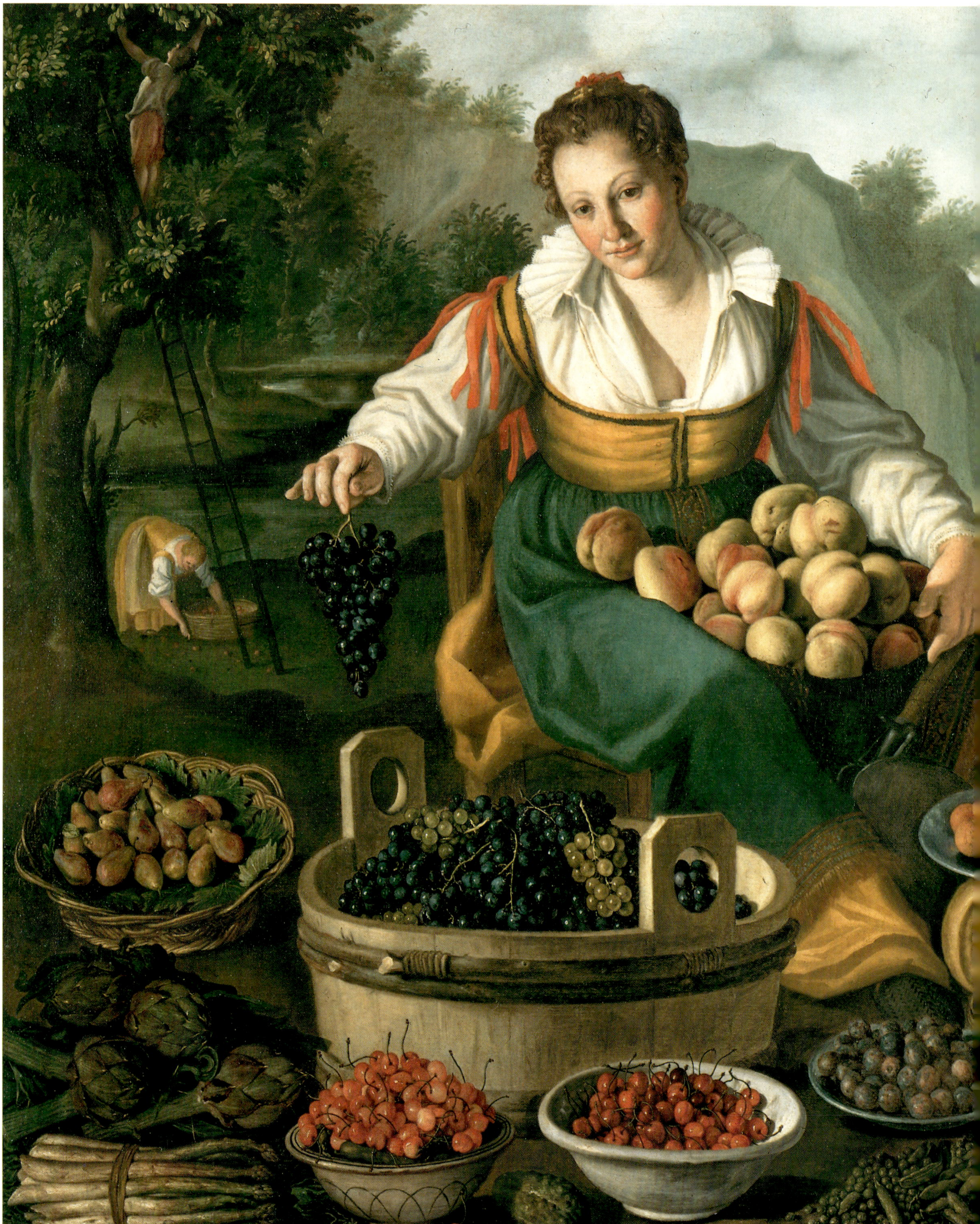

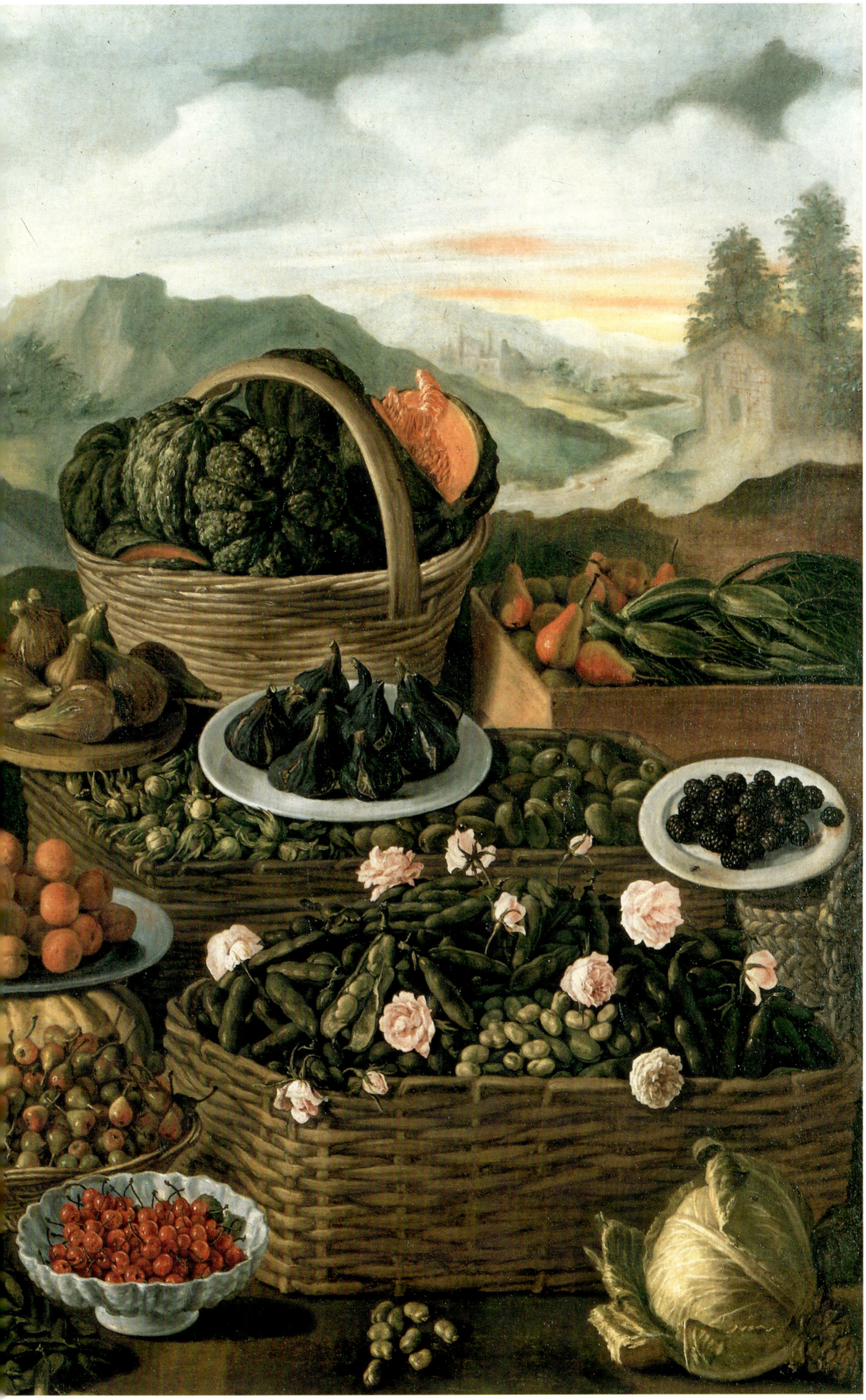

Vincenzo Campi
Obstverkäuferin, um 1580
Öl auf Leinwand; 145 x 215 cm
Mailand, Pinacoteca di Brera

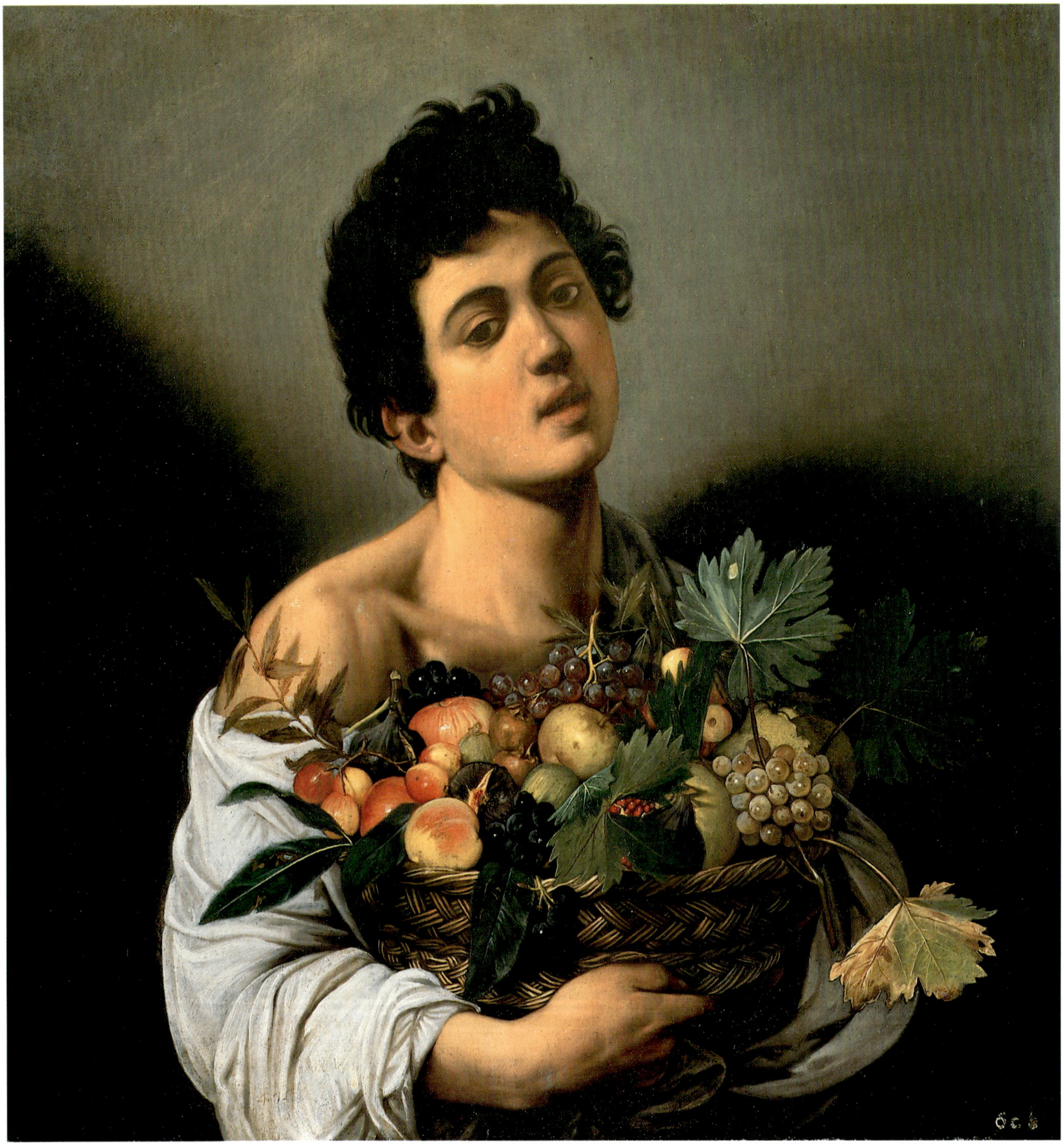

Michelangelo da Caravaggio
Jüngling mit Früchtekorb, um 1593
Öl auf Leinwand; ca. 70 x 69 cm
Rom, Galleria Borghese

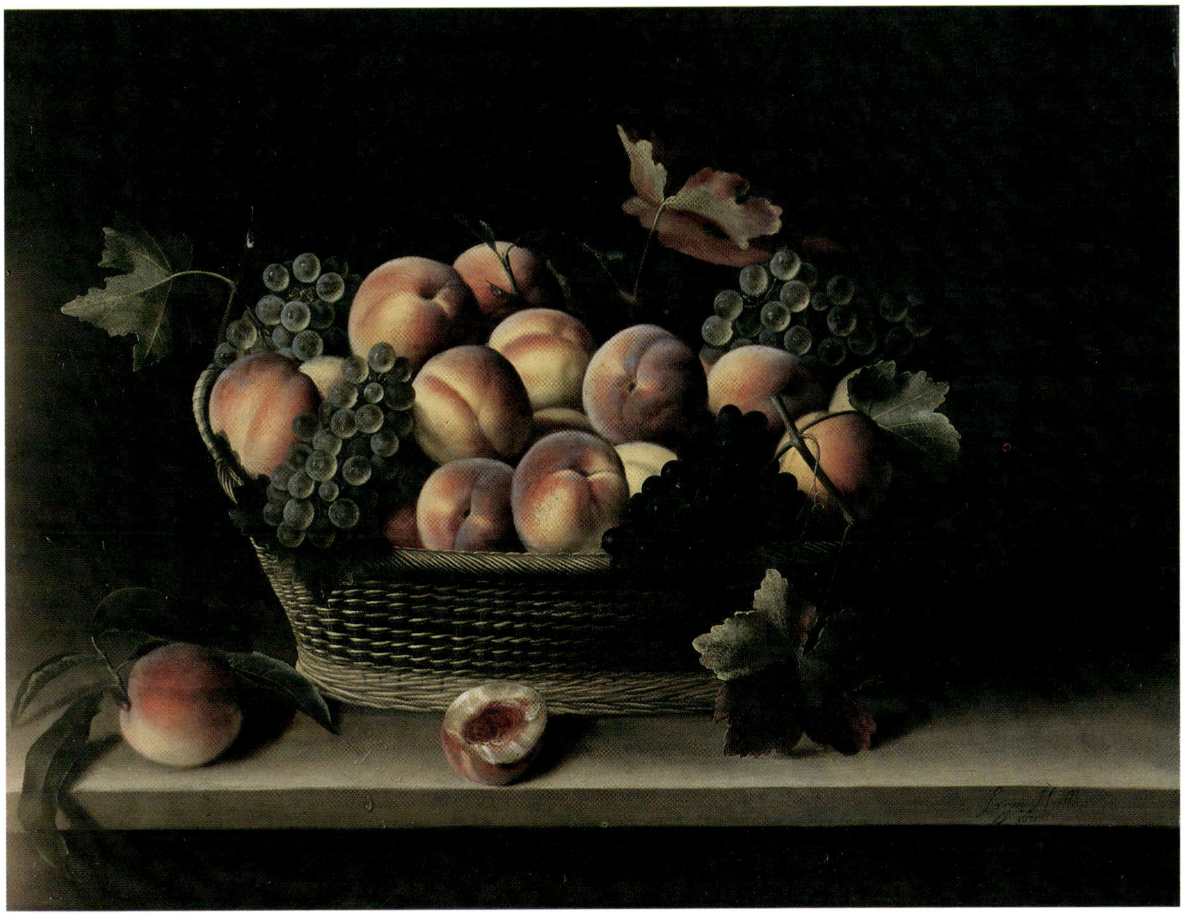

Louise Moillon
Korb mit Pfirsichen und Trauben, 1631
Öl auf Holz; 48 x 68 cm
Karlsruhe, Staatliche Kunsthalle

Louise Moillon entstammte einer streng calvinistischen Familie. Im Jahre 1640 heiratete sie den reichen Holzhändler Etienne Girardot de Chancourt, der ebenfalls Hugenotte war. Zeitlebens hat sie, ohne einen nennenswerten Stilwandel durchzumachen, in kühler Farbgebung fast ausschließlich das Motiv eines mit Früchten gefüllten Tellers oder – wie hier – Korbes aus Weidenruten auf einer Tischplatte gemalt. Im Gegensatz etwa zu Balthasar van der Ast (Abb. S. 123) fehlen Insekten und Reptilien, die einen symbolischen Bezug auf die Heilsgeschichte enthalten. – Pfirsiche (lat. malum persicum) wurden im 17. Jahrhundert als Untergattung der Äpfel aufgefaßt und mit deren Symbolik belegt. Dennoch scheint die Künstlerin eine Opposition von »eucharistischen« Trauben und das »malum« repräsentierenden Pfirsichen nicht beabsichtigt zu haben. Eher dürfte bei der Zusammenstellung der Früchte eine säftetheoretische Überlegung leitend gewesen sein. Nach Julius Caesar Scaliger (In libros de plantis, Aristoteli inscriptos, commentarii, Genf 1566, lib. II) verhindern vor einer Mahlzeit genossene Pfirsiche eine von übermäßigem Weingenuß herrührende Trunkenheit.

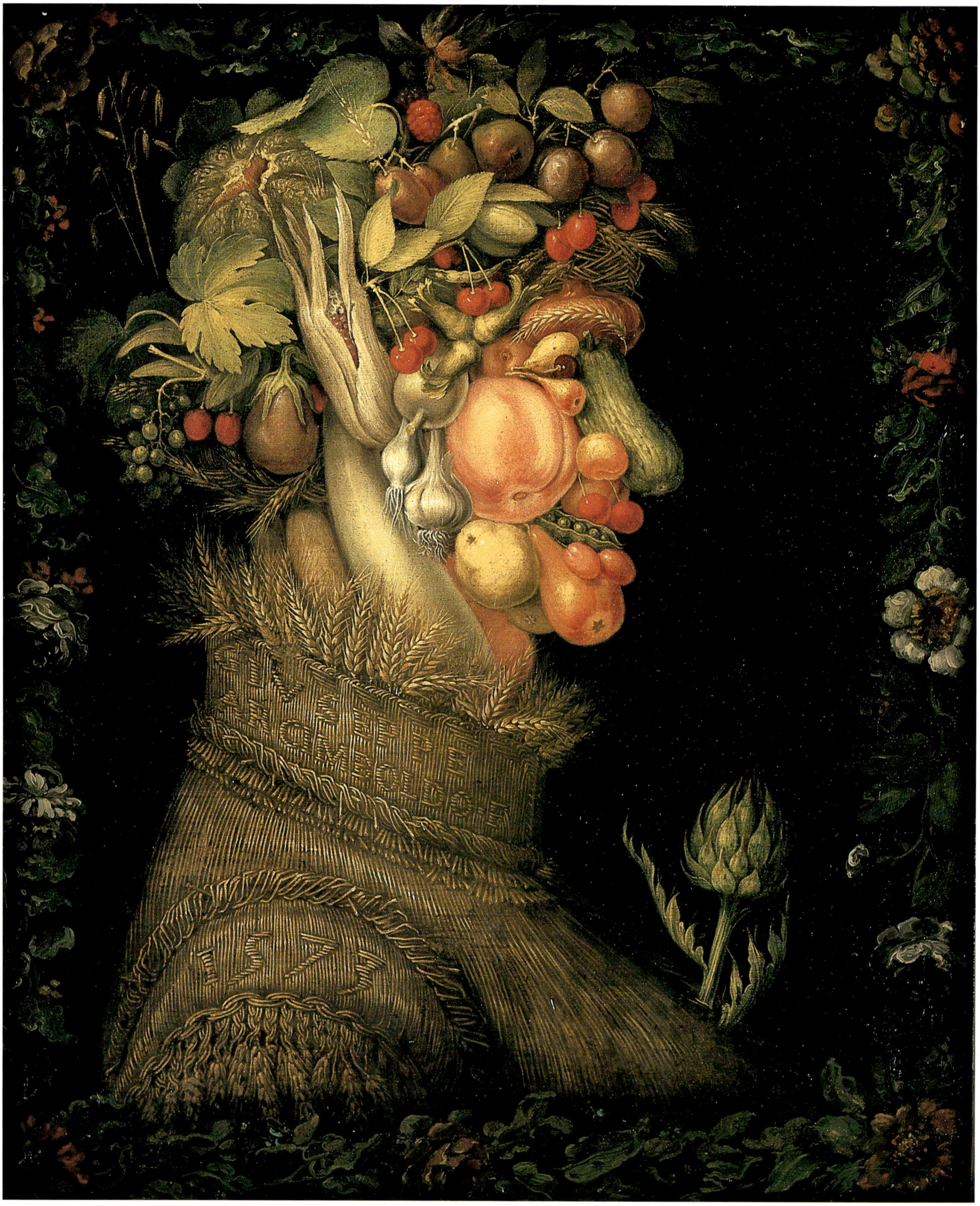

Giuseppe Arcimboldo
Der Sommer, 1573
Öl auf Leinwand; 76 x 64 cm
Paris, Louvre

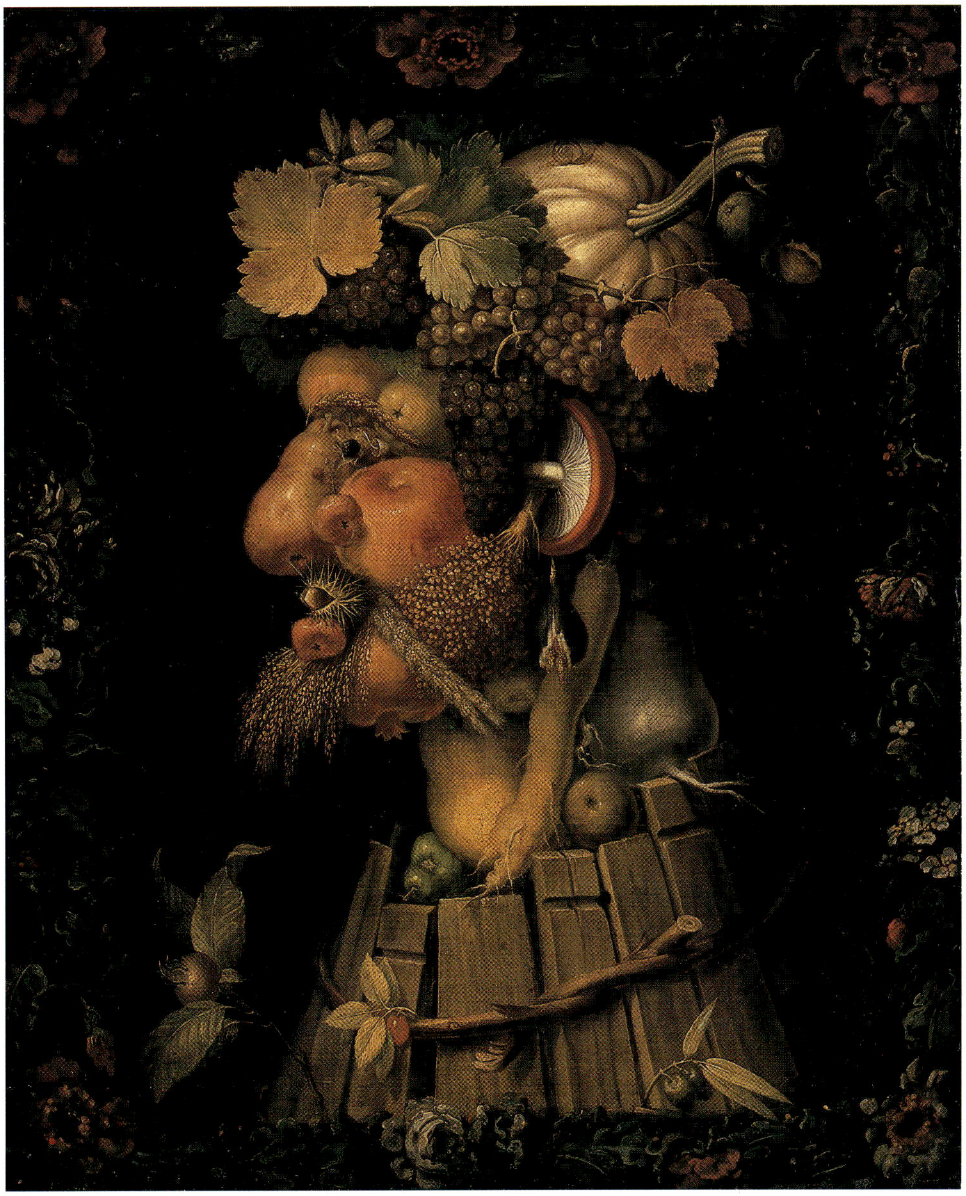

Giuseppe Arcimboldo
Der Herbst, 1573
Öl auf Leinwand, 76 x 64 cm
Paris, Louvre

Die Bilder gehören zu einer (mehrfach wiederholten) vierteiligen Jahreszeitenserie des mailändischen Künstlers, die er für den Wiener und Prager Hof malte. Die heute in Paris aufbewahrte Folge wurde von Kaiser Maximilian II. für den Kurfürsten August von Sachsen bestellt. – Der italienische Kunsttheoretiker Giovanni Paolo Lomazzo (L'Idea del Tempio della pittura, Mailand 1590, S. 154) bezeichnete Arcimboldos Allegorien als »teste composte« (zusammengesetzte Köpfe). Das den Kompositionen zugrundeliegende Prinzip ist das der Zusammenfügung von Elementen, die einem bestimmten, von anderen Dingbereichen systematisch klar getrennten Gegenstandskomplex entstammen, zu einer sie personifizierenden Figur. Für sich genommen haben die einzelnen Elemente keine mimetischen Eigenschaften, sie erhalten sie erst durch die Nachbarschaft zu anderen.

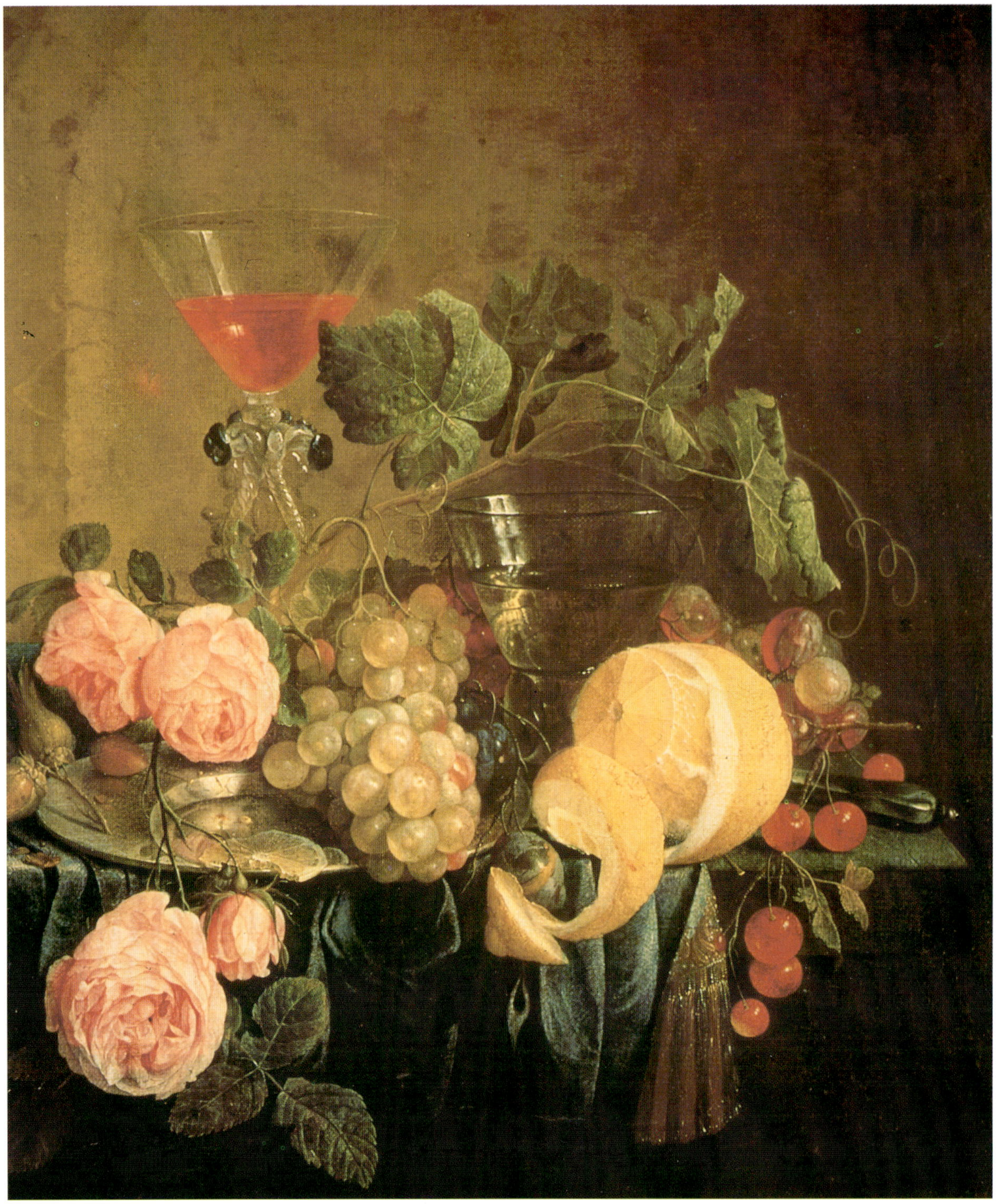

Jan Davidsz. de Heem
Stilleben mit Blumen und Früchten, um 1650
Öl auf Leinwand
Cheltenham, Art Gallery and Museum

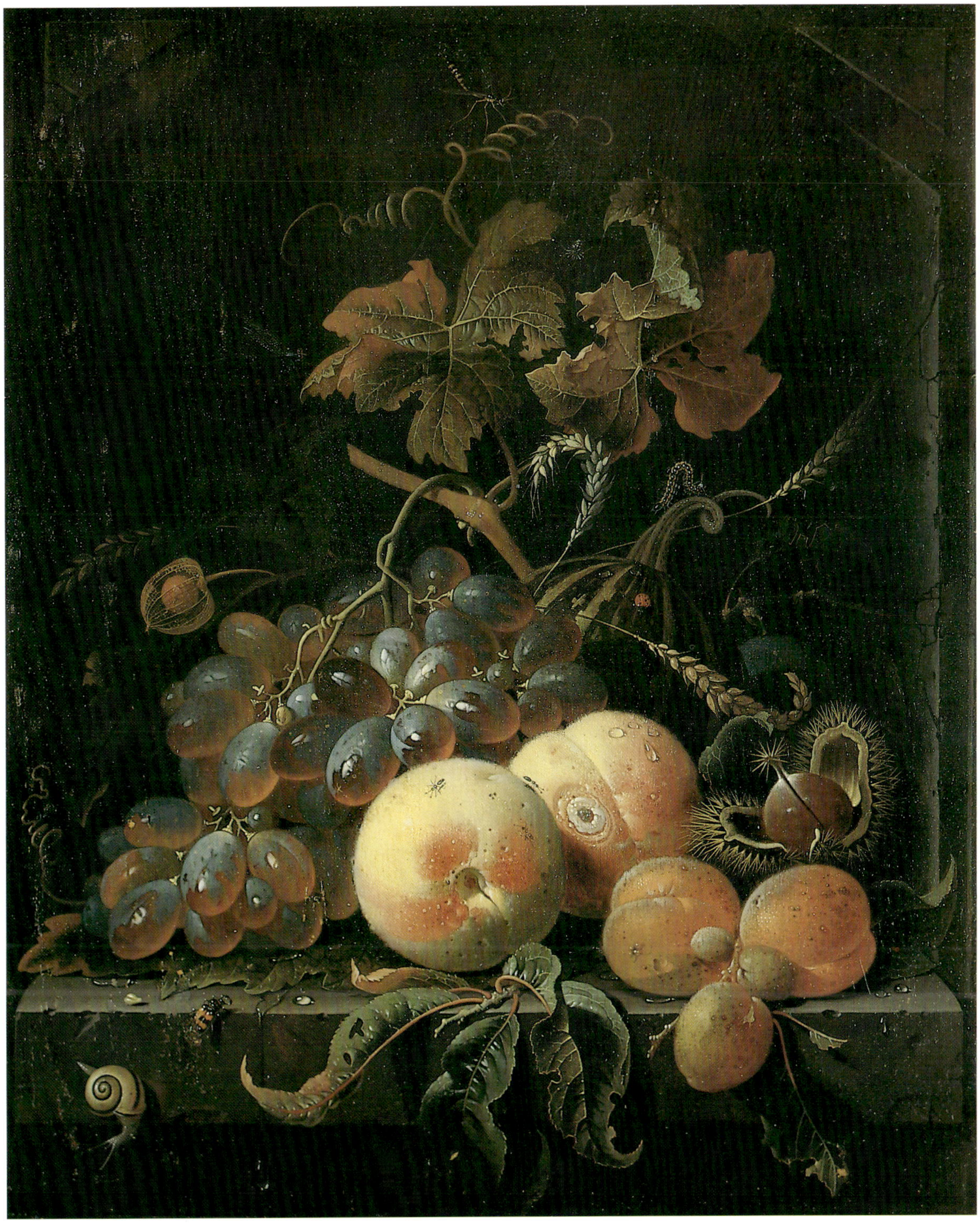

Abraham Mignon (1640–1679)
Fruchtstilleben mit Pfirsichen, Trauben und Aprikosen,
2. Hälfte 17. Jh.
Öl auf Holz; 40 x 32,5 cm
Karlsruhe, Staatliche Kunsthalle

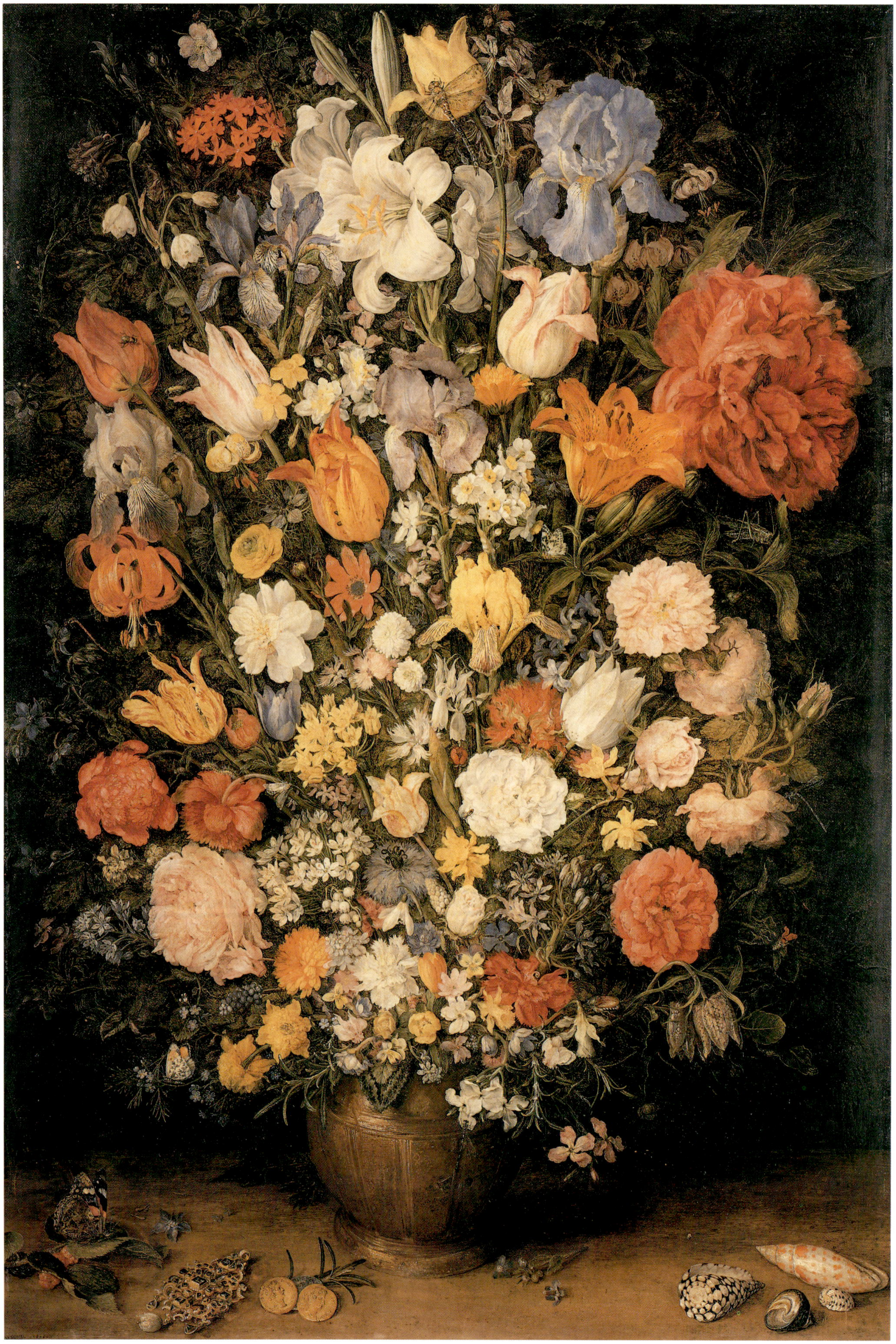

10 Blumenstilleben

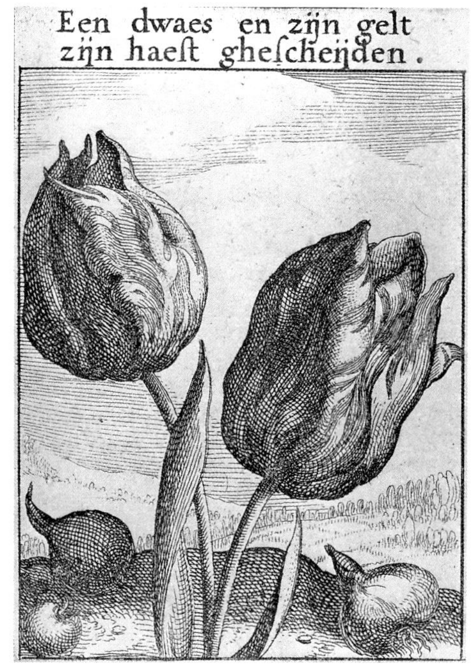

Roemer Visscher
»Een dwaes en zijn gelt zijn haest ghescheijden«
aus: Sinne-Poppen, Amsterdam, 1614
Kupferstich

Es sind vor allem Blumenmotive gewesen, die im Spätmittelalter den Reigen autarker, aus anderen, meist mariologischen Bildzusammenhängen sich lösenden Stillebensujets eröffneten. Fand sich das Motiv der Blumenvase an kompositorisch zentraler Stelle schon auf zahlreichen frühniederländischen Verkündigungsszenen, etwa auf der Mitteltafel des Mérode-Altars des Meisters von Flémalle, so setzte gegen Ende des 15. Jahrhunderts eine Verselbständigung dieses damals beliebten Bildthemas ein. Freilich zunächst noch nicht als vollends unabhängiger bildwürdiger Gegenstand: So malt Hans Memling bezeichnenderweise seine auf einem teppichgedeckten Tisch stehende Majolikavase auf der Rückseite eines Stifterporträts (1490).[120] Gefüllt ist dieses mit dem Christus-Monogramm gezierte Gefäß mit weißen Lilien, Iris und Akelei. Alle diese Blumen, die auch auf dem Portinari-Altar des Hugo van der Goes eine wichtige ikonographische Position einnehmen, haben marianische Bedeutung.[121] So ist das »lilium candidum« ein Symbol für die Keuschheit und unbefleckte Empfängnis Mariens. Die Iris – als Sonderform der Lilie – bezeichnete den Rang Mariens als »regina coeli« (»Königin des Himmels«). Die Akelei (»Aquilegia«) dagegen wurde mit dem heiligen Geist, der dem Evangelisten-Bericht zufolge Maria bei der Verkündigung überschattete, in Verbindung gebracht. Aus der Tatsache, daß die Blumenvase auf der Rückseite einer Bildtafel erscheint, erhellt ihre zweitrangige, lediglich attributive Funktion in bezug auf den Porträtierten. Die marianischen Blumen bezeugen ein vom Auftraggeber des Bildes der Gottesmutter geleistetes Gelübde, die Tafel hat also einen Votivbildern verwandten Charakter. Im Sinne der mittelalterlichen Bildauslegung werden die Blumen hier noch als Zeichen für einen verborgenen religiösen Sinn, als symbolische »integumenta« (»Hüllen«)[122] oder »figurae« aufgefaßt.

Die spätmittelalterliche, alle Register einer mitunter spitzfindigen Symbolkonstruktion ziehende Predigt- und Erbauungsliteratur hat mit Vorliebe heilsgeschichtliche und moralische Vorgänge am Beispiel der Blumen erläutert, nicht zuletzt deswegen, weil sie einerseits den Schönheitssinn befriedigten, andererseits eine eminent wichtige volksmedizinische Bedeutung hatten, galten sie doch als (Heil-)Kräuter, die in jedem Klostergarten für die Apotheke des Konvents angebaut wurden. Theologisches »Heil« und medizinische »Heilung« wurden im Mittelalter als unauflösliche Einheit gesehen.[123] So schätzte man an der Akelei ihre wundheilende Wirkung und den lindernden Effekt bei Wehen, wie sie denn überhaupt als gynäkologisches Mittel Verwendung fand, was sich mit dem mariologischen Gehalt, der um die Aspekte Empfängnis und Geburt kreiste, theologisch verbinden ließ.

Einen Reflex dieser Vorstellungen repräsentieren Ludger tom Rings d. J. als Pendants gemalte *Blumenvasen* von 1562 (Abb. S. 137), die eine mit weißen Lilien, die andere mit goldbraunen Irisblumen. Über die eine Vase verläuft diago-

Jan Brueghel der Ältere
Blumenstrauß, 1606
Öl auf Kupfer; 65 x 45 cm
Mailand, Pinacoteca Ambrosiana

nal abwärts ein nicht vollständig zu erkennender lateinischer Schriftzug, den man, nach Paul Pieper, zu der Sentenz »IN VERBIS IN HERBIS ET LA [PIDIBUS DEUS]« zu ergänzen hat (»In Worten, Pflanzen und Steinen ist Gott«).[124] In diesem Sinnspruch wird der aus der Bibel abgeleitete Zusammenhang von theologischer Wortverkündigung und botanischer Heilssymbolik manifest. (Zu erinnern wäre hier auch an die Metaphorik der Blume in der Rhetorik, an die »redebluomen«, wie im Mittelhochdeutschen die sprachliche Ausschmückung bezeichnet wurde.) Ludger tom Rings d. J. *Blumenvasen* scheinen als Wandschmuck für eine Apotheke gemalt worden zu sein, denn die Sentenz darf als Motto für ein pharmazeutisches Denken und Handeln gelten, wie es ein Vierteljahrhundert vorher von Paracelsus proklamiert worden war. Dazu paßt die Ergänzung »lapidibus« (»in Steinen«). Wie Alistair C. Crombie dargelegt hat, beginnt sich zu dieser Zeit in der pharmazeutischen und medizinischen Praxis der Gebrauch von mineralischen Medikamenten durchzusetzen.[125]

Ludger tom Ring d. J. hat die Blumen in einer Weise abkonterfeit, wie sie für die zunehmend auf exakter Beobachtung beruhenden botanischen Buchillustrationen des 16. Jahrhunderts typisch sind. Das Interesse an der individuellen Erscheinung der Blumen und Kräuter bekundet schon früh Dürers berühmtes *Rasenstück* (Abb. S. 145). Aus seiner »Schule« stammte Hans Weiditz, der 1530 das Kräuterbuch von Otto Brunfels[126] illustrierte (Abb. S. 144). Seine den beschreibenden Text an Präzision weit übertreffenden Holzschnitte suchen alles für die Pflanze Wesentliche festzuhalten: »Form und Anordnung von Wurzeln und Zweigen, Gestalt der Blätter, Farbe und Form der Blüten«[127]. Das gilt auch für die an vergleichender Morphologie, dem Gestaltvergleich der Pflanzen, noch nicht interessierten Bilder zu den Werken von Hieronymus Bock (1539) und Valerius Cordus (1561).

Die weitere Entwicklung der botanischen Buchillustration[128] kann hier nicht verfolgt werden. Es ist nicht zu übersehen, daß von ihr ein Weg zum »reinen« Blumenstilleben führt, vermittelt auch über Musterbüchlein in der Art der »Archetypa« von Joris Hoefnagel (Abb. S. 144), die dem Kuriositäteninteresse der fürstlichen Auftraggeber dienten. Hoefnagel trat 1576 in die Dienste des Wittelsbacher Herzogs Albrecht V. von Bayern und wurde später an den kaiserlichen Hof in Prag berufen. Für Rudolf II. fertigte er eine Fülle detailfreudiger Naturstudien an, die, was die optische Seitengliederung betrifft, noch ganz von der Bordürenornamentik spätmittelalterlicher Miniaturen zu Andachtsbüchern wie dem »Hortulus animae« (»Seelengärtlein«) geprägt sind. Sein »Naturalismus« (Ernst Kris)[129] geht vom Grundsatz »natura sola magistra« (»die Natur als einzige Lehrmeisterin«) aus; dennoch sind die äußerst exakten Naturalienporträts noch nicht frei von geistreichen Sentenzen und geheimnisvollen Hieroglyphen, die tiefere Sinnzusammenhänge stiften sollen.

Nach Carel van Mander soll bereits Lodewijck van den Bosch reine Blumenstilleben gemalt haben,[130] doch ist von ihm kein Werk dieser Gattung erhalten. Gewiß unter seinem Einfluß schufen Jacques de Gheyn II und Ambrosius Bosschaert, beide aus Antwerpen stammend, ihre für die Folgezeit modellbildenden Blumenstücke. Bosschaert, der lange Zeit in Middelburg, der Hauptstadt der niederländischen Provinz Zeeland, arbeitete, begründete eine auf dieses Sujet spezialisierte »Dynastie«: Drei Söhne, zwei Schwäger und ein Schwiegersohn setzten die von ihm eröffnete Tradition fort.[131] Das wohl berühmteste Werk von seiner Hand ist die vor einem offenen rundbogigen Fenster stehende *Blumenvase* (Abb. S. 139). Es handelt sich um ein kleinformatiges Bild (64 x 46 cm), das in der Art der Trompe-l'œil-Malerei (worauf die strenge Bildparallelität hindeutet) einen Blick ins Freie gewährt, auf eine von Bergen und Hügelketten durch-

ABBILDUNG LINKS:
Ludger tom Ring der Jüngere
Blumenvase mit rotbraunen und gelben Irisblüten, 1562
Öl auf Eichenholz; 63,8 x 26,6 cm
Münster, Westfälischer Kunstverein

ABBILDUNG RECHTS:
Ludger tom Ring der Jüngere
Blumenvase mit weißen Lilien und braunen Irisblüten, 1562
Öl auf Eichenholz; 63,4 x 24,6 cm
Münster, Westfälischer Kunstverein

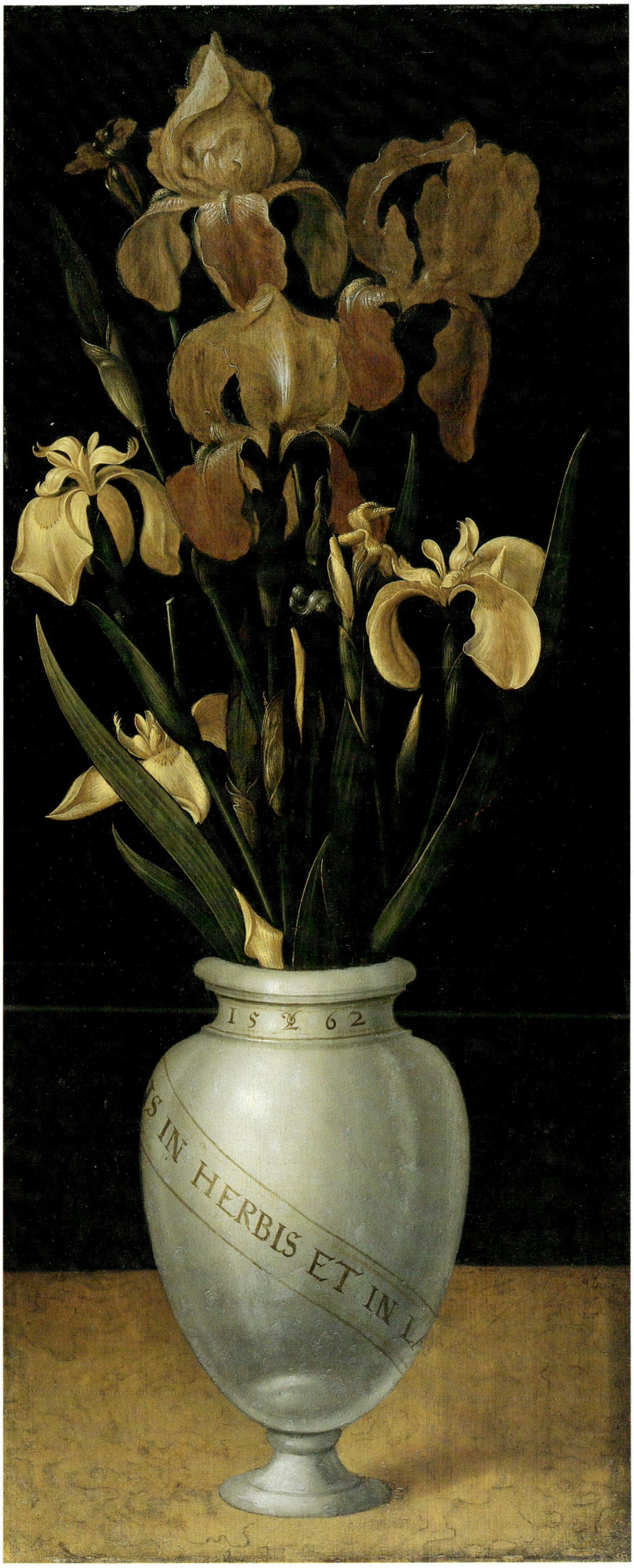
15 62
IN HERBIS ET IN

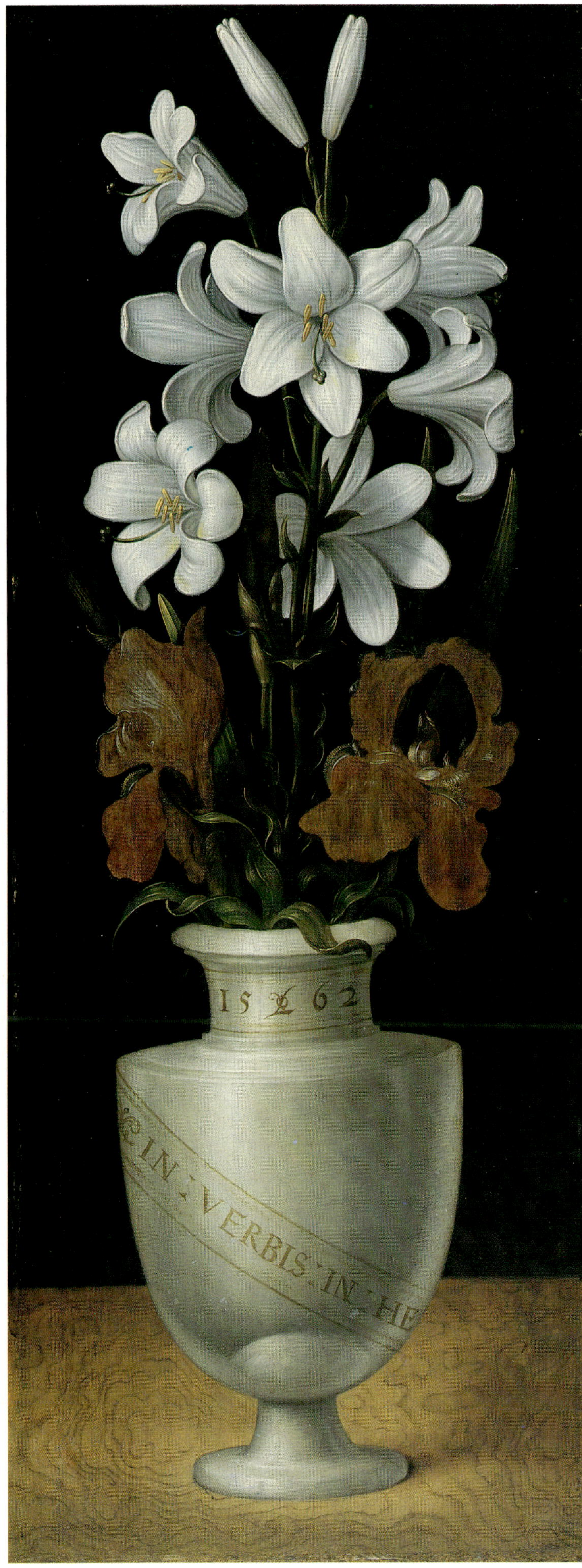
15 62
IN VERBIS IN

zogene, in Meeresgestade übergehende Landschaft, die in der Ferne mit weichen Umrissen zartblau verschwimmt. Die im unteren Bereich mit kleinen maskenähnlichen Gesichtsreliefs gezierte bräunliche Glasvase ist dicht mit einer Fülle von Blumen besteckt. Über den Rand neigen sich Rosen, durchwirkt von Hyazinthen und Maiglöckchen. Daneben und darüber sieht man unter anderem Akeleiblüten (an der linken Fensterlaibung), verschiedene Tulpenarten, Veilchen, Ringelblumen, Anemonen, Kaiserkronen und im Zenit die gelbe Iris. Auf der Fensterbank liegen links Nelken, eine in der Knospe, die andere in bauschig geöffneter Blüte; rechts zwei seltene Muscheln. Man hat bemerkt, daß Bosschaerts strahlenförmig komponiertes Stilleben Blumen vereint, die zu verschiedenen Zeiten blühen, daß es sich hier also um ein idealtypisches Blumenstück, um eine gemalte botanische Enzyklopädie handelt. Bilder wie diese wurden, wie die Darstellungen von Kuriositätenkabinetten belegen, oft für fürstliche Sammlungen gemalt, die der »scientia amabilis« (der »lieblichen Wissenschaft«) gewidmet waren. Sie stellten einen optischen Ersatz für die leicht vergänglichen realen Blüten dar. Das gilt wohl auch für Jan Brueghels d. Ä. etwas nach 1607 gemalten *Blumenstrauß* in der Alten Pinakothek (Abb. S. 146), von dem sich eine etwas kleinere Variante im Kunsthistorischen Museum Wien befindet (1607).[132] Anders als Bosschaert wählt Brueghel als Hintergrund keine Landschaft. Die Myriaden von Blumen, die aus einem Holzbottich (»blompot«) herausranken und emporstreben, werden vielmehr von einem kellerdunklen Fond hinterfangen, dessen Kontrast sie zum Leuchten bringt. Während Bosschaert eine Vorliebe für damals kostbare Zuchtblumen erkennen läßt und nur wenige kleine Feld- und Wiesenblumen untermischt, ist es gerade diese zarte Flora, die bei Brueghel in manchmal kaum noch identifizierbarem Reichtum (130 Arten hat man gezählt) das Grundmuster dieses »Teppichs« abgibt – denn von einem Teppich kann man in der Tat sprechen, da alle Blüten nach vorn, wie in eine Fläche, drängen. Bei Brueghel baut sich der Strauß von verhältnismäßig kleinen Blumen unten zu immer größeren oben auf, ganz gegen heute gültige ästhetische »Gesetze« kompositorischer Gravitation. Langstielig ragt als Bekrönung die Kaiserkrone heraus, unter ihr blaue Schwertlilien, die von weißen Lilien links und der roten Dolde einer Päonie rechts flankiert werden. Das Mittelfeld bilden Varietäten von Tulpen, denen auch Bosschaert besondere Aufmerksamkeit zuteil werden ließ. Die exponierte Stellung der Kaiserkrone läßt vermuten, daß Brueghel hier bewußt eine politisch-imperiale Symbolik hat setzen wollen. 1607, als das Wiener Bild gemalt wurde – das Münchner dürfte nicht viel später entstanden sein –, wurde die protestantische Reichsstadt Donauwörth im Namen des jesuitisch-gegenreformatorisch erzogenen Kaisers Rudolf II. vom Herzog Maximilian von Bayern mit Truppengewalt eingenommen, rekatholisiert und seinen Besitzungen einverleibt. Dieser Sieg, der den Zusammenschluß protestantischer Fürsten zur Evangelischen Union provozierte und als deren Gegengründung die Katholische Liga (1609), wurde als Triumph der kaiserlichen Macht als Beschützerin der katholischen Konfession gefeiert.[133]

Es fällt auf, daß Brueghel in seinen Blumenstrauß auch Erdbeeren, Himbeeren und Brombeeren mit einbezogen hat (Abb. S. 146). Grundsätzlich muß festgestellt werden, daß noch bis in die frühe Neuzeit hinein kaum ein Unterschied zwischen Zierblumen und anderen blühenden Pflanzen gemacht wurde. Erdbeeren beispielsweise, die gleichzeitig blühen und Früchte tragen, wurden daher wie schon die Flora des *Paradiesgärtleins* (um 1410; Abb. S. 143) zeigt, in den Kreis der Blumen mit aufgenommen. Sie galten als Paradiesblumen, als Speise der früh verstorbenen Kinder, aber auch als Mariensymbole.[134]

Ambrosius Bosschaert
Blumenvase in einer Fensternische, um 1620
Öl auf Holz; 64 x 46 cm
Den Haag, Mauritshuis

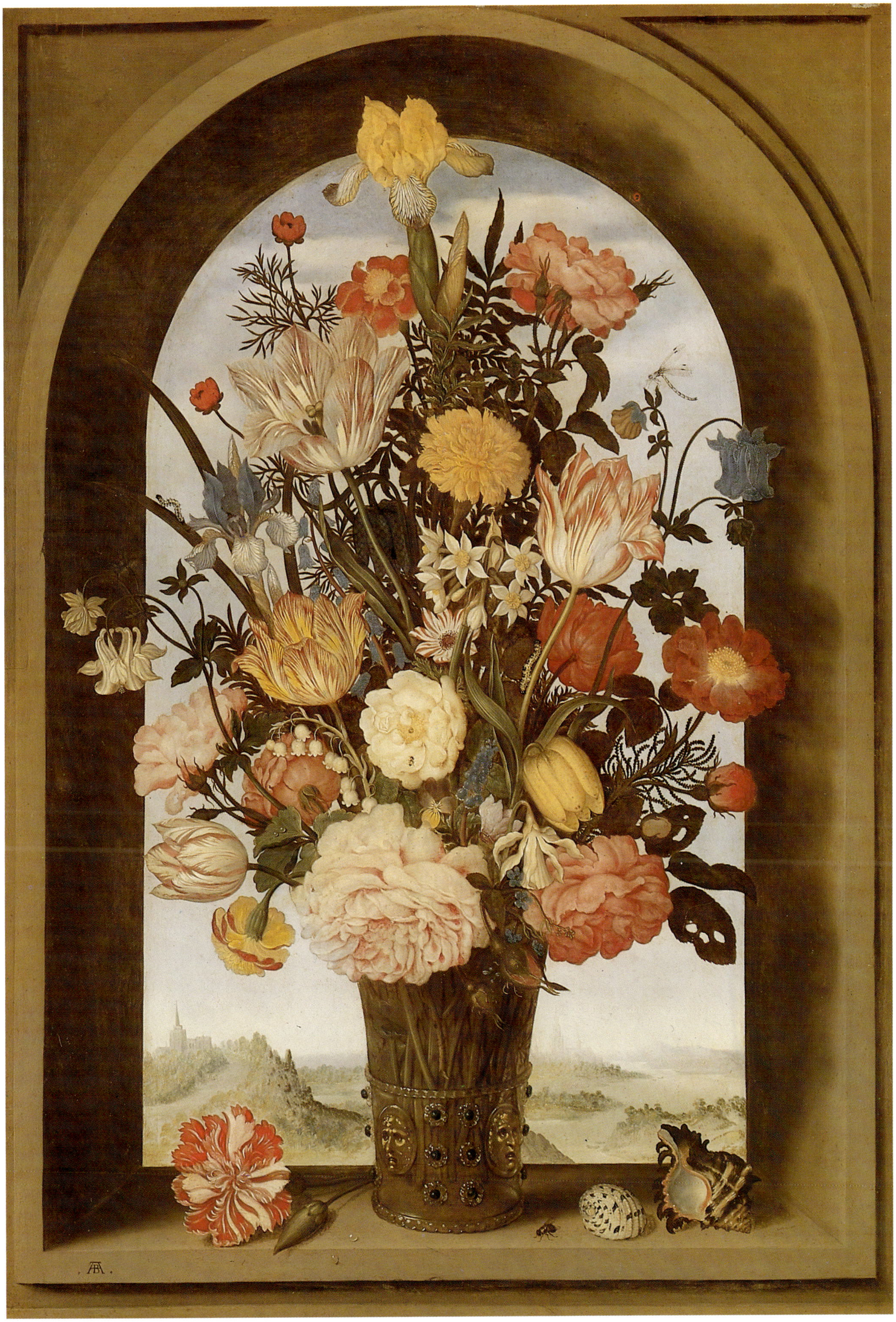

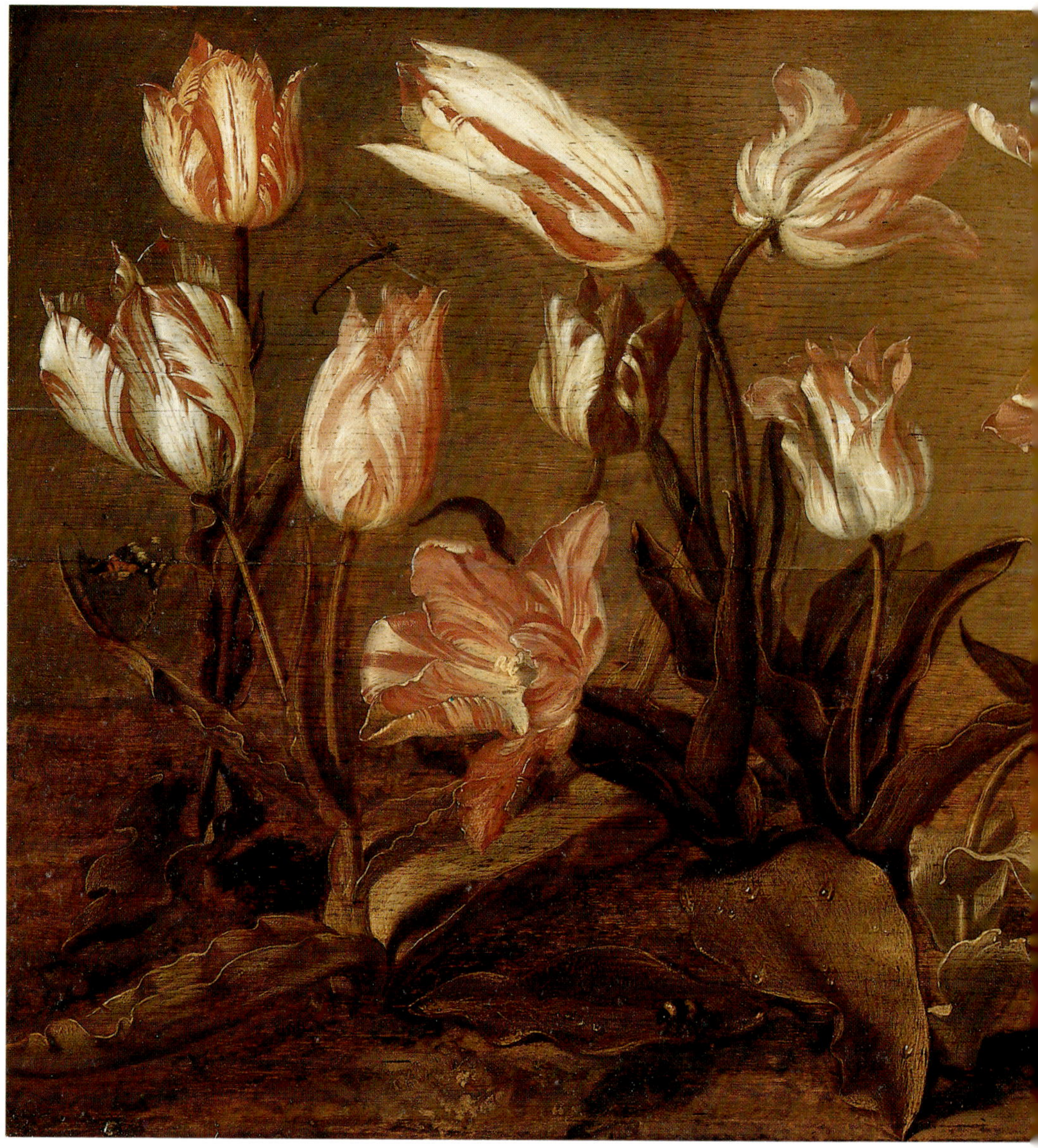

Die Tulpomania[135]

Sowohl Jan Brueghel d. Ä. als auch Bosschaert widmeten verschiedenen Tulpenarten besondere Aufmerksamkeit. Diese Blume war damals, um die Wende zum 17. Jahrhundert, noch eine gärtnerische Novität. In der Mitte des 16. Jahrhunderts hatte sie der Prinzenerzieher im Hause Habsburg und Gesandte Ferdinands I. am türkischen Hof, Gislain de Busbecq, in Konstantinopel erstmals gesehen und davon Samen nach Westeuropa für die botanischen Gärten schicken lassen. Bald darauf reflektiert schon die botanische Literatur – etwa Conrad Gessner (»De hortis Germaniae liber«), der sie 1559 im Garten eines Augsburger Patriziers gesehen haben will – die Eigentümlichkeit dieser Pflanze. Charles de L'Ecluse ließ sie im kaiserlichen Garten in Wien anbauen und widmete ihr auch eine wissenschaftliche Betrachtung in einem 1583 in Antwerpen erschienenen Pflanzenbuch. Bis 1629 waren durch Kreuzungen bereits über 140 Varietäten erzielt worden. Für einige besonders seltene wurden hohe Preise gezahlt, ja, der Tulpenhandel nahm in den dreißiger Jahren in Holland (Haarlem, Utrecht, Alkmar, Leiden, Rotterdam) solche Ausmaße an, daß zu seiner Koordinierung eigens eine Börse eingerichtet wurde. Da Börsen aber geschlossene Marktveranstaltungen über abwesende, standardisierbare Güter sind, mußten die hektischen Transaktionen mit den nicht standardisierbaren, leicht verderblichen,

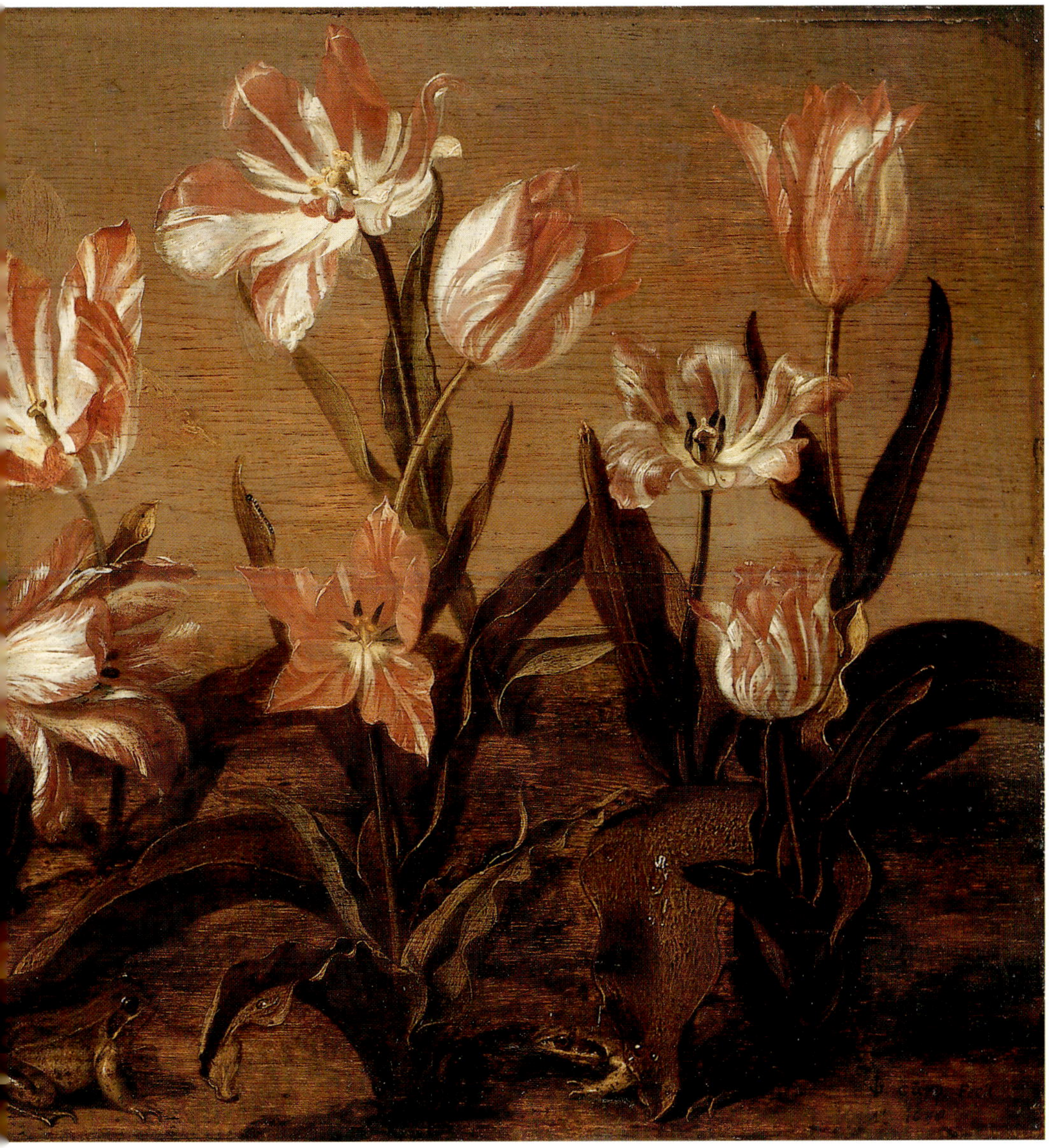

Jacob Gerritsz. Cuyp
Tulpenfeld, 1638
Öl auf Holz; 38 x 76 cm
Dordrecht, Dordrechts Museum

vergänglichen Tulpen zu einem ökonomischen Desaster führen. Das Tulpenfieber hatte in einem heute kaum noch vorstellbaren Maße Angehörige aller Stände erfaßt, die sich an dieser Spekulation beteiligten. Im Februar 1637 fielen die Preise so rapide, daß zur Abwehr eines Ruins der Spekulanten Stützungsversuche von seiten der Generalstaaten (Edikt vom 27. 4. 1637) unternommen wurden, die jedoch nichts ausrichteten.

Im Zusammenhang mit der Tulpenkonjunktur und ihrem weite Bevölkerungskreise finanziell zugrunde richtenden Zusammenbruch müssen die vielen holländischen Tulpenstilleben (Abb. S. 140/141) aus dem ersten Viertel des 17. Jahrhunderts gesehen werden, etwa Balthasar van der Asts *Tulpe Sommerschön*. Als einzelne Blume in einer Vase stellt sie das Konterfei einer als Rarität besonders geschätzten Species dar. (Als kostbarste galt die »himmelblaue« Tulpe, die jedoch, laut Zedlers Universal-Lexicon, nur ganz wenige gesehen hatten. Ihr folgten in der Rangskala die gesprengten und geflammten, wozu van der Asts Tulpe gehörte.) Die Tulpenkonterfeis mußten bei den Börsenspekulationen die realen, in Blumenzwiebeln nur virtuell vorhandenen Tulpen ersetzen. Sie hatten vorrangig eine den wirtschaftlichen Vorgang warenästhetisch unterstützende Funktion; ihre Schönheit wurde also nicht bloß mit interesselosem Wohlgefallen betrachtet, sondern immer auch unter dem Aspekt ihres Handelswertes.

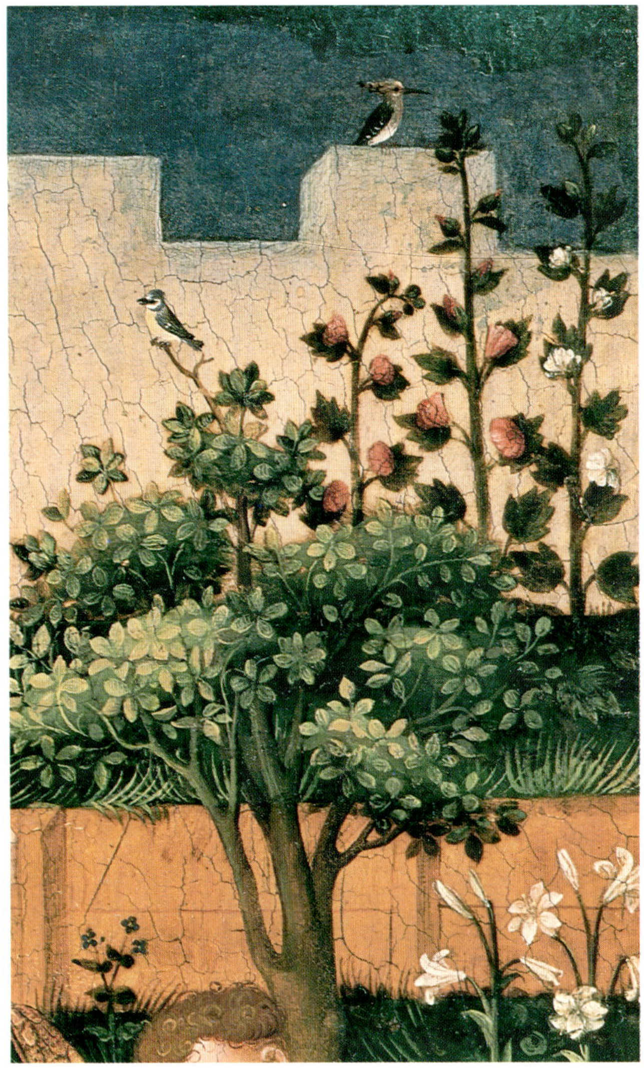

Detail aus nebenstehender Abbildung

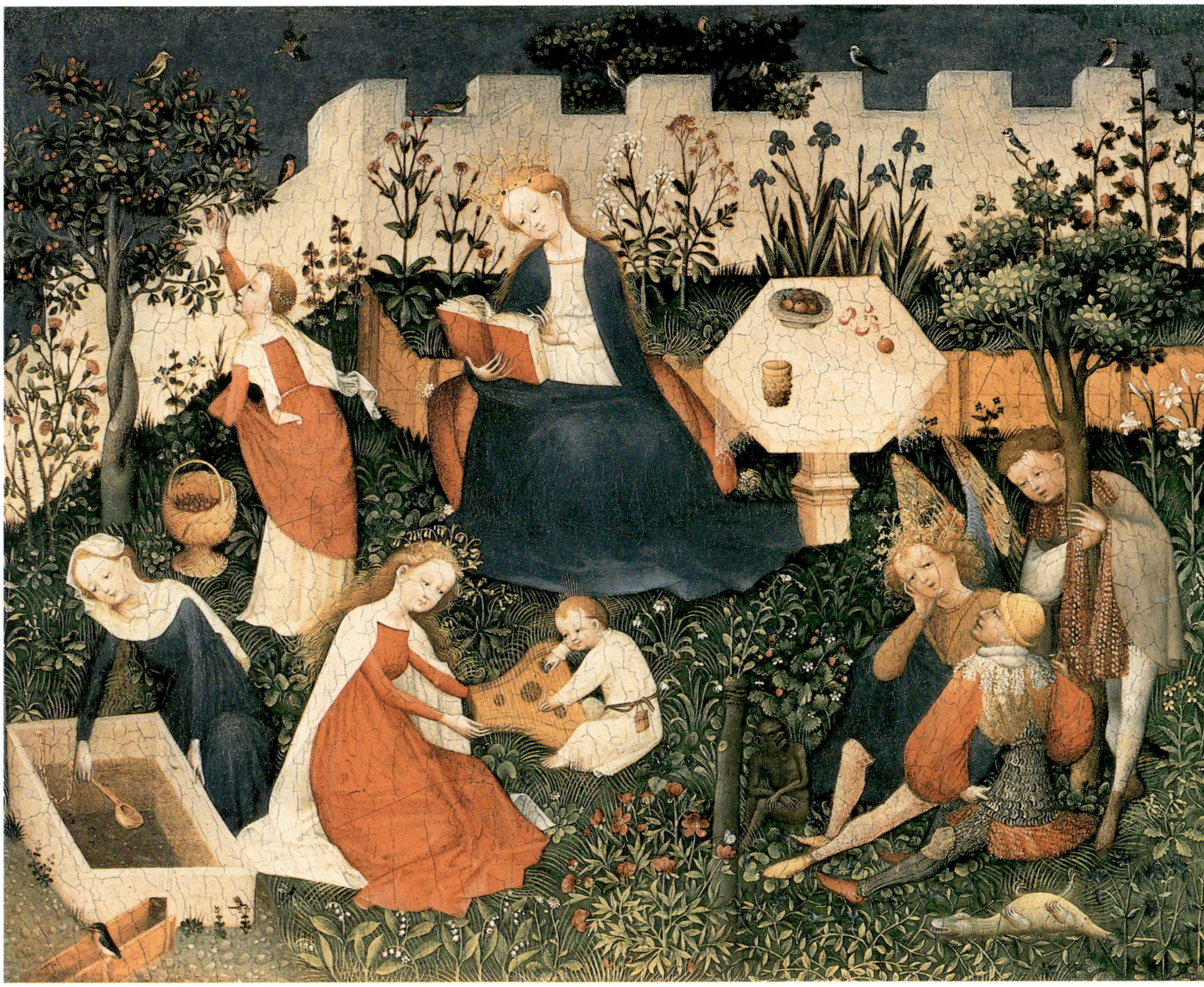

Oberrheinischer Meister
Paradiesgärtlein, ca. 1410
Öl auf Holz; 26,3 x 33,4 cm
Frankfurt, Städelsches Kunstinstitut

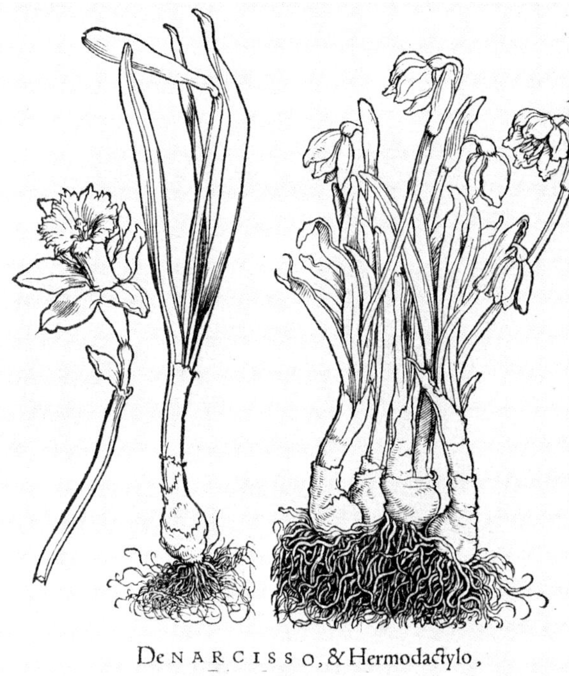

Otto Brunfels
»Herbarum vivae eicones: De Narcisso & Hermodactyl«, 1530
Holzschnitt; ca. 13,8 x 13,5 cm
Wolfenbüttel, Herzog-August-Bibliothek

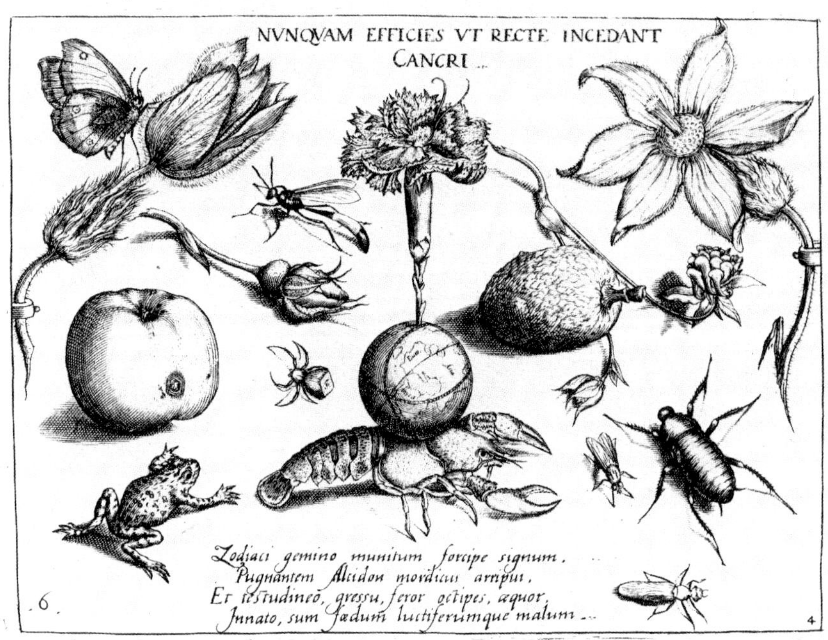

Georg Hoefnagel
Archetypa studiaque patris, 1592
Radierung; 15,2 x 20,6 cm
Privatbesitz

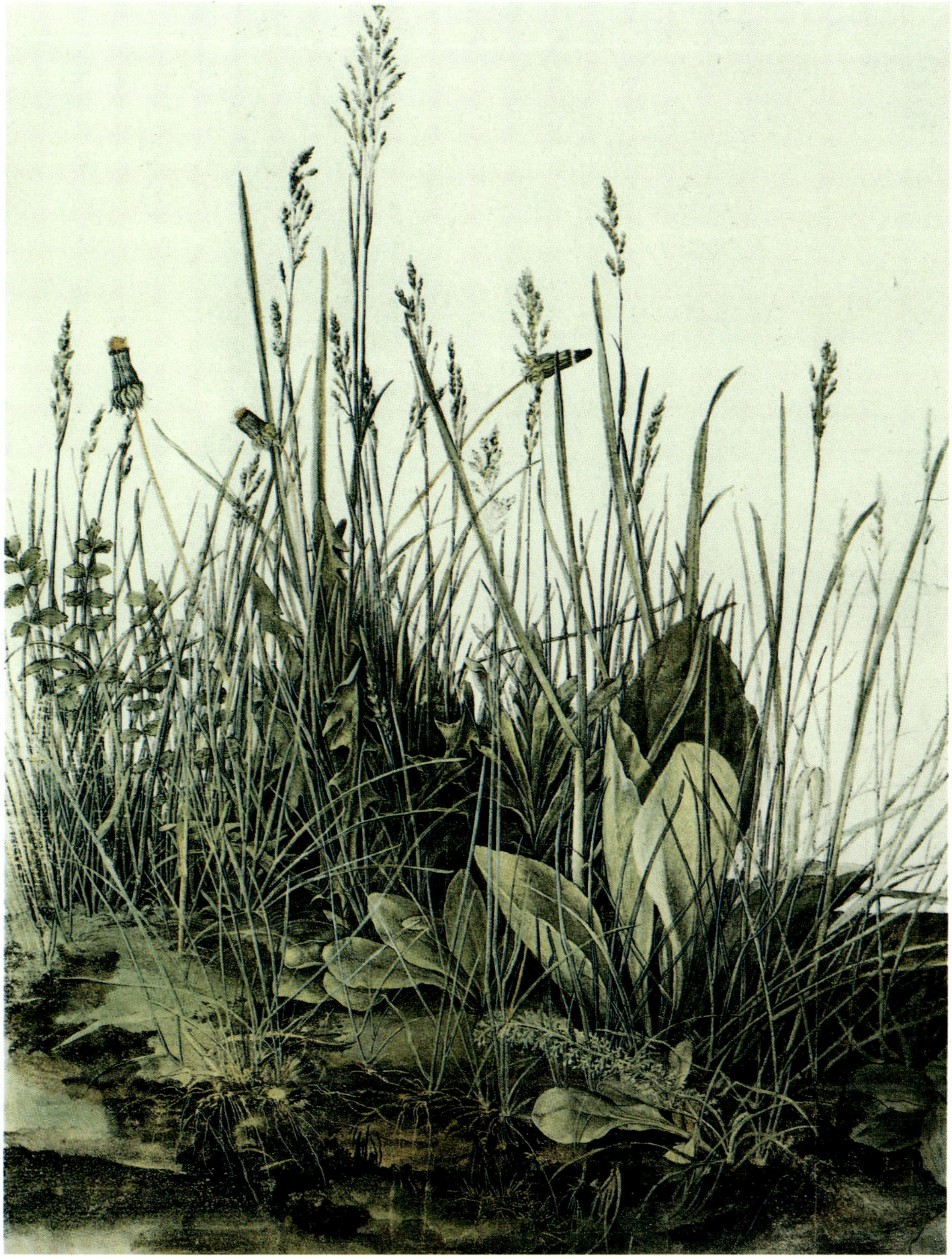

Albrecht Dürer
Das große Rasenstück, 1513
Aquarell und Gouache; 41 x 31 cm
Wien, Graphische Sammlung Albertina

Im Gegensatz zu den stark stilisierten mittelalterlichen Blumendarstellungen ist Dürers »Rasenstück« schon ganz empiristisch aufgefaßt: In geradezu mikroskopischer Exaktheit werden alle botanischen Details wiedergegeben, auch ist Dürer bemüht, den Eindruck eines zufälligen Naturausschnitts mit seinem Gewirr von Grashalmen, Blättern und Wiesenblumen zu vermitteln. Unter den Pflanzen hat man Maßliebchen, Wasserblänke, Scharfgarbe, Wegerich, Löwenzahn, Bibernelle, Knäuelgras genauer bestimmen können. Vermutlich spielen symbolische Aspekte hier keine primäre Rolle. Wichtiger dürfte für Dürer der medizinisch-heilkräuterkundliche und säftetheoretische Aspekt gewesen sein.

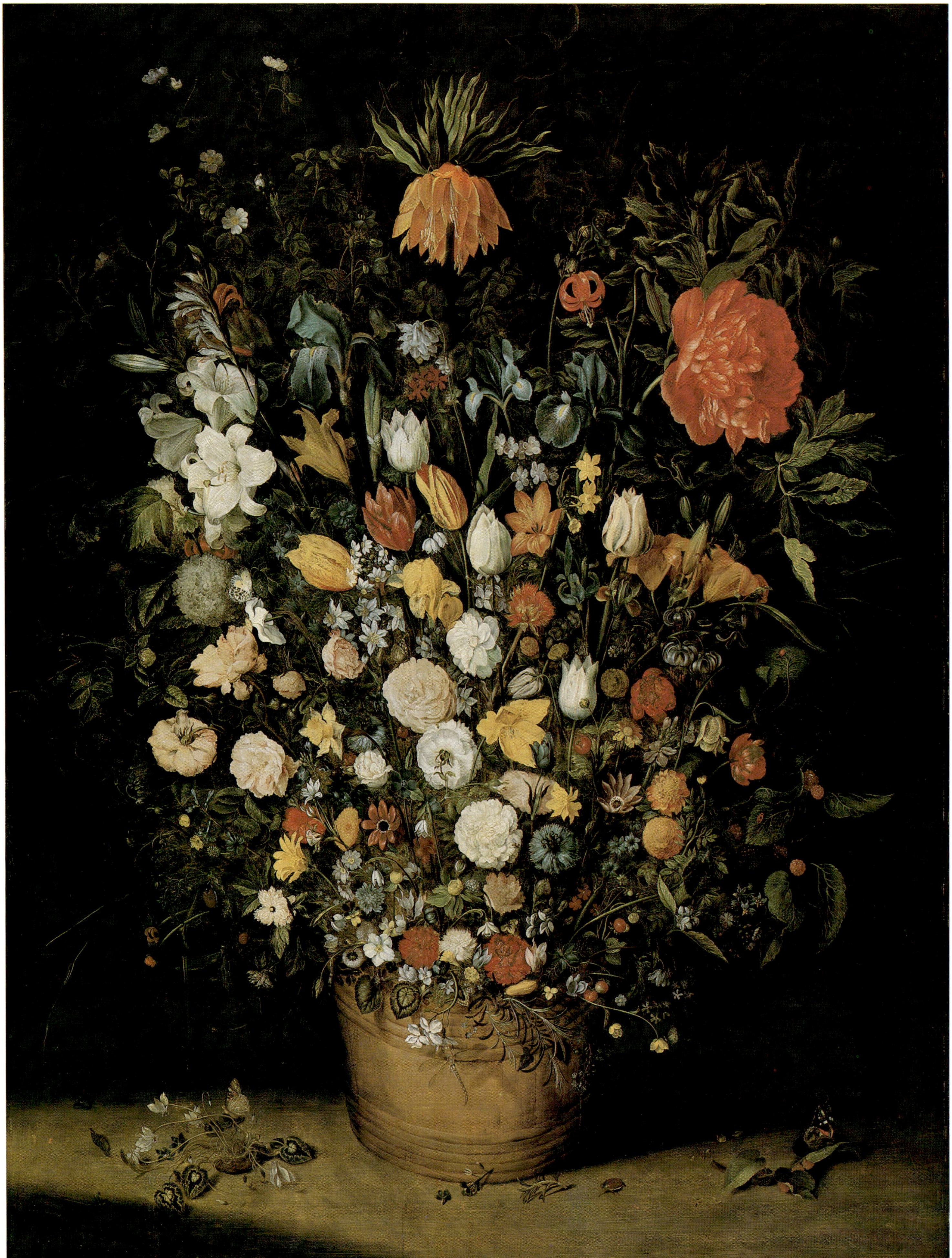

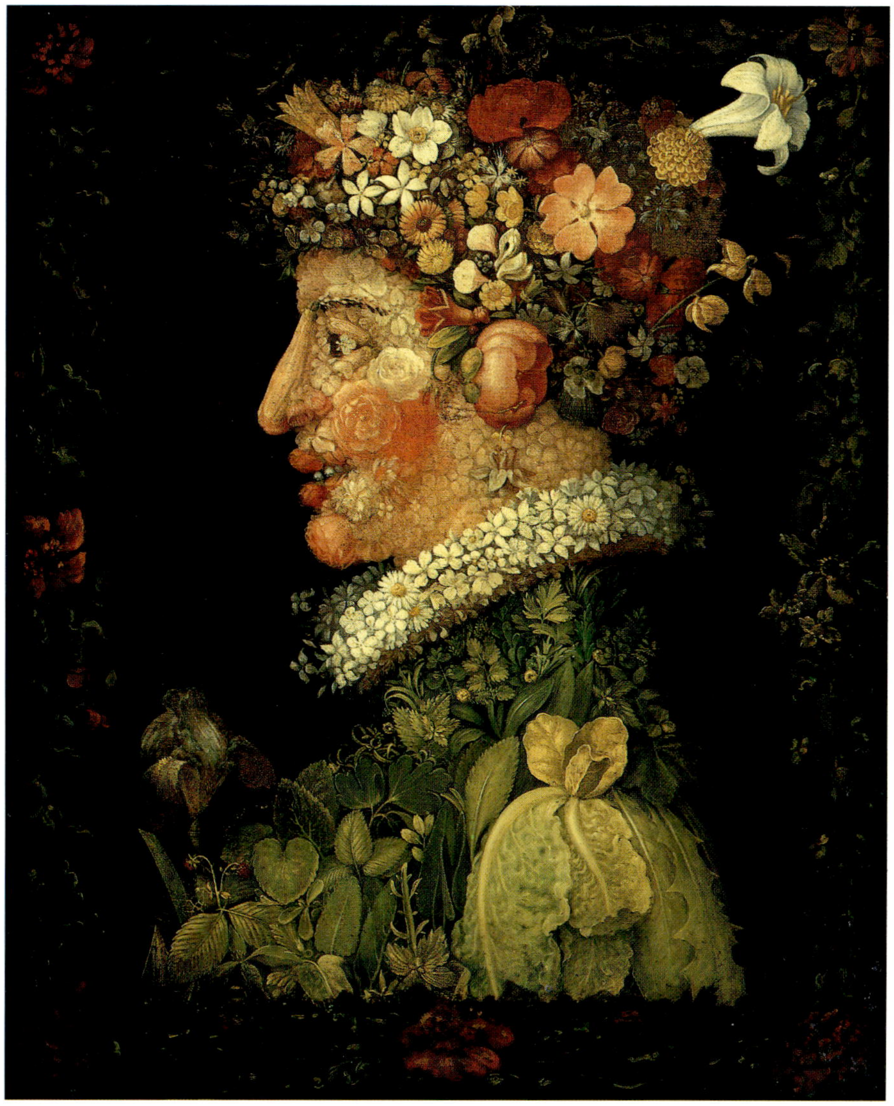

Giuseppe Arcimboldo
Der Frühling, 1573
Öl auf Leinwand; 76 x 64 cm
Paris, Louvre

Der »Frühling« ist innerhalb der vom Künstler mehrfach wiederholten Jahreszeitenfolge eine weitere »Fantasia« oder »Invenzione«, die er in Zusammenarbeit mit Giovanni Battista Fonteo entwickelte. Das Motiv ist an der Grenze zwischen Blumenstilleben und typisiertem Porträt (wahrscheinlich Kaiser Maximilians II. als Jüngling) angesiedelt. Man vergleiche Arcimboldos »Vertumnus« (Der Herbst), der Rudolf II. wiedergibt. – Auch bei diesem Bild wird eine Systematik im Sinne der sich in dieser Zeit herausbildenden, neuen naturwissenschaftlichen Klassifikationen deutlich: Es handelt sich um eine »reine« Flora, um Wiesenkräuter und -blumen (unten) bis hinauf zu den das Gesicht bildenden inkarnatfarbigen »edleren« Blumen.

Jan Brueghel der Ältere
Blumenstrauß, nach 1607
Öl auf Holz; 125 x 96 cm
München, Alte Pinakothek

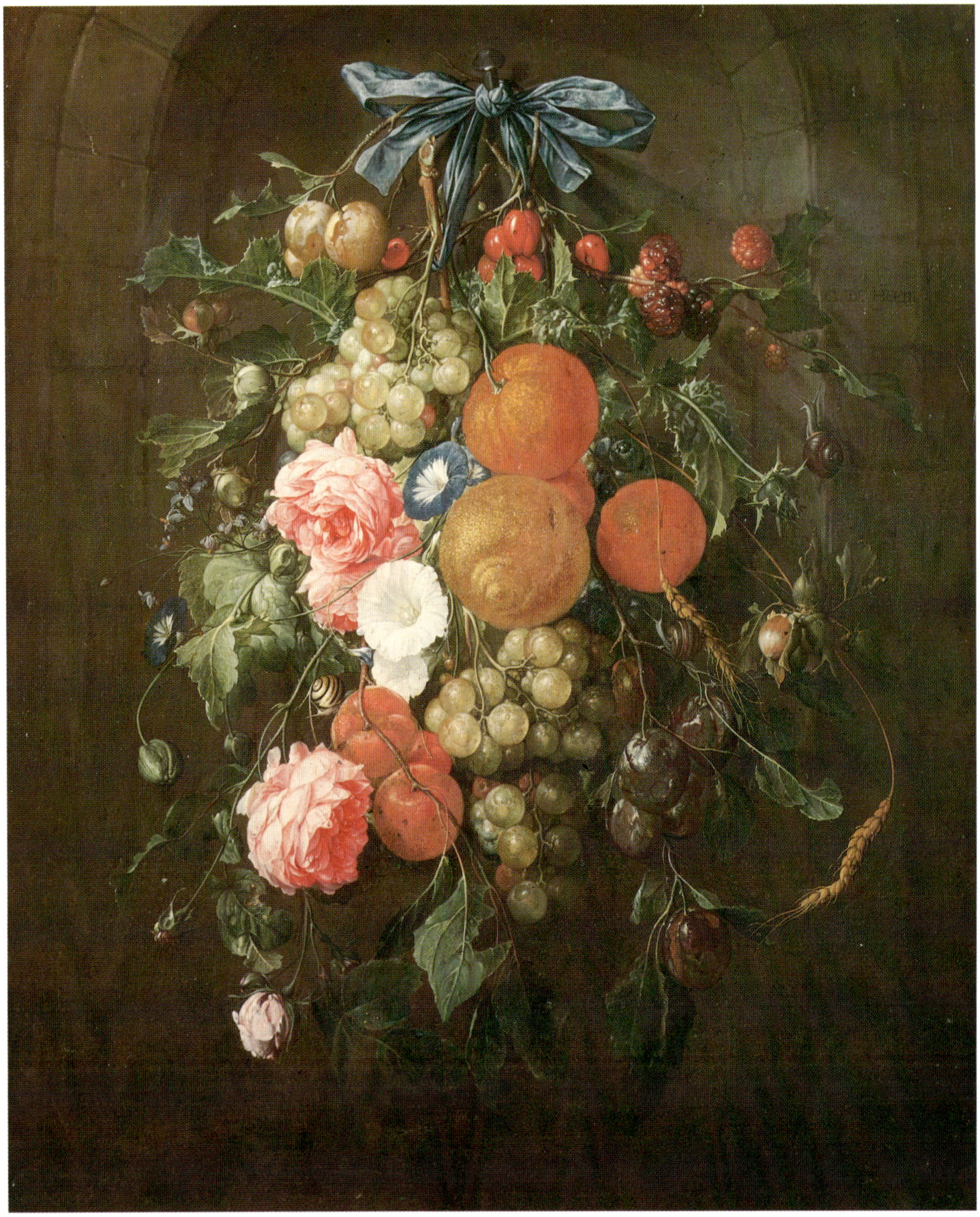

Cornelis de Heem
Stilleben mit Blumen, um 1660
Öl auf Leinwand, Maße unbekannt
Privatbesitz

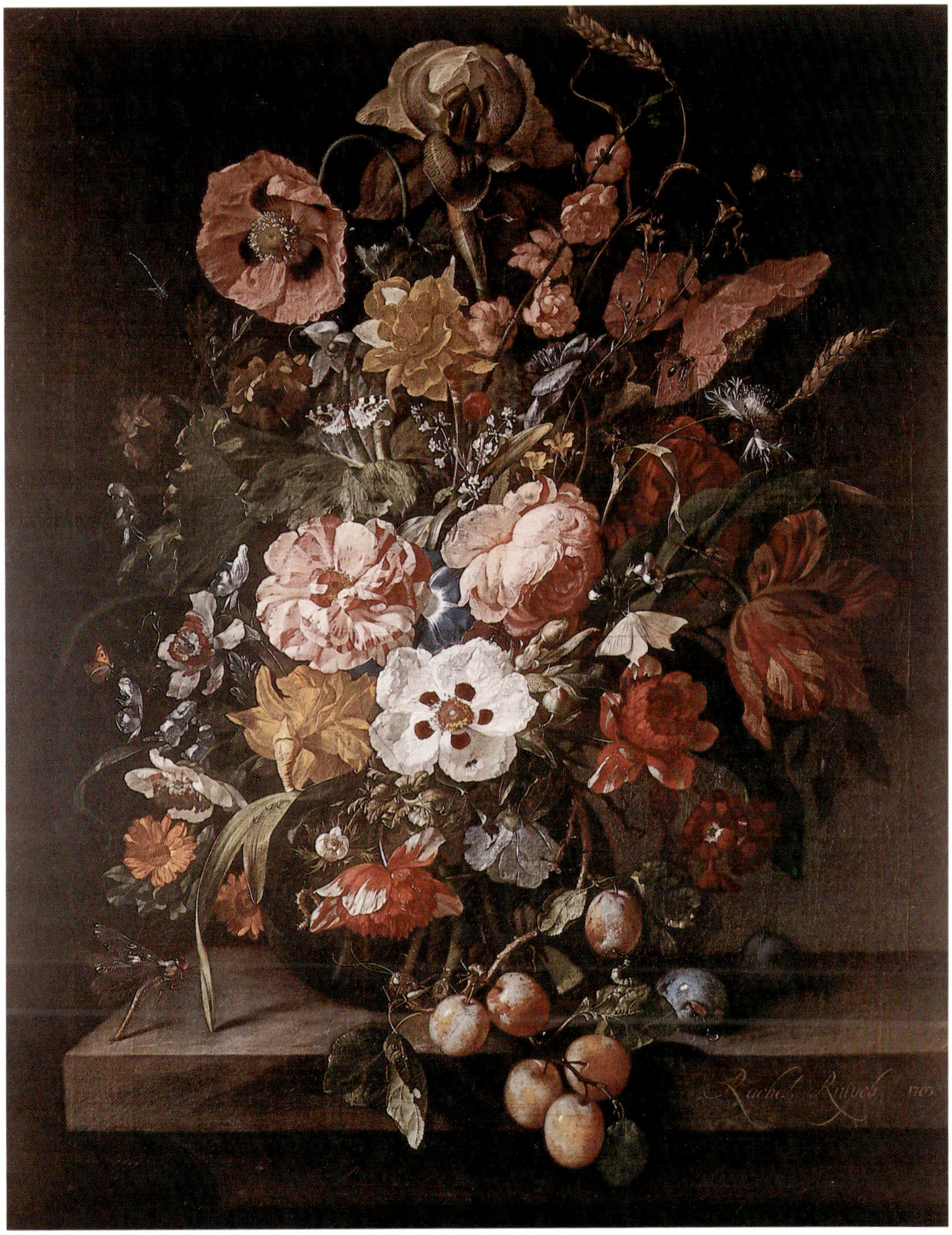

Rachel Ruysch
Blumenstrauß in Glasvase, 1703
Öl auf Leinwand; 84 x 68 cm
Wien, Gemäldegalerie der Akademie der
Bildenden Künste

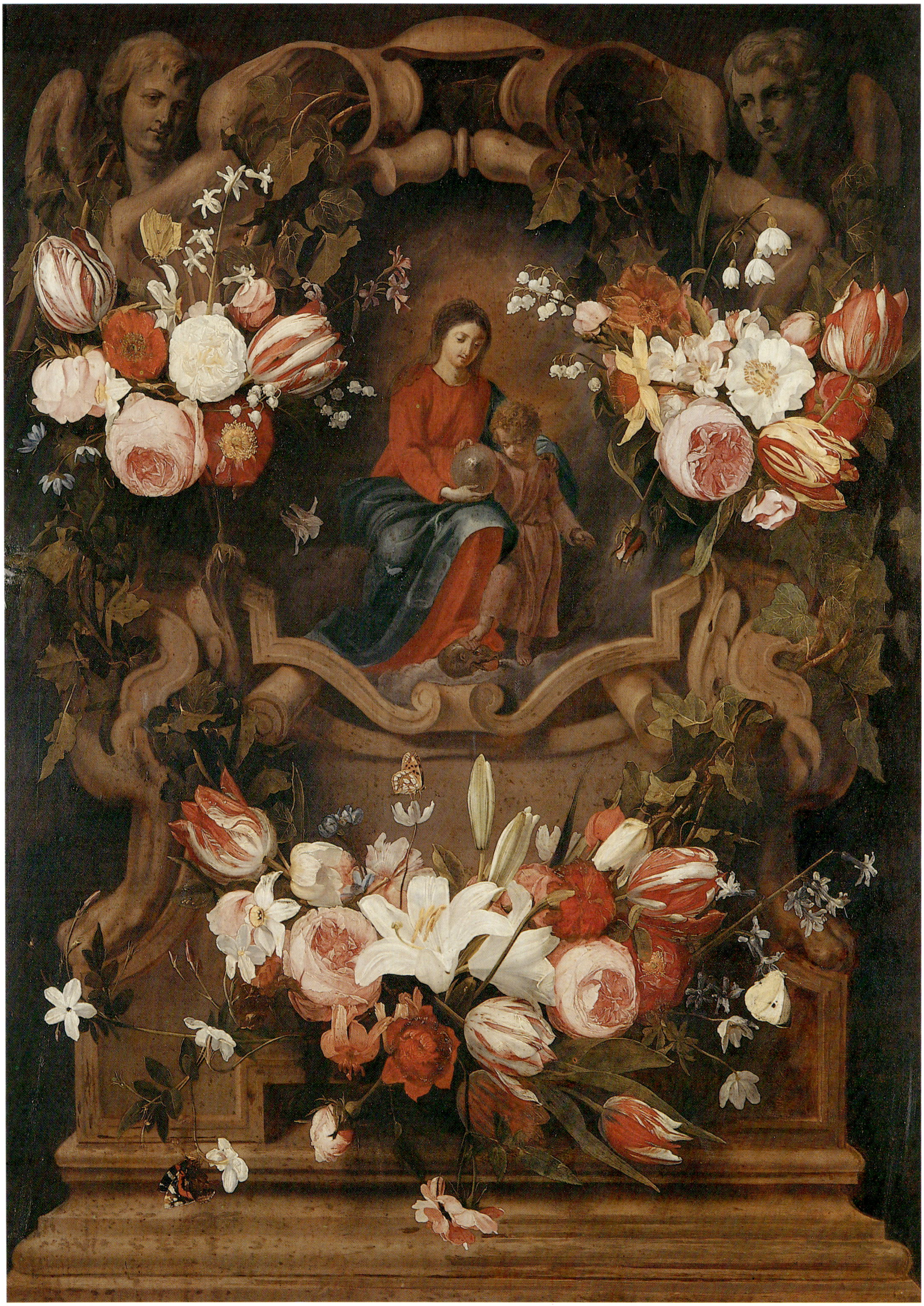

11 Das religiöse Blumen- und Früchtestück

Eine Sonderform des Blumenstillebens bildet das religiöse Blumenstück, dessen Typus der Flame Daniel Seghers entwickelt hat.[136] Seghers, 1590 in Antwerpen geboren, war ein Schüler Jan Brueghels d. Ä. 1611 wurde er in seiner Geburtsstadt Meister und trat am 10. 12. 1614 als Laienbruder in den Jesuitenorden ein; die Gelübde legte er 1625 in Brüssel ab. Die Zugehörigkeit zu dem damals noch jungen Orden sicherte ihm eine Unabhängigkeit von den einengenden Statuten der Malerzunft. Wie schon 150 Jahre vorher Hugo van der Goes, der ebenfalls als Laienbruder in ein Kloster eingetreten war und für hohe Herrscher, die er dort empfangen durfte, arbeitete, erhielt auch Seghers zahlreiche Aufträge von europäischen Fürsten, die ihm, so etwa Prinz Friedrich Heinrich von Oranien und Nassau, wiederholt Geschenke sandten. In seinem Atelier besuchten ihn Potentaten wie die englischen Könige Karl I. und Karl II. oder die Erzherzöge Ferdinand und Leopold Wilhelm. Seghers, der seine Bilder stets mit dem Zusatz »Societatis Jesu« (oder S. J.) signierte, war zu seinen Lebzeiten ein über die Grenzen seines Landes hinaus berühmter und vielbeschäftigter Künstler, der auch als Landschaftsmaler Ansehen genoß und nachhaltigen Einfluß auf eine große Schülerschar ausübte.

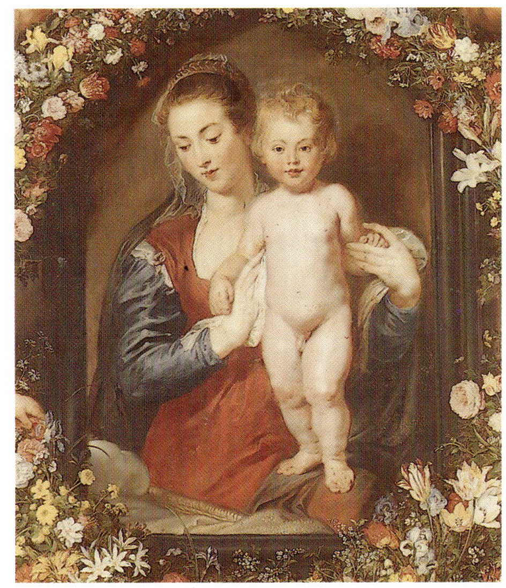

Detail aus Abbildung Seite 152

Während die holländischen Blumenbilder, wie besonders die Tulpenmotive belegen, eine Säkularisierungstendenz deutlich werden lassen (der ökonomische und ästhetische Wert der Blumen tritt erkennbar vor ihre religiöse Bedeutung), versucht Seghers, ganz im Sinne der Rekatholisierungsbestrebungen seines Ordens[137], ihre spirituelle Symbolik zurückzugewinnen. Sein Bildtypus der dunklen, in braunen Farbtönen gemalten Kartusche oder Nische als Fond, um die sich girlandenförmig, in leuchtenden Farben, Blumenkränze ranken, die ihre Helligkeit aus sich selbst zu beziehen und nicht von einer äußeren Lichtquelle angestrahlt zu werden scheinen (Abb. S. 150), geht auf das von Peter Paul Rubens und Jan Brueghel d. Ä. gestaltete Motiv der *Madonna im Blumenkranz* zurück (Abb. S. 152), bei dem ein Gnadenbild – als Bild im Bild, also als scheinbares »Einsatzbild«[138], dem religiöse autoritative Bedeutung zukommt – von einem Blumengewinde und Putten kreisförmig umgeben sind.[139] Während Rubens eine leibhaftige Gegenwärtigkeit der heiligen Personen suggeriert – die Madonna und das Kind erscheinen als lebendige Gestalten, nicht als Zitat oder historisch überlieferte Bildreliquie (obwohl das Motiv des »Einsatzbildes« dies gerade illusionistisch vortäuschen müßte) –, ist es umgekehrt bei Seghers in der Regel so, daß er das von Blumen und/oder Früchten umkränzte Marienbild (mitunter verwendet er, dem Bestimmungszweck entsprechend, auch andere »Einsatzbilder«) von einem Künstlerkollegen als Relief malen läßt. Er betont in seiner Bildkonzeption also dessen Charakter als Kultgegenstand, dem nicht Realpräsenz der heiligen Personen zukommt. Das Andachtsbild ist bei ihm als Bestätigung kirchlich-gottesdienstlicher Praxis dargestellt, die sich über den illu-

Daniel Seghers (1590–1661)
Cornelis Schut und *J. van Thielen*
Blumenkranz mit Madonna und Kind, undatiert
Öl auf Kupfer; 107,5 x 79,5 cm
Gent, Museum voor Schone Kunsten

sionistisch reproduzierten Kultgegenstand mitteilt. Dem Künstler liegt weniger daran, über die Fiktion leibhaftiger Wirklichkeit des religiösen Motivs den Gläubigen beziehungsweise den Rezipienten seiner Bilder eine gleichsam an der Kirche vorbei unmittelbar sich vollziehende fromme Kommunikation zu ermöglichen.

Neben mariologischen Themen bevorzugten Seghers und seine Schüler eucharistische Motive. Mit Vorliebe entwarfen sie Arrangements von Girlanden um eine ebenfalls in braunen Farbtönen gemalte Mauernische, in die ein Abendmahlskelch mit darüber schwebender Hostie gestellt ist, deren geheimnisvolles Leuchten den Vorgang der Transsubstantiation (Verwandlung von Brot und Wein in den Leib und das Blut Christi) anzeigen soll. Dieses Sujet findet sich häufig bei Jan Davidsz. de Heem.[140] Der Künstler stammte aus Utrecht, wo er 1606 geboren wurde; er hielt sich aber mehrfach lange in Antwerpen auf und starb dort auch (1683/84). Man nimmt an, daß de Heem in seiner Geburtsstadt bei Balthasar van der Ast lernte. Auch ist ein Einfluß David Baillys wahrscheinlich, der in Leyden tätig war. Weit mehr aber hat er in Antwerpen Impulse von Daniel Seghers aufgegriffen. Wie Seghers gelingt es de Heem, den emailhaft klar gemalten, farblich reich nuancierten Girlanden – bei den eucharistischen Motiven bestehen sie aus Früchten, besonders Weintrauben, und Getreidebündeln, aber auch aus Maiskolben, Äpfeln, Birnen und Feigen – ein phosphoreszierendes Leuchten zu verleihen; kaum erfaßbar für das Auge, mit welch unendlicher Feinheit und Präzision sich die zarten Fäden der Halme und Zweiglein um das Gewirr der minutiös-prägnant gestalteten Früchte schlingen (Abb. S. 153). Der Eucharistie wurde in der katholischen Gegenreformation ein besonderer Stellenwert beigemessen, als Antwort und Reaktion auf die protestantische Lehre der Symbolik von Brot und Wein.[141] Nicht von ungefähr galt der etwa in Teppichserien (Rubens) gefeierte *Triumph der Eucharistie,* verstanden im

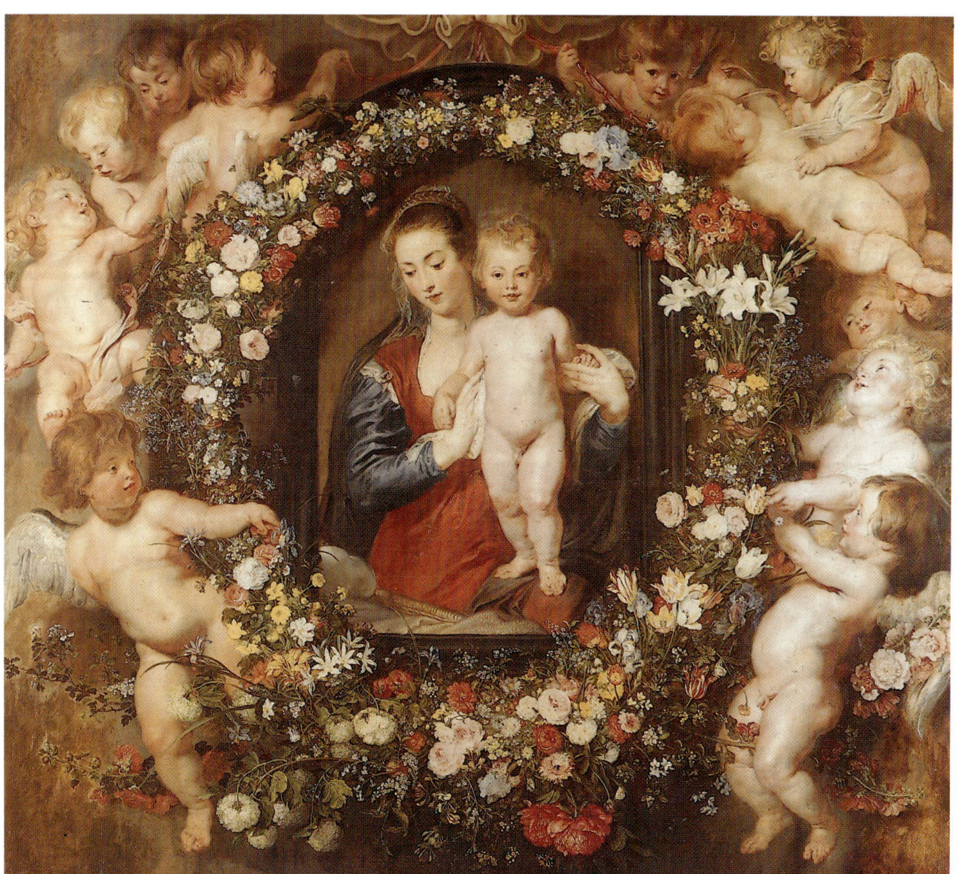

Jan Brueghel der Ältere und
Peter Paul Rubens
Madonna im Blumenkranz, um 1620
Öl auf Eichenholz; 185 x 209,8 cm
München, Alte Pinakothek

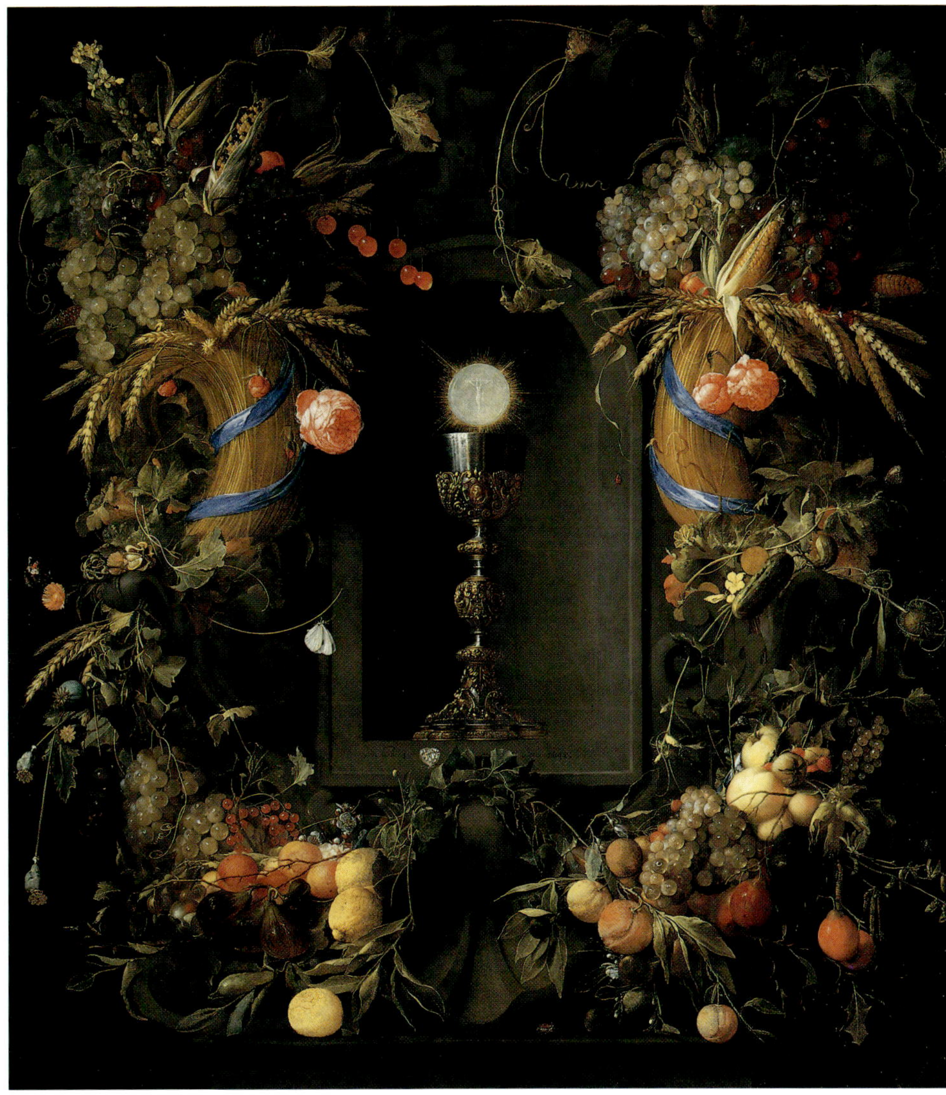

Jan Davidsz. de Heem
Eucharistie im Früchtekranz, 1648
Öl auf Leinwand; 138 x 125,5 cm
Wien, Kunsthistorisches Museum

Sinne der katholischen Theologie, als Triumph der katholischen Kirche, weshalb denn auch die allerheiligsten Majestäten sich als ihre »propugnatores« (Vorkämpfer) die Pflege und Protektion des Abendmahlskultus angelegen sein ließen. Die katholische Lehre von der Transsubstantiation legte gegenüber der »rationalistischen« Deutung des Abendmahls durch die Reformatoren den Akzent auf das magische Moment, das im Volk weiterhin sehr beliebt war. Indessen war schon seit den Hussitenkämpfen die Beanspruchung der sakramentalen Verfügungsgewalt über das Abendmahl, speziell über den dem Klerus allein vorbehaltenen Kelch, von den Laien zurückgewiesen und eine gleichberechtigte Partizipation gefordert worden.[142] Wie die Bilder de Heems und anderer Künstler zeigen, hatte die katholische Kirche in der Phase der Gegenreformation gegenüber ihrer älteren Position in der Abendmahlsfrage keine entscheidende Revision vorgenommen: Nach wie vor wird dem hohen, kostbar verzierten Kelch unübersehbar feierliche Dominanz zuerkannt. Freilich wird durchaus der Forderung der Laien nach Genuß des Abendmahls »sub utraque specie«, das heißt unter beiderlei Gestalt, durch die exponierte Stellung der beim Wandlungsvorgang leuchtenden Hostie entsprochen. Nur: sie ist nicht mehr, was sie vordem immerhin noch war, nämlich geistlich angeeigneter Besitz der Laien, sondern erscheint ehrfurchtsvoll entrückt, als ein vom Klerus durch sakramentale Handlung vollzogenes Wunder. In der Hostienverehrung, wie sie de Heems Bild feiert, wurde also implizit die hierarchische Vorrangstellung der Geistlichkeit anerkannt.

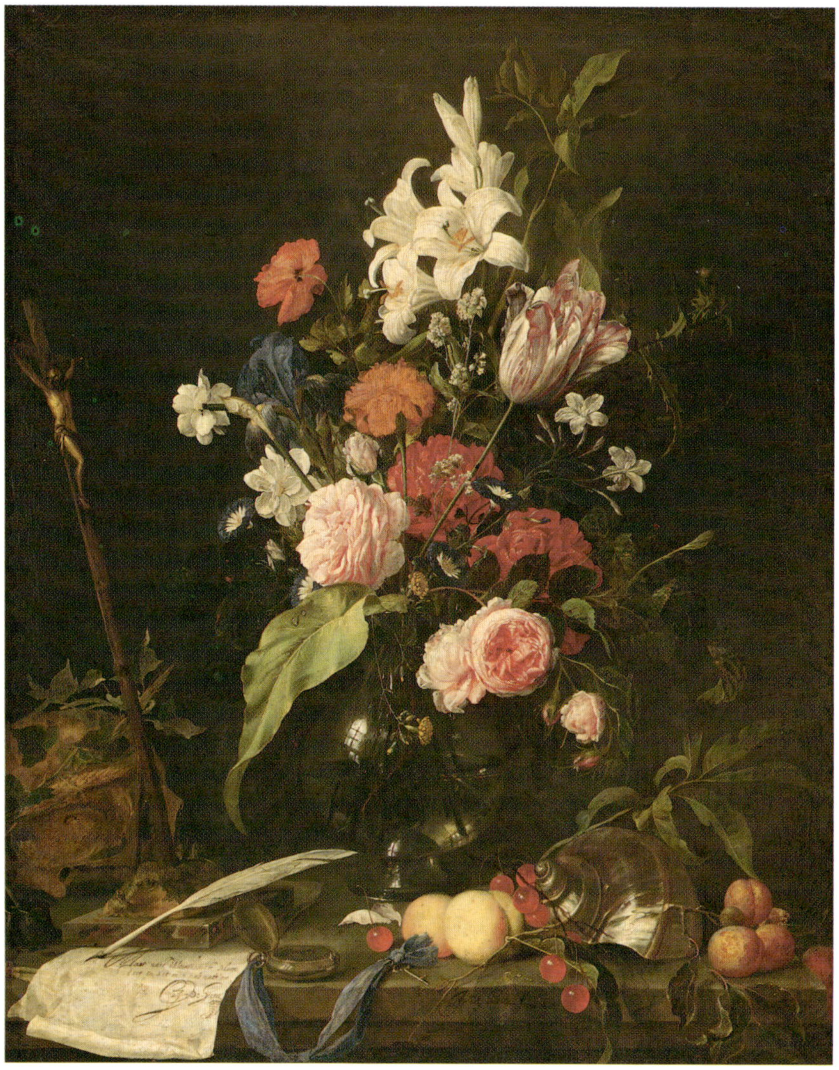

Jan Davidsz. de Heem und *Nicolas van Veerendael*
Blumenstilleben mit Kruzifix und Totenkopf, um 1665
Öl auf Leinwand; 103 x 85 cm
München, Alte Pinakothek

ABBILDUNG GEGENÜBER:
Jan Brueghel d. Ä. (1568–1625) und *Pieter van Avont* (1600–1632)
Heilige Familie in einem Blumen- und Früchtekranz, undatiert
Öl auf Holz; 93,5 x 72 cm
München, Alte Pinakothek

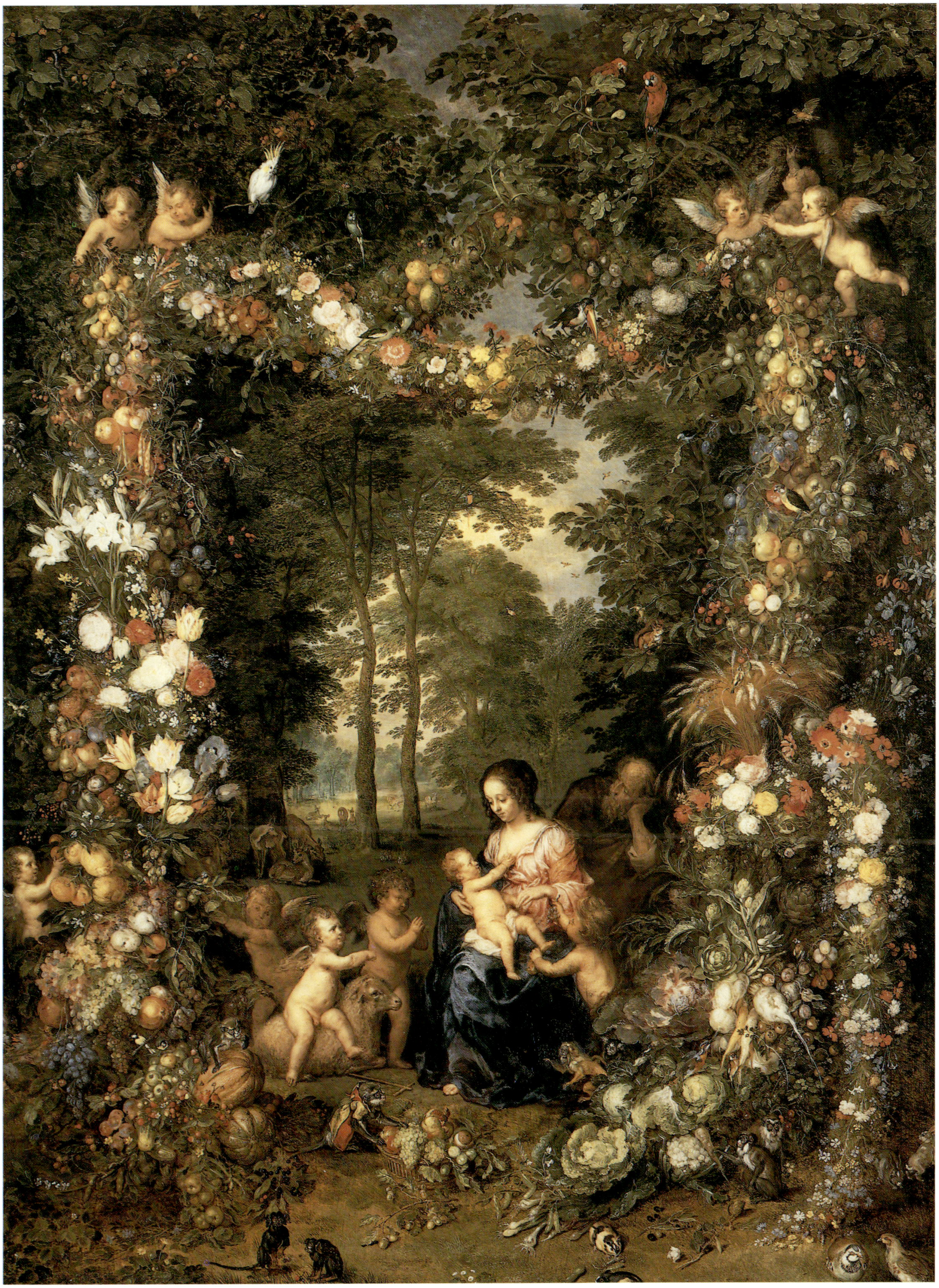

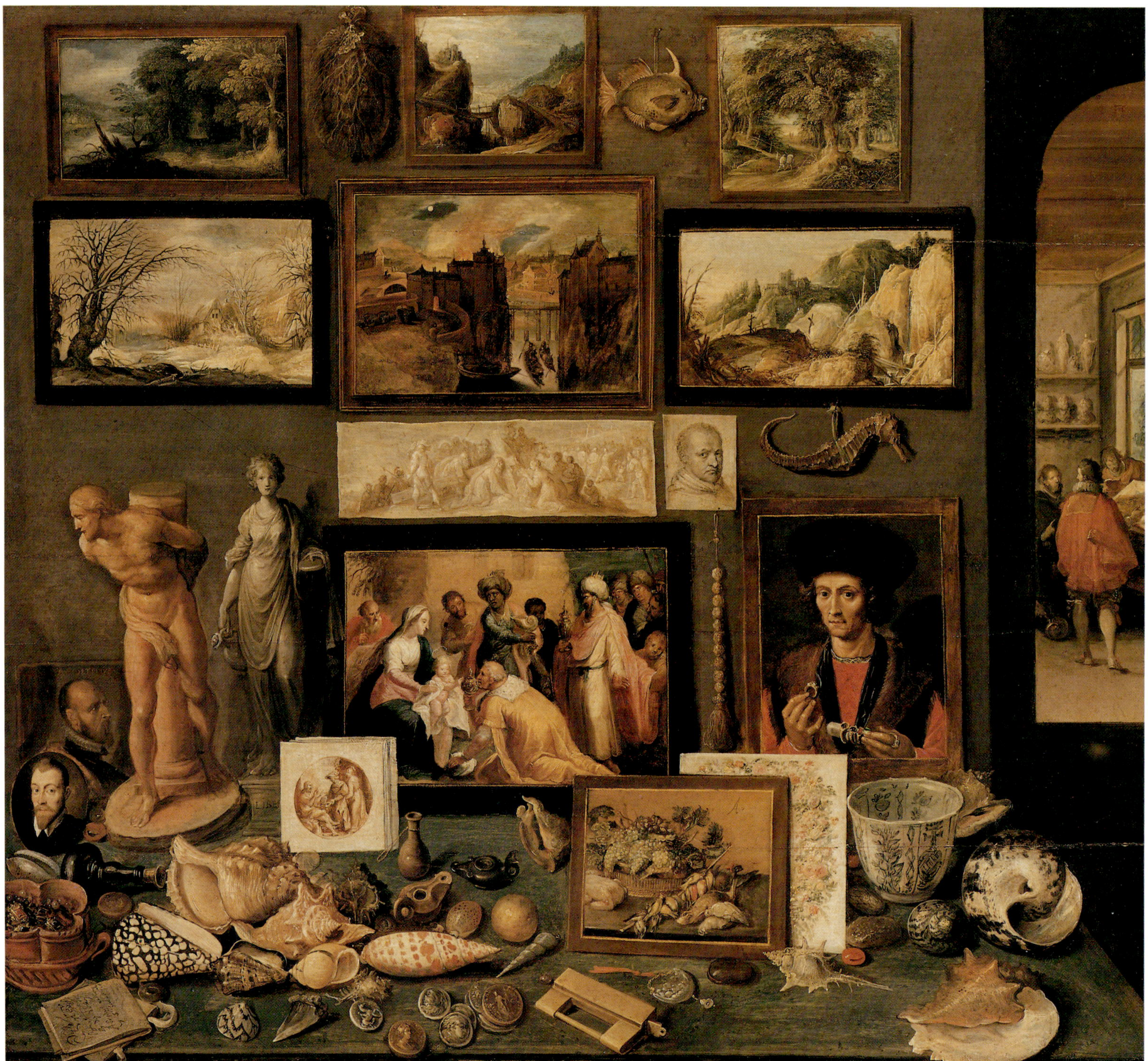

12 »Museen«, Wunderkammern und Naturalienkabinette

Die technologischen Neuerungen als Grundlage der Luxuswarenproduktion, die zoologischen und botanischen Studien als Voraussetzung einer Verbesserung von landwirtschaftlicher Produktion und Gartenbau, schließlich die mit dem Ziel der Einfuhr von Gold und Silber zur Deckung des handelsinadäquaten Hartgelddefizits durchgeführten geographischen Entdeckungsreisen, revolutionierten das Wissen und revidierten nachhaltig die traditionellen Wissenschaftsmethoden und das Wissenschaftsverständnis. Noch bis ins späte Mittelalter galten aus der Antike stammende Naturauffassungen unangefochten, denen besonders ihre Wundergläubigkeit das Gepräge gab. Das Modell der »Naturgeschichte«[143], wie es bei Aristoteles und in Plinius' d. Ä. »Naturalis historia« exemplarisch und gültig entwickelt war, erfuhr im Mittelalter allenfalls eine geringfügige Modifizierung durch allegorisch-moralische oder theologische Nutzanwendungen, so etwa im »Physiologus«[144]. Die weitgehend von Zauberei und Hellseherei gekennzeichneten Vorstellungen der antiken und mittelalterlichen Wissenschaft hingen im wesentlichen mit der stationären, für naturalwirtschaftliche Systeme typischen Lebensform und dem entsprechend nur schwach ausgebildeten Verkehrs- und Distributionssystem zusammen. Viele Wissenslücken mußten durch Phantasie überbrückt werden; das Prinzip der Beglaubigung und der Zuverlässigkeit existierte zwar durchaus, wie schon Herodots Reflexionen über die Methode seiner historischen Darstellung belegen, es konnte aber wegen der ökonomischen Bedingungen und verkehrstechnischen Voraussetzungen der Informationsübermittlung keinen hohen Präzisionsgrad erreichen.

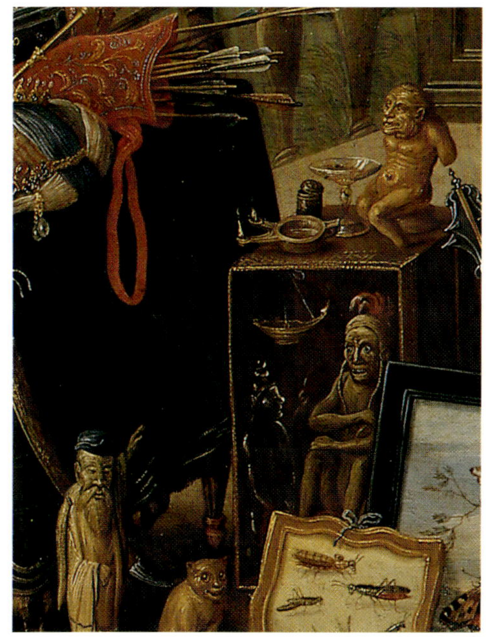

Detail aus Abbildung Seite 168/169

Dies alles änderte sich seit dem späten 15. Jahrhundert in radikaler Weise. Nicht zufällig, daß Ermolao Barbaro (1453–1493), der Werke von Dioscurides und Plinius herausgab, ein Buch unter dem bezeichnenden Titel »Castigationes Plinianae«[145] – »Züchtigungen für Plinius« – verfaßte, in dem er dem antiken Naturforscher mehrere tausend Fehler nachwies. Auch Aristoteles und Theophrast (»Geschichte der Pflanzen«), die die mediterrane Flora und Fauna beschrieben hatten, wurden einer gründlichen Kritik unterzogen. An die Stelle der lange als unumstößliche Dogmen hingenommenen Behauptungen dieser Autoren traten nun auf empirischem Wege, durch eigene Beobachtung erschlossene Erkenntnisse, die großenteils in Illustrationen festgehalten wurden. Für die Übermittlung wissenschaftlicher Entdeckungen war überhaupt nichts von größerer Bedeutung als ihre bildliche Fixierung. Dies zeigt sich besonders in den botanischen Büchern, etwa von Otto Brunfels[146], in denen der Reichtum an Abbildungen auffällt, die von damals hochgeschätzten, aber nicht immer genannten Künstlern gestaltet wurden. Die Bilder mußten, wie Marie Boas zu Recht festgestellt hat, oft die noch nicht ausgebildete Fachsprache und Beschreibungstechnik durch unmittelbare Anschaulichkeit ersetzen.[147] Auch hier

Franz Francken II
Kunstkammer, nach 1636
Öl auf Holz; 74 x 78 cm
Wien, Kunsthistorisches Museum

war das für die frühe Neuzeit bestimmende »Sichtbarkeitspostulat« (Hans Blumenberg)[148] wirksam. Die botanischen und zoologischen Illustrationen neigten noch nicht, wie seit dem 19. Jahrhundert, zu morphologisch-abstrahierender Darstellung, um biologische Gesetzmäßigkeiten aufzudecken. Nach wie vor galt auch für sie der Horazische Grundsatz des »delectare et prodesse«, des Erfreuens und Nützens. Leonhard Fuchs schrieb denn auch 1542: »Warum sollte ich mich länger über das Vergnügen und die Freude auslassen, die der Erwerb von Kenntnissen über Pflanzen bereitet; niemand, der nicht wüßte, daß es im Leben nichts Vergnüglicheres und Schöneres gibt, als die mit kleinen Blumen und Pflanzen der verschiedensten Arten bekränzten und geschmückten Wälder, Gebirge und Ebenen zu durchstreifen und dabei alles eifrig zu betrachten. Aber dieser Genuß und diese Freude werden nicht wenig gesteigert, wenn sich die Kenntnis von den Kräften und Wirkungen derselben hinzugesellt.[149]

Das Wissenschaftsprinzip der frühen Neuzeit war das der »curiositas«, der »Neugier« oder »Neugierigkeit«.[150] In der theologischen Literatur des Mittelalters war die Suche nach Neuem, die Freude am selbständigen Entdecken noch negativ sanktioniert. (Unbeschadet dieser Diskriminierung als Kardinallaster – erstmals durch Augustin[151] – hat es freilich immer wieder nicht zuletzt von Theologen zutage geförderte innovative Erkenntnisse gegeben; es ist daher nicht ganz gerechtfertigt, wie Hans Blumenberg in seiner sonst sehr anregenden Studie, nur von ideengeschichtlichen Aspekten auszugehen.) Ein Wandel bahnte sich hier jedoch schon zu Beginn des 16. Jahrhunderts an, wie beispielsweise Leonardos »Fragment einer Höhlenforschung« belegt, wo es gleich zu Beginn heißt, daß er, der Künstler, beim Betreten der Höhle von gierigem Verlangen gezogen worden sei. Zwei Gefühle hätten sich seiner bemächtigt: Schauder und Begierde. »Schauder vor der düster bedrohlichen Höhle und Begierde zu erforschen, ob dort im Innern etwas Staunenswertes zu finden sei ... «[152] Was Leonardo über die Höhle sagt, läßt sich für das Curiositas-Verständnis seiner Zeitgenossen durchaus verallgemeinern. Auch alle anderen fremden und durch neugieriges Suchen freigelegten und entdeckten Dinge erfüllten die damaligen Menschen mit wohligem Grausen. Das war auch der Eindruck, den die Raritäten- oder Naturalienkammern, auch Kuriositätenkabinette genannt, auf die Betrachter machten. Olaus Worms Stich von 1655 (Abb. S. 159), erschienen in Leiden bei Elzevier, stellt eine Kunstkammer dar, die etwas von diesem von Schauder durchmischten Ergötzen vermittelt. An Wänden und an der Decke hängen ausgestopfte exotische Tiere wie Bären, Fische, Krokodile, Panzer von riesigen Wasserschildkröten, Gürteltiere und anderes – sie alle mitgebrachte Trophäen gefährlicher Reiseunternehmungen. Adam Olearius, der als Hofgelehrter 1674 die »Gottorfische Kunstkammer« ausführlich beschrieb, lobte die Potentaten, sie täten wohl und löblich daran, »daß sie zu Erforschung der Natur und Beförderung der Wissenschaften« keine Unkosten sparten.[153] In der Tat waren die fürstlichen Kunst- und Wunderkammern, manchmal schon »Museen« genannt, Zentren aufwendig geförderter und von den Fürsten wie Rudolf II. selbst intensiv betriebener Naturforschung. Sie war freilich noch nicht von einem klassifikatorischen Interesse geleitet (Worms Stich läßt, wie die Beschriftungen mancher Kästen zeigen, hier erst zaghafte Anfänge erkennen), sondern mehr von naivem, wundersüchtigem Bestaunen des schauerlich und unheimlich Fremden. »Naturalia« – »objets trouvés« wie Perlen und Muscheln – wurden mit »Arteficialia«, von Menschenhand kunstfertig hergestellten Kostbarkeiten wie Münzen und Medaillen, aber auch Gemälden und Skulpturen, Nautilus-Pokalen, astronomischem Gerät usw. bunt zusammengestellt, wie auf Frans Franckens II (1581–1642) *Kunstkammer* (Abb. S. 156) zu sehen ist.[154] Die in den Kabinetten aufgestellten oder auf-

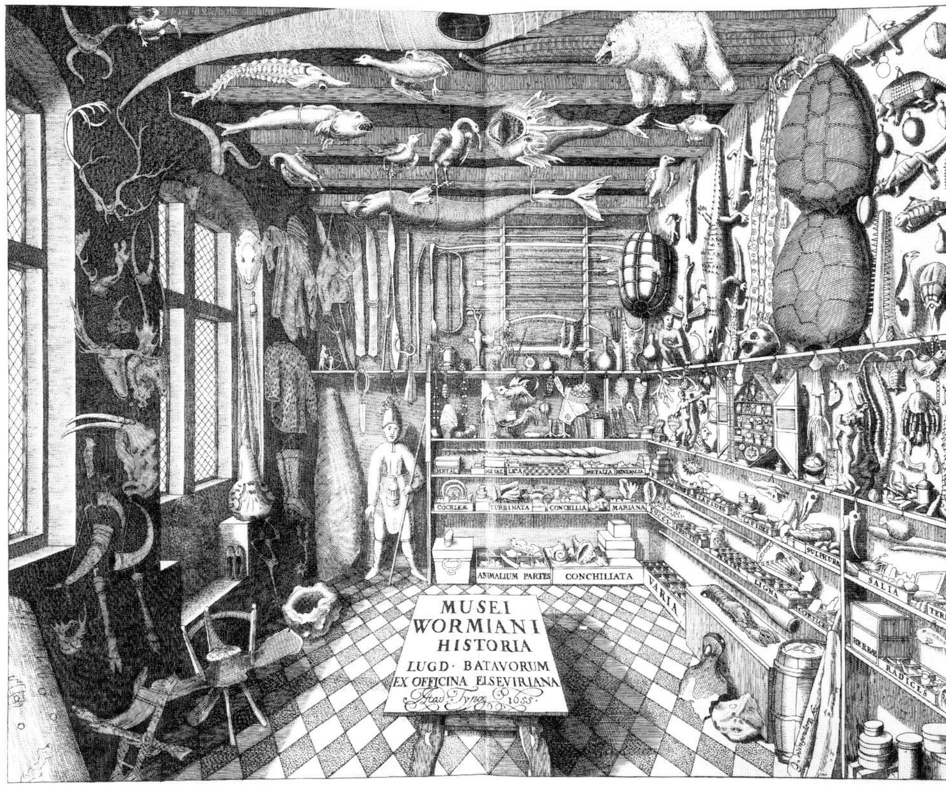

Olaus Worm
Museum Wormianum, 1655
Kupferstich; 35,6 x 22,6 cm
Schleswig, Schleswig-Holsteinisches Landesmuseum

gehängten Gemälde hatten dabei oft die Funktion, die auf ihnen abgebildete Wirklichkeit zu vertreten. Das gilt besonders für Blumenbilder, die bestimmte, zu verschiedenen Zeiten blühende Arten der Anschauung dauerhaft verfügbar machen sollten. Hier wirkte noch die in den Illusionismus überführte magische Auffassung von Bildern als Realitätsersatz nach.

Wie Francken II malte auch Jan van Kessel (1626-1679), dessen Mutter Paschasie eine Tochter Jan Brueghels d. Ä. war, Raritätenkabinette. Mit Erasmus Quellinus (1607–1678) gestaltete er vier *Erdteil-Allegorien* in Form solcher in die Dimension von Palasträumen vergrößerter Wunderkammern (Abb. S. 160–169). Sein Darstellungsprinzip knüpft dabei an die Fünfsinne-Bilder Jan Brueghels d. Ä. an, die sich heute im Prado befinden. Van Kessels Zyklus in München[155] parallelisiert in interkulturellem, völkerkundlichem Vergleich die vier damals bekannten Erdteile Europa, Asien, Afrika und Amerika. Auf den Innentafeln, die von oft falsch zugeordneten Städteansichten gleichsam gerahmt werden, sieht man die dominanten Zeugnisse der jeweiligen kontinentalen Kultur im Verein mit Tiersammlungen, schautafelartigen Insektenbildern usw.

Europa (Abb. S. 162) – repräsentiert durch Rom, von dem links die Engelsburg zu erkennen ist – steht ganz im Zeichen des christlichen Glaubens, was die Bibel links (»Biblia ad vetustissima exemplaria castigata ... «), eine ganz aktuelle Bulle des Papstes Alexander VII. von 1665 und ein Kardinalshut symbolisieren. Im Vordergrund, vor der Personifikation des Erdteils mit Putten und Füllhorn, liegen europäische Kulturgüter, die wohl keinen Ruhmestitel repräsentieren, da sie eher in die Lasterikonographie fallen: eine Trinkkanne, ein Tricktrackspiel, Spielkarten, eine Malerpalette (!), ein Tennisschläger, ein Römer mit Zitrone, ein Münzkästchen, in dem ein Zettel mit beim Bäcker und Brauer gemachten Schulden eingelegt ist, ein Geldbeutel mit Münzen. (Ein Emblem von Roemer Visscher mit dem Motto »Pessima placent pluribus« – »Die schlimmsten Dinge gefallen den meisten Menschen« – zeigt einen Mann hinter einer Kartusche, auf der Würfel, Spielkarten, Tennisschläger und Tricktracksteinchen abgebildet sind.

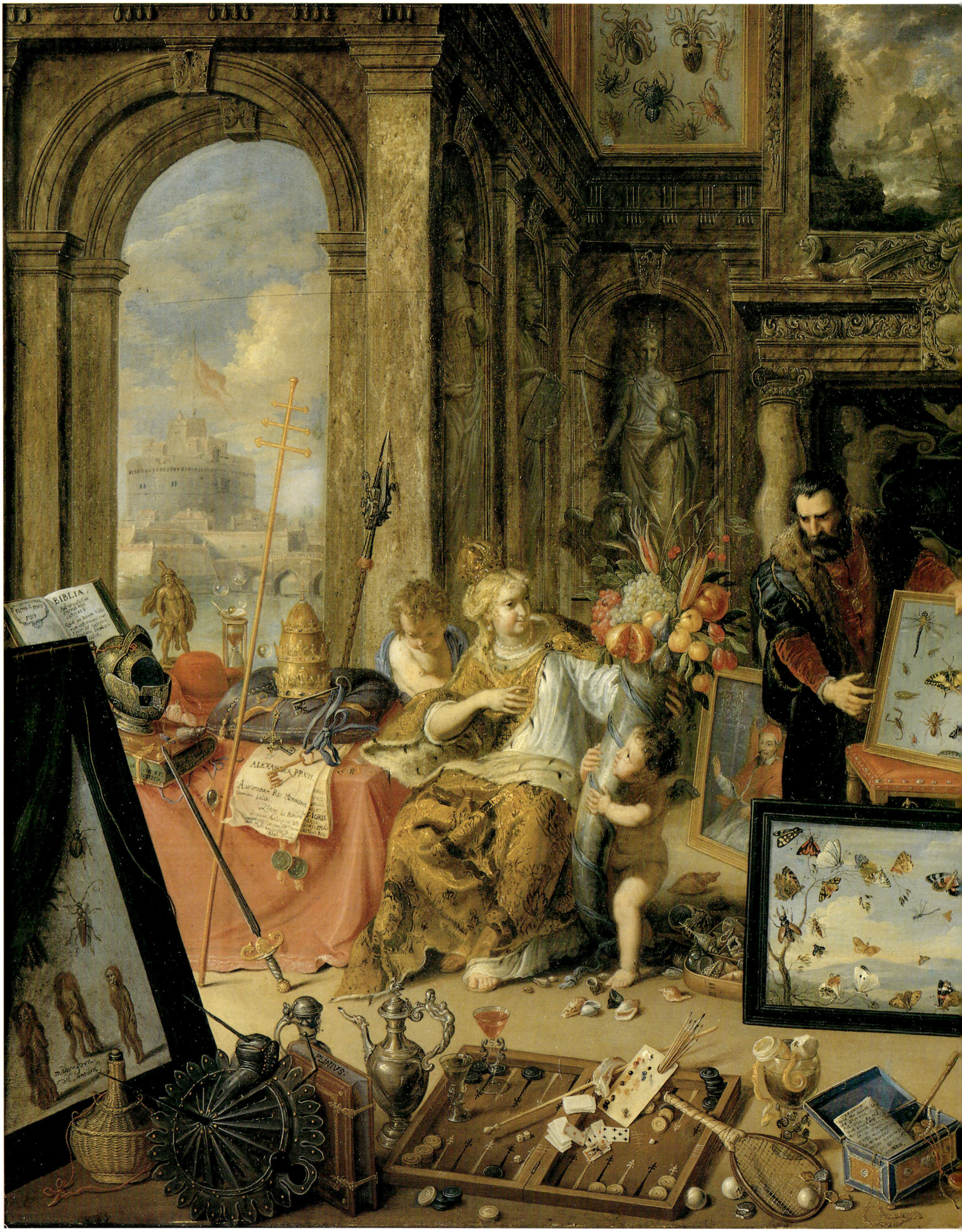
BIBLIA
ALEXANDER PP.VII
PLINIVS

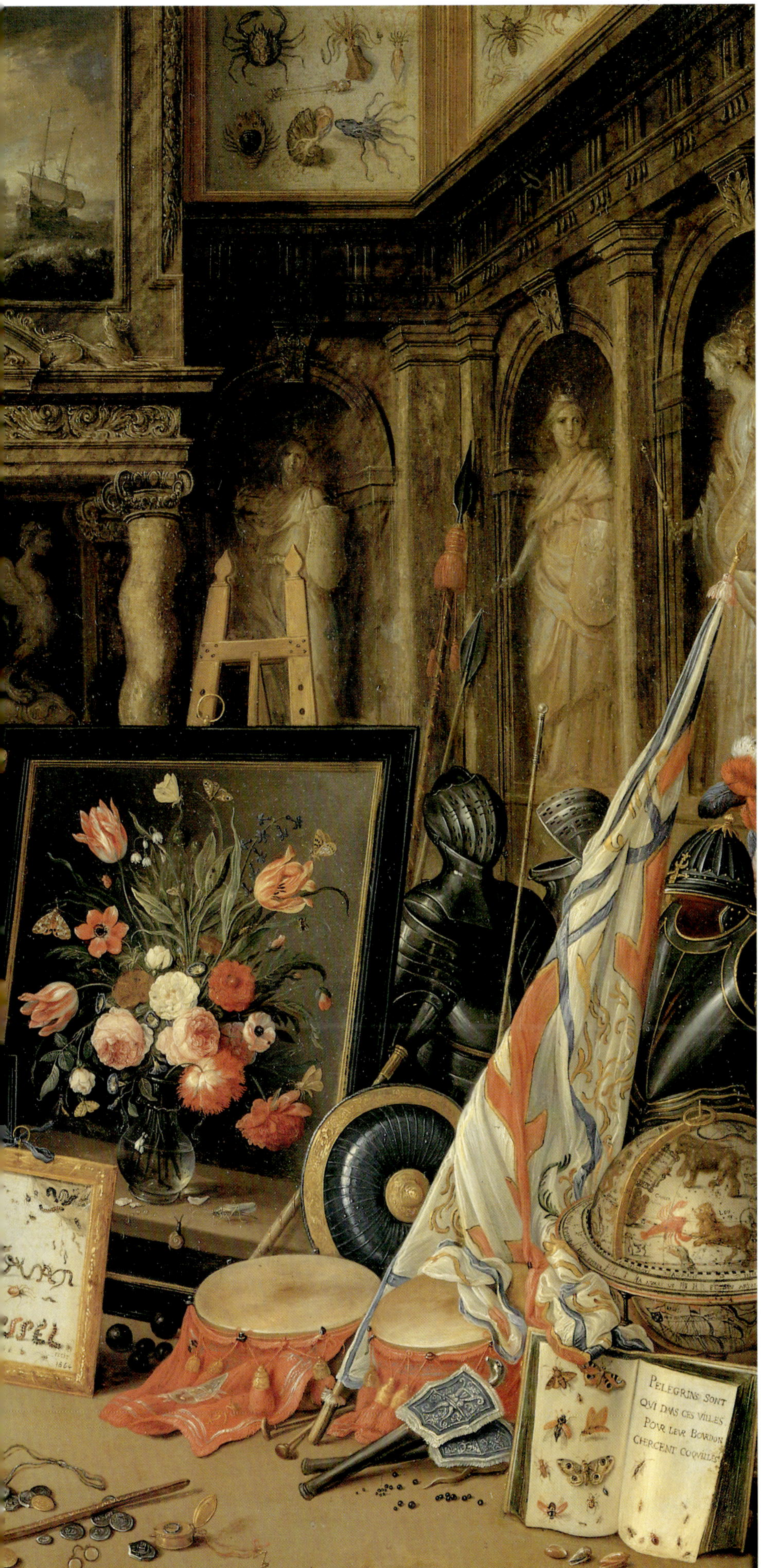

Jan van Kessel
Europa (Mitteltafel), 1664–66
Öl auf Kupfer, 48,5 x 67,5 cm
München, Alte Pinakothek

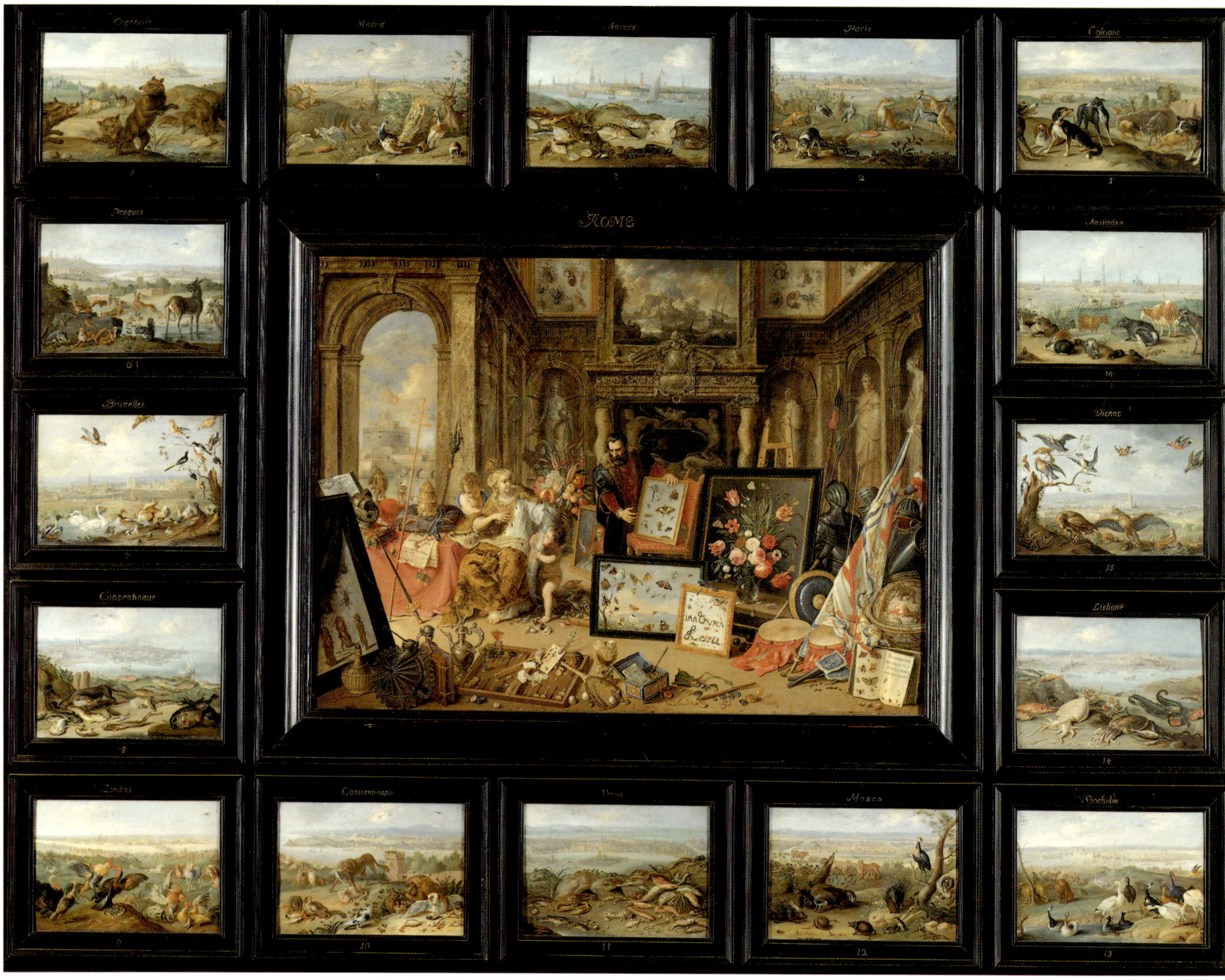

Er trinkt aus einem Pokal und gießt gleich wieder nach: Trunksucht und Spielleidenschaft als Laster.[156]) Auch ein Buch von Plinius' »Naturalis historia« ist unter den von Kessel dargestellten Gegenständen. Vielleicht galt er dem Künstler im Sinne der erwähnten »Züchtigungen für Plinius« von Ermolao Barbaro bereits als wissenschaftlich unzuverlässig und wurde deshalb in diesen negativen Kontext eingereiht. Van Kessels Blumen- und Tier-, besonders seine Insektenbilder selbst stehen in der Tat dem neuen, empirischen Forschungsansatz der Mikroskopiker (Marcello Malpighi, Jan Swammerdam, Antoni van Leeuwenhoek)[157] näher als den aus der Antike überlieferten botanischen und zoologischen Auffassungen, auch wenn die hier besprochenen Erdteilbilder den wundergläubigen Charakter noch nicht ganz abgestreift haben. – Eigenartig ist die links seitlich aufgestellte Bildtafel mit drei Mandragora-Gestalten. Der Mandragora, einer der menschlichen Gestalt ähnlichen rübenartigen Alraunwurzel, sagte man die Zauberkraft eines Aphrodisiakums nach.[158] Mit diesem pflanzlichen Homunkulus befaßten sich unter Hinweis auf Plinius und Dioscurides zahlreiche Botaniker und Zoologen, wie zum Beispiel Hieronymus Bock.

In der Mitte des Raumes demonstriert auf dem *Europa*-Bild ein bärtiger Mann, vielleicht der Künstler selbst, anhand von Bildern, die auf Stühlen, Boden

Jan van Kessel
Europa, 1664–66
Öl auf Kupfer, Mitteltafel 48,5 x 67,5 cm
16 Tafeln à ca. 14,5 x 21 cm,
München, Alte Pinakothek

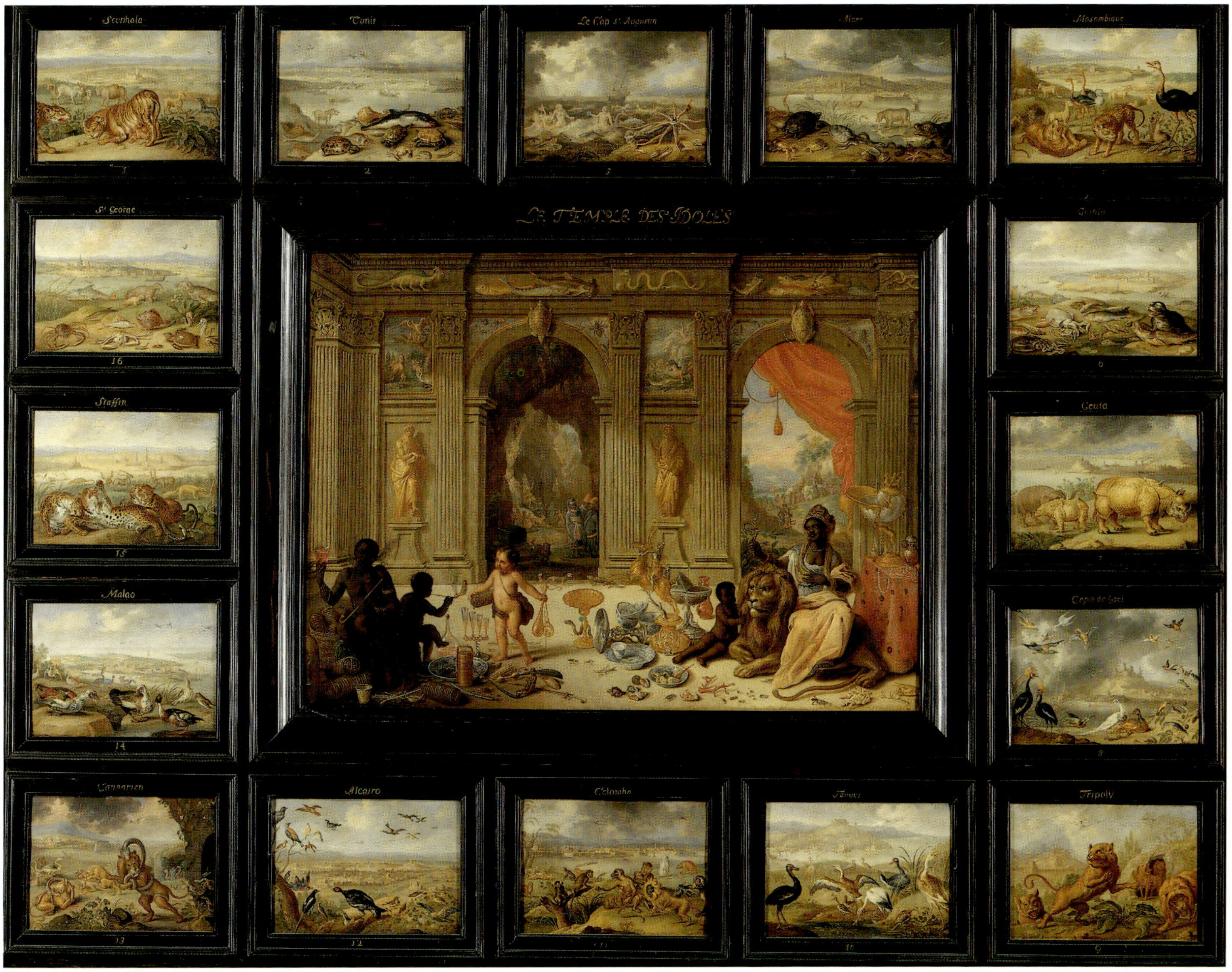

Jan van Kessel
Afrika, 1664–66
Öl auf Kupfer, Mitteltafel 48,5 x 67,5 cm
16 Tafeln à 14,5 x 21 cm
München, Alte Pinakothek

und Staffelei stehen, Schmetterlingsarten, Insekten und Blumensorten. Ein witziger und skurriler Einfall ist der als Signatur des Gesamtbildes fungierende Namenszug in Form von sich krümmenden und windenden Würmern und Raupen auf einer kleinen Schautafel.

Das *Afrika (Afrique)* gewidmete Bild (Abb. S. 163) zeigt einen halbnackten Schwarzen mit seinem Kind, lange – eigentlich aus Nordamerika stammende (!) – Opiumpfeifen rauchend; sie sitzen auf geflochtenen Körben oder Picknickkoffern, wie sie damals aus Japan (!) importiert wurden. Man ersieht daraus, daß des Künstlers völkerkundliche Kenntnisse nur sehr ungenau waren. Die schwarze Frau im königlichen Ornat auf dem sanften Löwen soll Kleopatra verkörpern. Darauf deutet schon die Schlange als ihr Attribut hin. In den Wandfeldern zwischen den Pilastern sind Statuen von Aristoteles und Plinius aufgestellt. In seiner Schrift »Alexander oder über die Kolonien« hatte sich der griechische Philosoph mit der Gründung des späteren Ptolemäerreichs in Ägypten durch Alexander den Großen befaßt. Plinius wird hier gewürdigt wegen seiner ersten ausführlichen Beschreibung Afrikas. In den Wandfeldern darüber sieht man Bilder mit Fabeltieren wie einer Harpyie (Frau mit Vogelleib), einem hydraähnlichen siebenköpfigen Vogel, dem Vogel Phönix, Greifen und anderen. Beson-

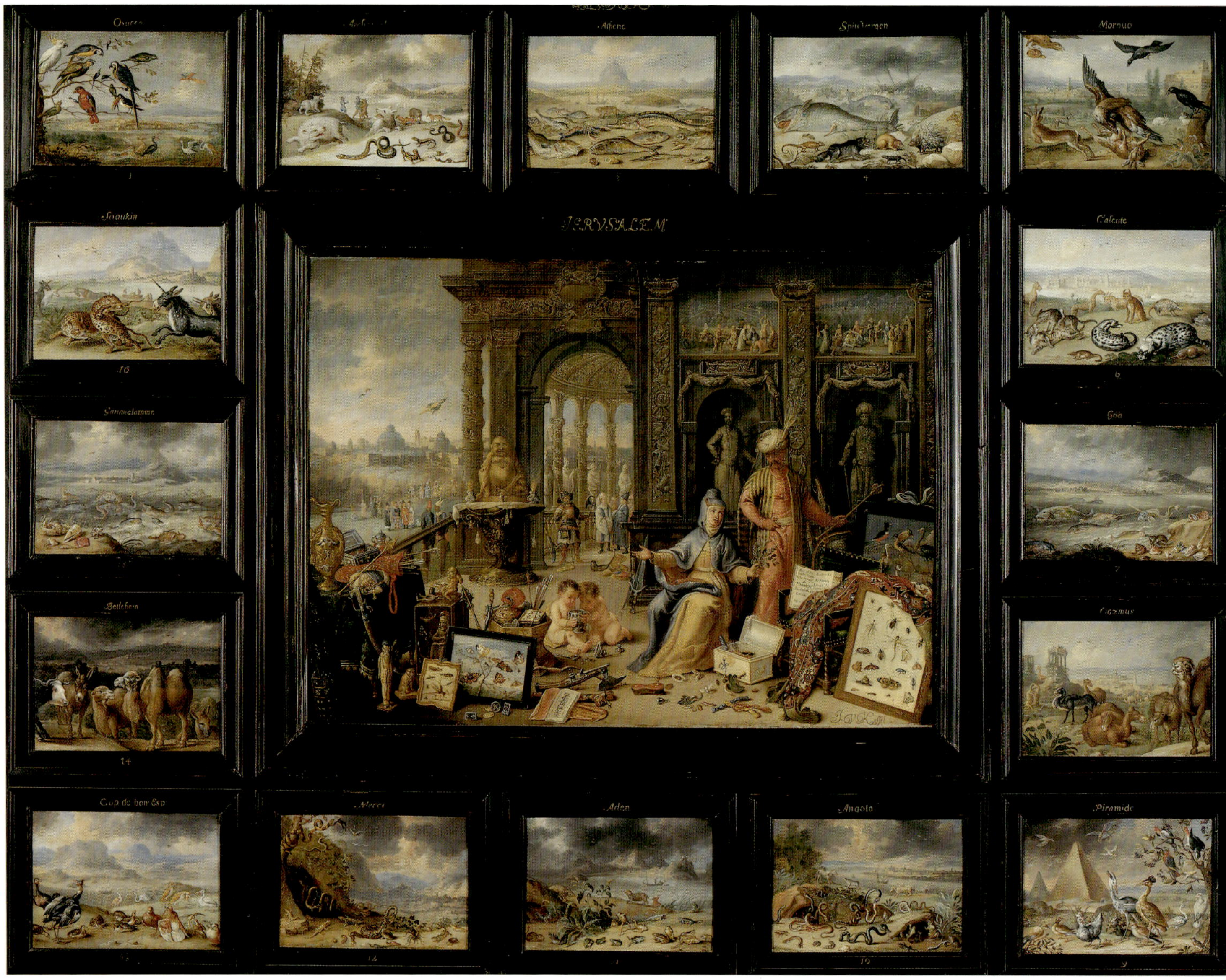

dere Aufmerksamkeit ließ van Kessel auch einem Nautilus-Pokal (rechts) zuteil werden, der mit Afrika wegen der Herkunft der von Goldschmieden oft in Trinkgefäße eingearbeiteten kostbaren Muschel assoziiert wurde. Afrika wird nicht durch eine Hauptstadt repräsentiert; die Mitteltafel erhielt vielmehr die Bezeichnung »Le temple des idoles«, ein Hinweis auf die im Hintergrund dargestellte Anbetung eines Grottengötzen durch Eingeborene.[159]

Asien (Abb. S. 164) hingegen wird wieder durch ein geistiges Zentrum, durch Jerusalem, vertreten, von dem links hinten die Anastasis-Rotunde erkennbar ist. Die weibliche Personifikation des Kontinents trägt reiche blaue Kleidung mit hochgestecktem Schleier, der auf muselmanischen Brauch hinweisen soll, neben ihr ein Türke mit Turban und Zepter. Ein Gegenstück zu den Mandragora-Figuren des *Europa*-Bildes ist ein vorn links dargestellter Schrumpfleib ohne Unterarme und Füße. Asien setzt sich für van Kessel aus zwei Reichen zusammen: dem der Osmanen (Asia occidentalis), deren religiöse Lehre im Koran niedergelegt ist (daher bei ihm auch das auf einem Stuhl aufgestellte Buch »Alkoran Sive Lex Turcarum Et Sarracenorum A Mahomete pseudopropheta Corrasa, Impres ...«), und dem der Chinesen (Asia orientalis), deren Religion die Buddha-Statue (der Gott Ninifo) mit Feuergefäßen verkörpert.

Jan van Kessel
Asien, 1664–66
Öl auf Kupfer, Mitteltafel 48,5 x 67,5 cm
16 Tafeln à ca. 14,5 x 21 cm
München, Alte Pinakothek

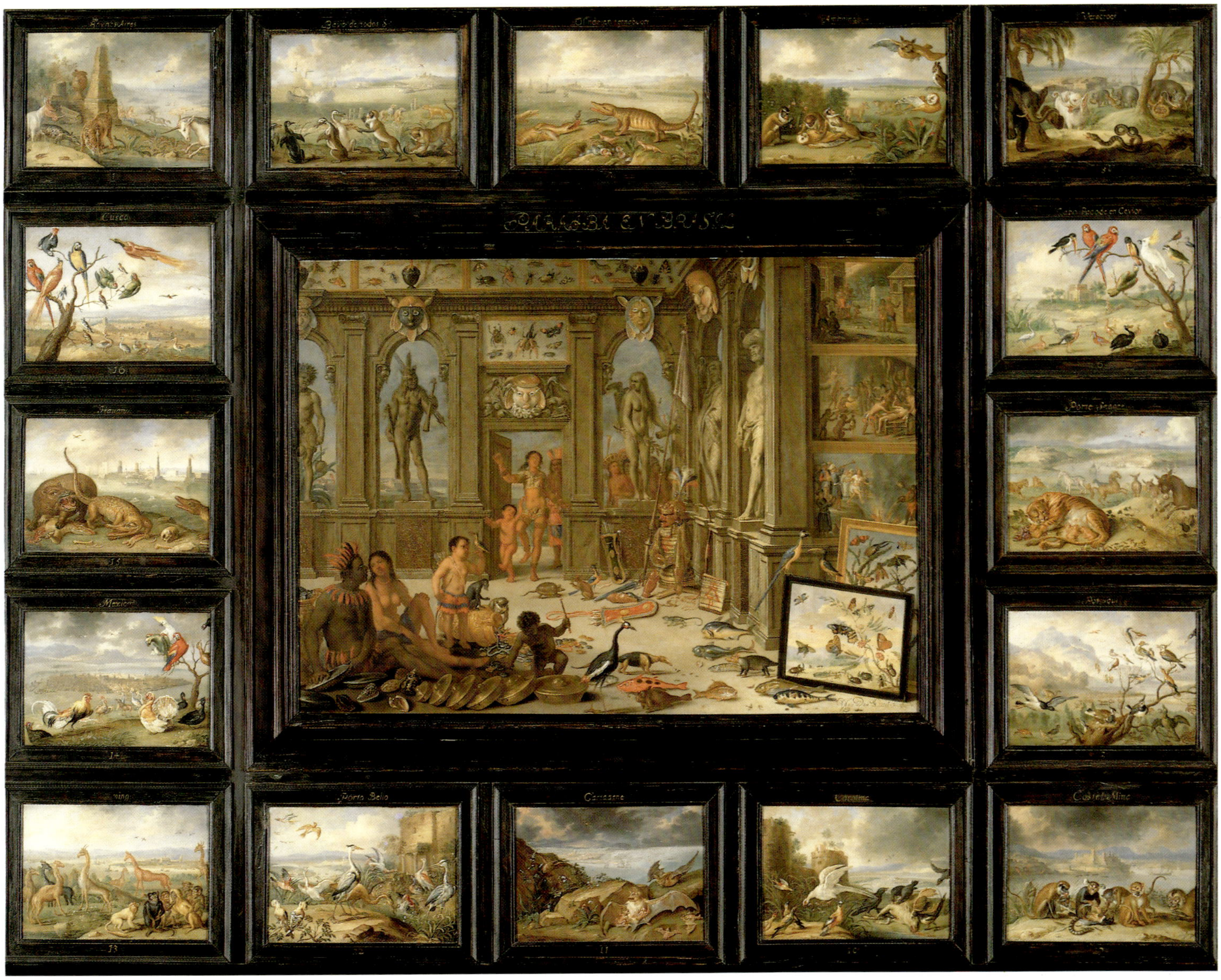

Jan van Kessel
Amerika, 1666
Öl auf Kupfer, Mitteltafel 48,5 x 67,5 cm
16 Tafeln à ca. 14,5 x 21 cm
München, Alte Pinakothek

Dieses Motiv hat van Kessel von Joan Nieuhoff (»Het Gesamtschap der Neerlantsche Oostindische Compagnie«, Amsterdam 1665) übernommen.[160]

Das *Amerika*-Bild (Abb. S. 165) wurde 1666 gemalt. Den Erdteil vertritt ein gartensaal- oder orangerieähnlicher Raum mit Skulpturen von Indianern an der Rückseite und zwei Gelehrten-Statuen in den Arkaden an der rechten Seite, deren Scheitel Masken zieren, die als exotisches Motiv die in der europäischen Architektur sonst üblichen Kartuschen ersetzen. Am Boden des Raumes kauern ein federngeschmückter Schwarzer und eine Indianerin mit ihrem kleinen Sohn, der schon einen Pfeilköcher geschultert hat. Auch bei diesem Bild sind van Kessel einige Zuordnungsfehler unterlaufen: Die Gongs, mit denen das kleine Kind spielt, stammen aus Südostasien, ebenso die Samurai-Rüstung in der Raumecke. Diese Ungenauigkeiten beweisen, daß trotz des in Einzelheiten allenthalben erkennbaren empiristischen Programms des »experimentum« (was damals noch »Erfahrung« bedeutete) die Vorliebe für das Merkwürdige und Exotische, die den Geist der fürstlichen Kunst- und Wunderkammern bestimmte, noch dominiert. Auffallend ist jedoch schon die wertmäßige Gleichstellung der verschiedenen Erdteile und ihrer Kulturen; zumindest optisch wird Europa keine eindeutig hegemoniale Stellung zugewiesen.

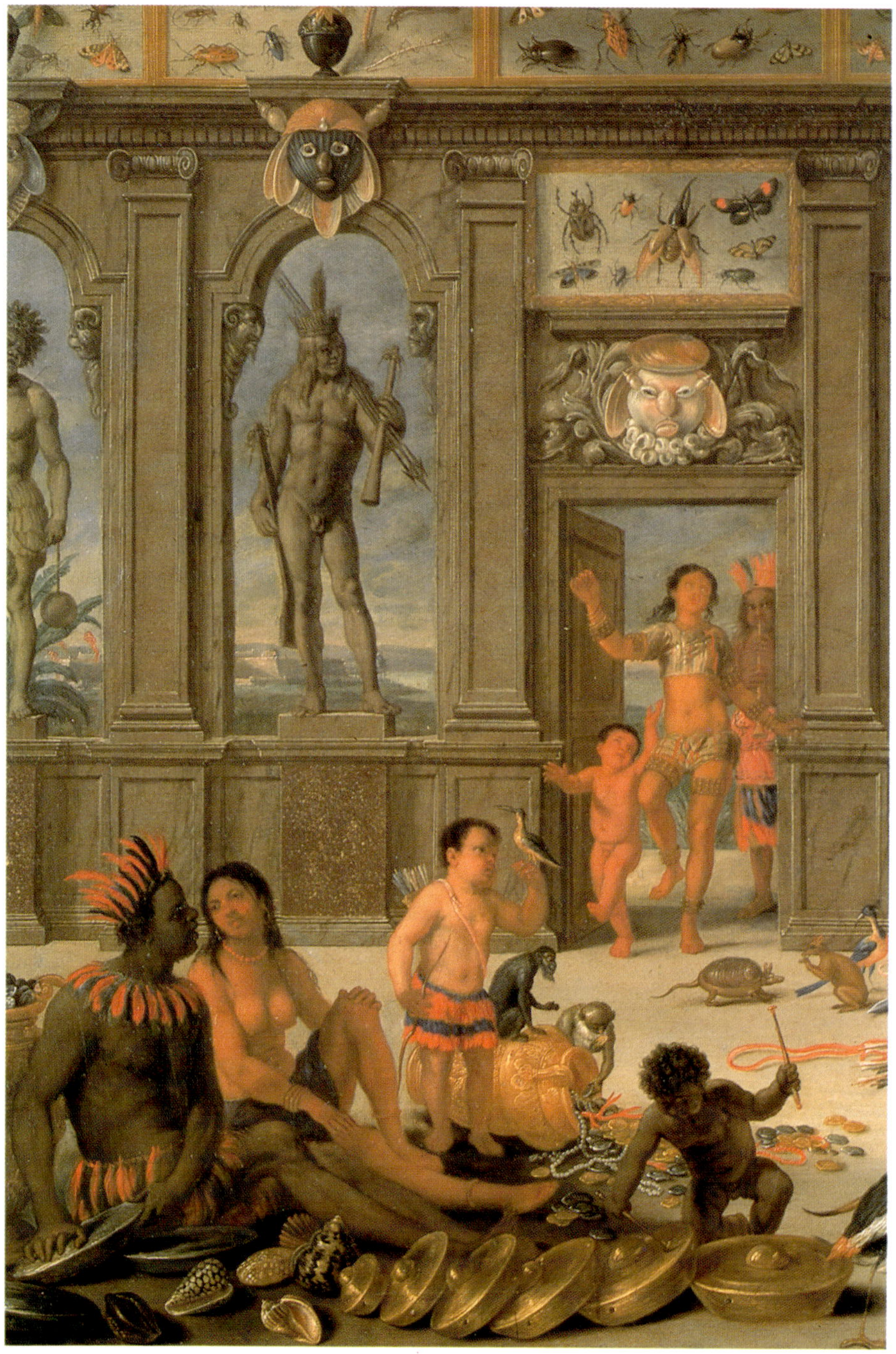

Detail aus Abbildung Seite 165

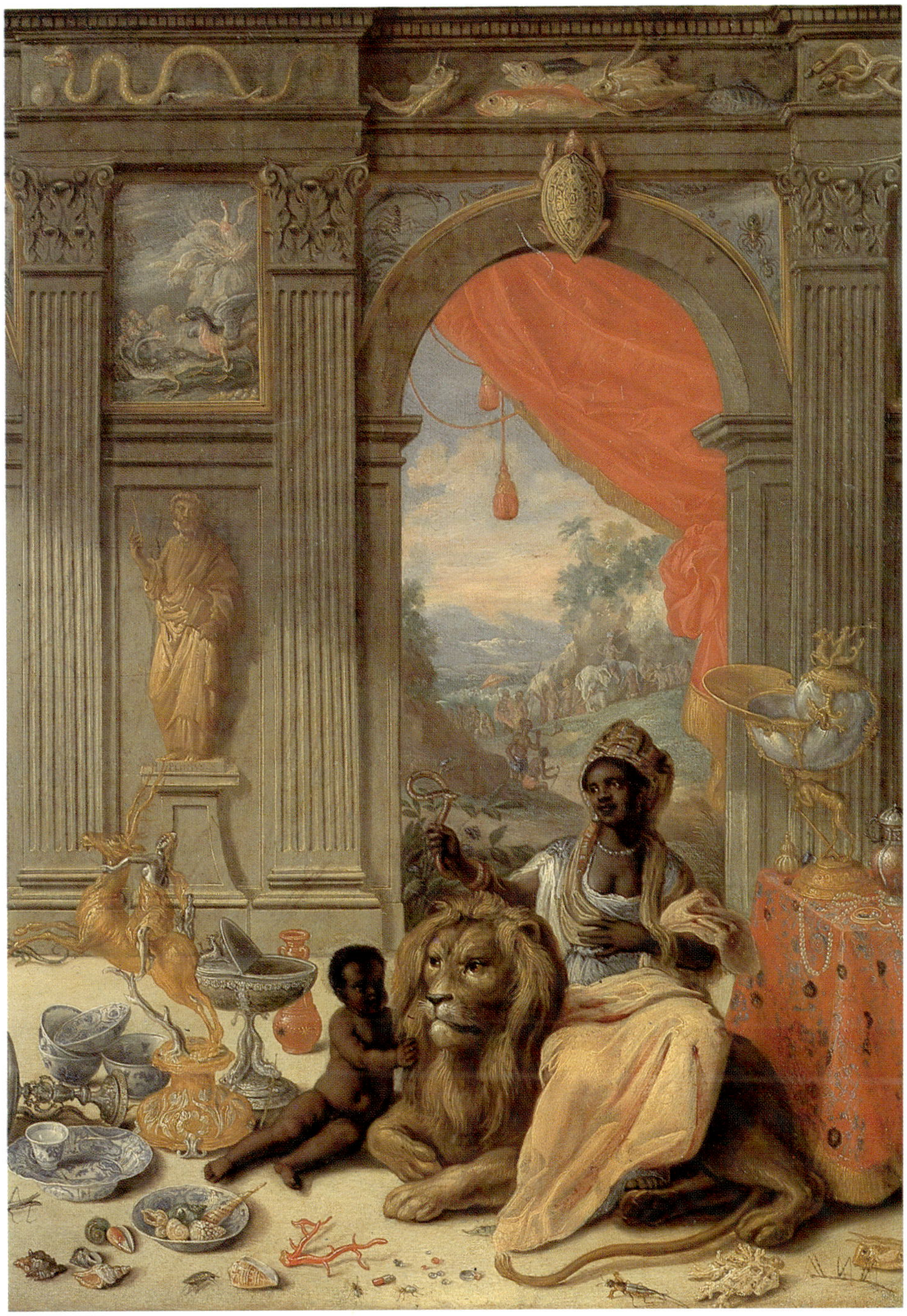

Detail aus Abbildung Seite 163

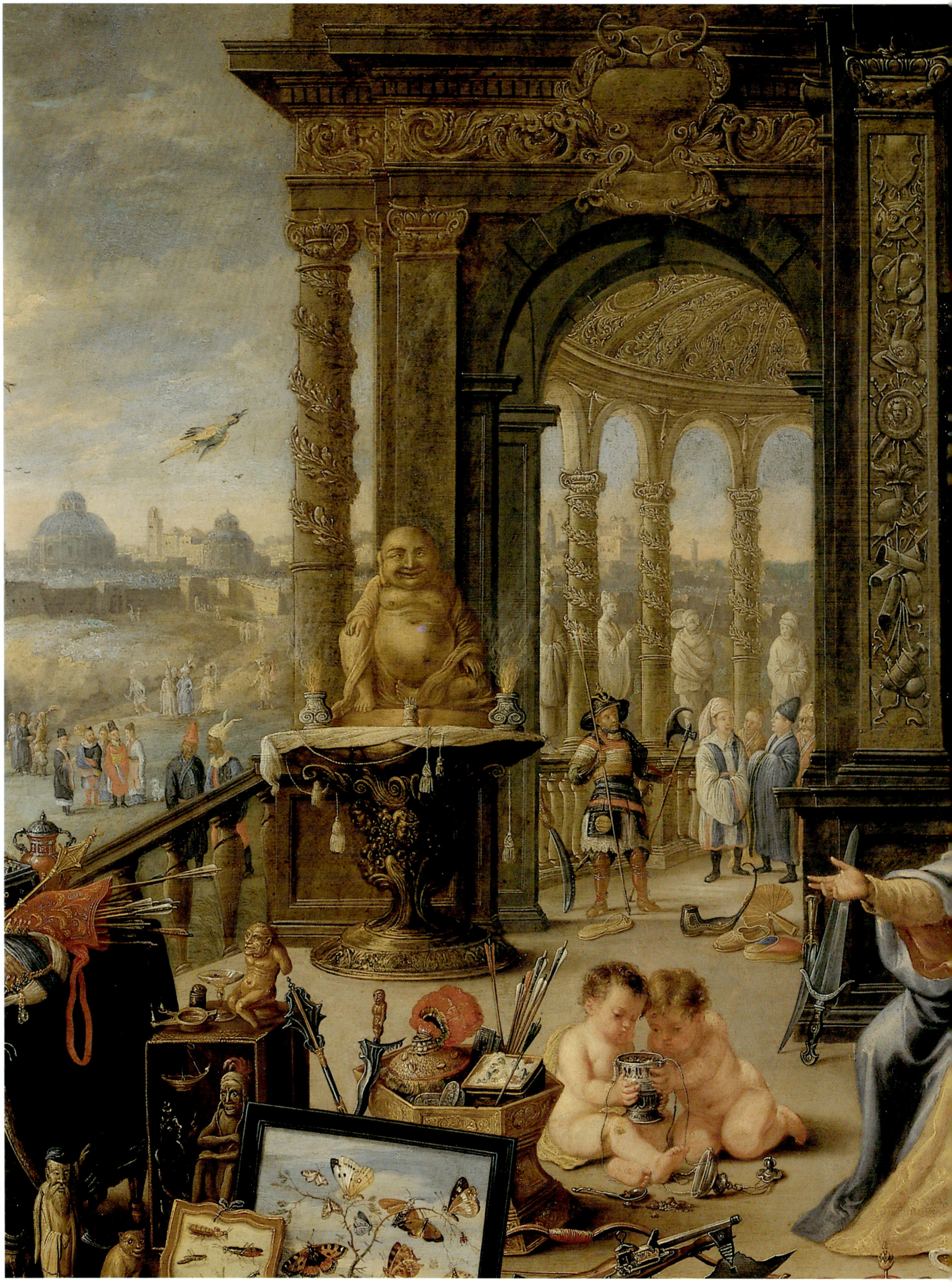

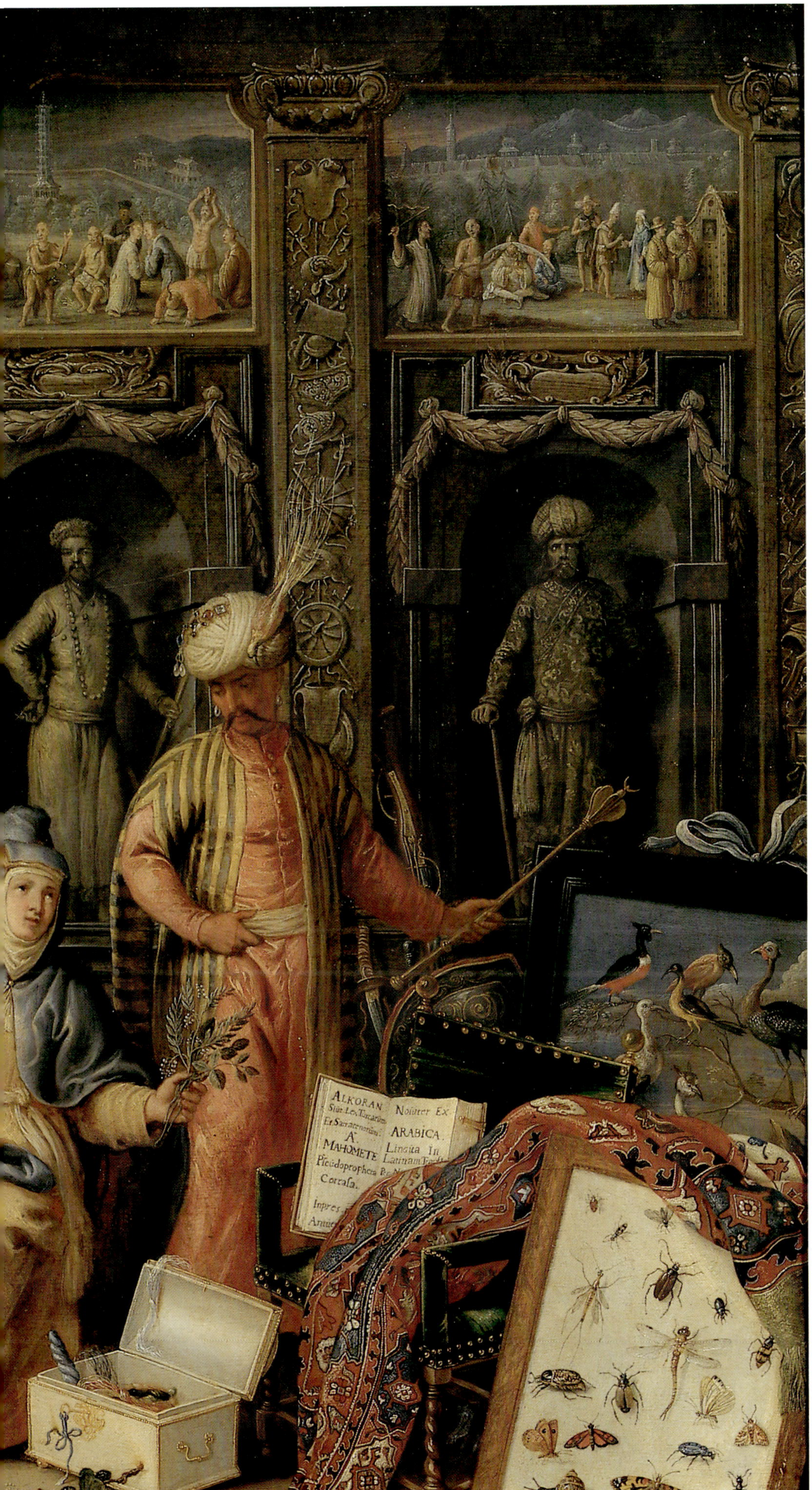

Jan van Kessel
Asien (Mitteltafel), 1664-66
Öl auf Kupfer, Mitteltafel 48,5 x 67,5 cm
München, Alte Pinakothek

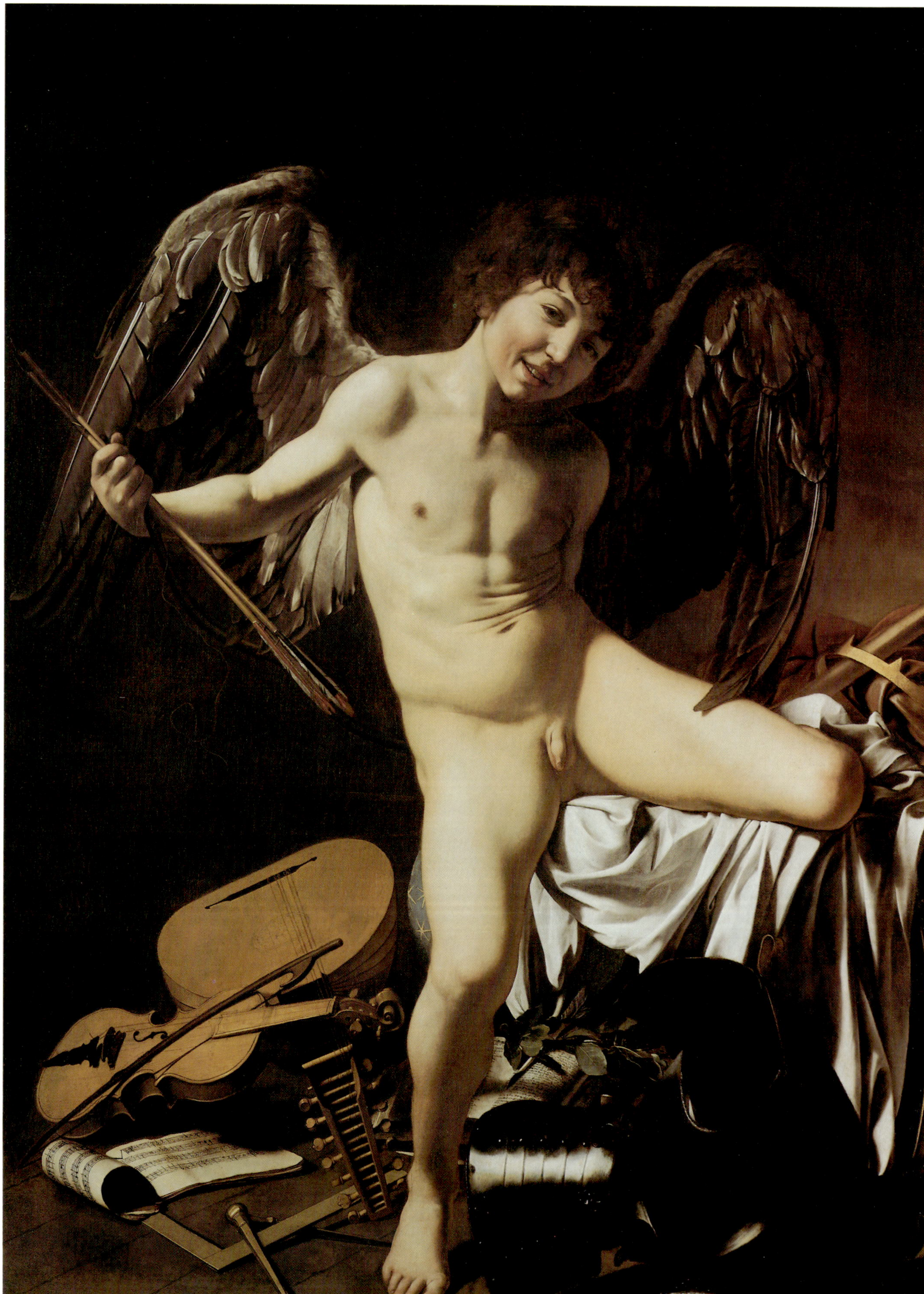

13 Musikalienstilleben

Musikalische Divertimenti waren ein beliebtes Thema der Malerei seit dem 15. Jahrhundert. Zunächst findet man sie in biblisch-sakralem Zusammenhang, etwa in Gestalt des musikalischen Lobpreises der göttlichen Herrlichkeit durch die Engel (wie auf Jan van Eycks Genter Altar), später jedoch verlagert sich das Motiv immer mehr in allegorische und heidnisch-mythologische Kontexte. Hingewiesen sei hier nur auf das Sujet der Macht der Musik, das im Mythos von Orpheus, der die Tiere mit seinem Saitenspiel besänftigt, zum Ausdruck kommt.[161]

Eine berühmte Musikszene aus dem frühen 16. Jahrhundert ist Giorgiones *Fête champêtre* von 1510. Zwei Männer unterschiedlicher sozialer Herkunft musizieren im Beisein von zwei allegorisch zu verstehenden nackten weiblichen Figuren auf der Anhöhe einer arkadisch gemeinten Landschaft der Terra ferma: Musik wird hier als Symbol harmonischer Verständigung zwischen den Ständen aufgefaßt.[162] Angesichts der häufigen Thematisierung von Musik in der italienischen Renaissance-Malerei, nicht zu reden von den niederländischen »Fröhlichen Gesellschaften« des späten 16. und frühen 17. Jahrhunderts (Abb. S. 74/75), die eine erotisch-ausgelassene, leichtlebige Jugend in Wirtshäusern oder vornehmen Palästen singend und musizierend zeigt,[163] nicht zu reden auch von der Einsetzung der Musik als positives Zeichen familialer Harmonie[164] (Abb. S. 179), muß es verwunderlich erscheinen, daß die Spezialgattung des Musikalienstillebens, als Derivat solcher Konversationsstücke und religiösen oder mythologischen Szenen, im Grunde genommen nur von einem Künstler in reiner Form gepflegt wurde: Evaristo Baschenis.[165] Von ihm wissen wir nur sehr wenig. Der 1607 (oder 1617?) Geborene entstammte einer alten Malerfamilie. Er ließ sich zwar zum Priester ausbilden, doch übte er neben diesem in der Heimatstadt, in der er zeitlebens blieb und 1677 starb, versehenen geistlichen Amt auch den Malerberuf aus. Musikalienstilleben waren nicht seine einzigen Sujets, auch auf Früchte- und Gemüsestilleben hatte er sich spezialisiert. Daneben existieren von seiner Hand Genrebilder, schließlich auch ein Gruppenporträt, das den Künstler selbst am Cembalo und einen älteren lautespielenden Begleiter zeigt.

Baschenis malte seine Musikinstrumentenbilder für aristokratische Auftraggeber; noch heute befinden sich viele seiner Werke in Palästen und Villen von Bergamo und Umgebung. Man darf vermuten, daß es sich bei den Musikalien, fast ausschließlich Saiteninstrumente, um individuelle Porträts besonders kostbarer Exemplare seiner vornehmen Klientel handelte, wie sie im benachbarten Cremona von der Geigenbauerfamilie der Amati hergestellt wurden. Amati-Violinen bilden, wie bei dem berühmten Stilleben der Galleria dell'Accademia Carrara in Bergamo (Abb. S. 175), oft das Zentrum der Komposition: Der Blick gleitet von der Schnecke über den Wirbelkasten, aus dem die überlangen Enden der stramm gespannten Saiten sich kräuseln, auf den Steg zwischen den f-Löchern, der bei diesem in starker Verkürzung dargestellten Streichinstrument den Schei-

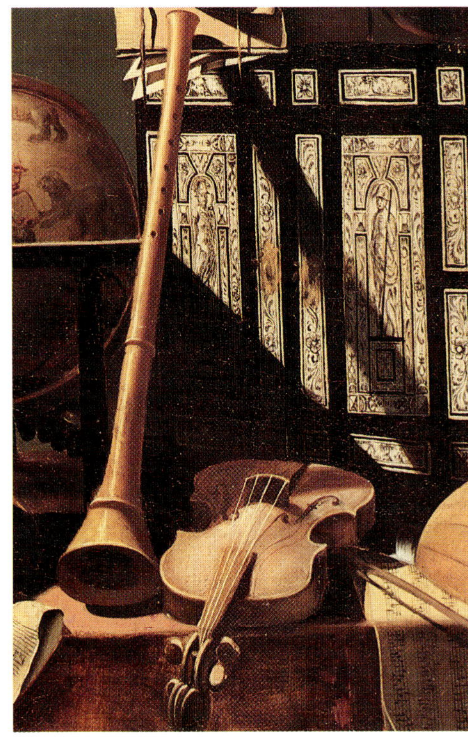

Detail aus Abbildung Seite 173

Michelangelo da Caravaggio
Amor als Sieger, 1596–98
Öl auf Leinwand
Berlin, Staatliche Museen, Stiftung preußischer Kulturbesitz

telpunkt des flachbogig komponierten Gegenstandsarrangements markiert. Charakteristisch für Baschenis ist das mit einem hochentwickelten Sinn für die plastischen Volumina der Instrumente und ihre lackierten kostbaren Hölzer wohlberechnete Chaos der über einen bildparallelen Tisch verstreuten Klangkörper, deren vornehm-rötliches Braun sich von einer homogenen dunklen Wand abhebt. Der Augenpunkt liegt so tief – gerade auf der Höhe des Violinenstegs –, daß die einander teilweise verdeckenden oder ineinandergeschobenen Instrumente nur unvollständig wahrnehmbar sind. So ragt rechts zum Beispiel isoliert die Schnecke des Wirbelkastens eines Cellos heraus, das, an die Schmalseite des Tisches gelehnt, nur wenig von seinem Resonanzkörper sehen läßt. Überdies sind eine Laute und eine Theorbe so auf den Tisch gelegt, daß ein Blick auf ihre Flachseite mit Schalloch und Bünde verwehrt ist. Das linke Instrument erscheint wie ein halbkreisförmiges Segment mit Radien, bei dem nur der Lichtreflex und der leichte Schimmer auf dem matten Lack die stereometrische Struktur ahnen lassen, die freilich bei der nach unten gelegten Laute rechts mit den schmalstreifigen Intarsien sehr deutlich herausgearbeitet ist.

Das Bild hält eine Situation fest, wie sie sich ergibt, wenn Spieler nach beendetem Konzert ihre Instrumente und ihr gemeinsam eingesehenes Notenbuch abgelegt und den Raum verlassen haben. Aus diesem Zufallsmoment, das die Funktionalität der Instrumente eher ignoriert und mehr nur die Beschaffenheit ihrer handwerklichen Herstellung und ihres Materials dem Blick darbietet, zieht Baschenis den besonderen Reiz seiner Bildästhetik.[166]

Es wäre indessen einseitig, wollte man Baschenis' Musikalienstilleben *nur* als Hommage an die hochentwickelte Cremonenser Geigenbauerkunst auffassen. Seine Bilder haben darüber hinaus einen symbolischen Gehalt, der – neben der Anspielung auf den Gehörsinn – auch auf die bis in die Antike zurückreichende musiktheoretische Tradition Bezug nimmt. Bekanntlich hatte schon Pythagoras die musikalischen Proportionen, das Prinzip des Monochords oder der Saitenteilung, als zahlenmäßig (»numerus«) bestimmbare Ordnung begriffen[167], die die Harmonien des Universums spiegelt. Nach Augustinus' Traktat »De musica«, der in Italien seit der Ausgabe Venedig 1491 weit verbreitet war, verweisen die sinnlich wahrnehmbaren Töne, die »numeri sonantes« der Musik, auf Gott als den »creator omnium«.[168]

Seit dem Mittelalter wurde der Musik auch eine therapeutische Funktion zugesprochen. Johannes de Muris (ca. 1290–ca. 1351) schreibt in seiner »Summa Musicae« (cap. 2): »Musica medicinalis est et mirabilia operatur, musica morbi curantur, praecipue per melancholiam et ex tristia generati« (»Die Musik besitzt Heilkraft und bewirkt Wunderbares, mit ihr werden die Krankheiten geheilt, besonders die aus Melancholie und Traurigkeit erwachsenen«).[169] Kosmologische und musiktherapeutische Aspekte werden deutlicher auf dem *Stilleben mit Musikinstrumenten* (Abb. S. 173) artikuliert, das die Stilkritik wegen der »ledernen Farbigkeit« nicht Baschenis selbst, sondern seiner Werkstatt zuspricht. Wie auch immer, es kann kein Zweifel bestehen, daß es auf eine Konzeption des bergamaskischen Künstlers zurückgeht, der, wie Marco Rosci festgestellt hat, in der Regel Aufträge zur paarweisen Gestaltung von Musikalienbildern erhielt. Davon pflegte er das eine selbst zu malen, während er die Ausführung des zweiten anderen Werkstattmitgliedern überließ; nur zum Schluß überarbeitete er es in Abstimmung auf das von ihm gestaltete.[170] Das Kölner Bild hat einen düsteren, fahlen Charakter, graue und schwarze Töne (wie bei dem Ebenholzschrank mit eingelegten ornamentierten Elfenbeinelementen) herrschen vor. Die trübe Stimmung wird hervorgerufen durch das Kerzenlicht hinter dem soffittenartig herabhängenden schwärzlichen Vorhang, der die schwache Leuchtkraft so stark ab-

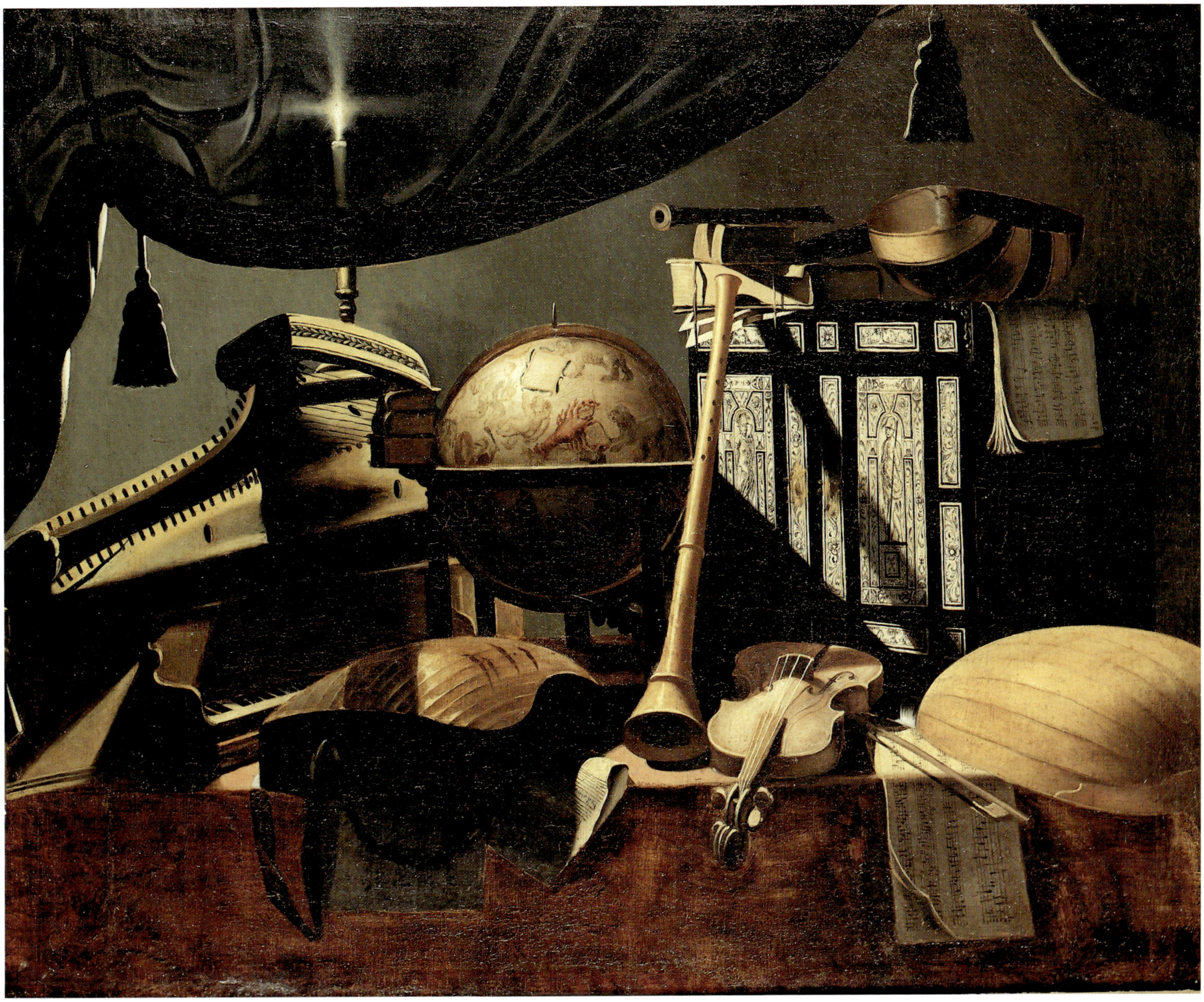

sorbiert, daß nur bleicher Schein auf die Instrumente – Virginal, Gitarre, Psalterium, Fagott, Flöte, Geige, Laute –, den Schrank und den in die Bildmitte gerückten Himmelsglobus fällt. Starke Schlagschatten hüllen die ohnehin nicht ohne weiteres erkennbaren Instrumente (wie das Virginal und das Psalterium links) in nächtliches Dunkel. Bedeutsam ist die Position des Himmelsglobus im Bild, der dem Betrachter das astrologische Tierkreiszeichen des Skorpions zukehrt. Schon in der Antike war die Anschauung verbreitet, das Sternbild des Skorpions stehe am Eingang des Hades. Auf dem Sternenmantel Kaiser Heinrichs II. (heute im Bamberger Domschatz) werden Skorpion und Krebs als Unheilzeichen bezeichnet: »Scorpio dum oritur, mortalitas ginnitur« (»Wenn der Skorpion im Ansteigen begriffen ist, naht der Tod«).[171] Auf welchen konkreten Anlaß das Kölner Bild Bezug nimmt, läßt sich nicht mehr rekonstruieren. Es dürfte aber einen Hinweis auf die melancholische Stimmung seines Auftraggebers enthalten, der, im Regimen des Skorpions stehend, Linderung seines seelischen Leids von der Musik erhofft, die sie aber, verklungen und ebenfalls nächtlichem Dunkel anheimgefallen, vielleicht selbst gar nicht mehr zu gewähren vermag.

Werkstatt des Evaristo Baschenis (1617–1677)
Stilleben mit Musikinstrumenten, undatiert
Öl auf Leinwand; 94,5 x 117,5 cm
Köln, Wallraf-Richartz-Museum

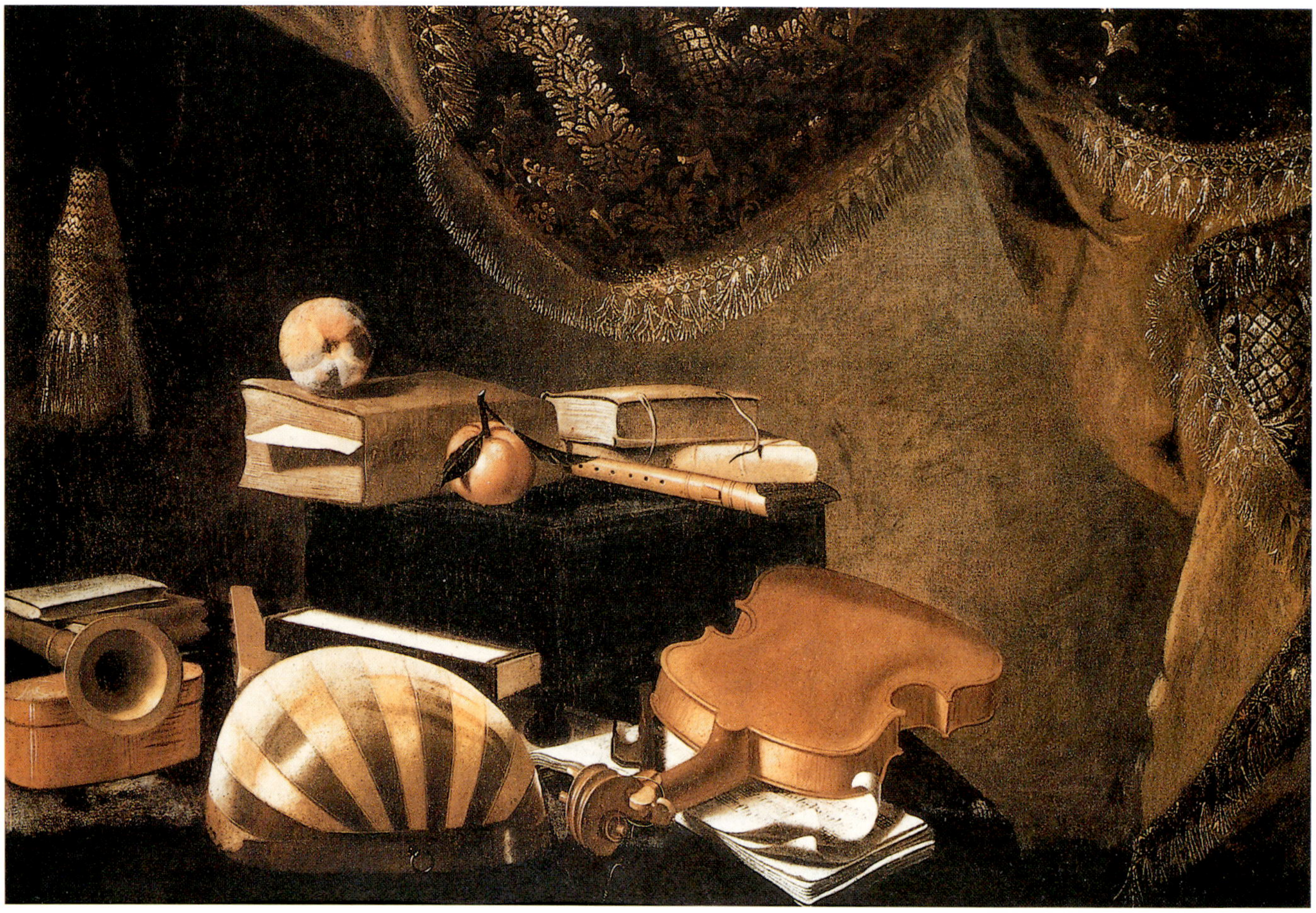

Evaristo Baschenis (1617–1677)
Stilleben mit Musikinstrumenten, undatiert
Öl auf Leinwand; 97 x 147 cm
Mailand, Pinacoteca di Brera

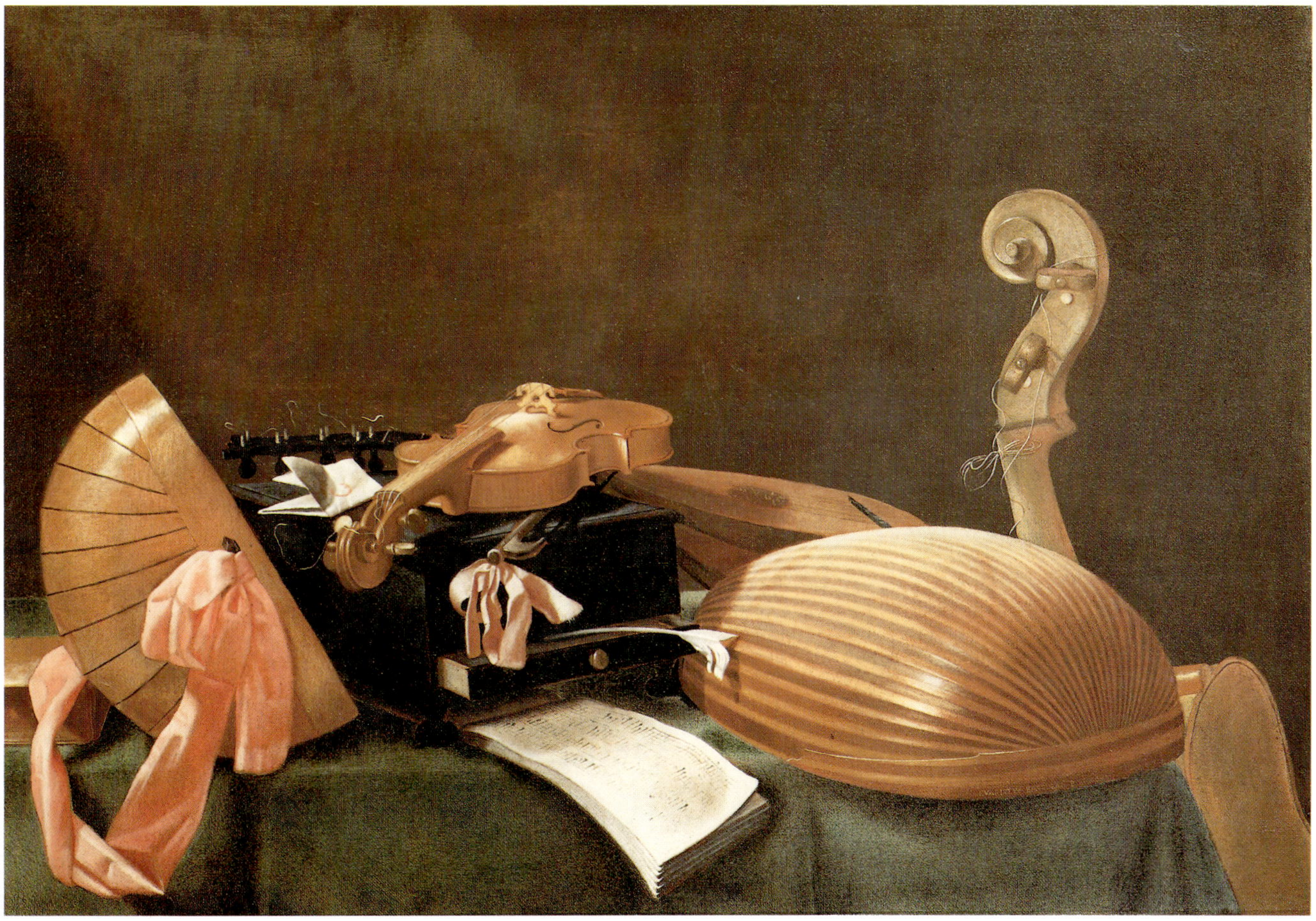

Evaristo Baschenis
Musikalienstilleben, um 1650
Öl auf Leinwand; 75 x 108 cm
Bergamo, Pinacoteca dell' Accademia Carrara

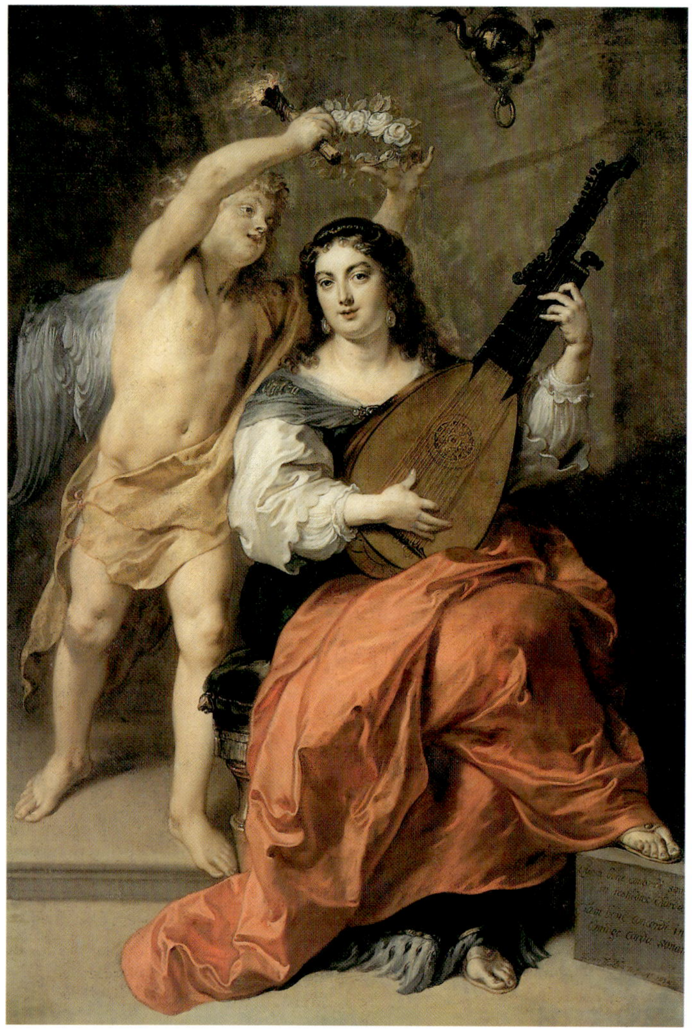

Theodor van Thulden
Harmonie und Ehe, 1652
Öl auf Leinwand; 194 x 135 cm
Brüssel, Musées Royaux des Beaux-Arts

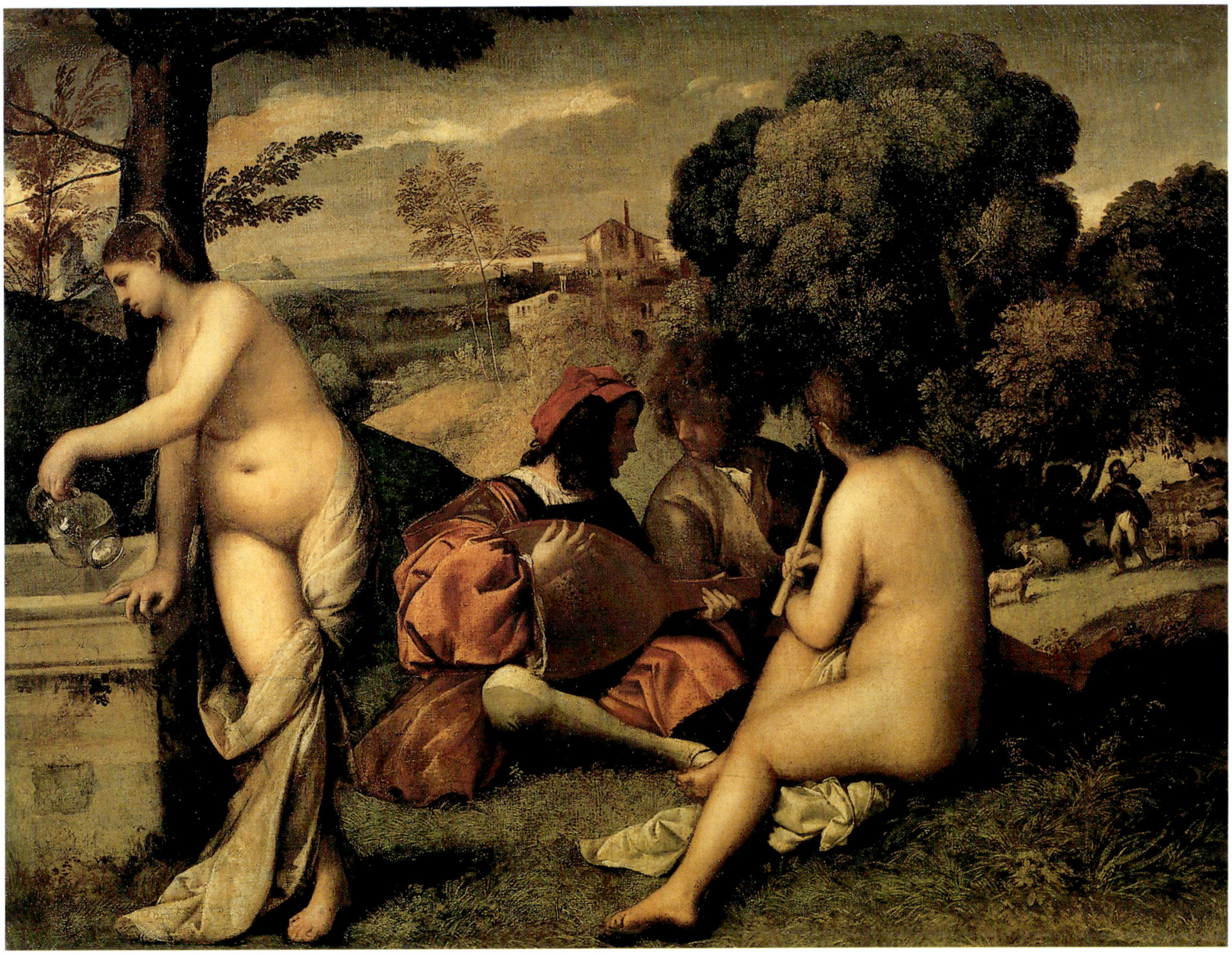

Giorgione (und Tizian?)
Fête champêtre (Ländliches Konzert), um 1510
Öl auf Leinwand; 110 x 138 cm
Paris, Louvre

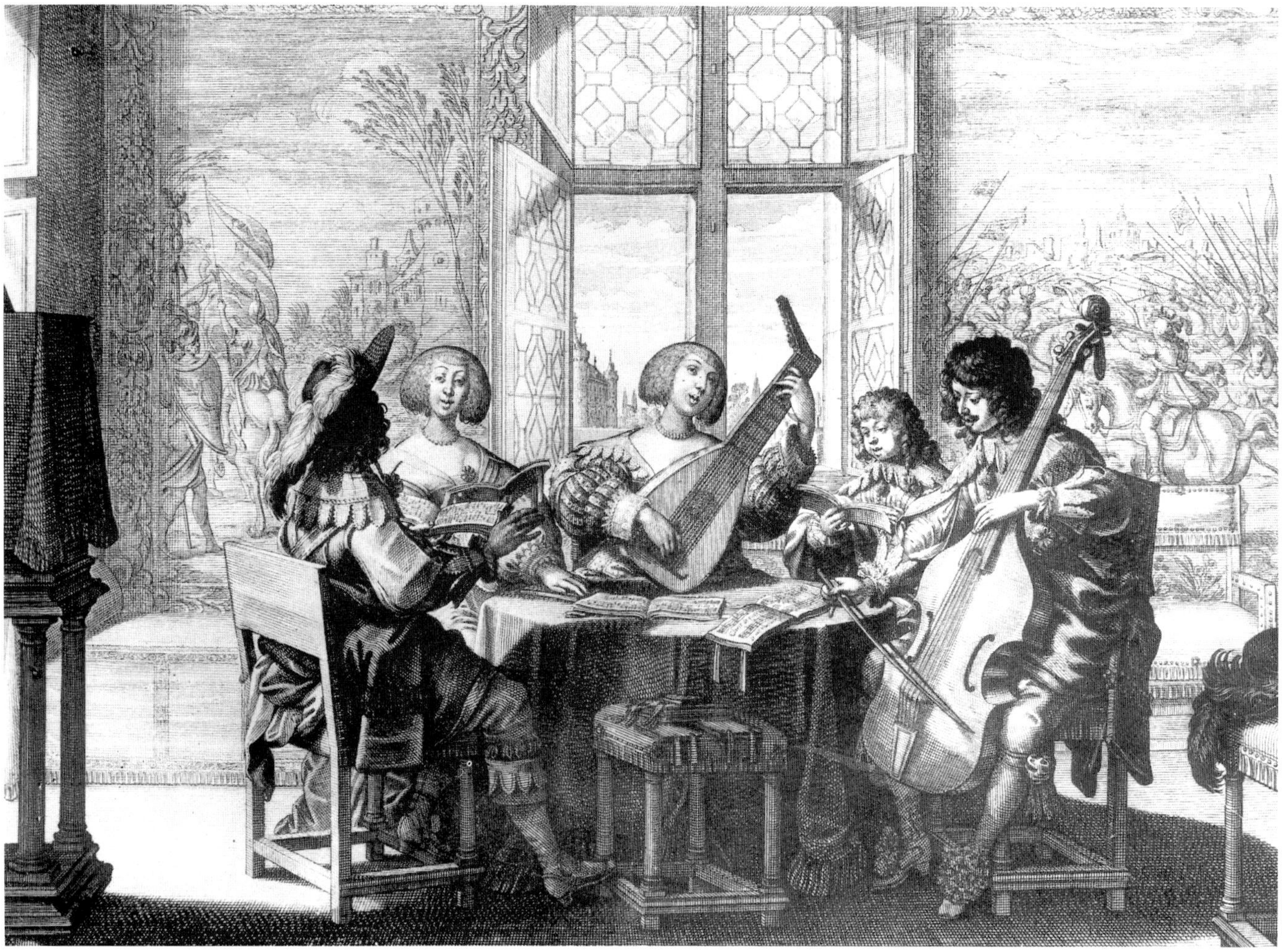

Abraham Bosse
Musikalische Gesellschaft, um 1635
Kupferstich, Maße unbekannt
Paris, Bibliothèque Nationale

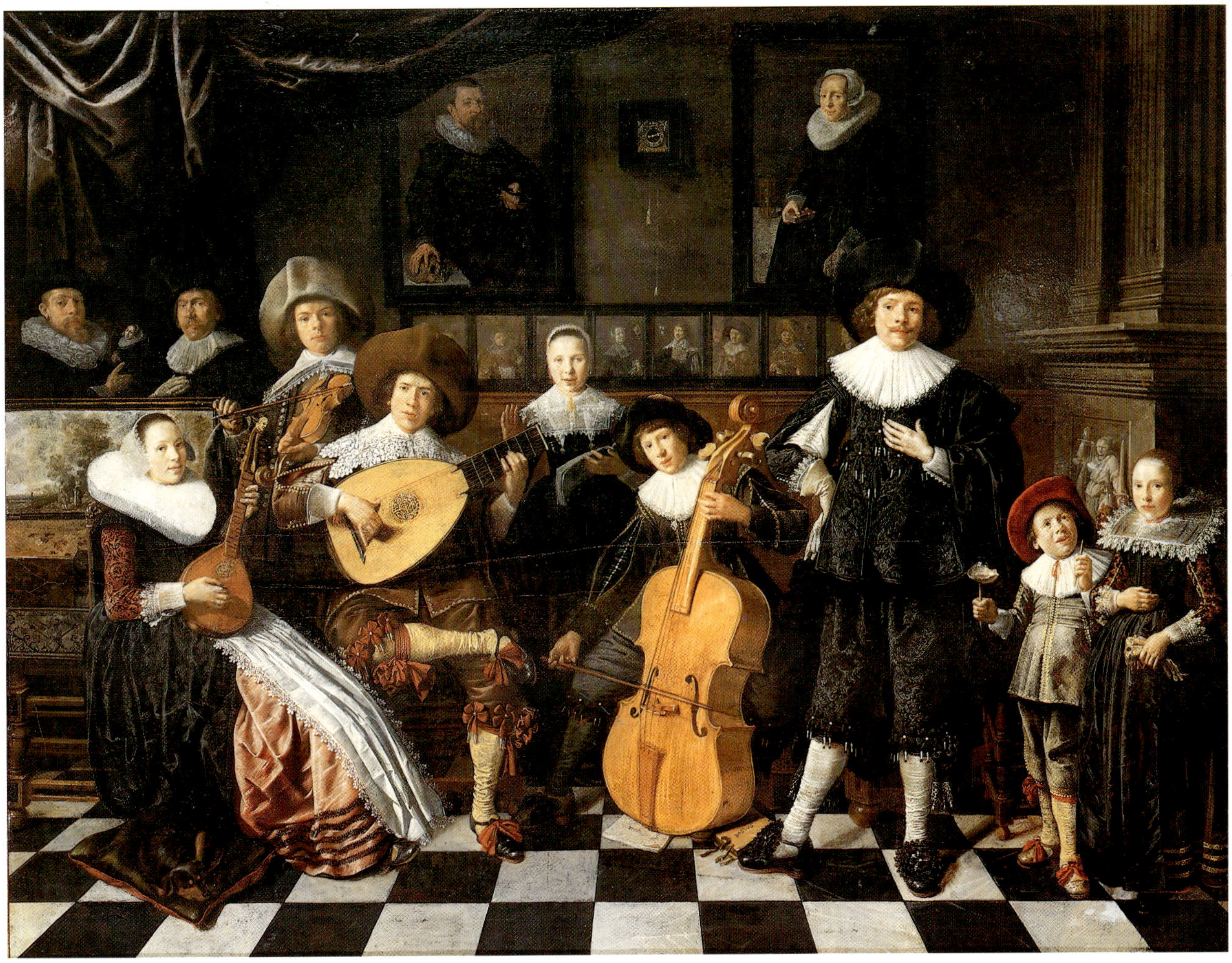

Jan Miense Molenaer (um 1610–1668)
Familienbild, um 1650
Öl auf Leinwand; 62,5 x 81 cm
Haarlem, Frans-Hals-Museum, Leihgabe des
Reichsdienstes für Kunstgegenstände

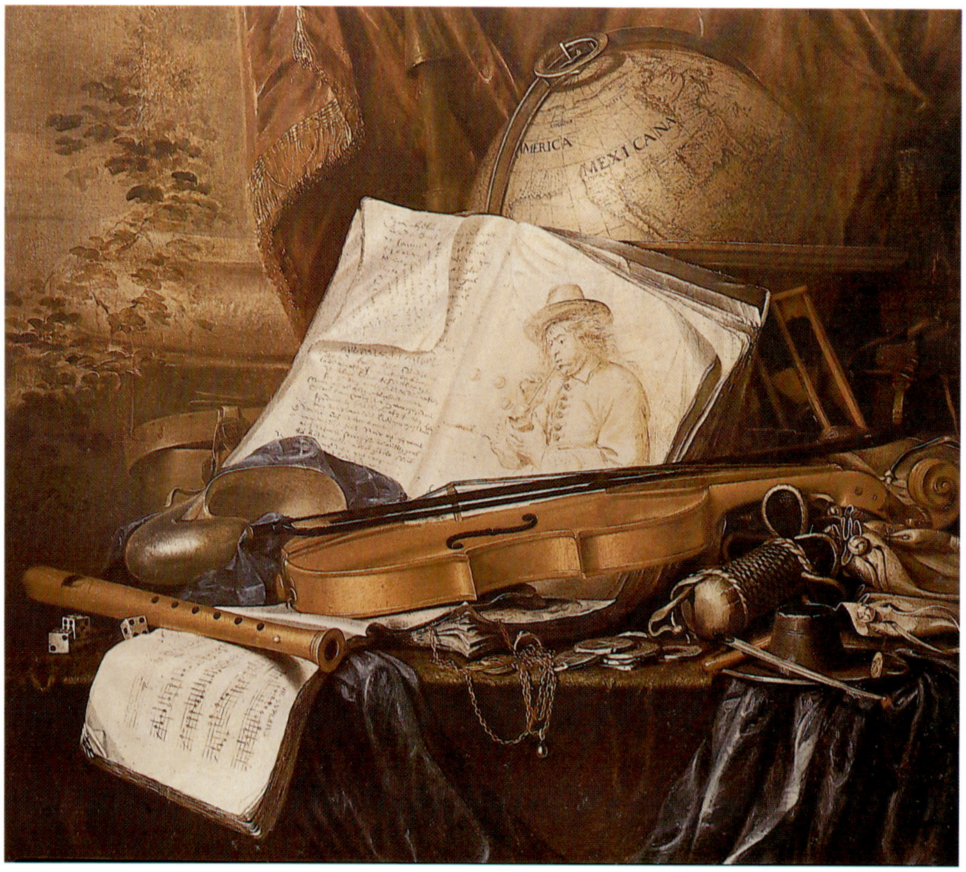

Pieter de Ring (um 1615–1660)
Vanitas-Stilleben mit Musikinstrumenten, 1650
Öl auf Leinwand, 105,6 x 81,7 cm
Berlin, Gemäldegalerie, Staatliche Museen zu Berlin –
Preußischer Kulturbesitz

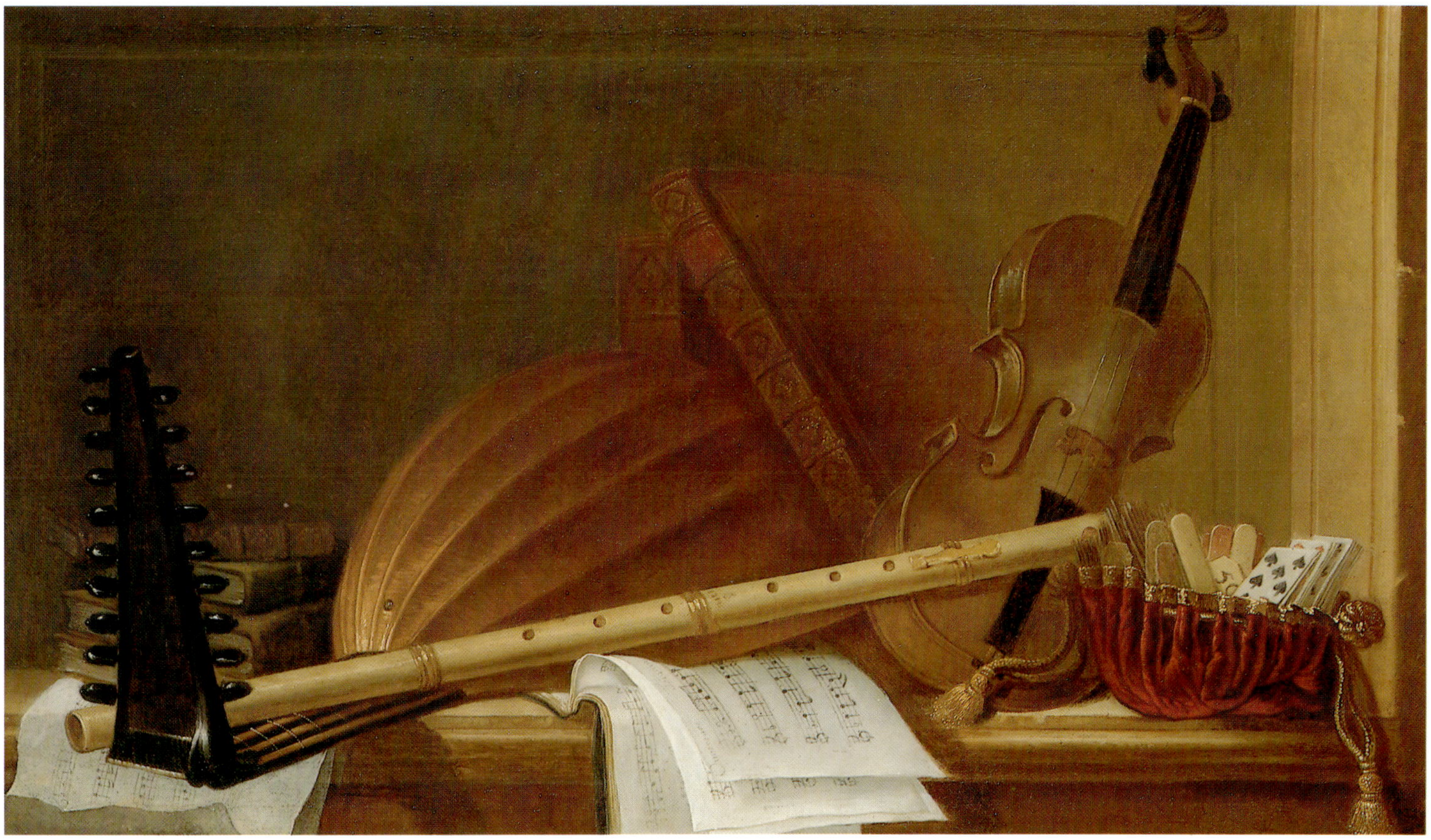

Pierre Nicolas Huilliot
Musikalienstilleben, 1. Hälfte 18. Jh.
Öl auf Leinwand; 52 x 88 cm
Salzburg, Residenzgalerie Salzburg

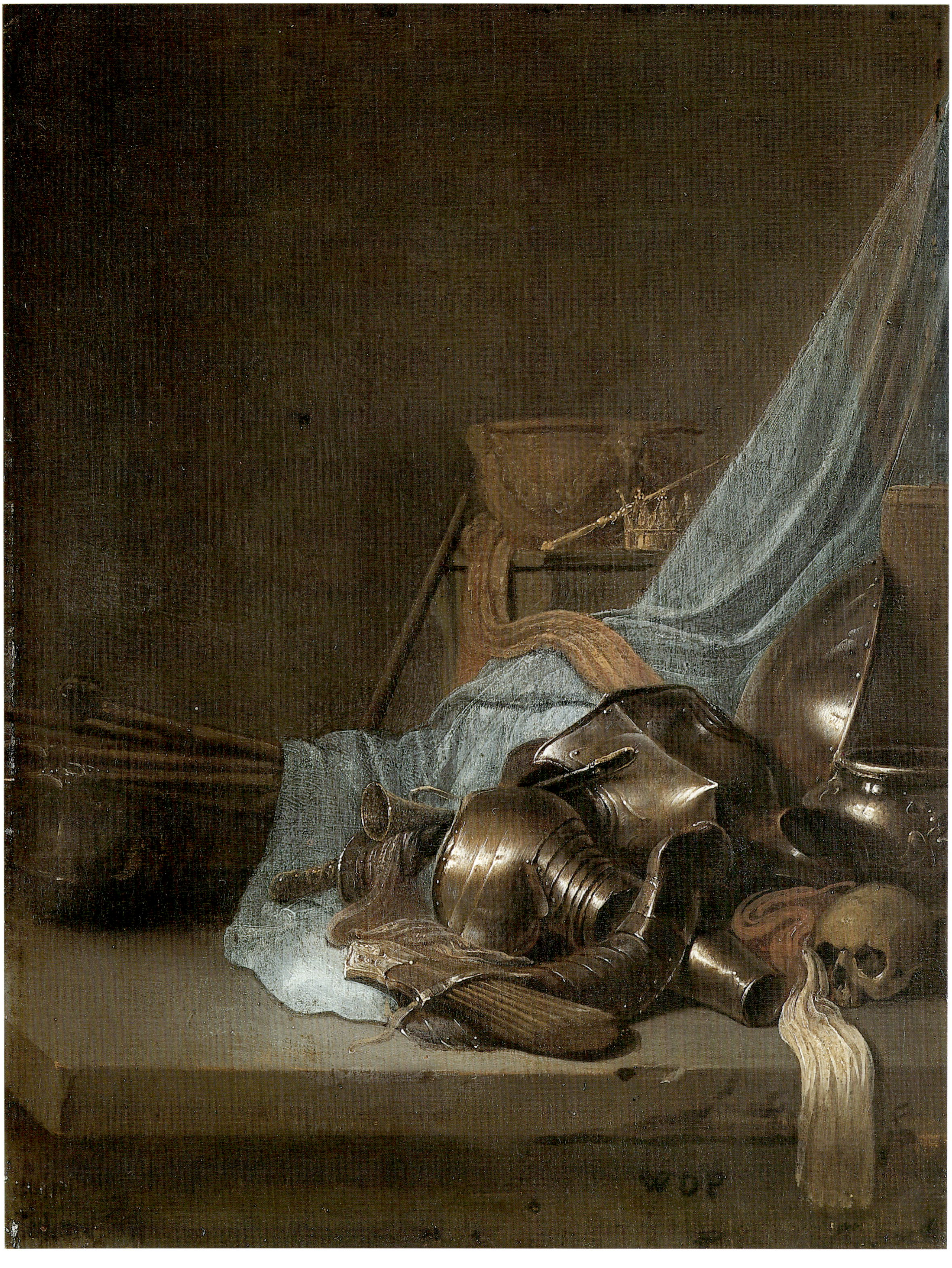

14 Waffenstilleben

Es scheint kein Zufall zu sein, daß Rüstungen und Waffen sehr häufig auf Stillleben auftauchen, die in der Zeit des Dreißigjährigen Krieges gemalt wurden. Dieser unvorstellbare Leiden verursachende Krieg war ursprünglich ausgelöst worden durch die Absicht der spanischen und österreichischen Habsburger sowie der in der Liga vereinigten katholischen Reichsstände, die abtrünnige, 1609 selbständig gewordene Republik der Vereinigten Niederlande im Sinne der Gegenreformation zu rekatholisieren und die ökonomischen Ressourcen dieses wohlhabenden Landes zu erobern. Im weiteren Verlauf hatte sich der Krieg immer mehr ausgedehnt, ständig neue Parteien (wie Schweden unter Gustav Adolf II. 1630) traten in die Kämpfe ein. Die sich endlos hinziehende Schlußphase war nur noch durch Raub- und Plünderungszüge bestimmt, durch die die Bevölkerung brutal ausgebeutet wurde.

Vor dem Hintergrund dieser Entwicklung muß auch ein Bild wie das von Willem de Poorter, einem Schüler Rembrandts, gesehen werden (Abb. S. 182), das, 1636 gemalt, in emblematisch-impresenhafter Form die Kriegsverhältnisse kommentiert.[172] 1634 hatten die kaiserlichen Truppen bei Nördlingen gesiegt, das Blatt wendete sich zugunsten der Liga. So erklärt sich vielleicht der Vanitas-Charakter seines Bildes – angedeutet im Totenkopf und im Sarkophag hinter dem das Bild diagonal durchteilenden Fahnentuch –, der die Siege der Gegenseite durch den Gedanken erträglich zu machen sucht, daß sie unter dem Gesichtspunkt der Ewigkeit als nichtig und sinnlos zu betrachten seien. Die Krone mit dem Zepter auf dem Sarkophag nimmt deutlich Bezug auf die kaiserliche Macht. Auch sie verfällt einer letzten Endes ohnmächtigen religiösen Kritik, die Trost darin sucht, daß, wie ein Emblem von Diego de Saavreda von 1640 verkündet[173], nur die Insignien der Macht übrigbleiben, wenn der Herrscher stirbt. De Poorters Stilleben zeigt im Vordergrund einen Pfeilköcher und Teile eines Plattenharnischs, wie er von Herrschern und privilegierten Adligen im Krieg getragen wurde. Das Fahnentuch dahinter überdeckt teilweise ein Bündel Lanzen. Die abgelegten Rüstungsteile erinnern an die am Boden verstreut liegenden Elemente eines Brustpanzers, deren sich auf Giovanni Moronis Bildern die porträtierten Edelleute entledigt haben.[174] Während diese militärischen Gegenstände aber dort Zeichen der doppelten Bestimmung des Adligen sind, Hofmann und Krieger zu sein, sollen hier die Harnischteile ebenso wie die Herrscherinsignien nur Überbleibsel der dem Untergang und dem Tod geweihten Existenz symbolisch verkörpern. Die Argumentation, die de Poorter seinem Bild zugrunde legt, bewegt sich in den Konventionen der Totentanzikonographie, nach der der Tod als letzte Grenze die sozialen Rangunterschiede aufhebt und alle Menschen gleichmacht.[175] Wurde Kriegsgerät in der frühen Neuzeit oft noch positiv als Ruhmesmotiv, als Symbol für Tapferkeit und Kühnheit, wie es die feudale Ritterideologie forderte, eingesetzt, so ist es hier durch das Bewußt-

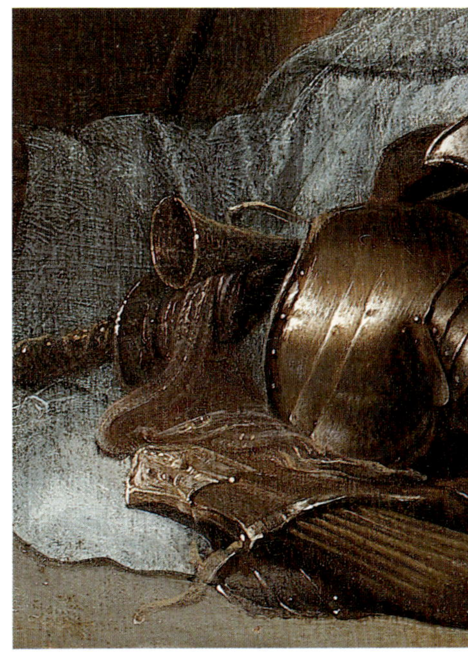

Detail aus nebenstehender Abbildung

Willem de Poorter
Stilleben mit Waffen und Fahnen, 1636
Öl auf Holz; 23 x 18 cm
Braunschweig, Herzog-Anton-Ulrich-Museum

sein der Nichtigkeit und der tragischen Folgen kriegerischen Handelns zu einem negativen heraldischen Zeichen geworden. Vielleicht spielt auch eine Kritik am Kriegsruhm der Herrscher auf Kosten der Gefallenen hinein, wie sie ein Emblem von Guillaume de la Perrière vorträgt[176], gewiß aber die Hoffnung auf eine Beendigung des Krieges, wie sie der deutsche Dichter Johannes Rist in seiner »Ermahnung zur Wiederbringung des Edlen Friedens« zum Ausdruck bringt:

»O seligs Vaterland, wirst du die Zeit erleben,
daß man aus Schwertern und Pistolen Sensen macht,
daß keine Fahnen mehr um ihre Zelte schweben,
daß man hinfürder nit darf lauschen auf die Wacht,
daß Spinnen ihre Strick in starken Panzern heften,
daß die polierten Helm sein ohne Glanz und Schein ...«[177]

Jan Brueghel d. Ä. und Hendrick van Balen hatten schon vorher dieses pazifistische Thema – »Schwerter zu Pflugscharen« – in einer allegorischen Darstellung gestaltet.[178] Auf einem kleinen Kupferbild (Abb. S. 185) sieht man den Propheten Jesaja mit einer Tafel, auf der als lateinische Inschrift seine Weissagung (Jesaja 2, 4) zu lesen ist: »Judicabit gentes et arguet populos multos et conflabunt gladios suos in vomeres, et lanceas suas in falces/Iesaiae II«. (»Und er wird richten unter Heiden und strafen viele Völker. Da werden sie Schwerter zu Pflugscharen und ihre Spieße zu Sicheln machen«.) Brueghel macht auf diesem Bild gleichsam die von ihm häufiger thematisierte Motivik der Vulkan-Schmiede rückgängig, d. h. er funktioniert sie um: Links im Hintergrund der Grotte ist das Umschmieden der Waffen zu Sicheln und Sensen zu erkennen. Vorn verbrennt ein Genius, den eine Inschrift als »Pax« ausweist, Waffen. Drei allegorische Frauen am rechten Bildrand sind Personifikationen eines Wohlstands, den man durch Beendigung der Kriegshandlungen zurückzugewinnen hofft. Die sitzende Frau mit dem Zauberstab Caduceus, dem Attribut des Handelsgottes Merkur, ist »Felicitas«, das Glück, der die »Abundantia« (Überfluß) mit dem Füllhorn assistiert; beide im Zeichen der »Pietas« (Frömmigkeit) in ihrer Mitte. Das um 1609 gemalte Bild drückt die Hoffnung auf eine lange Friedenszeit nach dem Waffenstillstand zwischen Spanien und den Niederlanden aus; es entspricht den Vorstellungen Hugo Grotius', der früh schon – als liberal-evangelischer Freigeist – den Krieg geächtet hatte.[179]

Jan Brueghel der Ältere (1568–1625), und
Hendrick van Balen (1575–1632)
Weissagung des Propheten Jesaja, um 1609
Öl auf Kupfer; 40,2 x 50,5 cm
München, Alte Pinakothek

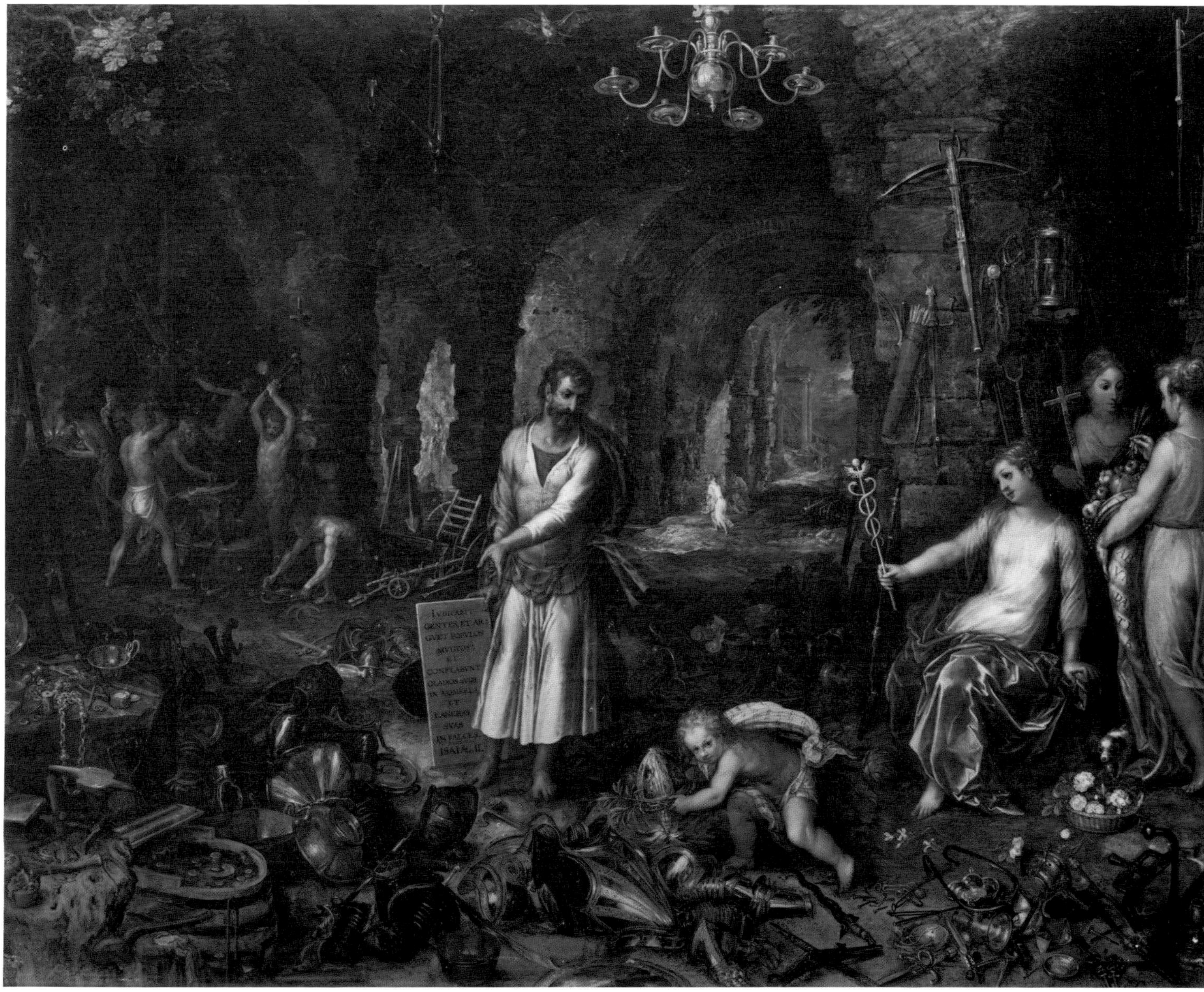

Den vordantz hat man mir gelan
Dañ jch on nutz vil bůcher hān
Die jch nit lyß / vnd nyt verſtan

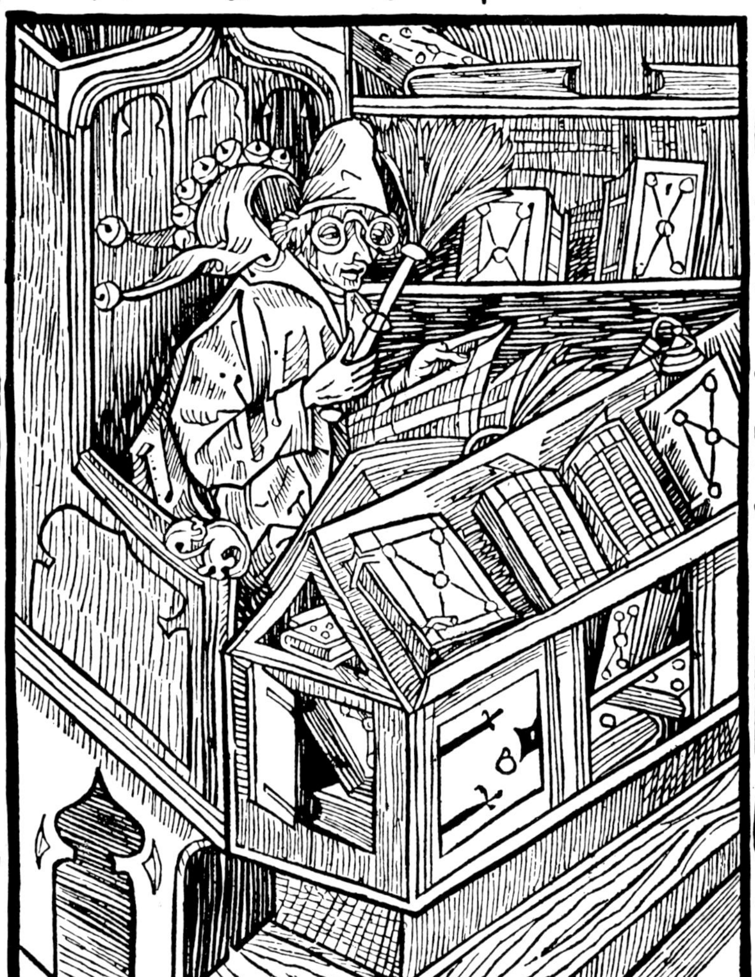

Von vnnutzē buchern

Das jch ſytz vornan jn dem ſchyff
Das hat worlich eyn ſundren gryff
On vrſach iſt das nit gethan
Vff myn libry ich mych verlan

15 Bücherstilleben

In seinen »Maximen und Reflexionen« notiert Goethe verwundert, daß Shakespeare in seinen Dramen sehr häufig Gleichnisse verwende, die sich auf die Metapher des Buches beziehen: »... Die Druckerkunst war schon über hundert Jahre erfunden: dessen ungeachtet erschien das Buch noch als ein Heiliges, wie wir aus dem damaligen Einbande sehen, und so war es dem edlen Dichter lieb und ehrenwert; wir aber broschieren jetzt alles und haben nicht leicht vor dem Einbande noch seinem Inhalte Respekt.«[180]

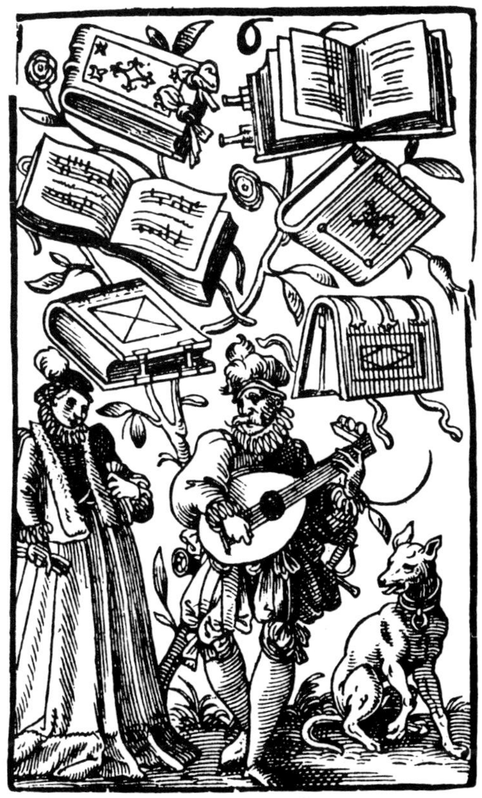

Jost Amman
Kartenspielbuch, 1588

Goethe konstatiert zutreffend das Auseinanderklaffen von real erreichter Technik der Buchherstellung einerseits und einer konservativen Ideologie des Buches andererseits, die noch eine Wertigkeit beschwört, die durch die neue Technologie längst in Frage gestellt worden war. Shakespeares Metaphorik erinnert an eine Aura des Buches, wie sie im Mittelalter unter den Bedingungen aufwendiger und langwieriger individueller Herstellung in den klösterlichen Skriptorien entstanden war. Hinzu kam, daß die mittelalterliche Buchproduktion überwiegend im Dienste der Theologie stand.[181] Selbst nach der Erfindung des Buchdrucks durch Johannes Gutenberg (um 1440) konzentrierte sich die größte Nachfrage immer noch auf die Bibel und auf Andachtsbücher. Die Bibel galt als das Buch der Bücher, als ein Gefäß der Inspiration durch den Heiligen Geist, die die Propheten und Evangelisten empfangen hatten, somit als kodifizierte Offenbarung. Die Heiligkeit des Buches war so hoch geachtet, daß es zum allegorischen oder metaphorischen Maßstab für alles Geschaffene werden konnte. Von daher erklärt sich der berühmte Vers des Alanus ab Insulis: »Omnis mundi creatura/Quasi liber et pictura/Nobis est et speculum.« (»Die Kreatur der ganzen Welt ist für uns wie ein Buch, ein Bild und ein Spiegel.«)[182]

Freilich war schon während des späten Mittelalters, bedingt durch die Expansion der Universitätsbildung seit dem 13. Jahrhundert, mit dem Bedarf an Lektüre von zu glossierenden antiken Autoren eine Qualitätsminderung der äußeren Gestalt der Bücher eingetreten. In jeder Universitätsstadt gab es einen Buchladen (»stationarii« oder »librarii«); Bücher, von wenig sorgfältig arbeitenden Kopisten abgeschrieben, wurden billiger. Die Produktionskosten konnten durch die Verwendung von Papier anstelle von Pergament (seit der Mitte des 15. Jahrhunderts) beträchtlich gesenkt werden. Es kann heute kein Zweifel mehr daran bestehen, daß der wachsende Bildungsstand und die steigende Zahl der des Lesens Kundigen den Hintergrund für die Erfindung des Buchdrucks bildete. »Bei einer Verdoppelung der Bevölkerung von 1500 bis 1600 hatte sich im europäischen Durchschnitt die Buchproduktion verzehnfacht.«[183] Umgekehrt ermöglichte die gewaltige Auflagensteigerung eine zuvor nicht gekannte Verbreitung von Informationen und wurde so zur Schrittmacherin »demokratischer« Verhältnisse, da Bildung nun nicht mehr Privileg einer kleinen Schicht war, sondern prinzipiell allgemein verfügbar wurde.

Sebastian Brant
Narrenschiff, Basel 1494

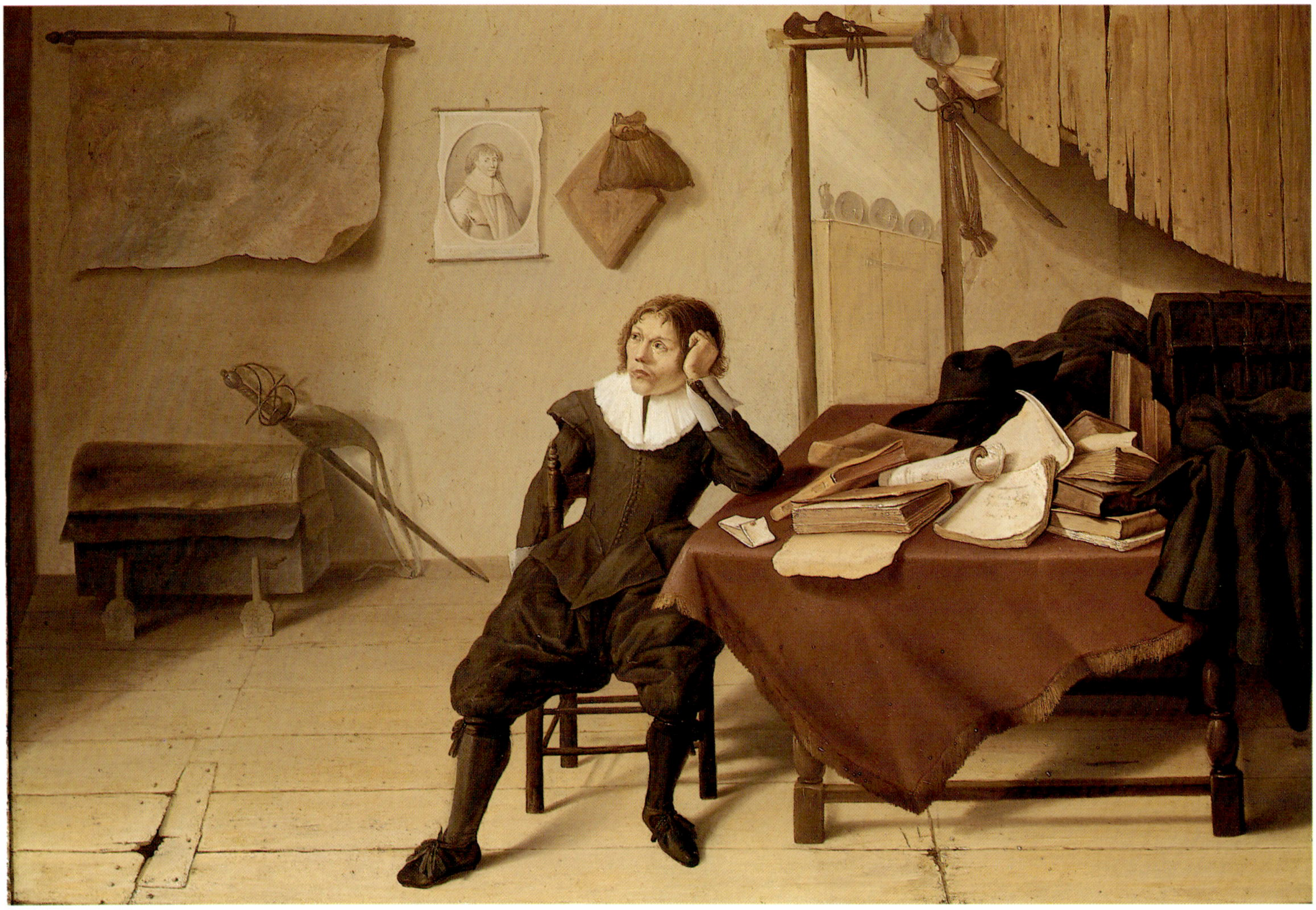

Genau diese Tendenz stellte für konservative Autoren, die, humanistischem Gedankengut zwar schon aufgeschlossen, doch an der feudalständischen Wertordnung festhielten, ein beunruhigendes Moment dar. So erklärt sich der bezeichnenderweise gleich im ersten Kapitel seines »Narrenschiffs« (1494) ausgesprochene Tadel Sebastian Brants an der Lektüre »unnützer Bücher«. Brant imaginiert hier einen Bildungsphilister, der von Büchern »einen großen Hort« habe, jedoch davon »gar wenig Wort« verstehe. Bücher würden nur um der Besitzhäufung willen angeschafft, jedoch nicht gelesen. Der diese Klage illustrierende Holzschnitt (Abb. S. 186) zeigt einen Narren, erkennbar an seiner Schellenkappe, der in seinem Gehäuse an einem Pult sitzt, das zugleich als Schrank zur Aufbewahrung der Bücher dient, und mit einem Staubwedel die Folianten (große, unhandliche Bücher) fegt. Die konservative Kritik an der den allgemeinen Bildungsstandard erhöhenden Ausweitung der Buchproduktion, die, wie jedesmal das Aufkommen neuer Medien, als Gefahr für die bestehende Kultur angesehen wurde, die Verurteilung habsüchtigen Büchersammelns und auch die Sorge über die Qualitätsminderung des zur Massenware gewordenen Erzeugnisses hatten zur Folge, daß Bücher als eitler Tand bewertet wurden und sich somit in ein Symbol der Vanitas verwandeln konnten. So klagte Barnaby Rich (1540?–1617) im Jahre 1600, daß eine »der großen Krankheiten dieser Zeit« die Menge an Büchern sein, »welche die Welt so überfüllen, daß sie nicht fähig ist, den Überfluß an wertlosem Stoff zu verdauen, der jeden Tag ausgebrütet und in die Welt gesetzt wird«. Ähnliche Seufzer vernimmt man auch von Robert Burton,

Jan Davidsz. de Heem
Student in seinem Studierzimmer, 1628
Öl auf Holz; 60 x 81 cm
Oxford, Ashmolean Museum of Art and Archaeology

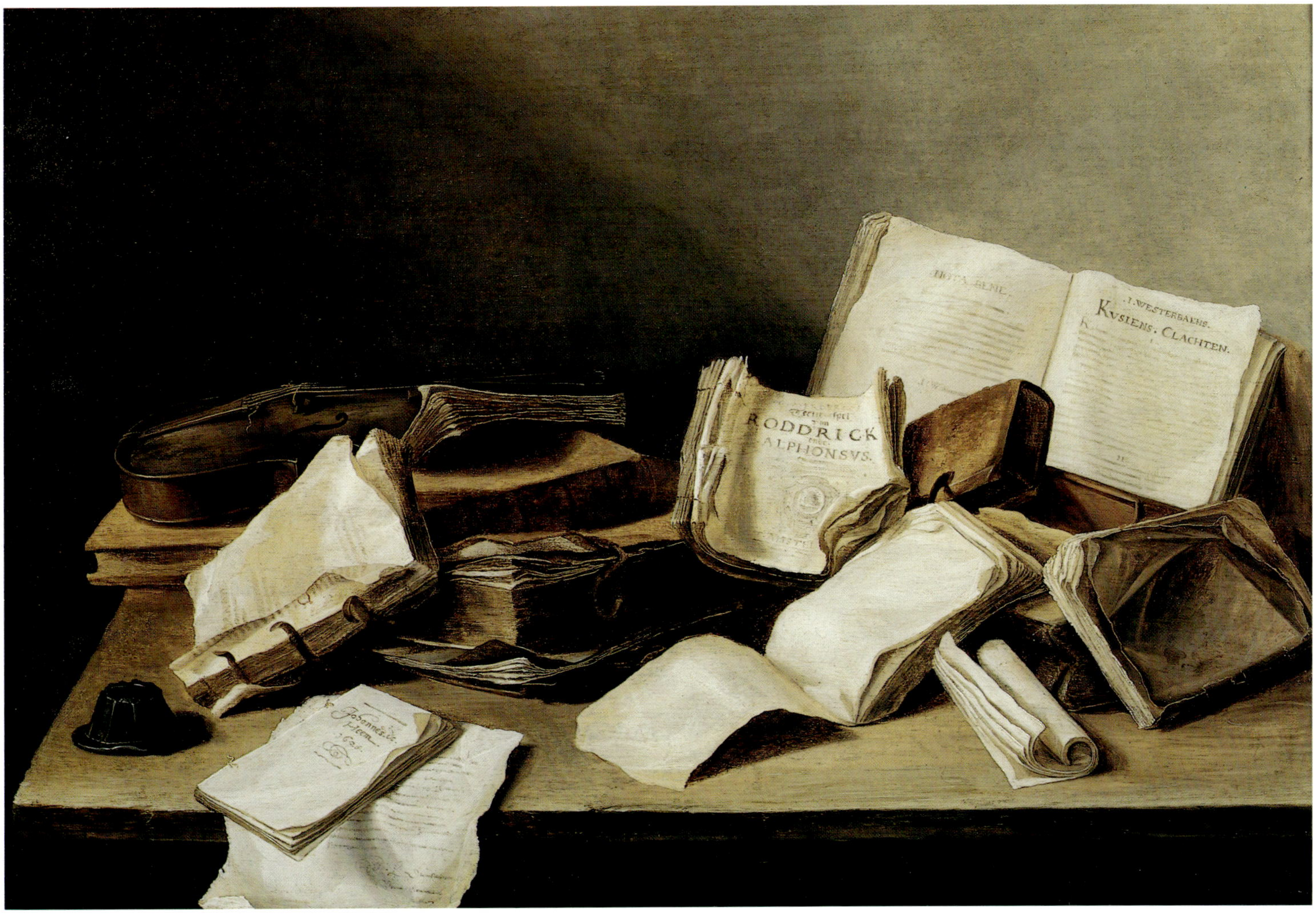

Jan Davidsz. de Heem
Bücherstilleben, 1628
Öl auf Holz; 36 x 46 cm
Den Haag, Mauritshuis

der freilich in seiner »Anatomy of Melancholy« (1621) gesteht, die Welt nur aus Büchern zu kennen.[184] Zu diesen Bewertungen kam noch die irritierende Erfahrung hinzu, daß Bücher – wie die Schriftmedien überhaupt – Vergangenes festhielten und bewahrten, also als Zeichen ständig entschwindender oder schon entschwundener Lebensäußerungen gelten mußten.

Kaum verwunderlich daher, daß ein Bücherstilleben wie das von Pieter Claesz (datiert 1630; Abb. S. 86) mit Totenschädel und Gebein als Symbol der Vanitas versehen ist, daß ein leerer Kerzenhalter das Abgebranntsein der Kerze mitteilt (im Mittelalter wurde Zeit oft nach abgebrannten Kerzen gemessen)[185] und die aufgeklappte Taschenuhr auf das Verfließen der Zeit hindeutet. Vom Todesgedanken im wahrsten Sinne besetzt ist nicht nur das Buch, dessen schlechte Qualität am rissigen Rand der aufgeschlitzten Bögen sichtbar wird, sondern auch das aktive Schreiben, was die zerfetzte Schreibfeder indizieren soll.

Vermittelter, ohne Einfügung des toposhaften Totenschädelsymbols, ist der Vanitas-Bezug auf einem anonymen *Bücherstilleben* der Münchner Alten Pinakothek (Abb. S. 192), das gewiß nicht zu Unrecht in die Zeit um 1628 datiert worden ist.[186] Auch dürfte zutreffen, daß es in Leiden, der südholländischen Stadt mit der angesehenen, 1577 gegründeten Universität, die bereits im frühen 17. Jahrhundert über eine reich ausgestattete Bibliothek verfügte, gemalt wurde, vielleicht in der Werkstatt Jan Davidsz de Heems, der von 1626 bis 1636 in Leiden arbeitete und sich dort auch auf Bücherstilleben spezialisiert hatte (vgl. sein *Bücherstilleben* im Mauritshuis; Abb. S. 189).[187] Auf einem in die Ecke eines kargen

Raumes gestellten Tisch liegen in wildem Durcheinander Urkunden, Stiche und zahlreiche Bücher, deren Einbände zum Teil stark abgenutzt sind und sich offenbar unter Einfluß von Feuchtigkeit aufgewölbt haben. Bei einigen sind die Titel erkennbar: So sind links Werke des Gaius Suetonius und die »Titi Livii Opera« identifizierbar. Rechts ist unter dem Monogramm GAB ein Buch des niederländischen Lustspieldichters Gerbrand Adriaensz Bredero (1585–1618) auszumachen, und zwar, wie sich die ersten Worte des Titels ergänzen lassen, sein »Spaansche Brabander Ierolimo«, ein Lustspiel, in dem spanische Verhältnisse ins holländische Milieu verlegt und Motive aus dem Schelmenroman »Lazarillo de Tormes« der Dramaturgie und Moral des Rederijker-Dramas angeglichen werden. (Rederijker waren den Meistersingern vergleichbare Dichter, die seit etwa 1400 in den Niederlanden wirkten.) Dieses Schauspiel war damals, nicht zuletzt wegen seiner realistischen Tendenz und seines volksnahen Idioms, in Holland sehr beliebt.[188] Auf dem schmalen Regal an der Wand sieht man einen Bronzekopf des römischen Kaisers Vitellius, einen Kinderkopf und eine skizzenhafte Gipsnachbildung der *Aurora* Michelangelos. Um welche Raumsituation es sich konkret handelt, ist nicht klar bestimmbar. Denkbar wäre eine Ecke in einem Antiquariatsraum, denn die Bücher sind nicht als stolzer Besitz zur Präsentation sorgfältig geordnet, sondern erscheinen durchstöbert, achtlos zur Seite und übereinandergeworfen, so daß sich die broschierten teilweise biegen. Denkbar wäre aber auch die Ecke in dem Studierzimmer eines Studenten, wie ihn de Heem melancholisch den Kopf in die Hand gestützt und über die Lektüre seiner über den Tisch verstreuten Bücher nachdenkend gemalt hat (1628; Abb. S. 188). Auffallend ist die schlechte Papierqualität, auf die der Künstler offenbar kritisch hinweisen will. Ist die Zusammenstellung von Büchern und Plastiken, weil zufällig erscheinend, ohne jegliche einheitsstiftende Bedeutung? Mindestens zwischen dem Buch Suetons und dem im Verhältnis zum Kinderkopf merkwürdig kleinen Bronzekopf des Vitellius läßt sich ein Zusammenhang herstellen, berichtet doch der römische Autor (2. Jh. n. Chr.) im siebten Buch seiner Lebensbeschreibungen der römischen Kaiser (acht Bücher »De vita Caesarum«) über Galba, Otho und Vitellius.[189] Das Leben dieses Soldatenkaisers, der Oberbefehlshaber der römischen Heere in »Germania inferior«, das heißt also auch in den Niederlanden, war, bot in der Tat hinreichend Anlaß zu Vanitas-Reflexionen, schlug doch sein Triumph in kürzester Frist in Untergang und Verderben um: Vitellius, den die antiken Autoren als verweichlichten Epikureer und Feinschmecker schildern, der seine Regierungsgeschäfte dem freigelassenen Asiaticus überließ und selbst wenig zur Verteidigung gegen die ihn bekämpfenden Truppen des Antonius unternahm, wurde nach wenigen Monaten seiner Herrschaft von Soldaten der Legion Vespasians barbarisch umgebracht.

Daß hier die Schriften Brederos dem Vanitas-Verdikt anheimfallen – ähnlich wie übrigens auch auf de Heems Haager *Bücherstilleben,* wo man unter anderem die Inschrift »G. A. BR.DEROS Treur Spel van RODDRICK ende ALPHONSVS« entziffern kann –, mag mit der Tatsache zusammenhängen, daß gerade um 1630 in Leiden ein heftiger Konflikt zwischen Rederijkern, zu denen Bredero gehörte (er war Mitglied der Amsterdamer Rederijker-Kammer »De Eglentier«), und Akademikern entbrannt war, »der zum Ende der Rederijker-Kammern in den nördlichen Niederlanden führen sollte«.[190] Dieser Sachverhalt würde also eine Parteinahme des Malers und de Heems für die Akademiker implizieren.

Giuseppe Arcimboldo
Der Bibliothekar, um 1566
Öl auf Leinwand; 97 x 71 cm
Skoklosters Slott, Schweden

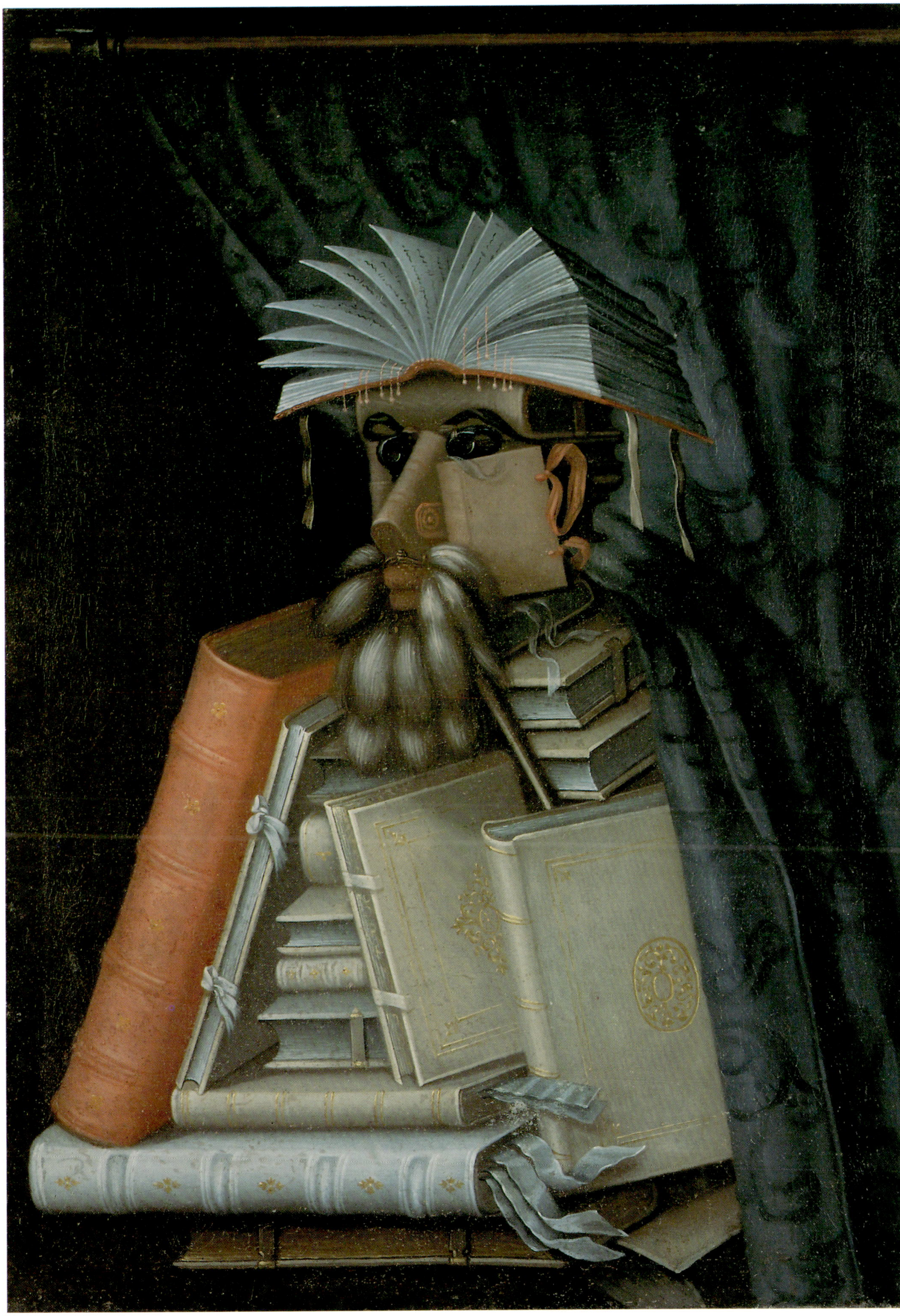

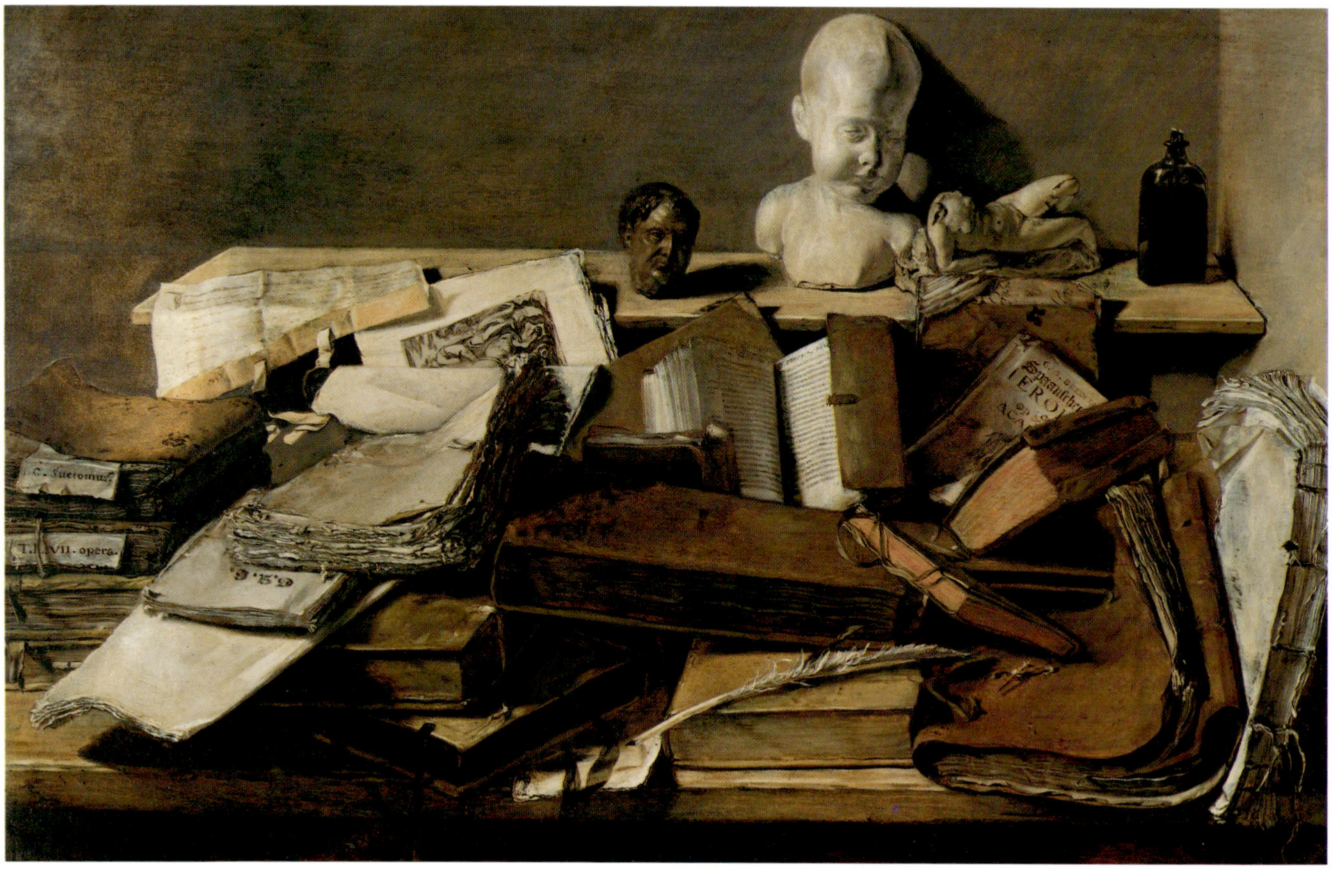

Leidener Meister
Bücherstilleben, um 1628
Öl auf Eichenholz; 61,3 x 97,4 cm
München, Alte Pinakothek

»Schon haben wir ein unermeßliches Chaos und ein Durcheinander von Büchern. Wir werden von ihnen erdrückt, unsere Augen tun uns weh vom Lesen, unsere Finger vom Umblättern«, schreibt Robert Burton in seiner 1621 erstmals erschienenen »Anatomy of Melancholy«. Daß die Überfülle von Büchern schwermütig stimmen könne, ist die Klage jener Bücherstilleben, die den Vanitas-Aspekt hervorheben.

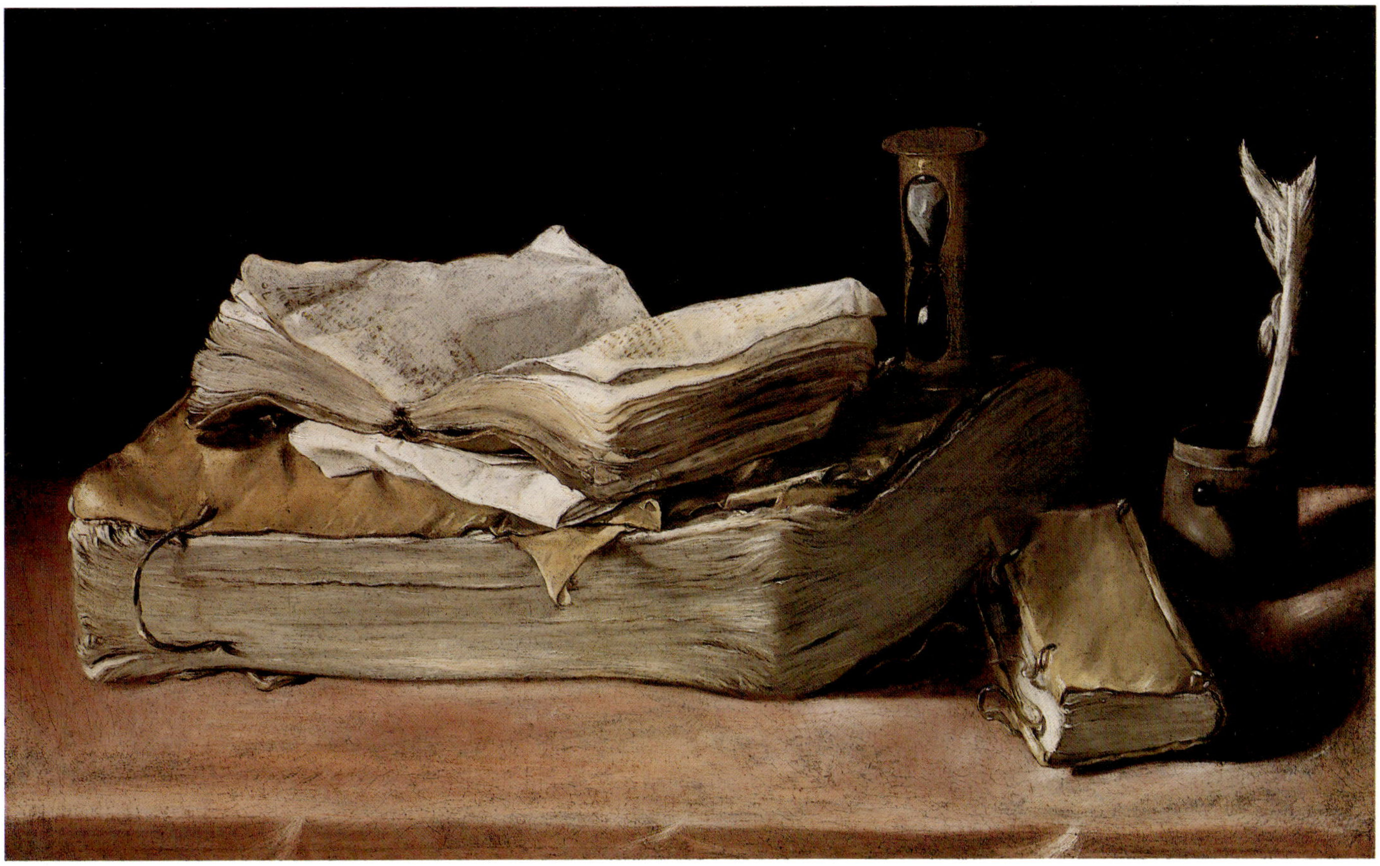

Spanisch
Bücherstilleben, I. Drittel 17. Jh.
Öl auf Leinwand; 34,5 x 55 cm
Berlin, Staatliche Museen, Stiftung preußischer Kulturbesitz

Aus statistischen Untersuchungen weiß man, daß zu Beginn des 17. Jahrhunderts das Lesebedürfnis breiter Schichten stark anwuchs. Es kamen nicht nur immer mehr Buchtitel auf den Markt, auch die Produktionsziffern der einzelnen Werke stiegen rapide an. Damit verband sich eine zunehmende Verweltlichungstendenz; das Angebot an religiösem Schrifttum, das zuvor dominierte, ging zurück. Dieser Umschichtungsprozeß verunsicherte viele konservativ denkende Theologen, Humanisten und Künstler. Bücher galten jetzt als eitler Tand, als überflüssiger Luxus. Dem Anspruch der Schriften, menschliche Lebensäußerungen und Erkenntnisse überzeitlich-dauerhaft zu fixieren, wurde deshalb mahnend ihre Hinfälligkeit und Vergänglichkeit entgegengehalten. Auf diesem spanischen, wahrscheinlich aus Sevilla stammenden Bild erklärt sich daraus die Sanduhr im Hintergrund und der abgegriffene, zerschlissene Zustand der Bücher.

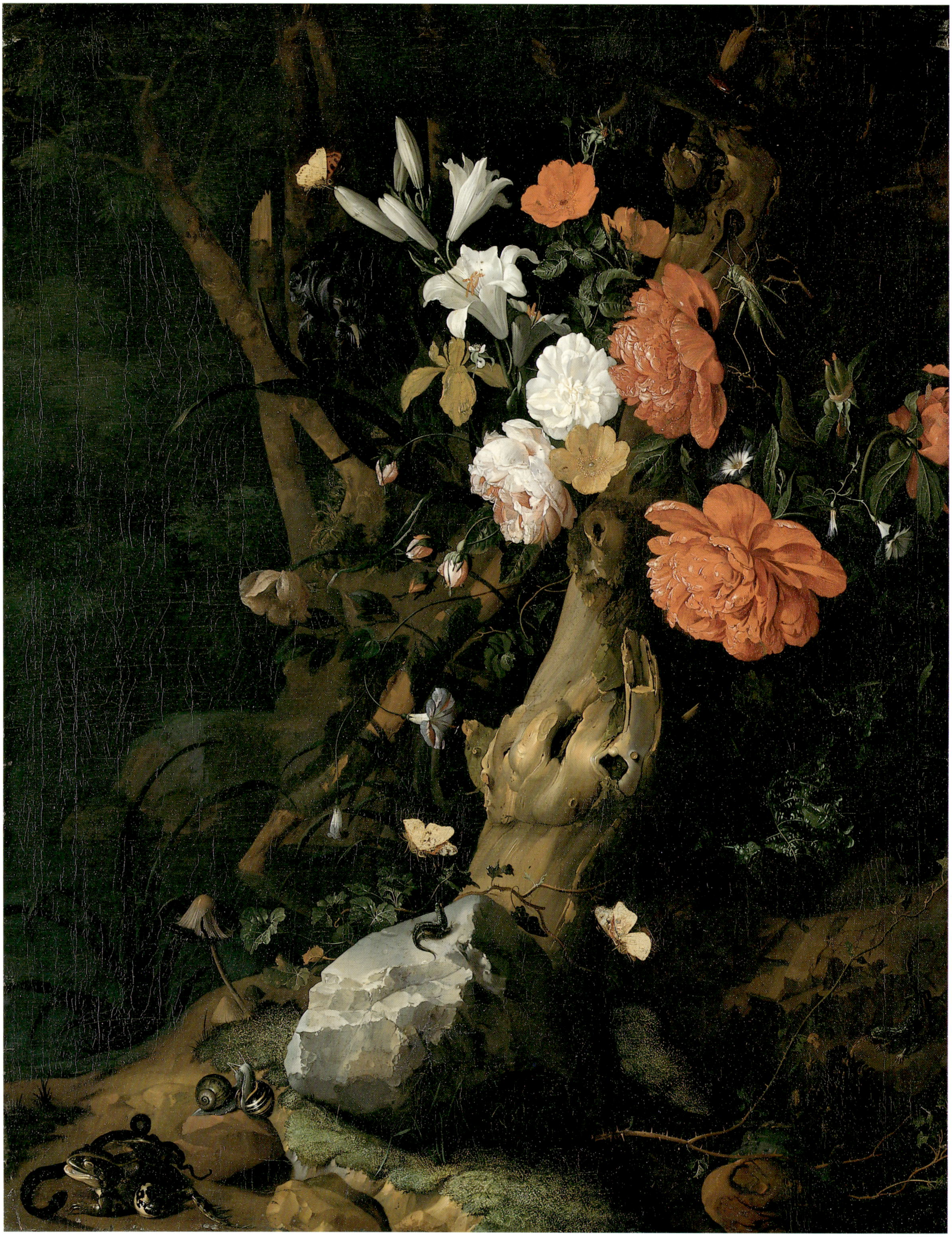

16 Waldstücke

Unter den holländischen Stillebenmalern nimmt Otto Marseus van Schrieck (1619–1678) einen besonderen Rang ein. Sein exotisch anmutendes Werk ist erst in den letzten Jahrzehnten, besonders von Ingvar Bergström (1974), gewürdigt worden, nachdem bereits V. C. Habicht 1923 auf den »vergessenen Phantasten der holländischen Malerei« aufmerksam gemacht hatte.[191] Es ist aber fraglich, ob das Prädikat »Phantast« ganz zutrifft, denn die Demonstration der Welt der Amphibien und Insekten (Abb. S. 197) bei Marseus hat wenig mit künstlerischen Intentionen im Sinne des Symbolismus oder Surrealismus zu tun. Fast immer ist es ein kleines Waldstück, das er ausschnitthaft vorführt, dickichtartiges Unterholz, ein im Dunkeln verborgener Mikrokosmos, in dem sich Frösche, Kröten, Schlangen und Eidechsen dicht zusammengedrängt fixieren und um ihr Leben gegeneinander kämpfen. Marseus kannte die Verhaltensgewohnheiten dieser Tiere sehr genau; man weiß, daß er selbst Reptilien und Schlangen züchtete.

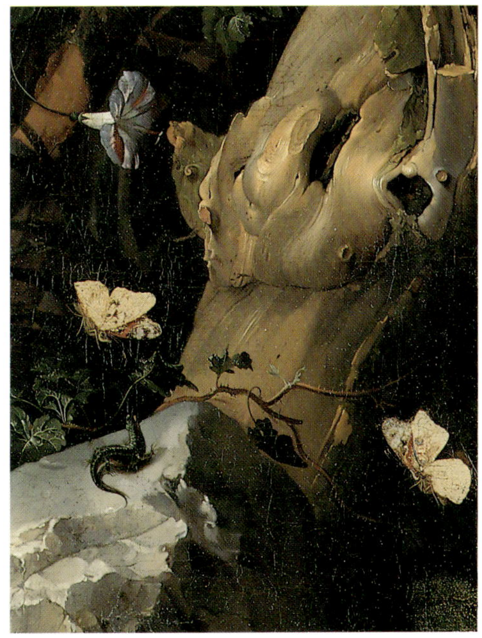

Detail aus nebenstehender Abbildung

Im Gegensatz zu Jan Swammerdam und Antoni van Leeuwenhoek, die sich anatomisch und mikroskopisch mit Mollusken (Lurche) und Amphibien befaßten, zum Beispiel deren Harn- und Geschlechtsorgane untersuchten und Befruchtungsexperimente an diesen Tieren vornahmen oder den Kapillarkreislauf des Froschlarvenschwanzes sichtbar machten, interessierte Marseus mehr die äußere Zeichnung der Tiere, wie etwa die Haut von Vierstreifennatter und Zornnatter oder die pockige Haut der Krötenart Bufo (Braunschweig),[192] darüber hinaus aber besonders ihr Verhalten: so das Anschleichen der Schlangen, ihr lauerndes Warten vor dem schnell zustoßenden Biß und die träge Apathie der Kröte. Im 17. Jahrhundert wurden alle diese eierlegenden Wirbeltiere mit rotem, kaltem Blute – aufgrund ebendieser Kriterien – noch als einheitliche Gattung angesehen; erst später vereinigten die Biologen die beschuppten Amphibien (Schildkröten, Eidechsen, Schlangen) in der Klasse der Reptilien, während Molche, Kröten und Frösche – als »nackte Amphibien« – in die Kategorie der Lurche eingeordnet wurden. Auf Marseus' Braunschweiger Bild, das 1662 entstand, sieht man neben diesen Tieren auch bizarre botanische Arten, wie etwa links einen Korallenpilz, ferner Disteln, unter denen sich eine Eidechse, die sogenannte Lacerta, versteckt, die aus dem Hinterhalt die Kröte angreift. Marseus entwirft ein idealtypisches Biotop nach Art naturkundlicher Dioramen, räumlich wirkender Schaubilder. Freilich ist seine Bildwelt, in der die Interessen eines zoologisch und botanisch hochversierten wissenschaftlichen Amateurs zum Ausdruck kommen, von religiösen Gedankenverbindungen noch nicht frei, ja, dieser Sinngehalt ist es geradezu, der die Auswahl und Zusammenstellung der Tiere und Pflanzen bestimmt. Bei der Schlange, der Kröte, der Eidechse usw. handelt es sich um die »unreinen Tiere«, von denen im 3. Mosebuch (Kap. 11, Vers 29 ff.) die Rede ist (»die sind euch unrein unter allen, was da kriecht; wer ihr

Rachel Ruysch (1664–1750)
Blumen an einem Baumstamm, undatiert
Öl auf Leinwand; 93 x 74 cm
Kassel, Staatliche Kunstsammlungen, Schloß Wilhelmshöhe

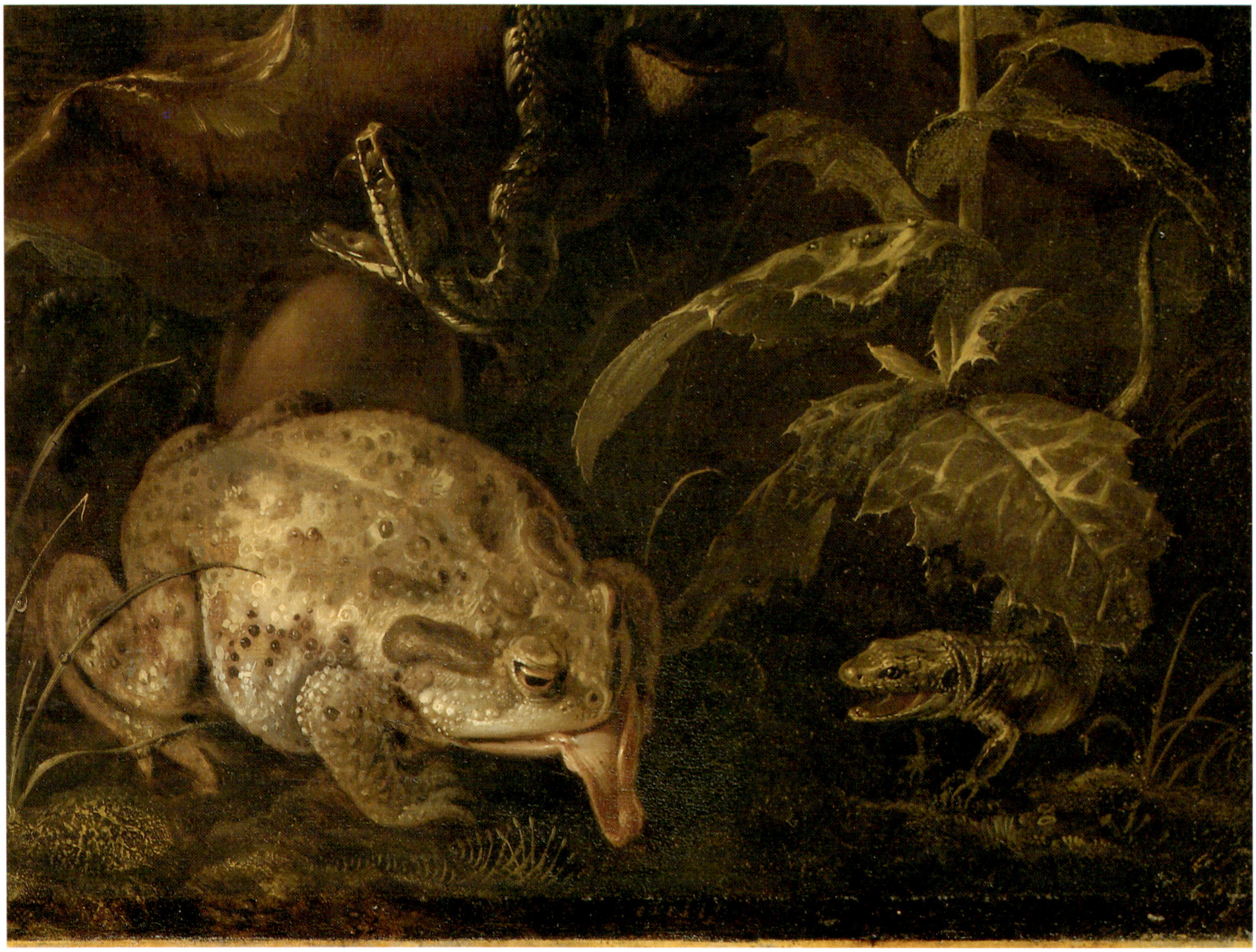

Detail aus nebenstehender Abbildung

Aas anrührt, der wird unrein sein bis an den Abend«). Die Schlange hatte ohnehin schon aufgrund ihrer Verfluchung nach dem Sündenfall durch Gott (1. Mose 3, 14) eine negative Bedeutung, sie galt als Inkarnation des Bösen.

In enger Orientierung an ihren Lehrer Marseus hat auch Rachel Ruysch (1664–1750) Waldstücke gemalt. Ein schönes Beispiel sind ihre *Blumen an einem Baumstamm* (Abb. S. 194). Wie bei Marseus' Bildern blickt man auf dunkles Unterholz, auf verdorrtes Wurzelwerk mit Astlöchern, umgeben von Moosplatten, auf denen Steine liegen, und Pilzen. Um diese abgestorbenen Stümpfe herum winden sich in leuchtenden Farben, als entfalteten sie phosphoreszierend aus sich eine eigene Helligkeit, Blumen aller Art, darunter Rosen, Lilien und Ackerwinden. Insekten und Gewürm, »Amphibien« wie Schlangen, Kröten und kleine Eidechsen kämpfen teils gegeneinander, teils suchen sie wie die Insekten und das Gewürm die Pflanzen zu zerstören. Links befehden sich eine Kröte und eine kleine Schlange, rechts sucht eine feuerspeiende (!) Kröte – rote Strahlen zischen aus ihrem Maul – eine kleine Eidechse in Schach zu halten. Gegenüber der halb abgestorbenen Pflanzenwelt, den Mineralien und den Kryptogamen, blütenlosen Pflanzen, stellen die leuchtenden Blumen ein vitales Element dar: Sie sind, im Sinne der christlichen Heilslehre, Symbole für die Reinheit Mariens, für die christlichen Tugenden oder die Gaben des Heiligen Geistes. Ihnen zugehörig sind die Schmetterlinge, wie jener, der sich auf die noch verschlossene Blüte

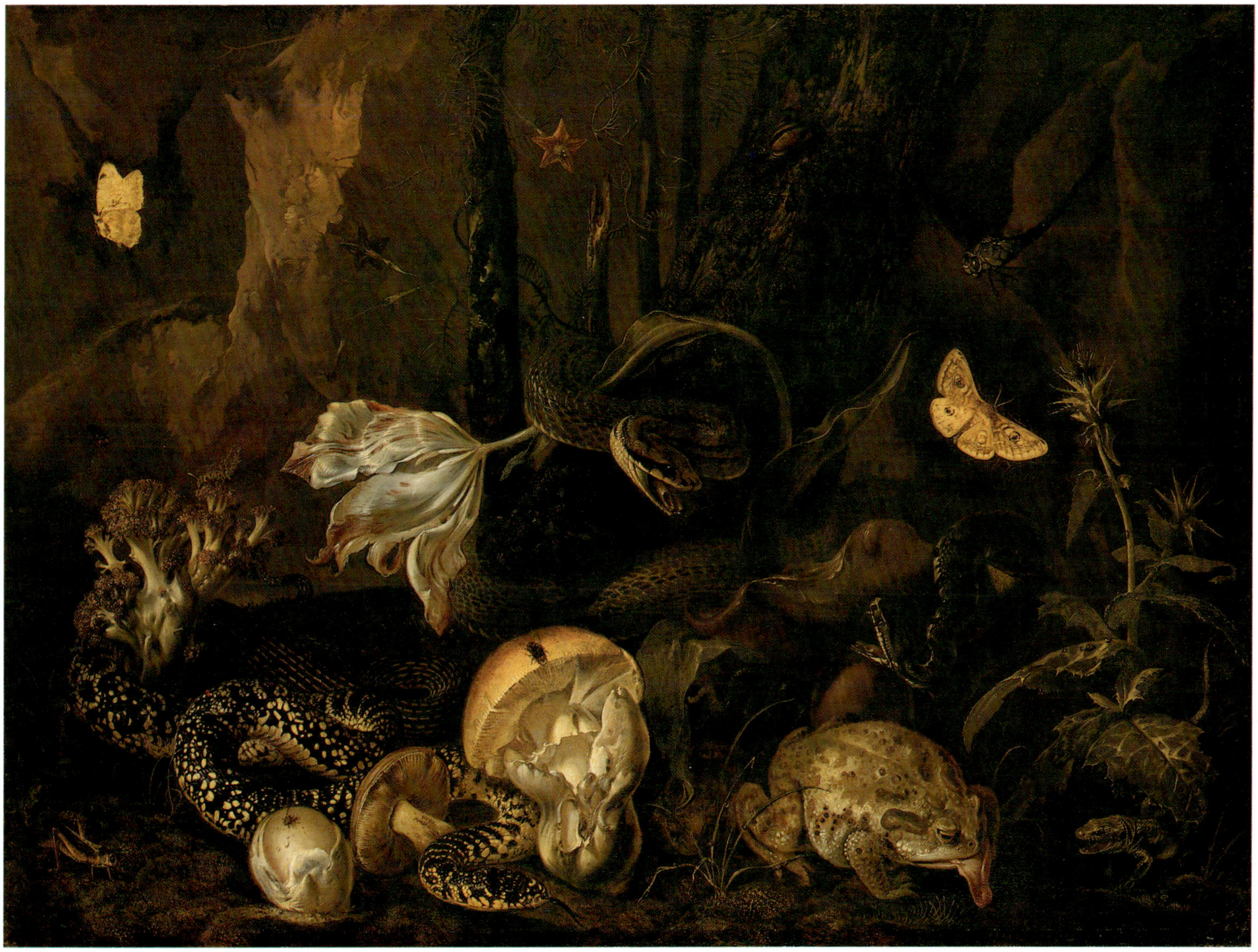

Otto Marseus van Schrieck
Stilleben mit Insekten und Amphibien, 1662
Öl auf Leinwand; 50,7 x 68,5 cm
Braunschweig, Herzog-Anton-Ulrich-Museum

einer Lilie setzt – zweifellos eine symbolische Anspielung auf die mystische (»unbefleckte«) Empfängnis Mariens, war doch seit dem Spätmittelalter die Lilie ein feststehendes Attribut der Gottesmutter. Im Gegensatz dazu sind die anderen Insekten negativ zu interpretieren. Die Heuschrecke, die vom verdorrten Baumstamm auf die rote Rose übersteigt, um sie zu zerstören, muß zusammen mit dem Hirschhornkäfer auf dem Ast darüber, unterhalb der oberen Rahmenbegrenzung, gesehen werden, als Anspielung auf die Stelle in Psalm 105, 34: »Da kamen Heuschrecken und Käfer ohne Zahl ...« Obwohl Rachel Ruysch – sie war von 1708 bis 1716 Hofmalerin des Kurfürsten Johann Wilhelm von der Pfalz in Düsseldorf – über die Lehren und Erkenntnisse der mikroskopierenden holländischen Dilettanten gut informiert gewesen sein muß, also auch über die Natur der Insekten, ihr embryologisches Stadium usw. gut Bescheid gewußt haben muß (sie war die Tochter des Anatomen und Insektenforschers Frederick Ruysch [1638–1731])[193], spielt sie ebenso wie Marseus in ihren Bildern auf die alte, aus der Antike stammende Theorie an, wonach die Insekten aus einer Fäulnis, ohne besonderen Samen, erzeugt werden, denn sie scheinen aus dem verwesenden Unterholz hervorzugehen.[194] In Ulysse Aldrovandis »De animalibus insectis libri septem« (Bologna 1602) wird unter Bezugnahme auf Aristoteles, den der Autor sonst teilweise durch empirische Forschungen berichtigt, die Theorie aufrechterhalten, daß Insekten, besonders Fliegen, entweder »ex coitu« (aus einer Zeugung) oder »ex putrescente humido« (aus feuchtem Fäulnisboden) entstehen können (S. 354).

Wie Marseus und Ruysch hat auch Abraham Mignon dioramenhafte Situationen nach Art der »Waldstücke« komponiert (Abb. S. 199). Vor einem dunklen, räumlich nicht eindeutig bestimmbaren Fond bauen sich vom Boden aus stufenförmig Postamente oder Steinsockel[195] auf, die über und über mit Früchten und Gemüse bedeckt sind. Vorzugsweise sind es von zarten Getreidehalmen und Ähren umschlängelte Kürbisse und gelbblau gescheckte Maiskolben, die sich mit Pfirsichen, Pflaumen und Weintrauben zu einem Arrangement verbinden, das eine Affinität zum religiösen Früchtestück de Heems hat (vgl. Kap. 11; Abb. S. 153).[196] In der Tat ist auch hier eine theologische Botschaft verschlüsselt. So ist der Kürbis wegen seiner vielen Kerne und seines schnellen Wachstums bereits in der frühmittelalterlichen Bibelauslegung als Symbol des sich ausbreitenden christlichen Glaubens interpretiert worden.[197] Ähnliches dürfte bei dem – soweit feststellbar – in der Bibel nicht erwähnten Maiskolben mit seinen vielen Fruchtknoten assoziiert worden sein. Die Weintrauben sollten bekanntlich, wie die Ähren, auf die Eucharistie verweisen. Bei dem heute in Köln befindlichen Bild hat Mignon die Anordnung der Früchte von senkrecht aufragenden, scheinbar aus dem Boden wachsenden Ästen, die Eichenbäume andeuten sollen, rahmen lassen. Sie sind gänzlich von Moos überzogen und scheinen fast verdorrt, doch kann man Triebe erkennen, die die Überlebensfähigkeit der Pflanze bekunden.[198] Die Nester in den Zweigen sind eine Anspielung auf den 84. Psalm (»Wie lieblich sind deine Wohnungen«, Vers 2), wo es heißt: » … der Vogel hat ein Haus gefunden und die Schwalbe ihr Nest, da sie Junge hecken«. In diese Stelle legten die Interpreten einen höheren Sinn, indem sie sie auf die Teilhabe der erlösten Gläubigen am Reich Gottes bezogen.

Daß Mignon den dunklen Ort mit seiner Vegetation und Fauna ebenfalls zum Schauplatz, zur Arena für den Kampf widerstreitender metaphysischer Prinzipien, von Gut und Böse, erklärt – man fühlt sich an Thomas Hobbes' Lehre vom Krieg aller gegen alle erinnert –, signalisieren auch andere Zeichen. So etwa die silhouettenhaft erscheinenden Mäuse, die vorn links an Ähren nagend zu sehen sind; so die Schnecke, die über den Kürbis (rechts) langsam nach oben, zur Sphäre des Heils, zu streben und zugleich die Frucht zu verderben sucht; so die Eidechsen und Vipern, schließlich die Fliegen. Als »unreine Tiere« bilden sie in dieser fast manichäischen Polarität der Prinzipien den Gegensatz zu den Vögeln und Schmetterlingen als Sinnbildern der Seele und der Auferstehung. Daß das Gute letztlich obsiegt, wenngleich leicht verdorben und beschädigt (die von Insekten zerfressenen Blätter und ein völlig verschimmelter Pfirsich zeigen es an), verrät die am Boden auf dem Rücken liegende Eidechse, die wie der vom hl. Georg bezwungene Drache niedergestreckt erscheint. Als Streiter für den christlichen Glauben kämpft eine Kreuzspinne, die sich auf eine Schmeißfliege herabfallen läßt.[199] Auch bei diesem Bild wird, sieht man von den theologischen Bedeutungen ab, tendenziell die alte naturhistorische Lehre von der spontanen Urzeugung ins Spiel gebracht, da das Geschmeiß aus der Fäulnis von moderndem Holz oder verschimmelnden Früchten hervorzugehen scheint. Scaliger, der diese besonders die Entstehung von Insekten erklärende Theorie noch nachdrücklich vertrat, bezog sich in ihrem Diskussionszusammenhang auch auf Schnecken (vor allem die Purpuridae) und Eidechsen. Er führte aus, daß die Schnecken ihre Haut wegen ihrer angeblichen Trockenheit bedeckten. Demgegenüber wandte Cardanus ein, daß die Eidechse, die überhaupt kein trockenes Tier sei, ebenfalls ihre Haut bedecke, während Bäume und Kantharides (eine Fliegenart), obwohl beide sehr trocken, ihre Rinde oder Hülle nicht bedeckten.[200]

Abraham Mignon (1640–1679)
Stilleben, undatiert
Öl auf Leinwand; 92 x 72,7 cm
Köln, Wallraf-Richartz-Museum

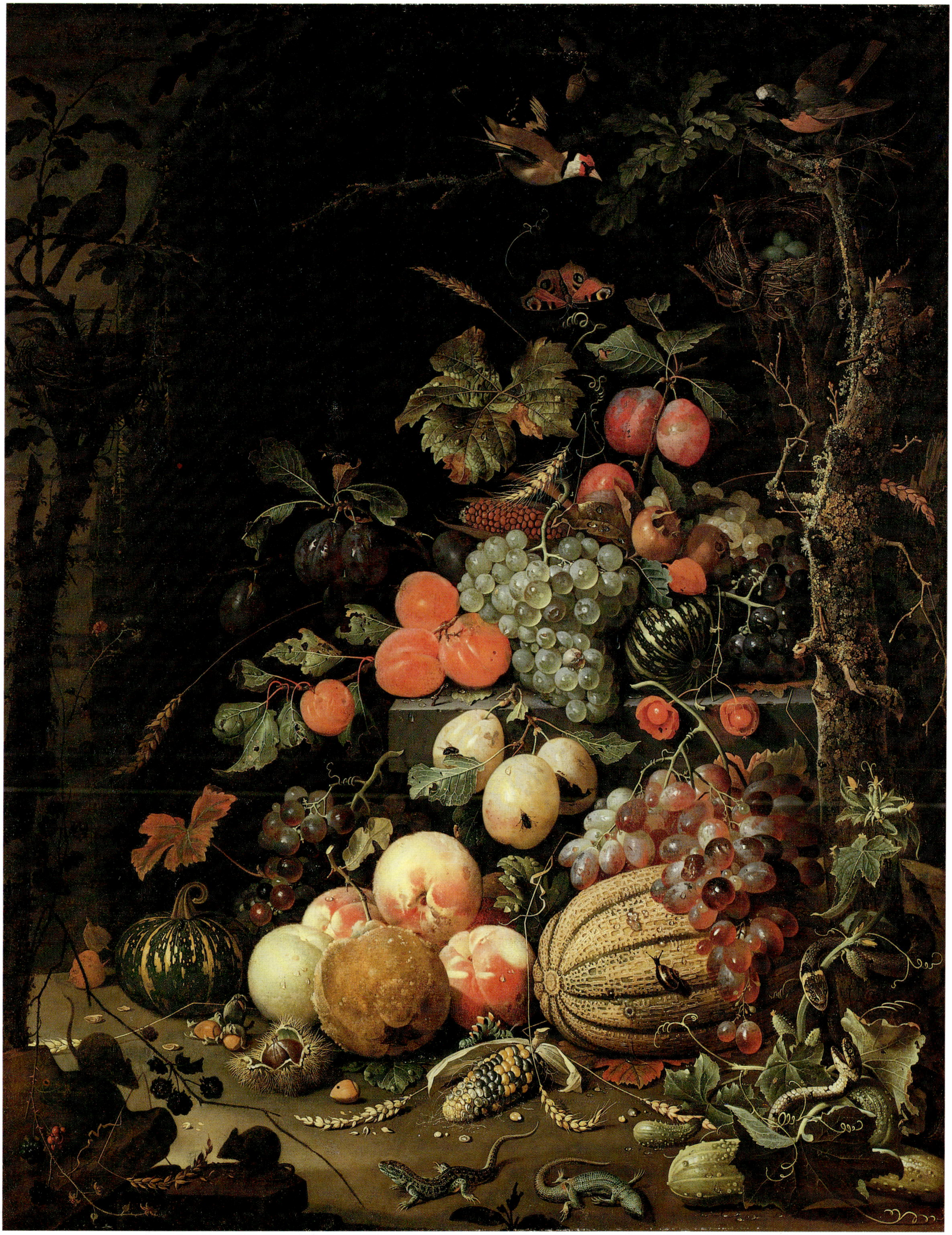

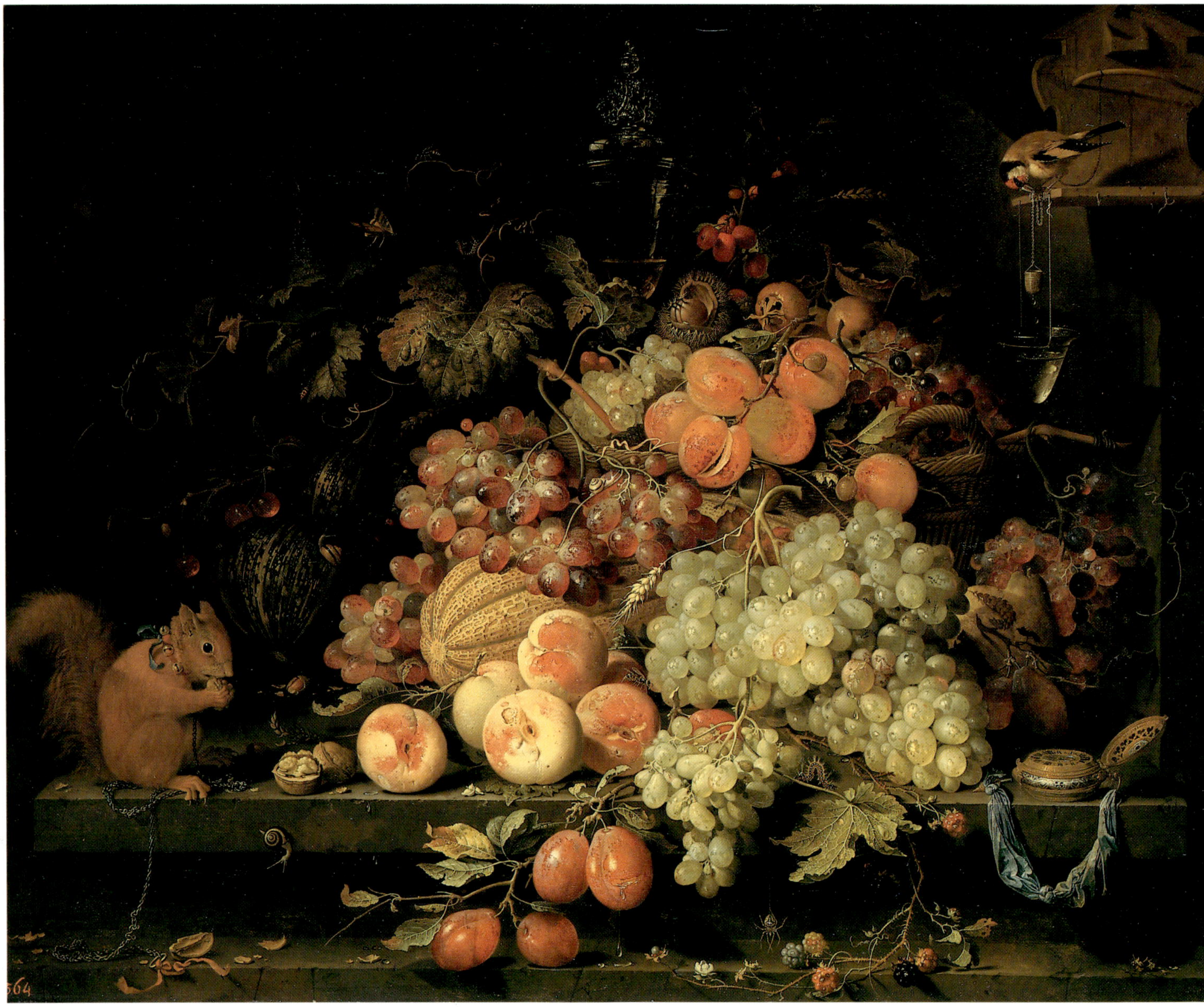

Alle diese Spekulationen waren für Mignon zweifellos schon veraltet, er greift sie aber romantisierend auf und erhält so ein Gestaltungsschema, mit dem er die Vorstellung eines geheimnisvollen Mikrokosmos erweckt, der freilich gänzlich »naturalistisch«, ohne wunderhafte Momente dargestellt wird.

Daß er geheime »Korrespondenzen« (im Gegensatz zu denen des Symbolismus noch geglaubte, nicht bloß spielerisch, fiktional-ästhetizistisch gesetzte) evoziert, ist auch kennzeichnend für sein *Früchtestilleben* (Abb. S. 200), bei dem das beschriebene Repertoire eine Variation erfahren hat. Nur liegen die Gegenstände hier nicht mehr auf dem Waldesboden, sondern gruppieren sich in einer rundbogigen Nische zu einem Früchtekorbmotiv nach Art eines Erntedankopfers. Auch hier wieder die eucharistische Symbolik und das Vergänglichkeitsmoment, das sich an den teilweise Fäulnisstellen ansetzenden Früchten beobachten läßt, überdies zusätzlich durch die Uhr betont wird, sowie der Dualismus von Gut und Böse. In Opposition zueinander stehen auch die beiden possierlich wirkenden Tiere, das Eichhörnchen und der Stieglitz. Das Eichhörnchen scheint angekettet zu sein. Bei näherem Hinsehen erkennt man aber, daß es sich hat befreien können. Es hat eine Walnuß geknackt und frißt deren Kern auf. Seit

Abraham Mignon (1640–1679)
Früchtestilleben mit Eichhörnchen und Stieglitz, undatiert
Öl auf Leinwand; 80,5 x 99,5 cm
Kassel, Staatliche Kunstsammlungen, Schloß Wilhelmshöhe

dem Mittelalter galt das Eichhörnchen als Sinnbild des Teufels. Hier verkörpert es das harmlos erscheinende, entfesselte Böse.[201] Das Schellenbändchen um den Hals kennzeichnet es darüber hinaus als »Narren«, als Sünder. Der Sinn seiner Handlung wird klar, wenn man sich vergegenwärtigt, daß nach Augustinus die Walnuß ein Symbol Christi ist, da die Schale auf das Kreuzesholz, der Kern auf die lebenspendende Natur Christi verweise.[202] Im Gegensatz zum Eichhörnchen versinnbildlicht der Stieglitz christologische, vor allem auf die Passion bezogene Zusammenhänge. Seine positive Bedeutung wird bereits aus seiner Stellung im oberen Teil des Bildes deutlich (oben = Sphäre des Heils). Merkwürdig ist die vom Vogel vollzogene Handlung. Angekettet an einen bügelartigen Halbreif, von dem aus er seine Nahrung aus einem kleinen Behälter picken kann, zieht er von der linken Kante des Brettes ein fingerhutgroßes Gefäß hoch, mit dem er Wasser, wahrscheinlicher aber Wein (als eucharistisches Zeichen für das Blut Christi), aus dem darunter befindlichen stiel- und fußlosen konischen Glas geschöpft hat. Mignon hat dieses Motiv nicht etwa erfunden, es stellt kein Capriccio, keine künstlerische Laune dar, vielmehr bezieht er sich auf eine bis zu Isidor von Sevilla und Albertus Magnus zurückreichende Verhaltensbeschreibung dieses Tieres, die moraltheologisch ausgelegt wurde, wie der Text im »Buch der Natur« des Konrad von Megenberg (1309–1374) beweist, das seinerseits auf dem »Liber de natura« des Thomas von Chantimpré fußt:[203]

»Von dem Stieglitz.« »daz ist ain klainr vogel, sam Isidorus spricht, der nert sich von den disteln, und daz ist ain grôz wunder, daz der vogel sô wol singt und daz er doch gespeiset wirt von den scharpfen stichelingen der disteln.« Dann wird er mit Christus verglichen: »du hast selber gesungen auf erden unz in den pittern tôt.« Weiter wird über den Vogel ausgeführt: »er hât die art, sô er gevangen wirt und bezlozzen in ainem vogelhäusel, sô zeuht er wazzer auf ainem väzzel an ainem vadem mit seinem snabel und helt ez ze stunden mit ainem füezel unz er getrinket. daz ist ain wunder der nâtur, daz si dem klainen vogel die kündichait geit und tailt die witz doch niht mit ainem rind oder mit ainem esel oder mit ainem anderen grôzen tier. alsô geschiht dike, dâz von diemütigen armen läuten ain gar vernünftig witzig kint geporn wirt und von grôzen fürsten ain narr und esel kümt. got, des sei dir gedanket, daz du armuot nie versmaeht hâst.«

Die Verbindung von »Belehrung, Erbauung und Unterhaltung«[204], die für Konrad von Megenbergs Darstellung der Naturgeschichte kennzeichnend ist, charakterisiert auch noch Abraham Mignons Bildwelt und Weltbild. Angesichts des Vordringens empiristischer Grundsätze in Wissenschaft und Philosophie, einer Wertschätzung der sinnlichen Erfahrung unter Leugnung metaphysischer Implikationen, versuchen Mignon, Marseus, Rachel Ruysch und viele andere ihnen nahestehende Maler noch einmal, die schwindende religiöse Dimension des Bedeutungsgehaltes wiederherzustellen. Noch einmal versuchen sie, einer Entzauberung der überlieferten Inhalte bestimmter Zeichen durch Deismus und frühaufklärerische Tendenzen entgegenzuwirken, indem sie mit ihrer verbildlichten Theodizee, der Rechtfertigung Gottes in Anbetracht moralischer Übel in der Welt[205], die Dogmatik des alten Glaubens zu befestigen trachten.

Wenig später streift auch die Ästhetik des Stillebens die religiöse Symbolisierungsfunktion ab; die Semantik der Bilder reduziert sich auf säkulare, »innerweltliche« Probleme, auf die Demonstration bürgerlicher Tugenden und Werte. Im Zeichen des erkenntnistheoretischen Sensualismus wird das Stilleben zunehmend zu einem Medium, das die Art und Weise künstlerischer Wahrnehmung und den Realisationsprozeß des Malens reflektiert.

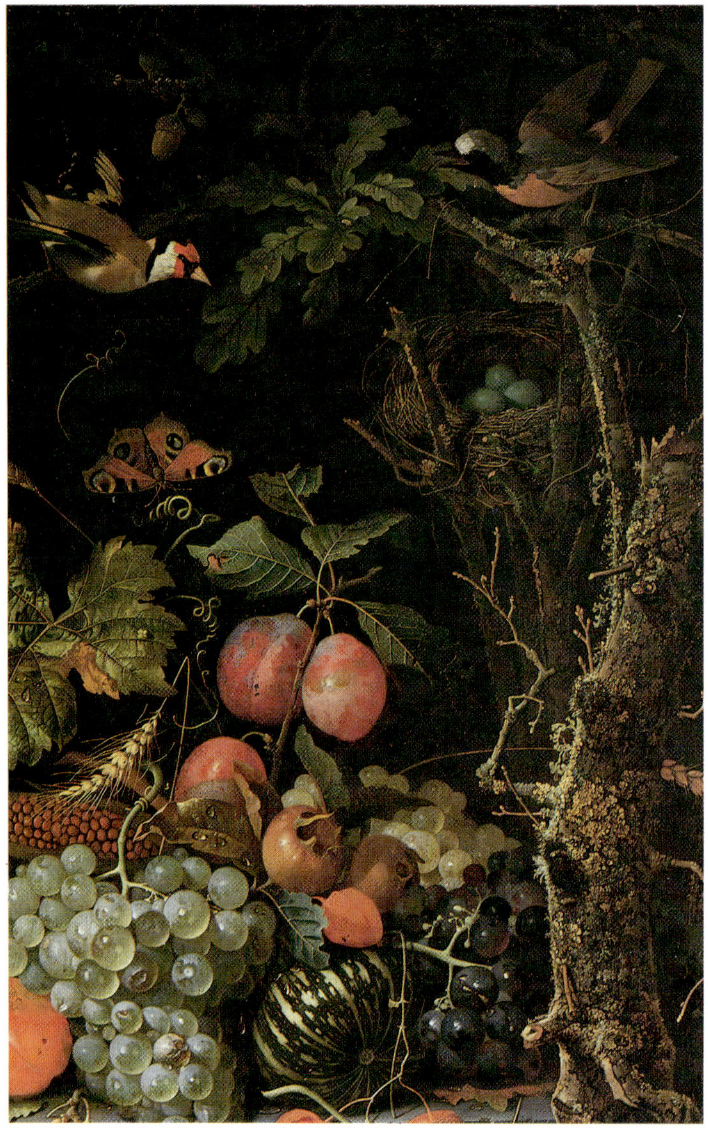

Detail aus Abbildung Seite 199

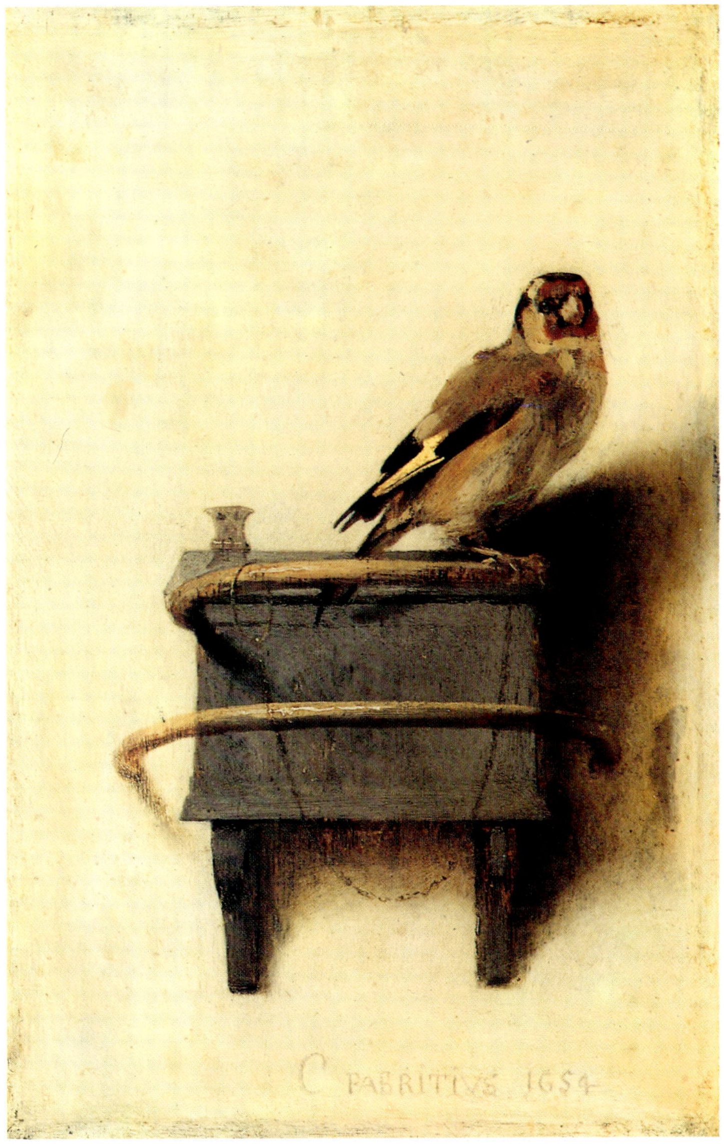

Carel Fabritius
Der Goldfink, 1654
Öl auf Holz; 33,5 x 22,8 cm
Den Haag, Mauritshuis

Seit A. Bredius 1896 dieses Stilleben des Rembrandt-Schülers Carel Fabritius für das Mauritshuis erwarb, gilt es als eines der bedeutendsten Werke der holländischen Malerei des 17. Jahrhunderts. Das kleinformatige Werk war wohl als Trompe-l'œil (»betriegertje«) gedacht. Die Holztafel ist von ungewöhnlicher Dicke; vermutlich war sie ursprünglich integrierter Teil eines Möbels oder einer Paneele. Da der Name für den Goldfinken oder Stieglitz im Holländischen »putter« lautet (was »Wasserzieher« bedeutet; vgl. Abraham Mignons Kasseler Bild, Abb. S. 201), nimmt man an, Fabritius könnte es für seinen Freund Abraham de Potter (auch »Putter« geschrieben) als Anspielung auf dessen Namen gemalt haben. – Die an Rembrandt geschulte grobe Struktur des Alla-prima-Farbauftrags widerspricht eigentlich der sonst vorherrschenden Tendenz illusionistischer Gestaltung zur Feinmalerei.

Anmerkungen

1 Ingvar Bergström: Dutch Still-life Painting in the Seventeenth Century. London/New York 1956, S. 4.

2 Anne-Marie Logan-Saegesser: Die Entwicklung des Stillebens als Teil einer größeren Komposition in der französischen Malerei vom Beginn des 14. bis zum Ende des 18. Jahrhunderts. Diss. Zürich 1968 (Winterthur 1968), S. 9.

3 Albert Dresdner: Die Entstehung der Kunstkritik. München 1968, S. 91 ff.

4 Carl Prantl: Geschichte der Logik im Abendlande. Leipzig 1855-1870. 4 Bde. (ND 1955), Bd. 2, S. 345, Anm. 132. Benannt wurde der »porphyrische Baum« (Arbor Porphyriana) nach dem spätantiken Philosophen Porphyrios.

5 Vgl. Richard van Dülmen: Formierung der europäischen Gesellschaft in der frühen Neuzeit, in: Geschichte und Gesellschaft 7, 1981, S. 5-41.

6 »Il Caravaggio disse, che tutta manifattura gli era a fare un quadro buono di fiori, come di figure« (vgl. Howard Hibbard: Caravaggio. London 1983, S. 83).

7 Denis Diderot: Ästhetische Schriften. Hg. v. Friedrich Bassenge. Berlin 1984, Bd. I, S. 352 und 540.

8 Vgl. Gerhard Langemeyer: Stilleben, in: Die Kunst, Dezember 1979, Heft 12, S. 817 ff., hier S. 818.

9 Arnold Hauser: Sozialgeschichte der Kunst und Literatur. München 1972, S. 507.

10 Vgl. Miriam Milman: The Illusions of Reality. Trompe-l'œil Painting. Genf 1982, S. 6 . – C. Plinii Secundi Naturalis Historiae ed. C. Mayhoff. Stuttgart 1967, Vol. V, S. 252 ff. (= Buch XXXV, 61-63).

11 Milman, S. 20 ff.

12 Hugh Honour/John Fleming: Lexikon Antiquitäten und Kunsthandwerk. München 1984, S. 288 ff. (»Intarsia«). – André Chastel: Der Mythos der Renaissance 1420-1520. Genf 1969, S. 101. – Charles Sterling: La nature morte de l'antiquité à nos jours. Paris 1952, S. 30 ff.

13 Milman (s. Anm. 10), S. 50.

14 L. Servolini: Jacopo de' Barbari. Padua 1944, S. 125. – Kat. Alte Pinakothek München. München 1983, S. 58 f. – Das Scheurl-Zitat bei H. Lüdecke (Hg.): Lucas Cranach im Spiegel seiner Zeit. Berlin 1953, S. 50.

15 Milman (s. Anm. 10), S. 58 ff.

16 Leon Battista Albertis Kleinere kunsttheoretische Schriften, übersetzt v. Hubert Janitschek (ND der Ausgabe 1877). Osnabrück 1970, S. 98 f.

17 Leonardo da Vinci: Das Buch von der Malerei. Deutsche Ausg. v. Heinrich Ludwig (ND der Ausgabe 1882). Osnabrück 1970, S. 98 f.

18 Vgl. Sterling (s. Anm. 12), S. 25, Fig. 3, 4 und 23.

19 Siehe Kapitel 10.

20 Vgl. Norbert Schneider: Zeit und Sinnlichkeit. Zur Soziogenese der Vanitasmotivik und des Illusionismus, in: Kritische Berichte 8, 1980, Heft 4/5, S. 8-34.

21 Vgl. André Chastel/Robert Klein: Die Welt des Humanismus. München 1963, S. 199 ff., bes. S. 203.

22 Vgl. Friedrich Ohly: Vom geistigen Sinn des Wortes im Mittelalter (1958), in: Ders.: Schriften zur mittelalterlichen Bedeutungsforschung. Darmstadt 1977, S. 1-31. – Hennig Brinkmann: Mittelalterliche Hermeneutik. Tübingen 1980, S. 169-213 (zur Lehre vom »integumentum« = »Hülle« eines verborgenen Sinns).

23 Erwin Panofsky: Early Netherlandish Painting. Its Origins and Character. Cambridge/Mass. 1953, Vol. I, S. 131 ff.

24 Vgl. Ingvar Bergström: Disguised Symbolism in »Madonna Pieces« and Still-Life, in: The Burlington Magazine 97, 1955, S. 303–308, 342–349. – S. auch Claus Grimm in: Natura in posa. Mailand 1977 (dt. Stuttgart 1979).

25 Vgl. Albrecht Schöne: Emblemata. Versuch einer Einführung, in: Deutsche Vierteljahresschrift für Literaturwissenschaft und Geistesgeschichte 37, 1963, S. 197-231.

26 Horaz, Ars poetica, v. 333 ff. Vgl. Einleitung von Eddy de Jongh in: Kat. Tot lering en vermaak. Amsterdam 1976, S. 14 ff., hier S. 27.

27 Vgl. Jakob Rosenberg/Seymour Slive/E.H. ter Kuile: Dutch Art and Architecture 1600–1800 (The Pelican History of Art). Harmondsworth 1977, S. 333.

28 Vgl. J. Kulischer: Allgemeine Wirtschaftsgeschichte des Mittelalters und der Neuzeit. 4. Aufl. Darmstadt 1971, Bd. I: Das Mittelalter, S. 163 ff.; Bd. II: Die Neuzeit, S. 97 ff. – H. van der Wee: The Growth of the Antwerp Market and the European Economy, 3 Bde. Löwen 1963. – S. D. Skaskin u. a.: Geschichte des Mittelalters, Bd. II. Berlin 1958, S. 3–32. – J. de Vries: Economy of Europe in an Age of Crisis 1600–1750. Cambridge 1976. – D. Sella: European Industries 1500–1700, in: The Fontana Economic History 2: The Sixteenth and Seventeenth Centuries. 4. Aufl. Glasgow 1979, S. 354 ff.

29 Zur Landwirtschaft des 16. Jahrhunderts vgl. Wilhelm Abel: Agrarkrisen und Agrarkonjunktur. Eine Geschichte der Land- und Ernährungswirtschaft Mitteleuropas seit dem hohen Mittelalter. 2. Aufl. Hamburg/Berlin 1966. – F. W. Henning: Landwirtschaft und ländliche Gesellschaft in Deutschland, Bd. 1: 800–1750. Paderborn u. a. 1979. – A. de Maddalena in: The Fontana Economic History 2 (s. Anm. 28), S. 273 ff. – I. Wallerstein: The Modern World System. Capitalist Agriculture and the Origins of the European World Economy in the Sixteenth Century. New York u. a. 1974. – Zur Hausväterliteratur vgl. J. Hoffmann: Die »Hausväterliteratur« und die »Predigten über den christlichen Hausstand«. Lehre vom Hause und Bildung für das häusliche Leben im 16., 17. und 18. Jahrhundert. Weinheim/Berlin 1959.

30 Frankfurt, Städelsches Kunstinstitut, Inv.-Nr. 1378. – Zu Pieter Aertsen vgl. die noch brauchbare ältere Studie von J. Sievers (Leipzig 1908).

31 Vgl. Kat. München 1983, S. 35. – D. Kreidl: Die religiöse Malerei Pieter Aertsens als Grundlage seiner künstlerischen Entwicklung, in: Jahrbuch der kunsthistorischen Sammlungen in Wien 68, 1972, S. 72 ff.

32 Vgl. J. A. Emmens: »Eins aber ist nötig« – Zu Inhalt und Bedeutung von Markt- und Küchenszenen des 16. Jahrhunderts, in: Album Amicorum J. G. van Gelder. Den Haag 1973, S. 93–101. – Kenneth M. Craig: Pars Ergo

Marthae Transit. Pieter Aertsens »Inverted« Paintings in the House of Martha and Mary, in: Oud Holland 97, 1983, S. 25–39. – G. Irmscher: Ministrae voluptatum. Stoicizing ethics in the market and kitchen scenes of Pieter Aertsen and Joachim Beuckelaer, in: Simiolus 16, 1986, S. 219–232. – Wichtig auch die Untersuchung von Keith P. F. Moxey: Pieter Aertsen, Joachim Beuckelaer, and the Rise of Secular Painting in the Context of the Reformation. New York/London 1977 (= Diss. Chicago 1974).

33 Georg Lukács: Geschichte und Klassenbewußtsein (1923). Neuwied/Berlin 1968, S. 170 ff.

34 Max Weber: Soziologie. Universalgeschichtliche Analysen. Politik. Hg. v. J. Winckelmann. Stuttgart 1973, passim (u. a. S. 481).

35 Zu Aertsen und Beuckelaer vgl. Moxey (s. Anm. 32).

36 Henning (s. Anm. 29), S. 183 ff.

37 Vgl. Catalogue de la Peinture Ancienne. Nouvelle édition avec 86 ill. Brüssel 1957, Nr. 235 (S. 57), Pl. XLVI. – R. A. d'Hulst: Jacob Jordaens en de »Allegorie van de Vruchtbaarheid«, in: Bulletin Musées Royaux des Beaux-Arts, Bruxelles, 1, 1952. – R. A. d'Hulst: Jacob Jordaens. Stuttgart 1982, Abb. 79, S. 110 ff.

38 Vgl. H. Bodmer: Die Kunst des Bartolommeo Passarotti, in: Belvedere 13, 1938/9, S. 66–73. – Corinna Höper: Bartolommeo Passarotti (1529–1592). Worms 1987 (Manuskripte zur Kunstwissenschaft, Bd. 12), 2 Bde.

39 Vgl. Patrick J. Cooney/Gianfranco Malafarina: L'opera completa di Annibale Carracci. Mailand 1976, Kat.-Nr. 4.

40 Zit. nach Kat. Tot lering (s. Anm. 26), S. 117.

41 Dieses Bilddetail läßt es freilich fraglich erscheinen, ob es sich bei der Gesamtsituation um eine »Fleischerbude« handelt (so der geläufige Titel des Bildes). Wahrscheinlicher ist die Vorführung von Produkten einer Schlachtung in einem landwirtschaftlichen Haushalt.

42 Zu Rembrandts »Geschlachtetem Ochsen« vgl. Chr. Tümpel: Rembrandt. Mythos und Methode. Königstein i. T. 1986, Kat.-Nr. 124 (Paris) und 125 (Glasgow), Abb. S. 376. – K. M. Craig: Rembrandt and the »Slaughtered Ox«, in: Journal of the Warburg and Courtauld Institutes 46, 1983, S. 235–239.

43 Zu den obszönen Gesten auf niederländischen Markt- und Verkaufsbildern (bes. Szenen des Geflügelverkaufs) des 16. und 17. Jahrhunderts vgl. Eddy de Jongh: Erotica in vogelperspectief. De dubbelzinnigheid van een reeks 17de eeuwse genrevoorstellingen, in: Simiolus 3, 1968/69, S. 22-74.

44 Zum Begriff des »ganzen Hauses« vgl. Otto Brunner: Adeliges Landleben und europäischer Geist. Salzburg 1949, S. 237 ff.

45 Ludger tom Rings d. J. *Küchenbild* verbrannte 1945 bei einem Bombenangriff.

46 Zu Joachim Antonisz Uytewael (oder Wtewael) vgl. Kat. Staatliche Museen zu Berlin, Gemäldegalerie, Holländische und flämische Gemälde des 17. Jahrhunderts im Bode-Museum. Berlin (DDR) 1976, Nr. 2002, S. 85. – J. Bruyn: Een keukenstuk van C. C. van Haarlem, in: Oud Holland 66, 1951, S. 47.

47 Emmens (s. Anm. 32); ferner E. de Jongh (s. Anm. 43).

48 Sebastian Brant: Das Narrenschiff. Text und Holzschnitte der Erstausgabe 1494, Zusätze der Ausgaben 1495 und 1499. Frankfurt/M. 1980, S. 233. Dazu Norbert Schneider: Holländische Genremalerei des 17. Jahrhunderts, in: tendenzen Nr. 148, 25. Jg., 1984, S. 49 ff., hier S. 55 ff. (zu Gesindedarstellungen).

49 Kat. Die Sprache der Bilder. Braunschweig 1978, Nr. 30, S. 136 ff. – Kat. Herzog Anton Ulrich-Museum, Braunschweig, Die holländischen Gemälde. Kritisches Verzeichnis von Rüdiger Klessmann. Braunschweig 1983, S. 181 f.

50 Kat. Die Sprache der Bilder (s. Anm. 49), Nr. 24, S. 120 ff. – Kat. Die holländischen Gemälde (s. Anm. 49), S. 152 f. – Rüdiger Klessmann: Ad Tragoediam non ad vitam, in: Ars Auro Prior. Studia Joanni Bialostocki sexagenario Dicata. Warschau 1981, S. 367 ff. Nach Klessmann handelt es sich bei der Szene im Hintergrund um den Giftmord an einem Sklaven in Gegenwart des römischen Feldherrn Antonius (nach Plinius, Hist. nat. XXI, 9). – Möglich wäre aber auch nach meiner Auffassung ein Bezug auf Markus 9, 14 ff., wo es um die Heilung eines Besessenen in Gegenwart von Schriftgelehrten geht. Der Besessene wird dort als »wie tot« (»quia mortuus est«) beschrieben. Im Anschluß an die Heilung spricht Christus: »Diese Art (gemeint sind die Dämonen, die im Besessenen wüten) kann mit nichts ausfahren denn durch Beten und Fasten« (»Hoc genus in nullo potest exire, nisi in oratione et ieiunio«). Auf die Notwendigkeit des Fastens weist auf unserem Bild die im Sinne der Völlerei kritisch vorgeführte Fleischmenge hin.

51 Zur Symbolik der Gewürznelke vgl. Kat. Niederländische Stilleben von Brueghel bis van Gogh. Von Sam Segal. Amsterdam/Braunschweig 1983: Die Gewürznelke wurde mit den Nägeln Christi am Kreuz verglichen. Nach Theophrast war sie die »Zeusblume« oder »Gottesblume«.

52 Kassel, Gemäldegalerie, Inv.-Nr. GK 156.

53 Vgl. Kat. Mauritshuis, The Royal Cabinet of Paintings. Illustrated General Catalogue. Den Haag 1977, Nr. 260, S. 231. Ferner: J. J. van Thiel in: Openbaar Kunstbezit 14, 1970, Nr. 40.

54 Enriqueta Harris: Velázquez. Oxford (1982), S. 37 ff., bes. S. 44.

55 Zu Cornelis Jacobsz Delffs Stilleben vgl. P. Eikemeier in: Kat. Alte Pinakothek München. München 1983, S. 161 f.

56 Vgl. Jonathan Brown: Velázquez. Painter and Courtier. New Haven/London 1986, Nr. 21, S. 6. – Zu spanischen Stilleben des 17. Jahrhunderts vgl. Jutta Held: Verzicht und Zeremoniell, in: Kat. Stilleben in Europa. Münster/Baden-Baden 1979, S. 380–400.

57 Zur Geschichte der Jagd in der frühen Neuzeit vgl. Ernst-Walter Zeeden: Deutsche Kultur in der frühen Neuzeit (Handbuch der Kulturgeschichte). Frankfurt/M. 1968, S. 41 ff. – Hannsferdinand Döbler: Jäger, Hirten, Bauern. München o. J. (1979), S. 70 ff. – Zedler, Universal-Lexicon. Bd. 14, Sp. 250 ff.

58 Fernand Braudel: Sozialgeschichte des 15.–18. Jahrhunderts. Der Alltag. München 1985, S. 198.

59 Aelianus, De natura animalium libri XVII, hg. v. R. Hercher. Leipzig 1864, V, 34; Albertus Magnus: De animalibus VIII, 2, 4.

60 Veit Ludwig von Seckendorff: Teutscher Fürsten-Staat. Jena 1737 (= erweiterte Auflage der Ausgabe Frankfurt 1656), ND Aalen 1972, S. 437 ff. (»Vom Wild-Bann, Jägerey etc.«). – Vgl. zu Seckendorff: Klaus Garber: Zur Statuskonkurrenz von Adel und gelehrtem Bürgertum im theoretischen Schrifttum des 17. Jahrhunderts. Veit Ludwig von Seckendorffs »Teutscher Fürstenstaat«, in: Europäische Hofkultur im 16. und 17. Jh. Hg. v. August Buck u.a. Hamburg 1979, S. 229 ff.; erw. Fassung in: Daphnis 11, 1982, H. 1–2, S. 115 ff.

61 Vgl. Peter Eikemeier: Der Jagdzyklus des Jan Weenix aus Schloß Bensberg, in: Weltkunst XLVIII, 1978, S. 296 ff.

62 Vgl. Jan Lauts: Stilleben alter Meister I. Niederländer und Deutsche. Staatliche Kunsthalle Karlsruhe. Karlsruhe 1969, S. 34 ff.

63 S. Kap. 1. – Vgl. zum Thema dieses Kapitels auch den inzwischen klassisch gewordenen Aufsatz von Hans Kauffmann: Die Fünfsinne in der niederländischen Malerei des 17. Jahrhunderts, in: Kunstgeschichtliche Studien für Dagobert Frey. Breslau 1943, S. 133–157.

64 Nikolaus von Kues: Compendium. Lat. und deutsch. Hg. v. B. Decker und K. Bormann. Hamburg 1970 (Philos. Bibliothek Bd. 267), Kap. 8, S. 31.

65 Werner Sombart: Liebe, Luxus und Kapitalismus. München 1967, S. 127 ff. (»Der Sieg des Weibchens«).

66 Vgl. Klaus Ertz: Jan Brueghel der Ältere. Die Gemälde. Köln (1979). Die Monographie von Ertz geht leider zu wenig auf ikonologische Aspekte ein.

67 Goethes Werke (Hamburger Ausgabe), Bd. 1. Hg. v. Erich Trunz. Hamburg 1952, S. 367, dazu Erläuterungen des Herausgebers S. 572.

68 Vgl. Wilhelm Dilthey: Die Funktion der Anthropologie in der Kultur des 16. und 17. Jahrhunderts, in: Ders.: Gesammelte Schriften, Bd. II. Stuttgart/Göttingen 1969, S. 416 ff. – Schneider (s. Anm. 20).

69 Vgl. Kat. Die Sprache der Bilder (s. Anm. 49), Nr. 10 f–j, S. 70 ff.

70 Christian Klemm: Weltdeutung – Allegorien und Symbole in Stilleben, in: Kat. Stilleben (s. Anm. 56), S. 140 ff., hier S. 182 ff.

71 S. Kap. 1 und 10. – Zum Thema »Vanitas« allgemein: Herbert Rudolph: »Vanitas«. Bedeutung mittelalterlicher und humanistischer Bildinhalte in der niederländischen Malerei des 17. Jahrhunderts, in: Festschrift Wilhelm Pinder. Leipzig 1938, S. 405–433.

72 Vgl. Bergström (s. Anm. 1), S. 15 (Abb. 12).

73 Hierzu neuerdings Christiane Wiebel: Askese und Endlichkeitsdemut in der italienischen Renaissance. Ikonologische Studien zum Bild des Heiligen Hieronymus. Weinheim 1988.

74 Das Bild trägt die Inv.-Nr. D 1/1953/14.

75 Vgl. Bergström (s. Anm. 1), S. 15 (Abb. 13). – Das Lehrgedicht des Lukrez wurde bereits um 1473 in Brescia als Inkunabel herausgebracht. Zu seiner Philosophie vgl. P. Boyance: Lucrèce et l'épicurisme. Paris 1963.

76 Vgl. Hans Rupprich: Die deutsche Literatur vom späten Mittelalter bis zum Barock. Erster Teil. München 1970, S. 216 ff. (Bibliographie S. 753). T. S. R. Boase: Sterben, Jüngstes Gericht und Auferstehung, in: Blüte des Mittelalters. Hg. v. Joan Evans. München/Zürich 1966, S. 203 ff.

77 Vgl. Karl Heussi: Kompendium der Kirchengeschichte. 12. Aufl. Tübingen 1960, S. 236 ff. (§§ 65-72).

78 Alberto Tenenti: Auf dem Weg zu einer neuen Kultur, in: R. Romano/A. Tenenti: Die Grundlegung der modernen Welt (Fischer Weltgeschichte Bd. 12). Frankfurt/M. 1967, S. 116 ff.

79 Rudolf Wittkower: Gelegenheit, Zeit und Tugend, in: Ders.: Allegorie und der Wandel der Symbole in Antike und Renaissance. Köln 1983, S. 186–206 (dazu bes. die Abb. 139, 140: *Ergriffene und verpaßte Gelegenheit* von Theodor Galle, 1605). – Schneider (s. Anm. 20).

80 Zu Pereda vgl. Real Academia de bellas artes de San Fernando, Catálogo de las pinturas por Fernando Labrada. Madrid 1965, S. 66 (Nr. 639 »La vida es sueño«). Vgl. auch das Gemälde *In ictu oculi* von Juan de Valdés Leal, das für das Hospital de la Caridad in Sevilla gemalt wurde, dessen Vorstand der Künstler war. Es zeigt vor düsterem Hintergrund den Tod als Sensenmann über Rüstungen und Globus steigend und das Licht der Kerze löschend, deren Ständer auf einem aus Tiara und weltlichen Kronen gebildeten Podest steht. Ein geöffnetes Buch läßt einen Stich mit der Inschrift »Pompa introitus honori Serenissimi principis Ferdinandi Austriaci ... « erkennen, der von Johannes Casparus Gevartus stammt (Antwerpen 1641). Vgl. dazu Elisabeth du Gué Trapier: Valdés Leal. Spanish Baroque Painter. New York 1960, fig. 127.

81 »Ewig sticht er zu, er fliegt schnell und macht (alles) nieder«.

82 Calderón de la Barca, Ausgewählte Werke in zehn Bänden. Hg. v. W. v. Wurzbach. Leipzig 1910, Bd. II, S. 83 f. Übersetzung von J. D. Gries.

83 Vgl. Kat. Le siècle de Rubens dans les collections publiques françaises. Paris 1977/78, Nr. 8, S. 43 ff.

84 Kat. Le siècle de Rubens (s. Anm. 83). S. 43. – Albert Châtelet: Cent chef-d'œuvres du Musée de Lille. Lille 1970, S. 98. – Zu Poussins Selbstbildnis vgl. Matthias Winner: Poussins Selbstbildnis im Louvre als kunsttheoretische Allegorie, in: Römisches Jahrbuch für Kunstgeschichte 20, 1983, S. 417–449.

85 Vgl. Klaus Bußmann: Burgund. Kunst, Geschichte, Landschaft. Köln 1977. Abb. 161 (Claus Sluter und Jean de Marville, *Trauernde Mönche*).

86 Vgl. Gerhard Langemeyer: Das Stilleben als Attribut, in: Kat. Stilleben (s. Anm. 56), S. 220 ff., Abb. 241.

87 Vgl. Noel Deerr: The History of Sugar. 2 Bde. London 1949/50. – O. von Lippmann: Geschichte des Zuckers seit den ältesten Zeiten bis zum Beginn der Rübenzuckerfabrikation. Ein Beitrag zur Kulturgeschichte. 2. Aufl. Berlin 1929. – Zedler, Universal-Lexicon, Bd. 63, Sp. 1029 ff.

88 Vgl. Kurt Wettengl: Die Mahlzeitenstilleben von Georg Flegel. Diss. Osnabrück 1983.

89 Für die Auffüllung der Vorstellung von der »Süße« mit geistlichem Sinngehalt boten sich zahlreiche Bibelstellen an (vgl. Apok. 10,9: »In deinem Mund wird es (das Buch) süß sein wie Honig«; 1. Kor. 5, 8: »Süßteig der Lauterkeit«). Siehe auch Friedrich Ohly: Geistige Süße bei Otfried, in: Typologia litterarum. Festschrift Max Wehrli. Zürich 1969, S. 95–124.

90 Vgl. Deutsche Barock-Lyrik. Hg. v. Herbert Cysarz. Stuttgart 1965, S. 66 f. und 68.

91 Vgl. Bergström (s. Anm. 24).

92 Zur Symbolik des Papageis (lat. Psittacus) vgl. Hrabanus Maurus: De universo liber VIII, in: MPL Bd. 111, Sp. 246. Der Papagei spreche »Ave«, was umgekehrt gelesen auf den Namen Evas als Präfiguration Mariens verweise.

93 Das Motiv des mit dem Schrecken des Herabfallens spielenden Messers bewahrt latente Reminiszenzen an die Gefahren seines Gebrauchs in einer noch nicht affektgezähmten Gesellschaft. Vgl. Norbert Elias: Über den Prozeß der Zivilisation. Bern 1969, Bd. I, S. 159 ff.

94 Zur Symbolik des Granatapfels vgl. den Artikel von C. Dutilh in: LCI Bd. 2, Sp. 198 ff.

95 Vgl. Der Physiologus. Übertragen und erläutert von Otto Seel. 4. Aufl. Zürich-München 1983, S. 42 ff. – Zu van Mieris' *Austernmahlzeit* vgl. Otto Naumann: Frans van Mieris (1635–1681) The Elder. Doornspijk o. J. (1981). Vol. II, S. 43 ff.; Pl. 36.

96 Vgl. »Vnderweisung/wie man nach Französischer Art ein grosses Panquet anstellen solle« 1679), in: Deutsches Lesebuch, Bd. 1/1. Das Zeitalter des Barock. Hg. v. Johannes Anderegg. Frankfurt/M. 1970, S. 44-46.

97 Vgl. Bergström (s. Anm. 1), S. 98 ff.

98 R. van Luttervelt: Schilders van het stilleven. Naarden 1947, S. 12 und Anm. 17. – Bergström (s. Anm. 1). – Vgl. auch Jakob Rosenberg/Seymour Slive/E.H. ter Kuile: Dutch Art and Architecture 1600–1800 (The Pelican History of Art). Harmondsworth 1977, S. 333 ff.

99 Zedler, Universal-Lexicon, Bd. 15, Sp. 49.

100 Joseph Lammers: Fasten und Genuß, in: Kat. Stilleben (s. Anm. 56), S. 402 ff., hier S. 406.

101 Ebd., S. 406. – Vgl. auch Simon Schama: Überfluß und schöner Schein. Zur Kultur der Niederlande im Goldenen Zeitalter. München 1988, S. 147 ff.

102 Zedler, Universal-Lexicon, Bd. 9, Sp. 297.

103 Vgl. Stuart George Hall/Joseph H. Crehan: Fasten, in: Theologische Realenzyklopädie, Bd. XI. Berlin/New York 1983, S. 55 f.

104 Vgl. zum folgenden Bergström (s. Anm. 1), Abb. 100 ff.

105 Ebd., Abb. 104.

106 Ebd., Abb. 106.

107 Wahrscheinlich in Assoziation an 4. Mose 11, 5 (»Recordamur piscium quos comedebamus in Aegypto gratis, in mentem nobis veniunt cucumeres et pepones porrique et cepae et alia. Anima nostra arida est«. »Wir gedenken der Fische, die wir in Ägypten umsonst aßen, und der Kürbisse, der Melonen, des Lauchs, der Zwiebeln und des Knoblauchs. Nun aber ist unsere Seele matt.«).

108 In frühchristlicher Zeit war der Fisch ein Geheimzeichen für Christus, da die Buchstaben des griechischen Wortes ICHTHYS (= »Fisch«) die Anfangsbuchstaben der Formel »Jesós Christós Theou Hyios Sotér« (»Jesus Christus, Sohn Gottes, Erlöser«) bildeten.

109 Negative Bedeutung des Käfers nach Psalm 105, 34.

110 In der zweiten Jahrhunderthälfte wird jedoch im Zuge der Refeudalisierung der zeremonielle Pomp wiederbelebt, nun aber von neureichen Bürgern in Szene gesetzt.

111 Diese Bildästhetik nimmt bereits in praxi erkenntnistheoretische Auffassungen des englischen Empirismus, etwa eines George Berkeley (»An essay towards a New Theory of Vision«, 1709) mit seiner These, daß Sein Wahrgenommensein sei (»esse est percipi«), vorweg.

112 Vgl. Abb. 128, Kat.-Nr. 117 in: Lucius Grisebach: Willem Kalf 1617–1693. Berlin (1974). Das 1660 gemalte Bild befindet sich heute in der Sammlung Thyssen-Bornemisza, Castagnola-Lugano.

113 Vgl. Hibbard (s. Anm. 6), S. 80 ff., Abb. 47. Michel Butor: Der Korb der Ambrosiana, in: Ders.: Aufsätze zur Malerei. München 1970, S. 16–32.

114 Zum Trompe-l'œil vgl. Christa Burda: Das Trompe-l'œil in der holländischen Malerei des 17. Jahrhunderts. Diss. München 1970. – Milman (s. Anm. 10).

115 Vgl. Hibbard (s. Anm. 6), S. 17 ff.

116 Vgl. Panofsky (s. Anm. 23), S. 131 ff. (zum »versteckten Symbolismus«).

117 Eddy de Jongh: Grape Symbolism in paintings of the 16th and 17th centuries, in: Simiolus 7, 1974, Nr. 4, S. 166–191.

118 Sam Segal macht darauf aufmerksam, daß Pfirsiche oft in Bordellszenen dargestellt sind und Aprikosen – so etwa in Rabelais' »Gargantua und Pantagruel« – ein vaginales Symbol sein können (vgl. Kat. Niederländische Stilleben (s. Anm. 51), S. 15). Das lat. Wort »malum« (= Apfel) wurde, nicht zuletzt im Zusammenhang mit dem Sündenfall, mit dem damit etymologisch nicht verwandten, gleichlautenden Begriff »malum« = das Böse gleichgesetzt. Eine positive Signifikanz von Äpfeln und anderem Obst ließ sich aus Sprüche 25, 11 (»wie goldene Äpfel auf silbernen Tellern ist ein Wort geredet zur rechten Zeit«) ableiten.

119 Roemer Visscher: Sinnepoppen. Amsterdam 1614, Nr. 27.

120 Vgl. Maria Corti/Giorgio T. Faggin: L'opera completa di Memling. Mailand 1969, Farbtafel LXIV, Kat.-Nr. 101, S. 110. – Zum thematischen Komplex des Blumenstillebens vgl. Norbert Schneider: Vom Klostergarten zur Tulpenmanie. Hinweise zur materiellen Vorgeschichte des Blumenstillebens, in: Kat. Stillleben (s. Anm. 56), S. 294 ff. – Paul Pieper: Das Blumenbukett, in: Kat. Stilleben (ebd.), S. 314 ff.

121 Vgl. Panofsky (s. Anm. 23), S. 333. Nach Panofsky bezeichnet die Scharlachlilie das Blut der Passion, die Iris dagegen das Schwert, das das Herz der Mater Dolorosa durchbohrte. Zur komplexen Symbolik der Akelei vgl. Panofsky, S. 416, Anm. 6 zu S. 146.

122 Vgl. Max Wehrli: Literatur im deutschen Mittelalter. Stuttgart 1984, S. 236 ff.

123 Jean Leclercq: Wissenschaft und Gottverlangen. Zur Mönchstheologie des Mittelalters. Düsseldorf 1963, S. 152.

124 Vgl. Paul Pieper: Ludger tom Ring d. J. und die Anfänge des Stillebens, in: Münchner Jahrbuch der bildenden Kunst 3. f., 15, 1964, S. 113 f.

125 Alistair C. Crombie: Von Augustinus bis Galilei. Die Emanzipation der Naturwissenschaft. München 1977, S. 486.

126 Kat. Stilleben (s. Anm. 56), S. 115.

127 Crombie (s. Anm. 125), S. 495.

128 Vgl. Claus Nissen: Die botanische Buchillustration. Ihre Geschichte und Bibliographie. Bd. 1: Geschichte. Stuttgart 1951, S. 66 ff.

129 Ernst Kris: Georg Hoefnagel und der wissenschaftliche Naturalismus, in: Festschrift für Julius Schlosser zum 60. Geburtstag. Hg. v. A. Weixlgärtner und L. Planiscig. Zürich/Leipzig/Wien 1927, S. 243–253.

130 Vgl. Nissen (s. Anm. 128), S. 67.

131 L. J. Bol: The Bosschaert Dynasty. Leigh-on Sea 1960, Nr. 37. – P. Mitchell: European Flower Painters. London 1973, S. 65 (zur *Vase mit Blumen* im Mauritshuis, Den Haag).

132 Vgl. Fritz Nemitz: Jan Brueghel d. Ä., Blumenstrauß, in: Kunstwerke der Welt. Alte Pinakothek München. München 1967, S. 93 f. – Ertz (s. Anm. 66), S. 260 ff.

133 Auffallend ist, daß das früher (1606) gemalte motivgleiche Bild der Ambrosiana in Mailand noch nicht die Kaiserkrone im Zenit zeigt. Zur Besetzung von Donauwörth vgl. Heussi (s. Anm. 77), S. 354 (§ 94).

134 Vgl. Carmen Bechtold: Eine Einführung in die Symbolik von Pflanzendarstellungen vom Mittelalter bis zum Barock, Faltblatt der Staatlichen Kunsthalle Karlsruhe, 1985, o. S.

135 Zum folgenden vgl. Schneider (s. Anm. 120), S. 308 ff. Frühe Erwähnung der Tulpe bei Olivier de Serres: Le Théâtre d'Agriculture et Mesnage des Champs. Paris 1600, S. 577 f. (»Tulipan«: »Ceste plante produit des rares fleures de la grandeur & figure comme celle du lys, fort recherchées pour leur excellente couleur d'orange-rouge.«)

136 Zu Daniel Seghers vgl. F. Kieckens: Daniel Seghers, de la compagnie de Jésus, peintre de fleurs, sa vie et ses oeuvres. Antwerpen 1886. – M.-L. Hairs: Les peintres flamands de fleurs au XVIIe siècle. Paris/Brüssel 1955, 2. Aufl. 1964, passim. – Günther Heinz: Geistliches Blumenbild und dekoratives Stilleben in der Geschichte der kaiserlichen Gemäldesammlungen, in: Jahrbuch der kunsthist. Sammlungen in Wien 69, 1973, S. 7–54, hier S. 20.

137 Vgl. Jean Delumeau: Le catholicisme entre Luther et Voltaire. Paris 1971. – P. Bossy: The Counter-Reformation and the People of Catholic Europe, in: Past and Present 47, 1970, S. 51–70. Hubert Jedin: Katholische Reform und Gegenreformation, in: Handbuch der Kirchengeschichte, Bd. 4. Freiburg i. Br. 1967, S. 449 ff.

138 Zum Einsatzbild vgl. Martin Warnke: Das Reiterbild des Balthasar Carlos von Velázquez, in: Amici Amico, Festschrift für Werner Gross. München 1968, S. 217–227. – Ders.: Italienische Bildtabernakel bis zum Frühbarock, in: Münchner Jahrbuch der bildenden Kunst, 3. F., 19, 1968, S. 61–102.

139 Es sind elf Putten; die Zahl ist wohl auf die Apostel ohne den abtrünnigen Judas zu beziehen. Vgl. Kat. Alte Pinakothek München. München 1983, S. 443 f.

140 Zu Jan Davidz. de Heem vgl. Heinz (s. Anm. 136), S. 18. – Klemm (s. Anm. 70), S. 140 ff., bes. S. 182 ff.

141 Vgl. Erwin Iserloh: Abendmahl III/ 4, in: Theologische Realenzyklopädie Bd. I, Berlin/ New York 1977, S. 126 ff. (mit umfangreicher Literatur).

142 Vgl. Norbert Schneider: Jan van Eyck, Der Genter Altar. Vorschläge für eine Reform der Kirche. Frankfurt/M. 1986, S. 79 ff.

143 Zu der sich im 17. und 18. Jahrhundert anbahnenden Empirisierungstendenz vgl. Wolf Lepenies: Das Ende der Naturgeschichte. München 1976, bes. S. 16 ff. – Michel Foucault: Die Ordnung der Dinge. Frankfurt/M. 1971.

144 Zum »Physiologus« vgl. Norbert Schneider: Natur und Kunst im Mittelalter, in: Werner Busch (Hg.): Funkkolleg Kunst, Bd. II. München/Zürich 1987, S. 619–648, hier S. 636.

145 Hermolai Barbari Castigationes Plinianae. Item emendatio in Melam Pomponium. Rom 1492/93.

146 Otto Brunfels: Contrafayt Kreütterbuch. Nach rechter vollkommener art, vnud(sic) Beschreibungen der Alten, besst-berümpten ärzt, vormals in Teütscher sprach, der maszen nye gesehen, noch im Truck auszgangen etc. 2 Teile. Straßburg 1532 (= gekürzte Übersetzung von Brunfels' Herbarum vivae eicones ad naturae imitationem summa cum diligentia et artificio effigiatae, Argentorati (= Straßburg) 1530–1536).

147 Marie Boas: Die Renaissance der Naturwissenschaften 1450–1630. Das Zeitalter des Kopernikus. Gütersloh 1965, S. 60.

148 Hans Blumenberg: Die Legitimität der Neuzeit. Frankfurt/M. 1966 (Dritter Teil : Der Prozeß der theoretischen Neugierde), S. 363.

149 Zit. nach Boas (s. Anm. 147), S. 57 f.

150 Vgl. Zedler, Universal-Lexicon, Bd. 24, Sp. 172 ff.

151 Augustinus, Confessiones V, 3, 4; X, 35, 55 (»Curiositas« als Teil der verwerflichen Augenlust).

152 Leonardo, Codex Arundel ed. J. P. und I. A. Richter, S. 155. – Josef Gantner: Leonardos Visionen von der Sintflut und vom Untergang der Welt. Bern 1958, S. 100 ff. – Zit. nach Blumenberg (s. Anm. 148), S. 362.

153 Vgl. Gisela Luther: Stilleben als Bilder der Sammelleidenschaft, in: Kat. Stilleben, S. 88–128 (grundlegend; mit weiterer Lit. in den Anmerkungen S. 566 ff.). – Julius von Schlosser: Die Kunst- und Wunderkammern der Spätrenaissance. 2. Aufl. Braunschweig 1978.

154 Zu Frans Francken II vgl. Kat. Stilleben (s. Anm. 56), Abb. 80 (S. 124; Frankfurt, Historisches Museum) und 81 (S. 127; Wien, Kunsthistorisches Museum).

155 Vgl. Ulla Krempel, Kat. Jan van Kessel d. Ä., Die vier Erdteile. München 1973. U. Krempel

weist darauf hin, daß zahlreiche Motive des Künstlers aus Musterbüchern, zoologischen und botanischen Werken entlehnt wurden (z. B. Theodor De Brys 13 Bände über das »orientalische« und »okzidentalische Indien« [Frankfurt/M. 1590–1634]).

156 Vgl. Bergström (s. Anm. 1), S. 157.

157 Vgl. Rudolf Burckhardt: Geschichte der Zoologie und ihrer wissenschaftlichen Probleme, 2. Aufl. bearb. u. ergänzt v. H. Erhard, Bd. I: Bis zur Mitte des 18. Jahrhunderts. Berlin/Leipzig 1921, S. 71 ff.

158 Beginnt zu dieser Zeit in der Wissenschaft bereits Skepsis gegenüber den magischen Wirkungen der Mandragora laut zu werden, so war man noch während des Mittelalters von ihrer ausgezeichneten Heilwirkung überzeugt. Vgl. H. Rahner: Die seelenheilende Blume. II Mandragore, die ewige Menschenwurzel, in: Eranos-Jahrbuch 1945, S. 202–239. – Thomas de Perseigne: In canticum VI, in: MPL Bd. 206, Sp. 759. – Zur Einschätzung der Pflanze im 16. Jahrhundert: Lynn Thorndike: A History of Magic and Experimental Science, Vol. VI. New York 1941, S. 292 (zu Hieronymus Bock).

159 Van Kessel bezog sich hier – U. Krempel (s. Anm. 155) zufolge – auf J. Nieuhoff: Het Gesamtschap der Neerlantsche Oostindische Compagnie. Amsterdam 1665.

160 Nach U. Krempel war Hauptquelle für dieses Amerika-Bild Wilhelm Piso: Historia Naturalis Brasiliae. Amsterdam 1658. Auch griff van Kessel auf J. E. Nieremberg: Historia Naturae. Antwerpen 1635, zurück.

161 Zu den Darstellungen der Bezauberung von Bäumen und Tieren durch Orpheus (Ovid, Metamorphosen X, 86–105) vgl. A. Pigler: Barockthemen. Budapest/Berlin 1956, Bd. II, S. 186 ff.

162 Vgl. H. E. Wethey: The Paintings of Titian. Complete edition. Vol. III: The Mythological and Historical Paintings. O. O. (1975), S. 10 ff. und Kat.-Nr. 29 (mit Lit.)

163 Zum Thema der »Fröhlichen Gesellschaft« vgl. Chr. Brown: Holländische Genremalerei im 17. Jahrhundert. München 1984, S. 177 ff. – Zu den Darstellungen des Themas in graphischen Zyklen (z.B. Elemente-Zyklus von Chrispijn de Passe nach Maerten de Vos: »Terra«) vgl. Kat. Tot lering (s. Anm. 26), S. 24, Abb. 6. Der Zusammenhang von Musik und Erotik z.B. im Emblem wird von Gabriel Rollenhagen: Nucleus emblematum. Köln 1611, 70, oder dem von Jacob Cats: Sinne- en minnebeelden. Amsterdam/Utrecht 1700 (1. Aufl. 1618), I. 86 (»Quid non sentit amor«) erörtert. – Vgl. in diesem Zusammenhang auch das *Konzert junger Männer* von Caravaggio (New York, Metropolitan Museum). Dazu Hibbard (s. Anm. 6), S. 31 ff., der auf Callisto Piazzas *Konzert* (Philadelphia Museum, Johnson Coll.) aus den 1520er Jahren als Vorform verweist (bei ihm Abb. 16, S. 34).

164 Z. B. Frans Floris: Familie van Berchem, 1561, Lier, Museum Wuyts-van-Campen-Caroly, Inv.-Nr. 52. Die Rahmeninschrift verweist eindeutig auf die Concordia-Symbolik. – Eine emblematische Allegorie der Harmonie bei Cesare Ripa: Iconologia overo descrittione di diverse imagini cavate dall' antichità, e di propria inventione. With an introduction by Erna Mandowsky (= ND der Ausg. Rom 1603). Hildesheim/New York 1970, S. 26. – Vgl. auch A. P. de Mirimonde: La musique dans les allégories de l'amour, I, in: Gazette des Beaux-Arts 68, 1966, S. 265–290; II, in: Ebd. 69, 1967, S. 319–346. – E. Winternitz: Musical Instruments and their Symbolism in Western Art. London 1967.

165 Neuere Literatur zu Baschenis: Marco Rosci: Evaristo Baschenis, Bartolommeo e Bonaventura Bettera. Estratto da »I Pittori Bergamaschi, Il Seicento – Volume III«. Raccolta di studi a cura della Banca Popolare. Bergamo 1985 (Text und Oeuvre-Katalog). – Als Beispiel für ein Musikalienstilleben aus späterer Zeit sei hier stellvertretend das von Pierre Nicolas Huilliot (Salzburg, Residenzgalerie Salzburg) erwähnt.

166 Ein Emblem von Sebastián de Covarrubias Oroszco (1539–1613): Emblemas Morales ... Madrid 1610, 2. Buch, Nr. 31 (HS Sp. 1303), zeigt eine auf einem Marmortisch liegende Gitarre. Das Motto lautet: »Sonus est qui vivit in illa« (»Es ist der Ton, der in ihr wohnt«). Hier wird also auf die Potentialität der musikalischen Performanz des Instruments hingewiesen, ein Aspekt, auf den vielleicht auch Baschenis anspielt. – Eine »Genre«-Szene mit auf dem Tisch abgelegten Instrumenten von Willem Duyster (Berlin, Staatliche Schlösser und Gärten) verdeutlicht den der von Baschenis inszenierten Stillebensituation sozusagen vorausgegangenen Handlungskontext (vgl. Kat. Tot lering (s. Anm. 26), Nr. 21, S. 104 ff).

167 Zur Zahlenlehre des Pythagoras vgl. Aristoteles, Metaphysik I, 5.

168 Weitere Musiktraktate des Mittelalters sind aufgeführt in: Schneider (s. Anm. 142), S. 95, Anm. 34.

169 Zu Johannes de Muris vgl. den Artikel von H. Besseler in: Musik in Geschichte und Gegenwart. Kassel u. a. 1958, Bd. 7, Sp. 105–115 (m. Lit.). – Vgl. auch den instruktiven Artikel »Musik, Musikinstrumente« von Hartmut Braun in: LCI, Bd. 4, Sp. 597–611.

170 Marco Rosci: Metodi di produzione delle botteghe bergamasche e natura morta italiana: asterischi su Baschenis, Bettera e collaterali, in: Arte Ill. 1, 1968, S. 22 ff.; vgl. Kat. Wallraf-Richartz-Museum, Köln, Italienische, französische und spanische Gemälde bis 1800. Von Brigitte Klesse. Köln 1973, S. 18 f.

171 Vgl. Sigrid Braunfels: Artikel »Skorpion«, in: LCI Bd. 4, S. 171.

172 Vgl. Kat. Sprache der Bilder (s. Anm. 49), Nr. 27, S. 128 ff.

173 Diego de Saavreda: Idea de un principe (1640), zit. nach: Kat. Sprache der Bilder (s. Anm. 49), S. 130.

174 Vgl. Giovanni Battista Moronis *Edelmann* in der National Gallery London (Inv.-Nr. 1022). Dazu Cecil Gould: National Gallery Catalogues. The Sixteenth-Century Italian Schools. London 1975, S. 167 f.

175 S. Kap. 6.

176 Guillaume de la Perrière: Le Théâtre des bons engins etc. Paris 1539 (HS, Sp. 1485).

177 Deutsche Barock-Lyrik (s. Anm. 91), S. 27.

178 Vgl. Kat. Alte Pinakothek München. München 1983, S. 116 f.

179 Zu Hugo Grotius vgl. Will und Ariel Durant: Europa im Dreißigjährigen Krieg. (Kulturgeschichte der Menschheit, Bd. 11). Frankfurt/M./Berlin/Wien 1982, S. 435 ff.

180 Zit. nach Ernst Robert Curtius: Europäische Literatur und lateinisches Mittelalter. 7. Aufl. Bern/München 1969, S. 307.

181 Vgl. Denys Hay: Fiat lux, in: John Carter/Percy H. Muir (Hg.): Bücher, die die Welt verändern. München 1968, S. 11–46. – Eva-Maria Hanebutt-Benz: Kat. Die Kunst des Lesens. Frankfurt/M., Museum für Kunsthandwerk (1985), S. 55 ff. – Zum Bücherstilleben vgl. Jochen Becker: Das Buch im Stilleben – das Stillleben im Buch, in: Kat. Stilleben (s. Anm. 56), S. 448 ff.

182 Alanus ab Insulis, in: MPL Bd. 210, Sp. 579 A. – Vgl. Curtius (s. Anm. 180), S. 32.

183 Rolf Engelsing: Analphabetentum und Lektüre. Zur Sozialgeschichte des Lesens in Deutschland zwischen feudaler und industrieller Gesellschaft. Stuttgart 1973, S. 42 ff.

184 Sebastian Brant: Das Narrenschiff. Text und Holzschnitte der Erstausgabe 1494. Zusätze der Ausgaben 1495 und 1499. Frankfurt/M. 1980, S. 42 ff. – Zu Barnaby Rich und Robert Burton siehe Will und Ariel Durant: Gegenreformation und Elisabethanisches Zeitalter. (Kulturgeschichte der Menschheit, Bd. 10). Frankfurt/M. / Berlin / Wien 1982, S. 376 ff. Vgl. Robert Burton: Anatomie der Melancholie. Über die Allgegenwart der Schwermut. Nachwort u. Übersetzung von Ulrich Horstmann. Zürich 1988. Eine weitere deutsche Übersetzung (von Werner Koppenfels) erschien Mainz 1988.

185 Aaron J. Gurjewitsch: Das Weltbild des mittelalterlichen Menschen. Dresden 1978, S. 171 ff. – Jacques Le Goff: Zeit der Kirche und Zeit des Händlers, in: M. Bloch u. a.: Schrift und Materie der Geschichte. Hg. v. Claudia Honegger. Frankfurt/M. 1976, S. 393–417.

186 Kat. Alte Pinakothek München. München 1983, S. 286.

187 Bergström (s. Anm. 1), S. 163. – A. P. Mirimonde: Musique et symbolisme chez Jan-Davidzoon de Heem, Cornelis-Jandzoon en Jan

II Janszoon de Heem, in: Jaerboek Koninklijk Museum voor Schone Kunsten Antwerpen 1970, S. 251 ff.

188 Vgl. Th. H. d'Angremond: De Spaansche Brabander, in: Tijdschrift voor taal en letteren, 24, 1936, S. 276 ff.

189 C. Suetonii Tranquilli De vita Caesarum libri VIII recensuit L. Prud'homme. Groningen 1906 (dt.: Sueton, Werke in einem Band. Berlin/Weimar 1985 (Bibliothek der Antike, Römische Reihe), S. 336–349).

190 Vgl. Carel ter Haar: Das goldene Zeitalter der Literatur in den Niederlanden, in: Propyläen Geschichte der Literatur. Bd. III: Renaissance und Barock 1400–1700. 2. Aufl. Berlin 1988, S. 388.

191 Ingvar Bergström: Marseus, peintre de fleurs, papillons et serpents in: L'œil 233, 1974, S. 24, 65. – Ders. in: Natura in posa. Mailand 1977, S. 201. – V. C. Habicht: Ein vergessener Phantast der holländischen Malerei, in: Oud Holland 41, 1923, S. 33 f., Abb. 1.

192 S. Anm. 191.

193 Zu Frederick Ruysch vgl. den Artikel in: Thieme-Becker: Allgemeines Lexikon der bildenden Künstler. Leipzig 1908 ff., Bd. 29, S. 243.

194 Die Theorie der »spontanen Urzeugung« wurde noch lange vertreten – trotz der Widerlegung durch Swammerdam u. a. Vgl. Ulysse Aldrovandi: Serpentum et draconum historiae libiri duo. Bologna 1640, S. 12. – Ders.: De reliquis animalibus exanguibus. Bologna 1606, S. 299 ff.– Ders.: De animalibus insectis. Bologna 1602, lib. I, S. 57. – Moufetus (= Thomas Moffet): Insectorum sive minimorum animalium theatrum olim ab Edoardo Wottono, Conrado Gesnero, Thomaque Pennio inchoatum. London 1634, II, S. 247–48. – Dazu Thorndike (s. Anm. 158), S. 700 ff. u. ö. – Vgl. auch Henricus Ruysch: Theatri universalis animalium pars quinta ... de insectis libri III. Amsterdam 1718, Band II, S. 98.

195 Bei Mignons Kölner Bild enthält die Verbindung von Steinsockel und Eiche wohl Anspielungen auf Josua 24, 26 (»Und Josua ... nahm einen großen Stein und richtete ihn auf daselbst unter einer Eiche, die bei dem Heiligtum des Herrn war.«)

196 Über Abraham Mignon weiß man nur sehr wenig. Bekannt ist, daß er zusammen mit Marell 1664 Frankfurt am Main, das Zentrum französischer calvinistischer Refugiés in Deutschland, wohl unter dem wachsenden Druck gegenreformatorischer Tendenzen verlassen mußte. Er ging nach Utrecht, wo er bald (1669) Mitglied der St.-Lukas-Gilde wurde. Mignon schloß sich in diesen Jahren eng Jan Davidsz de Heem an, der von 1669–72 in Utrecht, seiner Geburtsstadt, weilte. 1672 wird Mignon für fünf Jahre zum Dekan der »Waalse Kerk« (oder »Waalse Gemeente«), der französisch-wallonischen reformierten Kirche in den nördlichen Niederlanden, gewählt. Bemerkenswert ist die Zusammenarbeit Mignons mit de Heem, der ja eine dezidiert katholische Position im Sinne der jesuitischen Ikonographie vertrat. – Zu Abraham Mignon vgl. die Monographie von M. Kraemer-Noble (Leigh-on-Sea 1973), S. 9.

197 In der Barocklyrik wird der Kürbis zuweilen als Metapher für das Leben verwendet (»Das Leben ist ein Kürbs«, heißt es bei Daniel Casper von Lohenstein: »die Schal ist Fleisch und Knochen/die Kerne sind der Geist/der Wurmstich ist der Tod ... « Vgl. Christian Wagenknecht (Hg.): Gedichte 1600–1700 (Epochen der deutschen Lyrik. Hg. v. Walther Killy, Bd. 4). München 1969, S. 303 f.).

198 Die Eiche galt wegen des hohen Alters, das sie erreichen kann, als Sinnbild des ewigen Lebens.

199 »Muscae immundos spiritus vel peccatores squalores vitiorum sectantes significant, qui sordibus scelerum oleum misericordiae atque charitatis corrumpunt. Unde in Ecclesiaste scriptum est: ›Muscae morientes exterminant suavitatem unguenti‹ (Eccles. X = (Pred. 10, 1)), quia malus mistus bonis contaminat plurimos, quomodo muscae si moriantur in unguento, perdunt odorem et saporem illius ... « (Hrabanus Maurus: De universo lib. IX, in: MPL 111, Sp. 258).

200 Vgl. Thorndike (s. Anm. 158), S. 284.

201 »Lacerta est via iniqui«, »stellio est pravus« (Hrabanus Maurus; Allegoriae, in: MPL 111, Sp. 979, 1052; vgl. auch L. Wehrhahn-Stauch, in: LCI Bd. 1, Sp. 589 f.).

202 Vgl. oben zu Georg Flegel Kap. 7.

203 Konrad von Megenberg: Das Buch der Natur. Die erste Naturgeschichte in deutscher Sprache. Hg. von Franz Pfeiffer. Hildesheim/New York 1971 (= ND der Ausgabe Stuttgart 1961), S. 183 f. – Vgl. auch Albertus Magnus, De animalibus, in: Albertus Magnus: Ausgewählte Texte, Hg. u. übers. von Albert Fries. Darmstadt 1981, S. 65 f. (zum Eichhörnchen und zum Distelfink). – Hildegard von Bingen: Physica, lib. VI de avibus, cap. LII: »De Distelwincke« (fringilla carduelis), in: MPL 197, Sp. 1306.

204 Rupprich (s. Anm. 76), S. 349.

205 Vgl. Leibniz' »Essais de Théodicée sur la bonté de Dieu, la liberté de l'homme et l'origine du mal« von 1710. (»Wir halten fest an der außer Zweifel stehenden Lehre, die Zahl der ewig Verdammten sei unvergleichlich viel größer als die der Geretteten, und müssen trotzdem sagen, daß das Übel, verglichen mit dem Guten, fast wie ein Nichts erscheint, wenn man auf die wahre Größe des Reiches Gottes achtet ...« Theodizee, dt. Ausg. Leipzig o. J., S. 110 f.).

Künstlerbiographien

Abgekürzt zitierte Literatur:
Faré I = M. Faré: Le grand siècle de la nature morte en France. Fribourg/Paris 1974

Faré II = M. et F. Faré: La vie silencieuse en France. La nature morte au XVIIIe siècle Fribourg/Paris 1976.

Th.-B. = U. Thieme/F. Becker: Allgemeines Lexikon der bildenden Künstler. Leipzig 1907–50, 37 Bände

Kat. Stilleben = Ausstellungskatalog Stilleben in Europa. Münster/Baden-Baden 1979/80

Willem van Aelst
geb. 1627 Delft, gest. um 1683 Amsterdam.
Schüler seines Onkels Evert van Aelst, Delft, und des Stillebenmalers Otto Marseus van Schrieck, bei dem er in Florenz lernte. Reisen nach Frankreich und Italien 1645–56. Spezialisierte sich besonders auf Früchte-, Blumen- und Jagdstilleben.
Lit.: L. J. Bol: Holländische Maler des 17. Jh., Braunschweig 1969. – J. Lauts: Stilleben alter Meister I. Niederländer und Deutsche. Karlsruhe 1969, S. 34 ff.

Pieter Aertsen
geb. 1508 Amsterdam, gest. 1575 Amsterdam.
Schüler von Allaert Claesz in Amsterdam. Schloß sich 1535 der Antwerpener St.-Lukas-Gilde an. 1556 kehrte er nach Amsterdam zurück. Onkel und Lehrer Joachim Beuckelaers. Malte besonders Markt- und Küchenbilder unter Einbeziehung biblischer Szenen, die meist in den Bildhintergrund verlegt werden.
Lit.: J. Sievers: Pieter Aertsen. Leipzig 1908. – K. P. F. Moxey: Pieter Aertsen, Joachim Beuckelaer and the Rise of Secular Painting in the Context of the Reformation. New York/London 1977 (Diss. Chicago 1974). – M. B. Buchan: The Paintings of Pieter Aertsen. Ph. D. New York 1975.

Giuseppe Arcimboldo
geb. um 1527/30 Mailand, gest. 1593 Mailand.
Der für seine allegorischen *teste composte* (Lomazzo 1584) – aus Blumen, Früchten, Tieren, Büchern, Waffen und anderen Gegenständen zusammengesetzte Köpfe – berühmte Künstler wurde in der Werkstatt seines Vaters Biagio Arcimboldo ausgebildet (Glasmalereien für den Mailänder Dom). Seit 1592 Hofmaler Kaiser Ferdinands I. in Prag. In dieser Funktion von den Kaisern Maximilian II. und Rudolf II. übernommen, die ihn durch Ernennung zum Pfalzgrafen ehrten.
Lit.: R. Barthes: Arcimboldi. Parma 1978. – F. Porzio: L'Universo illusorio di Arcimboldi. Mailand 1979. – W. Kriegeskorte: Arcimboldo. Köln 1988. Ausst.-Kat. The Arcimboldo Effect. (Venedig, Palazzo Grassi). Mailand 1987.

Balthasar van der Ast
geb. 1593/94 Middelburg, gest. 1657 Delft.
Lernte bei seinem Schwager Ambrosius Bosschaert. Tätig in Utrecht, wo er 1619 Mitglied der St.-Lukas-Gilde wurde, und in Delft (seit 1632).
Lit.: L. J. Bol: The Bosschaert dynasty. Leigh-on-Sea 1960.

David Bailly
geb. 1584 Leiden, gest. 1657 Leiden.
Schüler seines Vaters, des aus Antwerpen gebürtigen Pieter Bailly, und des Kupferstechers Jacques de Gheyn. Ausbildung zum Porträtmaler bei Cornelis van der Voort in Amsterdam. Zahlreiche Auslandsaufenthalte. Tätig für viele Fürsten, u. a. für den Herzog von Braunschweig. Neben Bildnissen malte er Stilleben wie das berühmte Vanitas-Bild von 1651. Bailly war Lehrer seiner Neffen Harmen und Pieter Steenwyck.
Lit.: Kat. Stilleben, S. 239 ff. – N. Popper-Voskuil: Selfportraiture and vanitas still-life painting in 17th-century Holland in reference to D. Bailly's vanitas œuvre, in: Pantheon 31, 1973, S. 58–74.

Hendrick van Balen
geb. 1575 Antwerpen (?), gest. 1632 Antwerpen.
Besuchte um 1600 Italien, wo er vermutlich mit Rottenhammer in Venedig zusammentraf. Zusammen mit Peter Paul Rubens und Jan Brueghel d. Ä. reiste er nach Holland in den Jahren 1611–12 und 1616. Zusammenarbeit mit anderen Künstlern, so mit Joos de Momper, Jan Brueghel d. Ä. und Frans Snyders.
Lit.: siehe unter Jan Brueghel d. Ä.

Jacopo de' Barbari
geb. um 1440 Venedig, gest. vor 1515 in den Niederlanden.
Venezianischer Maler, Kupferstecher und Holzschneider. 1494/96 begegnete er Dürer in Venedig. Wurde Hofmaler Kaiser Maximilians in Nürnberg und seit 1503/04 Hofmaler des Kurfürsten Friedrich III. des Weisen von Sachsen. Später auch (seit 1510) Hofmaler der Statthalterin Margarethe von Österreich in den Niederlanden. Sein *Stilleben mit Rebhuhn, Eisenhandschuhen und Armbrustbolzen* (München) von 1504 gilt als eines der frühesten Beispiele dieser Malereigattung.
Lit.: Kat. Alte Pinakothek München, Katalog V. Italienische Malerei. Bearbeitet v. R. Kultzen. München 1975, S. 14 ff.

Evaristo Baschenis
geb. 1617 Bergamo, gest. 1677 Bergamo.
Italienischer Maler, ursprünglich Priester. Spezialisierte sich auf die von den Zeitgenossen als »unübertrefflich« gepriesene Darstellung von Musikalienstilleben. Daneben malte er Porträts und phantastische Schlachtenbilder im Stil von Jacques Courtois, gen. Bourgignon.
Lit.: Kat. Köln, Wallraf-Richartz-Museum. Italienische, französische und spanische Gemälde bis 1800. Von B. Klesse. Köln 1973, S. 18 f. – Ausst.-Kat. Un incontro bergamasco. Ceresa, Baschenis nelle collezioni private bergamasche. A cura di Marco Valsecchi. Galleria Lorenzelli, Bergamo. Bergamo 1972

Lubin Baugin
geb. um 1610 Pithiviers (Loiret), gest. 1663 Paris.
Wegen seiner stilistischen Nähe zu Guido Reni wurde der französische Maler von seinen Zeitgenossen »le petit Guide« genannt. Er malte vorwiegend Heiligenszenen. Sein berühmtes Stilleben (»Fünf Sinne«) stellt innerhalb seines Werks eher eine motivische Ausnahme dar.
Lit.: M. Faré: Baugin, peintre de natures mortes, in: Bulletin de la Société de l'histoire de l'art français 1955, S. 15–26. – Ch. Wright: The French Painters of the Seventeenth Century. Boston 1985, S. 135 f.

Osias Beert
geb. um 1580 Antwerpen, gest. 1624 Antwerpen.
1602 Aufnahme in die Antwerpener St.-Lukas-Gilde als Freimeister. 1606 heiratete er Margareta Yckens. Der früh verstorbene Beert war fast ausschließlich in Antwerpen tätig und spezialisierte sich als Stillebenmaler auf Blumen- und Obststücke.
Lit.: Kat. Le siècle de Rubens. Paris 1977/78, S. 41 ff. (mit weiterer Lit.).

Joachim Beuckelaer
geb. um 1530 Antwerpen, gest. 1573 Antwerpen.
Flämischer Maler von schon stillebenhaft aufgefaßten Kücheninterieurs und Marktszenen. Neffe Pieter Aertsens, in dessen Werkstatt er ausgebildet wurde. Malte viele Bilder im Tagelohn (pro Tag 1 1/2 Gulden). Aufnahme in die Antwerpener St.-Lukas-Gilde 1560.
Lit.: K. P. F. Moxey: The »Humanist« Market Scenes of Joachim Beuckelaer: Moralizing Example or »Slices of Life«? In: Jaerboek van het Koninklijk Museum voor Schone Kunsten Antwerpen 16, 1976, S. 109–187. – Ausst.-Kat. Joachim Beuckelaer. Het markt en keukenstuk in de Nederlanden 1550–1650. Gent 1986/87.

Abraham van Beijeren
geb. 1620/21 den Haag, gest. 1690 Overschie.
War wahrscheinlich Schüler Pieter de Putters. Arbeitete im Haag, Delft, Amsterdam, Alkmaar und Overschie. Berühmt wegen seiner »Prunkstilleben«, einer Untergattung des »Ontbijtje« (Frühstücksstilleben).

Lit.: I. Bergström: Dutch Still-life Painting in the Seventeenth Century. London 1956, S. 198, 239 f.

Pieter Boel
geb. 1622 Antwerpen, gest. 1674 Paris.
Nach vermutlich erfolgtem Italienaufenthalt wurde Boel 1650/51 Meister der Antwerpener St.-Lukas-Gilde. 1668 Mitarbeiter Charles Le Bruns in der Pariser Gobelin-Manufaktur und Hofmaler (»Peintre ordinaire du roi«). Malte u. a. Tierstücke in der Nachfolge von Fyt, daneben Vanitas-Stilleben wie das in Lille, Musée des Beaux-Arts.
Lit.: Kat. Le siècle de Rubens. Paris 1977/78, S. 43 ff. (mit weiterer Lit.).

Ambrosius Bosschaert
geb. 1573 Antwerpen, gest. 1621 den Haag.
Tätig in Middelburg, Utrecht und Breda. Berühmt wegen seiner radialkompositorisch angelegten Blumenstilleben. Auch als Kunsthändler tätig. Seine drei Söhne waren ebenfalls Blumenstillebenmaler.
Lit.: L. J. Bol: The Bosschaert Dynasty. Leigh-on-Sea 1960. – P. Mitchell: European Flower painters. London 1973, bes. S. 65.

Jan Brueghel d. Ä.
geb. 1568 Brüssel, gest. 1625 Antwerpen.
Der Sohn Pieter Brueghels d. Ä. war Schüler von Pieter Goetkint d. Ä. in Antwerpen. Italienaufenthalt (1590 Neapel, 1592–94 Rom, dann Mailand), 1596 wieder in Antwerpen, wo er in die St.-Lukas-Gilde aufgenommen wurde. 1604 Reise nach Prag. Um 1613 zusammen mit Rubens und Hendrick van Balen Reise nach Holland. Wurde 1610 Hofmaler des Erzherzogs Albrecht von Österreich, des spanischen Statthalters in den Niederlanden. Spezialisierte sich auf panoramatische kleinformatige Landschaften sowie auf Blumenstilleben. Viele Bilder in Zusammenarbeit mit anderen Künstlern (Rubens, van Balen, F. Francken II u. v. a.).
Lit.: K. Ertz: Jan Brueghel der Ältere. Die Gemälde. Köln 1979.

Bartholomäus (Barthel) Bruyn d. Ä.
geb. 1493 Wesel (?), gest. 1555 Köln.
Tätig in Köln seit 1515. Beeinflußt von Jan Joost van Calcar und Joos van Cleve.
Lit.: H. Westhoff-Krummacher: Barthel Bruyn der Ältere. München/Berlin 1965.

Vincenzo Campi
geb. 1536 Cremona, gest. 1591 Cremona.
Malte vor allem Heiligenbilder und Porträts sowie genrebildhafte Stilleben wie die beiden Frucht- und Fischhändlerinnen-Bilder in der Mailänder Brera, die den Einfluß Pieter Aertsens erkennen lassen.
Lit.: Th.-B. Bd. V, S. 472. – Kat. Stilleben, S. 276 ff. (Abb. 147).

Michelangelo Merisi da Caravaggio
geb. 1571 Caravaggio bei Bergamo, gest. 1610 Porto Ercole (Toskana).
1584 vierjährige Lehre bei Simone Peterzano in Mailand. Seit etwa 1592/93 in Rom, dort seit 1594/95 im Hause des Kardinals del Monte, der sein Förderer wurde. 1599 ff. Bilder für die Contarelli-Kapelle in S. Luigi dei Francesi und 1600-01 Seitenbilder für die Cerasi-Kapelle in S. Maria del Popolo. Wiederholt im Konflikt mit dem Gesetz. Wegen eines Totschlags muß er 1606 aus Rom fliehen, zuerst nach Neapel, dann (1608) nach Malta. Dort Aufnahme in den Malteserorden. Erneute Flucht. Auf dem Rückweg nach Rom stirbt er bei einer Landung in Porto Ercole 1610.
Lit.: W. Friedlaender: Caravaggio Studies. Princeton 1955. – M. Marini: Michelangelo da Caravaggio. Rom 1974. – H. Hibbard: Caravaggio. London 1983. – Kat. The Age of Caravaggio. New York, The Metropolitan Museum 1985.

Annibale Carracci
geb. 1560 Bologna, gest. 1609 Rom.
Zusammen mit seinen Brüdern Agostino und Ludovico unterhielt er eine Werkstattgemeinschaft, aus der die spätere »Accademia degli Incamminati« hervorging. Anfangs Genrebilder in der Art des Bologneser Manierismus (Passarotti, Fontana), später, besonders seit seiner Übersiedlung nach Rom (Freskierung der großen Galerie des Palazzo Farnese), Tendenz zu klassischer Strenge.
Lit.: D. Posner: Annibale Carracci. London 1971.

Jean Baptiste Siméon Chardin
geb. 1699 Paris, gest. 1779 Paris.
Der Schüler von N. N. Coypel, P. J. Cazes und J. B. van Loo wurde 1724 Meister der Lukasgilde. 1728 wurde er als Tier- und Früchtemaler in die Akademie aufgenommen, in der er zum »Conseiler« avancierte (1743), schließlich auch zum Schatzmeister und Organisator der Akademieausstellungen. Seit 1757 wohnte er im Louvre. Ab 1768 erhielt er eine königliche Pension. Neben Stilleben malte er auch Porträts und Genreszenen. Wurde von Diderot sehr geschätzt (vgl. dessen Salonbesprechungen).
Lit.: Ausst.-Kat. Chardin (Verfasser: P. Rosenberg). Paris/Cleveland/Boston 1979. – P. Rosenberg: Tout l'œuvre peint de Chardin. Paris 1983. – Ph. Conisbee: Chardin. Oxford 1986. – A. Breitmoser: Tradition als Problem in der Stillebenmalerei J.-B. S. Chardins. München 1987. – N. Bryson: Chardin and the Text of Still-life, in: Critical Inquiry 15, Winter 1989, H. 2 (vgl. Frankfurter Allgemeine Zeitung v. 17. 5. 1989, Nr. 112, S. 4 N).

Pieter Claesz
geb. 1597 Burgsteinfurt (Westfalen), gest. 1660 Haarlem.
Lebte seit 1617, dem Zeitpunkt seiner Heirat, vermutlich ununterbrochen in Haarlem. Seine datierten Werke von 1621–60 sind fast ausschließlich Frühstücksstilleben. Daneben malte er auch schlichte Vanitas-Stilleben. Gilt als ein Vertreter der »monochromen Banketjes«.
Lit.: N. R. A. Vroom: De schilders van het monochrome banketje. Amsterdam 1945. – P. J. J. van Thiel: Een stilleven door Pieter Claesz., in: Bulletin van het Rijksmuseum 23, 1975, S. 119–121.

Adriaen Coorte
Lebensdaten unbekannt.
Von dem aus Middelburg stammenden Stillebenmaler ist nur wenig bekannt. 1695 wurde er mit Strafe belegt, da er ohne Konzession Bilder zum Verkauf angeboten hatte. Coorte spezialisierte sich auf einfach komponierte Blumen- und Früchtestücke.
Lit.: Th.-B., Bd. VII, S. 367 (E. W. Moes)

Jacob Gerritsz. Cuyp
geb. 1594 Dordrecht, gest. 1651/52 Dordrecht.
Der Sohn des Glasmalers Gerrit Gerritsz. Cuyp war vermutlich in Utrecht Schüler Abraham Bloemarts.
Lit.: Kat. Stilleben, S. 294, 304, 310 f.

Cornelius Jacobsz. Delff
geb. 1571 Delft, gest. 1643 Delft.
Über sein Leben ist wenig bekannt. Er war Schüler seines Vaters, des Porträtmalers Jacob Willemsz. Delff I.
Lit.: Kat. Alte Pinakothek München. München 1983, S. 161 f.

Albrecht Dürer
geb. 1471 Nürnberg, gest. 1528 Nürnberg.
Lehre bei Michael Wolgemut. 1490 auf Wanderschaft (Oberrhein, Basel, Straßburg). Rückkehr nach Nürnberg 1494. In diesem Jahr erste italienische Reise; 1505/07 die zweite. Zwischen 1512 und 1518 zahlreiche Aufträge von Kaiser Maximilian I. 1520/21 Reise in die Niederlande.
Lit.: Ausst.-Kat. Albrecht Dürer. Nürnberg 1971. – F. Anzelewsky: Albrecht Dürer. Das malerische Werk. Berlin 1971. – E. Panofsky: The Life and Art of Albrecht Dürer. Princeton 1948 u. a. (dt. 1977).

Floris van Dyck
geb. 1575 Haarlem, gest. 1651 Haarlem.
Der Haarlemer Maler spezialisierte sich besonders auf Küchen- und Früchtestilleben. Motivisch besteht eine Nähe zwischen seinen Bildern und denen von Nicolas Gillis und Floris van Schooten.
Lit.: Kat. Stilleben, S. 410 (Abb. S. 411).

Carel Fabritius
geb. 1622 Midden-Beemster, gest. 1654 Delft.
Der Künstler, der 1654 im Alter von 32 Jahren bei einer Explosion des Delfter Pulvermagazins ums Leben kam, war in der Zeit von 1641–43 wahrscheinlich Schüler von Rembrandt. Von 1652 an lebte er in Delft, wo er ein bedeutender Vorläufer von Vermeer wurde.
Lit.: Kat. Mauritshuis, Illustrated General Catalogue. The Hague 1977, S. 86. – Ch. Brown: Carel Fabritius. London 1981 (bes. S. 126 f., Nr. 7; zum »Goldfink«).

Louis Finson
geb. 1578 Brügge, gest. 1617 Amsterdam.
Der Künstler hielt sich von 1613–15 in der Provence auf. Seine Malerei vereint Elemente des Manierismus des 16. Jahrhunderts mit stilistischen Momenten des Caravaggismus.
Lit.: Ch. Wright: The French Painters of the Seventeenth Century. Boston 1985, S. 183 f. – D. Bodart: Louis Finson, Paris 1970.

Georg Flegel
geb. 1566 Olmütz, gest. 1638 Frankfurt/M.
Flegel erwarb 1597 in Frankfurt das Bürgerrecht und blieb in dieser Stadt bis an sein Lebensende. Er arbeitete viel mit dem Flamen Lucas van Valckenborch zusammen. Flegel gilt als der wichtigste Repräsentant des frühneuzeitlichen Stillebens in Deutschland. Er spezialisierte sich auf sog. Schauessen, Bankett- und Frühstücksstilleben sowie Blumenstücke.
Lit.: W. J. Müller: Der Maler Georg Flegel und die Anfänge des Stillebens, in: Schriften des Histo-

rischen Museums VIII. Frankfurt 1956. – K. Wettengl: Die Mahlzeitenstilleben von Georg Flegel. Diss. phil. Osnabrück 1983.

Frans Francken II
geb. 1581 Antwerpen, gest. 1642 Antwerpen.
Der flämische Künstler malte Historienbilder, Allegorien, Bildergalerien (wie das »Gastmahl im Hause des Bürgermeisters Rockox«, München, Alte Pinakothek), Kunst- und Wunderkammern sowie Genrebilder mit stillebenhaften Elementen.
Lit.: S. Speth-Holterhoff; Les peintres flamands de cabinets d'amateurs au XVIIe siècle. Brüssel 1957.

Jan Fyt
geb. 1611 Antwerpen, gest. 1661 Antwerpen.
Schüler von Frans Snyders, in dessen Werkstatt bis 1631 tätig. 1633–34 Paris-Aufenthalt und Reise nach Italien. Wurde von den Zeitgenossen als besonders auf Jagdstilleben spezialisierter Maler sehr geschätzt.
Lit.: H. Gerson/E. H. ter Kuile: Art and Architecture in Belgium. Harmondsworth 1960, S. 160. – E. Greindl: Les peintres flamands de nature morte au 17e siècle. Brüssel 1956, S. 75. – Th.-B. Bd. XVII, S. 612 ff.

Taddeo Gaddi
geb. um 1300 Florenz, gest. 1366 Florenz.
Schüler in der Werkstatt Giottos. 1327 Aufnahme in die Zunft der »Medici e Speciali«, Florenz. 1332 Auftrag zur Ausmalung der Baroncelli-Kapelle in S. Croce, Florenz.
Lit.: R. Oertel: Die Frühzeit der italienischen Malerei. Stuttgart 1966. – M. Milman: Trompe-l'œil Painting. The illusions of reality. Genf 1982, S. 20 f.

Giotto di Bondone
geb. 1266 (?) Colle di Vespigniano bei Vicchio, gest. 1337 Florenz.
1288–90 Schüler Cimabues. Nach 1290 Ausmalung der Oberkirche von S. Francesco in Assisi. Etwa 1302–06 Fresken in der Arenakapelle in Padua. 1320–25 Fresken in den Kapellen der Bardi und Peruzzi in S. Croce, Florenz. 1334 Ernennung zum Dombaumeister in Florenz.
Lit.: G. Vigorelli/E. Baccheschi: L' opera completa di Giotto. Mailand 1974 (mit Lit. S. 82).

Cornelius Norbertus Gijsbrechts
nachweisbar zwischen 1659 und 1675.
1659/60 Mitglied der Antwerpener St.-Lukas-Gilde. Um 1670–72 Hofmaler in Kopenhagen. Spezialisierte sich auf Trompe-l'œil-Bilder.
Lit.: Th.-B., Bd. XV, S. 377 f. – G. Marlier: C. N. Gijsbrechts, l'illusioniste, in: Connaissance des Arts 145, 1964, S. 96–105.

Hugo van der Goes
geb. um 1440/45 Gent, gest. 1482 im Roode Klooster bei Brüssel.
Frühniederländischer Maler. Mehrmals hintereinander Dekan der Genter Malergilde. 1477 Übertritt als »frater conversus« in das Roode Klooster bei Brüssel, ein der Windesheimer Kongregation angeschlossenes Augustinerchorherrenstift.
Lit.: F. Winkler: Das Werk des Hugo van der Goes. Berlin 1964. – E. Panofsky: Early Netherlandish Painting. Cambridge/Mass. 1953, Vol. I, S. 330–45.

Jan Gossaert gen. Mabuse
geb. 1470/80 Maubeuge/Hennegau, gest. 1532 Breda.
1503 Freimeister der Antwerpener Malergilde. 1508 nahm er an einer diplomatischen Reise Philipps von Burgund nach Rom teil. Von 1517–24 für Philipp in dessen Residenz in Wijk bei Duurstede tätig.
Lit.: M. J. Friedländer: Die altniederländische Malerei. Berlin/Leiden 1924 ff., Bd. VIII. – Ausst.-Kat. J. Gossaert genaamd Mabuse. Brügge 1965.

Willem Claesz. Heda
geb. 1594 Haarlem, gest. 1680/82 Haarlem.
Vermutlich von Floris van Dijck beeinflußt. Hauptvertreter des »monochromen Banketje« im 2. Viertel des 17. Jahrhunderts in Holland.
Lit.: N. R. A. Vroom: De schilders van het monochrome banketje. Amsterdam 1945. – I. Bergström: Dutch Still-life Painting, London 1956.

Jan Davidsz. de Heem
geb. 1606 Utrecht, gest. um 1654 Antwerpen.
Schüler seines Vaters David de Heem d. Ä. Tätig von 1626–36 in Leiden, wo er von den Brüdern Steenwyck und Pieter Potter beeinflußt wurde. Später arbeitete er in Antwerpen unter dem Einfluß von Daniel Seghers. 1669–72 in Utrecht, danach Rückkehr nach Antwerpen.
Lit.: E. Greindl: Les peintres flamands de nature morte au XVIIe siècle. Brüssel 1956.

Maerten van Heemskerck
geb. 1498 Heemskerck, gest. 1574 Haarlem.
Schüler von Jan van Scorel. Reise nach Italien 1527–29. Danach tätig in Haarlem.
Lit.: M. J. Friedländer: Early Netherlandish Painting. Leiden 1967 ff., Bd. XIII.

Georg (Joris) Hoefnagel
geb. 1542 Antwerpen, gest. 1600 Wien.
Der Sohn eines wohlhabenden Diamanthändlers malte hauptsächlich naturwissenschaftliche Miniaturen im Sinne der frühneuzeitlichen Curiositas. Zahlreiche seiner Blätter tragen das Motto »natura sola magistra«. Hoefnagel ging mit seinem Freunde, dem Geographen Abraham Ortelius, auf Wanderschaft. War zeitweilig Maler am Hofe Herzog Albrechts V. von Bayern. 1590 Berufung an den kaiserlichen Hof in Wien und Prag (Rudolf II). Sein Sohn Jacob Hoefnagel (1575–1630), seit 1602 Kammermaler Rudolfs II., brachte 1592 die »Archetypa Studiaque Patris G. Hoefnagelii« in vier Teilen heraus, Kupferstiche nach Pflanzen- und Tierzeichnungen seines Vaters,
Lit.: E. Kris: Georg Hoefnagel und der wissenschaftliche Naturalismus, in: Festschrift für Julius Schlosser. Leipzig/Wien/Zürich 1927, S. 243 ff. – U. Lee Hendrix: Joris Hoefnagel and Four Elements. A Study in Sixteenth Century Nature Painting. Diss. Princeton University, Princeton 1983. – Ausst.-Kat. Prag um 1600. Kunst und Kultur am Hofe Rudolfs II. Essen 1988, S. 301 ff. (T. Gerszi).

Hans Holbein d. J.
geb. 1497/98 Augsburg, gest. 1543 London.
Sohn Hans Holbeins d. Ä. (um 1465–1524). 1515–26 Basel, 1526–28 London, 1528–32 wieder in Basel, seit 1532 bis zu seinem Tode in London. Seit 1536 Hofmaler König Heinrichs VIII. von England.
Lit.: R. Salvini/H. W. Grohn: Holbein il Giovane. Mailand 1971.

Samuel van Hoogstraten
geb. 1627 Dordrecht, gest. 1678 Dordrecht.
Holländischer Maler, spezialisiert auf Genrebilder, aber auch auf Historienbilder, Landschaften und Stilleben (besonders »betriegertjes« in Quodlibet-Form).
Verfaßte die »Inleyding tot de hooge schoole der schilderkonst«, Rotterdam 1678.
Lit.: A. P. de Mirimonde: Les peintres flamands de trompe l'œil et de natures mortes au XVIIe siècle et les sujets de musique, in: Jaerboek Koninklijk Museum voor Schone Kunsten 1971, S. 223–72 (mit weiterer Lit.).

Pierre-Nicolas Huilliot
geb. 1674 Paris, gest. 1751.
Der Künstler entstammte einer bekannten Malerfamilie. 1721 Eintritt in die Akademie. Zahlreiche Aufträge von der königlichen Familie.
Lit.: Th.-B., Bd. XVIII, S. 103 f. – Faré I, S. 354. – Faré II, S. 20–35.

Jan van Huysum
geb. 1682 Amsterdam, gest. 1749 Amsterdam.
Seine im Gegensatz zur voraufgegangenen Bildtradition koloristisch aufgehellten Obst- und Blumenstilleben wurden auch im Ausland von reichen Privatsammlern und Fürsten geschätzt, die dafür hohe Preise zu zahlen bereit waren. Auf Auktionen erreichten Bilder von ihm Summen von bis zu 1450 Gulden pro Werk.
Lit.: Th.-B., Bd. XVIII, S. 207 f. (C. Hofstede de Groot). – M. H. Grant: Jan van Huysum. Leigh-on-Sea 1954. – C. White: The Flower Drawings of Jan van Huysum. Leigh-on-Sea 1964.

Jacob Jordaens
geb. 1593 Antwerpen, gest. 1678 Antwerpen.
Flämischer Maler, neben Rubens, nach dessen Ölskizzen er 1637/38 für das Jagdschloß »Torre de la Parada« bei Madrid große Leinwandbilder ausführte, und van Dyck Hauptmeister der südniederländischen Malerei des 17. Jh.s Berühmt wegen seiner großformatigen Genrebilder (z.B. »Bohnenfest«).
Lit.: Ausst.-Kat. Jordaens. Ottawa 1968/69. – R. A. d'Hulst: Jacob Jordaens. Stuttgart 1982.

Willem Kalf
geb. 1619 Rotterdam, gest. 1693 Amsterdam.
1642 in Paris nachweisbar, wo sich Kalf wahrscheinlich auch schon 1639/40 aufhielt. 1646 Rückkehr nach Rotterdam. Von 1653 bis zu seinem Tode in Amsterdam. In der Frühzeit – unter dem Einfluß von P. van den Bosch und F. Ryckhals – kleinformatige Bauerninterieurs und Küchenstücke mit ärmlichem Hausrat. Erst später malte er, in extremem Gegensatz zu diesen Werken, Prunkstilleben, die zunächst den Reichtum vordergründig betonen, dann aber einer verfeinerten, die Gegenstände nach kompositionellen und koloristischen Gesichtspunkten auswählenden Darstellungsweise weichen.
Lit.: L. Grisebach: Willem Kalf. Berlin 1974.

Jan van Kessel
geb. 1626 Antwerpen, gest. 1679 Antwerpen.

Sohn des Bildnismalers Hieronymus van Kessel und dessen Ehefrau Paschasie, einer Tochter Jan Brueghels d. Ä. Ausbildung bei dem Genremaler Simon de Vos. 1644/45 Meister der Antwerpener St.-Lukas-Gilde. Malte vor allem Tier- und Blumenbilder, wobei sein Interesse den Varietäten von Insekten galt.
Lit.: U. Krempel: Ausst.-Kat. Jan van Kessel d. Ä., Die vier Erdteile. München 1973.

Leonardo da Vinci
geb. 1452 Villa Anchiana bei Vinci oberhalb Empoli, gest. 1519 Schloß Cloux bei Amboise.
Florentiner Maler, Architekt, Bildhauer, Festungsbaumeister und Ingenieur. 1498 an den Mailänder Hof berufen. Seit 1503 Arbeit am Karton für das Fresko der Anghiari-Schlacht im Palazzo Vecchio in Florenz. 1506–13 Mailand. Seit 1517, auf Einladung des Königs Franz I. von Frankreich, in Cloux.
Lit.: L. H. Heydenreich: Leonardo da Vinci. Basel/London/New York 1954, 2 Bde. – K. Clark: Leonardo da Vinci. London 1956 u. ö.

Jacques Linard
geb. um 1600 Paris, gest. 1645 Paris.
Hauptvertreter der französischen Blumenmalerei des 17. Jh.s unter dem Einfluß der in Paris lebenden flämischen Künstler.
Lit.: Ch. Wright: The French Painters of the Seventeenth Century. Boston 1985, S. 222 f. – R. Guilly in: Kindlers Malerei Lexikon im dtv. München 1976, Bd. 8, S. 196–98. – Faré I, S. 174.

Quentin (Quinten) Massys (Metsys)
geb. 1465/66 Löwen, gest. 1530 Antwerpen.
1491 Freimeister der Antwerpener St.-Lukas-Gilde. Der mit Humanisten wie Erasmus von Rotterdam befreundete Künstler malte vorwiegend religiöse Bilder (vgl. seinen »Annen«-Altar, heute in Brüssel), Porträts und Genreszenen. Er übte großen Einfluß auf die flämischen Maler des 16. Jahrhunderts aus.
Lit.: M. J. Friedländer: Early Netherlandish Painting. Leiden/Brüssel 1967 ff., Bd. VII.

Meister der Verkündigung von Aix
französischer (provenzalischer) Meister aus dem 2. Viertel des 15. Jahrhunderts, benannt nach dem Triptychon (ca. 1445) in der Ste.-Madeleine-Kirche in Aix (das Retabel befindet sich heute noch dort, die beiden Flügel sind verteilt auf die Museen in Brüssel und Amsterdam).
Lit.: J. Boyer: Personnages représentés sur les volets du triptyque de l'Annonciation d'Aix, in: Gazette des Beaux-Arts 102, LVI, 1960, S. 137 ff.

Otto Marseus van Schrieck
geb. 1619 Nijmegen, gest. 1678 Amsterdam.
Der Künstler besuchte England, Frankreich und Italien (Rom 1652). Nach seiner Rückkehr arbeitete er in Amsterdam. Zu seinen Schülern gehörte Willem van Aelst. Er züchtete exotische Schlangen und Reptilien, die auch häufig auf seinen Waldboden-Bildern (zusammen mit Insekten) vorkommen.
Lit.: I. Bergström: Marseus, peintre de fleurs, papillons et serpents, in: L'Oeil 233, 1974, S. 24 ff. – I. Bergström u.a.: Natura in posa. Mailand 1977, S. 210.

Francesco di Giorgio Martini
geb. 1439 Siena, gest. 1502 bei Siena.
Bedeutender italienischer Architekt, Bildhauer, Maler und Kunsttheoretiker. Verfaßte einen »Trattato dell'architettura« (hg. v. Saluzzo, 1841).
Lit.: M. Milman: Trompe-l'œil. The illusions of reality. Genf 1983, S. 50 f. (zu den Intarsien).

Hans Memling
geb. um 1430/40 Seligenstadt bei Aschaffenburg, gest. 1494 Brügge.
Wahrscheinlich Schüler Rogier van der Weydens. Seit 1466 in Brügge nachweisbar. Malte zahlreiche große Altarbilder.
Lit.: M. J. Friedländer: Early Netherlandish Painting. Leiden/Brüssel 1967 ff., Bd. VI.

Abraham Mignon
geb. 1640 Frankfurt/M., gest. 1679 Wetzlar (?).
Schloß sich zeitweise dem Atelier von Jan Davidsz. de Heem in Utrecht an. Rückkehr nach Frankfurt 1676, wo Maria Sibylle Merian seine Schülerin wurde.
Lit.: M. Kraemer-Noble: Abraham Mignon. Leigh-on-Sea 1973.

Louise Moillon
geb. 1615/16 Paris, gest. nach 1674 Paris.
Bedeutendste französische Stillebenmalerin des 17. Jahrhunderts (Ch. Wright). Malte vorzugsweise Obst- und Blumenstilleben.
Lit.: Ch. Wright: The French Painters of the Seventeenth Century. Boston 1985, S. 232 ff. – Faré I, S. 48 ff.

Adriaen van Nieulandt
geb. 1587 Antwerpen, gest. 1658 Amsterdam.
Flämisch-holländischer Maler, der sich auf Landschaften und Interieurs mit profaner und biblischer Staffage spezialisierte.
Lit.: Kat. Die holländischen Gemälde. Kritisches Verzeichnis, bearb. v. R. Klessmann. Braunschweig, Herzog-Anton-Ulrich-Museum 1983, S. 152 f.

Bartolommeo Passarotti
geb. 1529 Bologna, gest. 1592 Bologna.
Sein Atelier war Treffpunkt der Bologneser Künstlerschaft. Passarotti setzte sich für die Trennung der Maler von der Bologneser Zunft der Sattler und Waffenschmiede ein. Er kann als Begründer der italienischen Genre- und Stillebenmalerei bezeichnet werden.
Lit.: C. Hoeper: Bartolommeo Passarotti (1529–1592). Worms 1987.

Clara Peeters
geb. 1594 Antwerpen, Sterbeort und -jahr unbekannt.
Flämische Stillebenmalerin, die sich auf Bankett- bzw. Frühstücksstilleben spezialisierte.
Lit.: Kat. Alte Pinakothek München. München 1983, S. 383 f.

Antonio de Pereda
geb. 1608/1611 Valladolid, gest. 1678 Madrid.
Spanischer Künstler. Malte Historien und religiöse Motive, daneben Vanitas-Silleben wie den »Traum des Ritters« (Madrid) und die Vergänglichkeitsallegorie in Wien.
Lit.: F. Klauner: Die Gemäldegalerie des Kunsthistorischen Museums in Wien. Salzburg/Wien 1978 (2. Aufl. 1981), S. 421 f.

Willem de Poorter
geb. 1608, gest. nach 1648.
Vermutlich Schüler Rembrandts. Historienmaler (besonders biblische Sujets). In der Spätphase auch allegorische Darstellungen und Stilleben.
Lit.: Kat. Die Sprache der Bilder. Braunschweig 1978, Nr. 27.

Hendrick Pot
geb. 1585 Haarlem, gest. 1657 Amsterdam.
Lernte – wohl zusammen mit Frans Hals – bei Karel van Mander. 1648 Dekan der Haarlemer St.-Lukas-Gilde. Porträts (besonders Schützenstücke) und Genrebilder.
Lit.: Th.-B., Bd. XXVII, S. 301 f.

Rembrandt Harmensz. van Rijn
geb. 1606 Leiden, gest. 1669 Amsterdam.
Schüler Jacob van Swanenburchs (in Leiden) und Pieter Lastmans (1623, Amsterdam). In Leiden tätig bis 1631, danach in Amsterdam. In Leiden Zusammenarbeit mit Lievens und Dou. Rembrandt hatte in Amsterdam zahlreiche Schüler. Betätigte sich auch als Kunsthändler.
Lit.: G. Schwartz: Rembrandt. Stuttgart/Zürich 1987, S. 255, 370 (zum »Geschlachteten Ochsen«). – K. M. Craig: Rembrandt and the »Slaughtered Ox«, in: Journal of the Warburg and Courtauld Institutes 46, 1983, S. 235–239.

Pieter de Ring
geb. um 1615 Leiden, gest. 1660 Leiden.
Der stilistisch Jan Davidsz. de Heem nahestehende Stillebenmaler war Mitbegründer der Leidener Malergilde (1648/49). Er spezialisierte sich auf Früchte- und Blumenstücke.
Lit.: Th.-B. Bd. XXVIII, S. 366 f. (H. Gerson).

Ludger tom Ring d. J.
geb. 1522 Münster, gest. 1583 Braunschweig.
Ausbildung bei seinem Vater Ludger tom Ring d. Ä., danach Reise in die Niederlande, um 1550 nach England. Malte vorwiegend Porträts, aber auch von niederländischen Künstlern beeinflußte Stilleben.
Lit.: P. Pieper: Ludger tom Ring d. J. und die Anfänge des Stillebens, in: Münchner Jahrbuch der bildenden Kunst, 3. F., XV, 1964, S. 113–22.

Peter Paul Rubens
geb. 1577 Siegen, gest. 1640 Antwerpen.
Schüler von Tobias Verhaecht, Adam van Noort und Otto van Veen. In der Zeit von 1600–08 Reisen nach Italien und Spanien, danach tätig in Antwerpen. Hofmaler des Erzherzogs Albert. Rubens arbeitete auch viel für Maria de' Medici in Paris. In den Jahren 1628 und 1630 mit diplomatischen Missionen der Erzherzogin Isabella nach Spanien und England betraut.
Lit.: E. Kieser: Rubens' Madonna im Blumenkranz, in: Münchner Jahrbuch der bildenden Kunst, 3. F., I, 1950, S. 215 ff.

Pieter Cornelisz. van Ryck
geb. 1568 Delft, gest. 1628 (?).
Schüler von Jacob Willemsz. I Delff und Huybrecht Jacobsz. Hielt sich 15 Jahre in Italien auf. Seit 1604

in Haarlem. Spezialisierte sich auf große Kücheninterieurbilder.
Lit.: Th.-B., Bd. XXIX, S. 251.

Rachel Ruysch
geb. 1664 Amsterdam, gest. 1750 Amsterdam.
Tochter des Anatomen und Entomologen Prof. Frederick Ruysch (1638–1731), der als Maler dilettierte. Schülerin von Willem van Aelst. Heiratete 1693 den Maler Juriaen Pool II; aus der Ehe gingen zehn Kinder hervor. 1708–16 war sie Hofmalerin des Kurfürsten Johann Wilhelm von der Pfalz. Ihre Stilleben – meist Waldboden-Bilder mit Reptilien und Insekten – wurden von den Zeitgenossen sehr geschätzt.
Lit.: Th.-B., Bd. XXIX, S. 243 (W. Stechow). – M. H. Grant: Rachel Ruysch. Leigh-on-Sea 1956. – J. Sip: Notities bij het stilleven van Rachel Ruysch, in: Nederlands Kunsthistorisch Jaerboek 19, 1968, S. 157–170.

Jan Saenredam
geb. 1565 Saerdam, gest. 1607 Assendelft.
Kupferstecher, Vater des Architekturmalers Pieter Jansz. Saenredam.
Lit.: Kat. Die Sprache der Bilder. Braunschweig 1978, S. 70 ff. (zur Kupferstichfolge der fünf Sinne nach Hendrik Goltzius). – Th.-B., Bd. XXIX, S. 305 f. (W. Stechow).

Fray Juan de Sánchez-Cotán
geb. 1561 bei Toledo, gest. 1627 Granada.
Ausbildung bei Blas del Prado in Toledo. 1603 Laienbruder in der Kartause El Paular zu Segovia. Seit 1612 arbeitete er in Granada.
Lit.: J. Held: Verzicht und Zeremoniell. Zu den Stilleben von Sánchez-Cotán und van der Hamen, in: Kat. Stilleben, S. 380 ff.

Daniel Seghers
geb. 1590 Antwerpen, gest. 1661 Antwerpen.
War Schüler Jan Brueghels d. Ä. in Antwerpen. 1614 Freimeister der Antwerpener Malergilde, gleichzeitig Eintritt als Laienbruder in den Jesuitenorden. Zahlreiche Reisen, u. a. nach Rom. Erhielt Aufträge von Prinz Frederick Hendrik von Nassau und vom Kurfürsten von Brandenburg.
Lit.: M.-L. Hairs: Les peintres flamands de fleurs au XVIIe siècle. Brüssel 1965, passim.

Frans Snyders
geb. 1579 Antwerpen, gest. 1657 Antwerpen.
Schüler Pieter Brueghels d. J. und Hendrick van Balens. Nach einem Italien-Aufenthalt blieb er in Antwerpen bis zu seinem Tod. Arbeitete viel mit Rubens, van Dyck und Jan Wildens zusammen.
Lit.: H. Robels: Frans Snyders' Entwicklung als Stillebenmaler, in: Wallraf-Richartz-Jahrbuch 31, 1969, S. 61 ff.

Adriaen van der Spelt
geb. um 1630 Leiden, gest. 1673 Gouda.
1658 wurde van der Spelt Mitglied der Leidener St.-Lukas-Gilde. Später Hofmaler des Großen Kurfürsten in Berlin. Danach Rückkehr in seine Vaterstadt Gouda. Spezialisierte sich auf Blumenstilleben.
Lit.: Kat. Tentoonstelling van bloemenstukken van oude meesters in de konsth. P. de Boer. Amsterdam 1935. – Th.-B., Bd. XXXI, S. 313.

Sebastian Stosskopf
geb. 1597 Straßburg, gest. 1657 Idstein.
Sohn eines »Einspenningers«, d. h. berittenen Söldners. Lernte bei Daniel Soreau in Hanau und übernahm später dessen Werkstatt. Zahlreiche Auslandsaufenthalte, u. a. in den Niederlanden, Paris, Venedig. Ließ sich 1641 in Straßburg nieder. Stosskopf spezialisierte sich auf Stilleben mit Trinkgeschirr, Erdbeerschalen, Gläsern usw.
Lit.: Kat. Stilleben (s. v. Reg.). – Faré I, S. 115–133, 372 f.

David Teniers d. J.
geb. 1610 Antwerpen, gest. 1690 Brüssel.
Schüler seines Vaters David Teniers d. Ä. Stark beeinflußt von Adriaen Brouwer. Tätig in Antwerpen bis 1651, danach Hofmaler in Brüssel. Betreute die Kunstsammlung des Erzherzogs Leopold Willem und begründete die Antwerpener Akademie.
Lit.: P. J. J. van Thiel, in: Openbaar Kunstbezit XIV, 1970, No. 40 (zum Haager »Kücheninterieur«). – J. P. Davidson: David Teniers the Younger. London 1980.

Theodor van Thulden
geb. 1606 Hertogenbosch, gest. 1669 Hertogenbosch.
Niederländischer Maler, der sich auf allegorische, mythologische und religiöse Bilder spezialisierte. Stark beeinflußt von Rubens.
Lit.: Kat. Portretten van echt en trouw. Huwelijk en gezin in de Nederlandse kunst van de zeventiende eeuw. Haarlem 1986, Nr. 70 (Abb. S. 287).

Jan Vermeer van Delft
geb. 1632 Delft, gest. 1675 Delft.
Neben Rembrandt und Frans Hals der wohl bedeutendste holländische Maler des 17. Jahrhunderts. In seinen Anfängen beeinflußt vom Utrechter Caravaggismus (Ter Brugghen) und von Carel Fabritius, der 1652 nach Delft übersiedelte. Vermeer war auch Kunsthändler.
Lit.: L. Gowing: Johannes Vermeer, painter of Delft. Utrecht 1950. – A. Blankert: Johannes Vermeer. Utrecht/Antwerpen 1975. – G. Allaud/A. Blankert/J. M. Montias: Vermeer. Paris 1986.

Diego de Silva y Velázquez
geb. 1599 Sevilla, gest. 1660 Madrid.
Hauptmeister der spanischen Malerei des 17. Jahrhunderts. Schüler von F. Pacheco. 1623 nach Madrid, dort Hofmaler und bevorzugter Porträtist des Königshauses. Zwei Italienreisen (1629–31 und 1649–51). In den Anfängen, in denen er religiöse Bilder und Bodegones malte, von der caravaggistischen Helldunkelmalerei beeinflußt.
Lit.: J. Brown: Velázquez. Painter and Courtier. London 1986.

Jan Weenix
geb. 1640 Amsterdam, gest. 1719 Amsterdam.
Niederländischer Maler, der sich auf Tierstücke spezialisierte. Sohn von Jan Baptist Weenix. Tätig in Utrecht und als Hofmaler des Kurfürsten von der Pfalz in Schloß Bensberg bei Düsseldorf (1702–12).
Lit.: P. Eikemeier: Der Jagdzyklus des Jan Weenix aus Schloß Bensberg, in: Weltkunst XLVIII, 1978, S. 296 ff.

Jan Baptist Weenix
geb. 1621 Amsterdam, gest. um 1663 Deutecum.
Niederländischer Maler. Vater von Jan Weenix. Schüler von Abraham Bloemart in Utrecht. In Italien, wo er sich vier Jahre aufhielt, malte er Campagnabilder mit Ruinen und arkadischen Motiven. Daneben Stilleben und Tierbilder (Hühnerhöfe).
Lit.: W. Stechow: Jan Baptist Weenix, in: The Art Quarterly XI, 1948, S. 181–198.

Joachim Antonisz. Wtewael (Wttewael, Uytewael, Utenwaell)
geb. um 1566 Utrecht, gest. 1638 Utrecht.
Sohn eines Glasmalers. Als 20jähriger Reise in Begleitung des Bischofs von St. Malo für zwei Jahre nach Padua, danach zwei Jahre in Frankreich. Bis zu seinem Tode ansässig in Utrecht. Betätigte sich auch als Flachs- und Leinenhändler. Wtewael gilt als einer der wichtigsten Vertreter des Utrechter Spätmanierismus.
Lit.: Th.-B., Bd. XXXVI, S. 285 f. – C. M. A. A. Lindeman: J. A. Wtewael. Utrecht 1929.

Francisco Zurbarán
geb. 1598 Fuente de Cantos (Estremadura), gest. 1664 Madrid.
Hauptvertreter der spanischen Malerei des 17. Jahrhunderts. 1638 Hofmaler Philipps IV. Malte vor allem religiöse Bilder, aber auch Stilleben.
Lit.: Ausst.-Kat. Zurbarán. Red. J. Baticle. Texte von J. Brown, Y. Bottineau u. a. Paris 1987. – P. Guinard: Zurbarán et les peintres espagnoles de la vie monastique. O. O. 1988.

Literaturhinweise

Abgekürzt zitierte Literatur

HS Arthur Henkel/Albrecht Schöne: Emblemata. Handbuch zur Sinnbildkunst des XVI. und XVII. Jahrhunderts. Stuttgart 1967.

LCI Lexikon der christlichen Ikonographie. Freiburg 1968 ff., 4 Bde.

MPL J.-P. Migne (Hg.): Patrologiae cursus completus. Series Latina. Paris 1844 ff., 217 Bde., 4 Registerbde.

Zedler Grosses vollständiges Universal-Lexicon Aller Wissenschaften und Künste etc. Halle/Leipzig 1732–50, 64 Bde., 4 Suppl.-Bde.

Allgemeine Darstellungen

Ingvar Bergström: Dutch Still-life Painting in the Seventeenth Century. London/New York 1956.

Michel Faré: La nature morte en France, son histoire, son évolution, du XVIIe au XXe siècles. Genf 1962.

Michel Faré: Le grand siècle de la nature morte en France. Le XVIIe siècle. Fribourg/Paris 1976.

Edith Greindl: Les peintres flamands de nature morte au XVIIe siècle. Brüssel 1956; erweiterte Ausgabe Brüssel 1983.

Claus Grimm: Stilleben. Die niederländischen und deutschen Meister. Stuttgart/Zürich 1988.

M.-L. Hairs: Les peintres flamands de fleurs au XVIIe siècle. 2. Aufl. Paris/Brüssel 1964.

Jan Lauts: Stilleben alter Meister I: Niederländer und Deutsche. Staatliche Kunsthalle Karlsruhe. Karlsruhe 1969.

Jan Lauts: Stilleben alter Meister II: Franzosen. Staatliche Kunsthalle Karlsruhe. Karlsruhe 1970.

Natura in posa. La grande stazione della natura morta europea. Mailand 1977 (dt. Ausgabe u. d. T.: Die große Zeit des europäischen Stillebens. Stuttgart/Zürich 1979; mit Beiträgen von Ingvar Bergström, Claus Grimm, M. Rosci, M. und F. Faré, J. A. Gaya Nuno).

Charles Sterling: La nature morte de l'antiquité à nos jours. Paris 1952 (Amerikanische Ausgabe u. d. T.: Still Life Painting. From Antiquity to the Twentieth Century. Second Revised Edition. New York usw. 1981 [mit umfangreicher Bibliographie S. 305–315]).

Wichtige Ausstellungskataloge

Ijdelheid der ijdelheden. Leiden 1970.

Tot lering en vermaak. Betekenissen van Hollandse genrevoorstellingen uit de zeventiende eeuw. Amsterdam 1976.

La nature morte de Brueghel à Soutine. Bordeaux 1978.

Die Sprache der Bilder. Realität und Bedeutung in der niederländischen Malerei des 17. Jahrhunderts. Braunschweig 1978.

Stilleben in Europa. Münster/Baden-Baden 1979/80.

Still-Life in the Age of Rembrandt. Auckland 1982.

Niederländische Stilleben von Brueghel bis van Gogh. Von Sam Segal. Amsterdam/Braunschweig 1983.

Das Stilleben und sein Gegenstand. Dresden 1983.

Spanish Still Life in the Golden Age 1600–1650. Fort Worth/Toledo, Ohio 1985.

A Prosperous Past. The Sumptuous Still Life in the Netherlands 1600–1700. By Sam Segal, ed. William B. Jordan. Den Haag 1988 (= Kimbell Art Museum, Fort Worth; Fogg Art Museum; Stedelijk Museum, Delft).

Der Verlag dankt den Museen, Archiven und Fotografen für die erteilte Reproduktionsgenehmigung und freundliche Unterstützung bei der Realisierung dieses Buches. Neben den bereits in den Bildlegenden erwähnten Institutionen seien hier genannt: die Artothek – Kunstdiaarchiv J. Hinrichs, Planegg; das Bildarchiv Alexander Koch, München; das Archiv für Kunst und Geschichte, Berlin; Scala, Florenz.